U0898421

The Complete Collection of Home Remedies and Health Care

家庭医疗保健处方百科

（常见症状的诊断与治疗）

张占海　主编

新世界出版社

图书在版编目（CIP）数据

常见症状的诊断与治疗/张占海主编．—北京：新世界出版社，2008.10
（家庭医疗保健处方百科）
ISBN 978-7-80228-802-7

Ⅰ．常…　Ⅱ．张…　Ⅲ．常见病—诊疗　Ⅳ．R4

中国版本图书馆 CIP 数据核字（2008）第 153345 号

家庭医疗保健处方百科

常见症状的诊断与治疗

策划：程　军
作者：张占海
责任编辑：程　军
出版发行：新世界出版社
社址：北京市西城区百万庄大街 24 号（100037）
总编室：+86 10 6899 5424　6832 6679（传真）
发行部：+86 10 6899 5968　6899 8733（传真）
网址：http：//www. nwp. cn（中文）
http：//www. newworld-press. com（英文）
电子信箱：nwpcn@ public. bta. net. cn
版权部电话：+86 10 6899 6306　frank@ nwp. com. cn
印刷：九洲财鑫印刷有限公司
经销：新华书店
开本：787×1092　1/16
字数：700 千字　印张：40
版次：2008 年 12 月第 1 版　2008 年 12 月第 1 次印刷
书号：ISBN 978-7-80228-802-7
定价：58.00 元

出 版 前 言

随着医疗改革的逐步实施，家庭医疗与自我保健越来越受到人们的重视。人们不再满足于生病看医生，稀里糊涂被动服药的状况。人们更希望主动参与到自己的治疗当中，希望全面了解自己的身体状况——我为什么会得这个病，我应该怎样去预防，除了吃药，我还能做些什么？……善待自己，善待自己的家庭成员，拥有高质量的生活已成为人们的共同需求。基于这一认识，我们推出了这套《家庭医疗保健处方百科》系列丛书。这套丛书一经面世，就受到广大读者的热烈欢迎，并荣登家庭医疗类图书畅销排行榜。

《常见症状的诊断与治疗》是我们最新推出的该系列丛书中非常重要的一册，它有别于一般的家庭医疗指南，它针对的是200多种我们日常生活中经常会遇到的不适症状，详细分析各种不适的表现和起因，以及与这个症状有关的可能的疾病，并介绍了缓解症状的方法和疾病的自我诊测方法。书中提供的3000多个疗效显著的治疗方案，内容涉及辅助治疗、营养饮食、可供选择的药物、家庭小验方、运动按摩等全方位综合治疗，它们不仅安全实用，而且方法简单，容易掌握。另外，在每种症状的治疗方案后面都附有“危险讯号”，帮助读者正确判断是在家治疗还是立即去医院。同时，针对不同的症状表现，书中还附有不同症状与可能的疾病自我诊测表，供读者对照诊断自己的症状提供参考。它不仅帮助您答疑解惑，更能帮助您防病于未然。

由于每个人身体情况不同，有些人会对某些补充物质产生过敏反应。因此，在您决定开始家庭治疗之前，最好先向您的医生咨询其可行性。万一您对某营养补充物发生过敏反应，应立即停止使用。同时，需要说明的是，书中介绍的家庭疗法并不能代替医生的治疗，如果您患了病，首先应去医院检查，并在医生的指导下进行家庭辅助治疗，万不可自行用药，以免延误病情。

本套丛书的作者都是家庭医疗保健领域的权威专家，他们长期从事家庭医疗的临床及教学研究工作。他们倡导的家庭疗法（或称替代疗法）代表了现代医学的一个新的发展潮流——传统西医与中医药及各种自然疗法的结合。本书由美籍医学博士张占海先生担纲主编，张洁、程敬淇、周彦、方秀敏、何睿、董莉莉、陈鸣、董笑丛等高等院校教师和医疗保健专业人士参与编译，历时数年编写而成，对他们的辛勤工作，在此表示衷心的感谢。

编　者

2008 年 10 月

目　录

第一章 头颈部症状

轻度头痛（Headaches）

症状表现和引起症状的原因

人们常说："这事真难办，令人头痛。"其实，头痛对于医生来说也是一个头痛的问题。因为，可能引起头痛的疾病少说也有上百种，但大多数的情况下，它表示你的大脑暂时缺氧。最常见的原因如：情绪紧张、精神烦恼、大喜大悲、用脑过度等都会引起头痛。头痛，有许多是原因不明而且不治自愈的。

头痛的原因虽然多种多样，不可一概而论，但如果频繁地出现头痛，首先应检查一下眼睛、鼻子、牙齿等。以眼睛为例，除近视、远视、散光等原因外，眼镜度数不合适也会引起头痛。左右两眼视力悬殊太大，也会造成眼睛疲劳，引起头痛。

鼻子的疾病如鼻子过敏、鼻炎、蓄脓症，也容易引起头痛。而治好了牙病以后，一直很顽固的头痛也随即消失的例子也很多。

轻度头痛还可以是健康出现问题的最先症状，如贫血症、低血压或低血糖。它也可能是更加严重疾病的征兆，如糖尿病、脑出血和心脏病。

当然，其中大多数头痛并非疾病先兆，如果你将要做个报告，这时头开始痛，那么你是紧张怯场而绝不会是脑出血。（头痛与可能疾病的详细分析见第 10 页）

如何缓解症状

大多数情况下，轻度头痛是很好解决的，你可以试试以下方法。

家庭处理措施

● **深呼吸**

经常急促呼吸也会导致轻度头痛，因为用力呼吸会降低氧气含量而增加体内的二氧化碳含量。如果你正在急促呼吸，试着屏住呼吸几分钟或者在鼻子和嘴上放个纸袋，慢慢地做深呼吸，直到头痛消失。

● **按压穴位**

头痛时按压头部穴位也可以缓解头痛，比如头两侧的太阳穴、头顶的百会穴、颧骨下的巨髎穴以及颈部后面脊柱两侧的风池穴和天柱穴等。

● 找个地方凉爽一下

又热又闷的日子，体液会过度蒸发，从而导致头痛。你可以到一间空调屋，喝上至少两杯水，你就会立马感觉好很多。

● 换掉你的药品

一些药物，特别是治疗高血压的药能导致轻度头痛，最好让医生重新给你配药。

● 低头

若感到头痛，将头低在两腿之间，这样就会增加流向大脑和心脏的血液流量，从而减少头痛的机会。

● 垫高枕头

当躺倒睡觉时，头部血液回流困难，造成脑血管负担加重，会引起头痛。遇到这种情况，只要把枕头弄高一点，使血液回流顺畅，就能轻而易举地从早晨的头痛困扰中解脱出来。

饮食调理

● 多喝水

如果你脱水，血压就会下降，头便会感到疼痛，每天至少需要喝 6 杯的水，便可防止这种情况出现。

● 按时吃饭

不吃三餐中的任何一餐都会导致低血糖，而低血糖正是轻度头痛的主要原因。

● 吃一点甜食

如果你怀疑你的轻度头痛是因为低血糖引起的，那么试着吃颗糖或巧克力或喝杯加了糖的橘子汁，便完全可以解决问题。

● 吃姜能减轻头痛

姜能阻挡组织胺，也能抑制前列腺素（造成发炎的化学物质之一）。一般很少人会对姜过敏，或因姜而发生头痛。姜的使用剂量大约是每日半茶匙到一茶匙（1～2 克）的姜粉。

● 头痛时喝一杯咖啡

虽然咖啡因对某些人来说可能是造成头痛的问题食物，不过对其他人而言，却是灵丹妙药，在头痛刚发生时喝 1～2 杯咖啡可减缓疼痛。

● 适当补充一些营养素

如钙、镁、辅酶 Q_{10}、维生素 B_6 及维生素 B 群、维生素 C 加生物类黄酮、维生素 E 等。

● 服用中草药

一些药用植物有助于减轻头痛，如牛蒡根、小白菊、金印草根、薰衣草、山梗菜、药蜀葵、薄荷、迷迭香等，你可以用它们来泡茶饮用。

何时该去看医生

★ 连续两天以上感到头轻度疼痛。
★ 经常性轻度头痛。
★ 晕倒。
★ 胸痛。

重度头痛（Bad Headaches）

症状表现和引起症状的原因

有时你会觉得世界上没有什么比严重的头痛更痛苦的了。有时跳痛，有时炸痛，有时绞痛。感觉就像你的脑子都绞成一团，全身都被折磨得没有一点力气。

其实，头疼极其常见，超过 90% 的人一生中至少头痛过一次。事实上，接近 60% 的男性和超过 75% 的女性每个月都至少头痛过一次。

九成的头痛都是肌肉收缩性头痛，也就是紧张性头痛，这些头疼是由于头部和颈部的肌肉持续性收缩引起的，往往由于压力和疲劳引发。紧张性头疼往往在下午快结束时发作，感觉就像被人用绷带勒紧头部。

而男性往往会得阵发性头痛，这是一类在一只眼睛内或周围感到剧烈的灼痛或阵痛的头痛，在美国发病率不到 1%。阵发型头疼被认为是最痛苦的一种头疼，它会在一个月内每天发作一次或两次，每次持续两个小时，然后有 6 个月或几年完全不发作。

头痛也可能是其他疾病，如感冒、流感、脑膜炎、淋巴类疾病、绦虫、青光眼、牙龈溃疡或停用咖啡因的表现，也有可能是某些药物的副作用。

人过中年，血压增高，早晨起床时有时会感到头痛。这种头痛多半是由于动脉硬化引起的。此时你必须请医生认真地检查血压情况。

假如排除了上述原因，仍然频繁地出现头痛，那么也有必要去看看医生。当然，当头痛得很厉害时，谁都会想到去看医生，但如果头痛不那么厉害呢？劝您仍然要去看医生，尤其是头痛时伴有气促、心悸、晕眩、恶心等情况时更应及时地请医生诊治。

同样，如果剧烈的头痛和一般的轻微头痛交替出现，或者头向一侧偏转就会产生剧烈疼痛时，也应当立即看医生。原因在于，当出现这样的情况时，有可能是脑动脉或脑内其他组织出现了异常。

总之，引起头痛的原因是多种多样的。除了上述情况外，站、坐、睡等姿势不正确、情绪抑郁、睡眠不足、嗜烟、嗜酒或食物过敏等均会引起头痛。如果是疾病引起的头痛，只有查清病因，针对原发性疾病进行治疗，才能解决头痛问题；如果是由于精神紧张、身体疲劳和生活不当引起的，在适当休息后，就会很快消失。

如何缓解症状

幸运的是，每 100 例头痛中只有 5 例会和严重的潜在疾病有关。对我们中的大多数来说，头痛是生活中痛苦但难以避免的一部分。不过头痛仍然是可以控制的，以下就是教您该如何去做。

家庭处理措施

● **睡个好觉**

很多严重的头痛都可以在睡个好觉后得以缓解。但如果你睡得太少或太多，也会引起头痛。因此固定的作息习惯很重要。

● **别再吸烟**

吸烟对人人都有害，并且会令某些人头疼加剧，如果你吸烟的话，立刻戒掉。

● **注意遮阴**

有些人去水边时看着水面的反光就会感到头痛，建议这些人戴上太阳镜和阔边的帽子。

● **多运动**

锻炼是治疗头痛的一种极其有效的方法，这听上去似乎有些奇怪，但有很多人在进行大运动量的球类运动后发现自己的头痛不治而愈了。运动可以纾解压力，刺激人体内一种天然止痛药——内啡呔的分泌。每周 3 天，每天步行 30 分钟就可以防止头痛，而且对你其他方面的健康也有好处。但如果你头痛时还伴有发烧，就应当进行治疗并暂停锻炼直至痊愈。

● **热敷**

治疗头痛的一种简单的家庭疗法就是每天用热敷垫在颈子和肩膀处敷 15～20 分钟。这是一种很好的方法，可以逐渐减少你紧张性头痛的发作次数。热敷垫可以帮助放松紧张的肌肉，从而防止它们周期性收缩。其间你也可以试试热水淋浴或泡个热水澡，但它们的效果都不如热敷垫好。

● **治疗每夜磨牙**

有些人在睡觉时会因紧张而磨牙，所以早晨他们起来后就会头痛。（如何治疗磨牙请参看第 92 页）

● **学会放松**

一些舒缓压力的方法如生物反馈法和瑜伽对那些受周期性紧张性头痛之苦的人很有价值（生物反馈法涉及学会如何用电子装置控制平时无法有意识自主控制

的生物机能反应）。让你的医生推荐一个可以教你这些放松方法的人。

● **想象疗法**

控制下的想象对摆脱头痛非常有效。试试看，以一种舒服的姿势坐下或躺下并闭上双眼。想象你正躺在海边，阳光温暖地照耀着你，海浪温柔地抚摸着你。每当海浪退回海里时，它们就将你的紧张也带走了一些。

当你放松后，建议你试试这种想象：将你的注意力集中在头痛上。想象这种疼痛是有大小、形状和颜色的。它摸上去怎样？是光滑的还是粗糙的？它待在你头里的一个位置还是它到处移动？让你的头痛变成液体，让它滑下你的脖子，流到肩膀上，流到你手里，最后流到你的指尖上。然后，让这股液体流出你的指尖，看着它直到它流出你所在的房间或地方。

● **大口吸氧**

氧气是治疗阵发性头痛的有效武器，对患偏头痛的人也很有好处。医生们并不确定氧气能在多大程度上减轻头痛，但它的确降低了流向脑部的血流量，因此对脑细胞有积极效果。问问你的医生吸纯氧是否对你的头痛有好处。

可供选择的药物

如果自然的方法对你无效，还有很多处方药及非处方药可以治好你的头痛。以下是一些可供选择的药物。

● **服一片阿司匹林**

阿司匹林可以减轻刺激，大多数人服用两片阿司匹林后头痛就好了。如果你严重的头痛好得很慢，你可以试试在服用阿司匹林时喝一杯浓咖啡。咖啡里的咖啡因能加快对阿司匹林的吸收。注意，儿童不可服用阿司匹林。

● **服用抗组胺剂**

每4小时服用1~2片不含止痛剂的非处方类抗组胺剂，可以减轻你的紧张性头疼。你一天最多可以服用300毫克，但不要超过包装说明上的每日最高限量。

这些抗组胺剂如果反复使用会导致肌肉松弛，它们很有效，让你无须服用止痛药。刚开始使用的时候，你会感到昏昏欲睡，但你用得越多，它们治你的头痛就越有效，你也不再那么瞌睡了。

● **服用处方药**

对于严重的阵发性头痛或偏头痛患者来说，你们需要服用专门的处方药进行治疗。问问医生是否有适合你的处方药。

● **当心止痛药**

没有什么比常吃止痛药对头痛更不好的了，任何止痛药，不论是处方药或非处方药，都不应该在一周内服用超过两次，因为频繁用药会降低你对疼痛的耐受度，使头痛发作更为频繁。如果你的止痛药吃得过多，就应该去看医生，他可以帮你制定一个摆脱头痛的治疗方案。

饮食调理

● 给身体补充营养

不吃饭和不睡觉一样会很容易引起头痛。目前还不清楚其中的原因，也许是因为在身体营养不足时，神经系统会变得兴奋，从而导致全身肌肉紧张。

● 排除问题食物

对于那些经常头痛的人来说，应该考虑一下他们头痛前 2～3 小时吃的东西是否和他们的头痛有关。常见的作祟者是那些含干酪胺（一种氨基酸）的食物，干酪胺是一种已知的会引发有些人头痛的氨基酸。含干酪胺或其他可导致头痛的物质的食物或饮料包括酒精类饮料、陈年奶酪、腌肉、腌菜、巧克力、柑橘类水果、匹萨和任何含谷氨酸单钠（味精）的东西。如果你怀疑你的头痛和你吃的东西有关，就把它们一项一项地从你的饮食里排除，然后看看情况是否有好转。

● 别喝酒

因为酒里含有很多会扩张血管引起头痛的化学成分。

● 不要喝过量的咖啡

如果你平时每天在办公室都喝 3 杯咖啡或更多，星期六又睡懒觉很迟才起的话，醒来时就会因停用咖啡因而头痛。想要避免这种情况，医生建议如果是 8 盎司的咖啡杯，每天最多不要超过两杯。

何时该去看医生

★ 以前从未头痛，但现在你开始头痛。
★ 头痛超过 72 小时或已经影响到你的正常活动。
★ 头像炸开一样痛。
★ 头痛同时视觉模糊，说话困难，身体协调性出现问题，四肢无力，或思维迟钝。
★ 头痛时伴有发烧或脖子僵硬。
★ 每次伸懒腰都会头痛。
★ 伴有呕吐，但你并不感到恶心。
★ 你的头疼越来越频繁和严重。

偏头痛（Migraine）

症状表现和引起症状的原因

常有人诉苦说："我三天两头闹头痛，真没办法。"这些人的头痛，大多数都找不到什么直接的原因，而且他们的头痛类型多为偏头痛。所谓偏头痛，是指头的局部疼痛，一般多表现为一侧疼痛。

偏头痛的症状因人而异，但作为疼痛的前兆，多出现各种各样的其他症状。例如，眼睛发干、眼前发暗、耳鸣、头晕等等。偏头痛，多出现于身体疲劳或受到压抑时，而且其症状多出现在某个特定时期，这是偏头痛与其他类型的头痛相比较具有的明显特征。

令人深恶痛绝的周期性偏头痛是由于头皮血管扩张引起的。经常是清晨时在头部一侧或眼后感到剧烈疼痛。这种头痛会持续好几个小时或拖上 3 天。有些人在出现偏头痛前会有先兆——眼前出现闪光或 Z 形线条——在头痛前 15 ~ 30 分钟出现。偏头痛可以引起恶心、呕吐和怕光等症状。受偏头痛折磨的人中 65% 到 75% 都是女性。女性的偏头痛可能和经期有联系，因为闭经后偏头痛就很少发生了。在女性每个月的生理周期间，血液中的雌激素（女性荷尔蒙）含量就像蹦极一般，忽高忽低。在月经来临前，雌激素量会骤然降低，大约一半的妇女都会在这个时候发生偏头痛。就好像断绝咖啡因会使人头痛一样，雌激素骤减也会有同样的作用。

偏头痛的伴发症状，常常有"头发硬、发木"。从后脖颈儿直到后头部，好像被压上了一块重物一样又硬又痛，医学上称这种头痛叫"肌肉紧张性头痛"，它的发病原因很简单：一种姿势坐得时间过长、过分集中精力做某项工作时，从肩膀到头部的肌肉疲劳，于是引起头痛。由于肩部肌肉和头颈部肌肉相连，所以这种头痛多伴发肩痛。

如何缓解症状

家庭处理措施

● **多做运动**

肌肉紧张性头痛只要稍做运动就会缓解或彻底消失，那些久坐工作的人，要经常站起来做些简单的体操以消除疲劳。

● **尝试服用草药**

小白菊、银杏（白果）萃取素、欧薄荷、迷迭香、艾草均是治疗偏头痛的有效物质。小白菊能纾解疼痛，银杏能促进脑部血液循环。一项小白菊药性的实验显示，24% 的使用者减轻偏头痛及呕吐的症状，而且没有副作用。

● **睡一觉**

可能的话，找一个安静幽暗的房间躺下来睡一觉，或用热敷或冷敷袋覆盖额头，并按摩太阳穴。

● **生物反馈疗法**

生物反馈是一种利用松弛身心来控制血液流动的技巧，它有助于纾解偏头痛和紧张性头痛。请向你的医生查询生物反馈训练相关资讯。

● **按压穴位**

有几个主要的止痛穴位，一是在拇指与食指相连的虎口部位的合谷穴和鼻子两侧颧骨底部的巨髎穴（按压至酸疼为止），它们有助于缓解窦性头痛；另一个是头顶的百会穴，它对血管搏动性的头痛非常有效；对于偏头痛而言，按压悬颅穴（俗称的太阳穴部位）最为有效。

● **保护眼睛**

刺眼的光线，如阳光、镁光灯、电视荧幕等，会使你眯眼，产生眼睛疲劳，最后引发头痛。当你要外出时，记得戴太阳眼镜。如果你在电脑前工作，记得休息片刻。

可供选择的药物

如果你依照上述方法实行，头痛却依然存在，你一定在想是否该吃止痛药。但请切记，不要以药物作为治疗的主轴，但必要时可以作为辅助。以下是一些抗偏头痛药物的简介。

● **阿司匹林**

有助于减轻轻微的头痛，但主要的缺点就是引发肠胃不适、出血以及过敏反应。小孩子服用阿司匹林一定要遵照医生指示，因为可能引发莱氏症。

● **非类固醇的消炎药**

例如伊普，它和阿司匹林很类似，所以这类药品也会引起肠胃方面的副作用。

● **醋氨酚**

也能稍微减轻轻微头痛的症状，然而长期使用会造成肝脏和肾脏方面的问题。

● **麦角胺**

它能使膨胀的血管收缩，如果在偏头痛发生初期服用，对大多数的人都蛮有效的。但最大的危险是，如果你每天服用，会变成一种习惯，因而抑制了你体内自然对抗病痛的能力。一旦停药，可能会有严重、长期性的头痛发生，而且麦角胺对紧张性头痛没有帮助。

● **利卡多因**

半数以上用过的人，只要4%的溶剂量就能消除偏头痛。使用方式是先躺在床上或一张大桌上，头沿着边缘垂向下，然后转向头痛的一边。将0.5毫升的利卡多因溶剂从鼻孔滴进去，大约等30秒。如果两边都有头痛，另一边鼻孔也要滴药。利卡多因显然会对鼻黏膜下方的神经束产生一些作用。如有必要，2分钟之后可以再滴第二次。

● **可以预防偏头痛的药物**

这类药不会消除所有的偏头痛，但会使发病的频率降低。你应耐心等候一两个月的时间，看看这些药物的效果，当然事先一定要有医生正确的诊断。不过，通常这类药对紧张性头痛没什么帮助。

1. 心得安和美多普诺

约三分之一的偏头痛患者在服药后，偏头痛的症状会大量减轻，另外有三分之一患者会稍微减轻痛苦。它们对大多数人而言都安全，而且已经有很长的使用历史了。不过如果你有气喘病或糖尿病，就不应该服这类药。此外，由于心得安有防止心跳加快的作用，请务必事先和你的医生讨论你服用的剂量。

2. 安米普林

是一种抗忧郁症药，也能预防偏头痛。一般来说还算安全，只是会有口干、便秘及昏昏欲睡等常见的副作用。服用时不可超过处方单上的剂量。

3. 伟伯益酸

它是一种抗痉挛药，也能预防偏头痛。但是偶尔会产生副作用，如体重增加、掉头发以及颤抖。

饮食调理

● **少量多餐**

少量多餐可以稳定血糖浓度，以免引发偏头痛。因为当血糖因缺乏食物而降低时，脑部的血管会收缩。当你再度进食时，会使这些血管扩张进而引发偏头痛。

● **喝一杯咖啡**

虽然咖啡因对某些人来说可能是造成偏头痛的问题食物，不过对其他人而言，却是仙丹妙药，在偏头痛刚发生时喝1～2杯浓烈的咖啡可减缓疼痛。

● **吃含淀粉质的食物**

像米饭、马铃薯、饼干或面包。虽然小麦食品是造成某些人偏头痛的问题食物，但如果你可以忍受这类食物，它们可能反而有帮助。有些人发现当他们有偏头痛的时候，多吃面包、饼干、面食、马铃薯或其他富含淀粉的食物，反而会减轻头痛或恶心的症状，甚至缩短头痛的时间。

● **吃姜**

500～600毫克（大约四分之一茶匙）的新鲜姜粉加一杯水和匀喝下，对于减轻头痛很有帮助。可以每隔几小时喝一杯，一天喝2克左右。如果没有姜粉，你也可以用鲜姜切片熬汤喝。

● **补充钙**

钙质不但能治疗也能预防偏头痛。不过，还是要避免从牛奶、优酪乳或其他动物性食品中摄取钙质，否则弊多于利。

● **少喝酒**

烈酒里含有干酪胺，它是引起头痛的物质之一。少量饮酒可能无大碍，但饮酒过度就会引发头痛。

● **用辣椒素治头痛**

治疗偏头痛最古老的方法是使用辣椒中一种辛辣的成分——辣椒辣素（capsaicin），它能耗尽负责神经传导的化学物质（神经细胞利用这种化学物质传递痛苦的讯号）。

何时该去看医生

参考“严重头痛”一节。

医学小知识

头痛与可能的疾病

头痛的部位	可能的疾病
前额头痛	多见于眼、鼻、咽部疾病。其中，眼病引起的头痛大多位于眼区，也有弥散到整个头部的，且多伴有视力减退；鼻炎及鼻窦炎的头痛常在前额部，鼻腔常有脓性分泌物，受累的鼻窦有压痛。此外，前额头痛还可见于贫血和发热性疾病
侧部头痛	多见于耳部疾病，偏头痛以及癔症等。60 岁以上的老人，太阳穴部位的头痛，可能是颅动脉炎症引起的
顶部头痛	多见于神经衰弱等
枕部头痛	多见于高血压、尿毒症、脑膜炎、癫痫和蛛网膜下腔出血等
全部头痛或位置不定	多见于脑炎、脑震荡、动脉硬化和神经衰弱等

头痛的程度	可能的疾病
剧烈头痛	多见于脑膜炎、偏头痛和高血压脑病。中老年人剧烈头痛常是脑出血的先兆，应高度警惕（注）
中等程度的头痛	多见于脑瘤、副鼻窦炎和眼部疾病
头痛较轻，且以眩晕为主	常是贫血所致

头痛发生的时间	可能的疾病
后脑部位的头痛，特别是清晨痛得厉害，随着时间的推移，逐渐好转	可能是高血压的一种征象
头痛多在餐后 3 小时左右出现，呈间歇性，进食后缓解	可能是低血糖性头痛
头痛在上午较剧烈	可能是脑瘤和副鼻窦炎所致
常在下午或晚上发生，尤其在看书后	这多半是眼部疾病引起的头痛
入夜疼痛加重甚至闭睑	提示为急性虹膜睫状体炎所引起的头痛
突发性的剧烈头痛	可能是脑动脉破裂引起的

头痛的性质和伴随症状	可能的疾病
头痛发生在头部一侧或两侧，呈搏动性头痛，持续数小时到数天，并伴恶心、呕吐、精神不振等症状	提示为偏头痛（女性发病多于男性）
发作时，头痛环绕一侧眼球向面颊和额扩散，伴有面部潮红、眼球充血、流泪、畏光和鼻塞，每日发作一次至数次，疼痛剧烈，每次持续半小时至 2 小时，疼痛持续数周至数月后自行缓解	提示为丛集性偏头痛，多见于 30 ~ 50 岁男性
头痛发作时呈搏动性钝痛，头部有紧压感。摇头或用力时加重，并伴有头晕	提示为高血压性头痛
头痛呈深在、钝性、间歇性，且伴沉重感，头痛先起于头部一定的位置，常随肿瘤增大而加剧，且疼痛随患者体位变换而增减，头痛多于夜间开始，晨起后加剧	提示为颅内肿瘤性头痛
头痛发作时呈电击样或火烙样短促剧痛，并沿单侧三叉神经的分支区间向面部放射，有时只十几秒钟，但反复发作，每天可发数次到数十次，间歇期完全不头痛	提示为三叉神经性头痛
头痛常易突然发作，呈跳痛，痛点常在前额、颈部或眼眶等处，疼痛剧烈，难以忍受，每次发作可持续数秒钟到数十分钟，而间歇期无异常	提示为癫痫性头痛
头痛突然发生，呈全头痛，疼痛程度较剧烈且持续性加重，同时伴有发烧等感染征象，还有恶心、喷射性呕吐、颈部强直，严重者可有颅神经麻痹、肢体瘫痪、癫痫样抽搐、意识障碍	这大多是脑膜炎的症状
头痛突然发生，病人常有头部被猛击一下的感觉，继之出现突发性炸裂样剧烈头痛，疼痛部位在前额、后枕或整个头部，可延及颈背部，并伴有恶心、呕吐、颈部强直、烦躁不安，严重者发生昏迷	通常是蛛网膜下腔出血的症状

续表

头痛的性质和伴随症状	可能的疾病
头部受到外力撞击后，发生局部性头痛或全头痛，且逐渐加剧，并伴有恶心、呕吐、意识障碍、昏迷	可能是颅内外伤性血肿
头痛发作时，头部沉重，有紧箍感，似戴了一顶沉重的帽子，也有的为痉挛性痛、牵掣性痛和胀痛，当热敷或按摩头部时就可减轻头痛	提示为紧张性头痛，这是一种精神性头痛，多见于男性青年
头痛多发生在人多拥挤时，且局限在患者一侧头部，疼痛时间较短，伴有出汗、流涕、流泪、面部潮红，离开拥挤环境后不久便缓解	提示为局限性血管性头痛
头痛常为胀痛或跳痛，呈波动性、易变性，日久会伴有失眠多梦、眩晕无力、记忆下降等表现，病人痛苦难言，但多方求医又查不出病理改变	提示为神经官能性头痛
常在视物过久后出现头痛，休息后减轻或消失；如青光眼，头痛较剧烈，急性期常伴有呕吐；副鼻窦炎，为钝性疼痛，并伴有鼻塞、鼻流脓涕，晨起较严重；牙病、耳病也常引起头痛	这些头痛多因五官科疾病引起，如青光眼、近视、远视、散光等

［注］科学家们发现脑血管破裂导致大脑出血而死亡之前有一种征兆，就是头部突然出现阵阵的剧烈疼痛，其感觉有如头部被重球击中一般。因此，中老年人如出现急性突发性头痛而不伴有发热、恶心、呕吐，疼痛呈持续进行性，清晨头痛加重，这些症状都说明可能要发生脑出血。

脑出血发生前常无预感，在休息和睡眠中可发生，但通常是在白天情绪激动、过分兴奋、使劲排便、过度用力等体力或脑力紧张活动时发病，饮酒及看电视后也时有发病。

如出现上述头痛症状时应立即平卧，减少活动，慎用止痛药物，禁止挤压、按摩及活动头部。家人应尽快联系车辆，在搬送时宜用担架，减少颠簸。如有呕吐应侧卧为宜，切勿延误抢救时机。

头晕眼花（Dizziness）

症状表现和引起症状的原因

你坐过云霄飞车吗？眩晕的感觉就和它差不多。整个世界似乎都在上升、俯冲、旋转，如果你此时正在玩飞车有这种感觉是很正常的，但如果只是在家坐着就有这个感觉的话，就要引起注意了。

我们都有一两次这样的经历，头晕眼花——感觉周围的世界在旋转，很多人在从高处往下看的时候都有这样的感觉。

眩晕与平衡感有关，大概有70%的时候，头晕眼花都是因为内耳不能正常工作，内耳在体内就像陀螺一样来保持站立时的平衡。当中枢神经系统从内耳、眼睛、肌肉或皮肤接收到紊乱的讯息，便容易发生眩晕。头晕眼花也能因为感冒、过敏症、美尼尔症、精神压力、低血压、低血糖、贫血、感染、营养不足、神经疾病、情绪紧张、中暑、气压改变、耳管或耳咽管阻塞、中耳炎、突然快速地站立或坐下、耳垢过多等问题引起。脑部血液循环差也可能造成晕眩及失去平衡感。晕眩的人有时还会有恶心及听觉丧失。其他一些较为严重的疾病如高血压、糖尿病、内出血、头部受伤、脑震荡后遗症、主动脉狭窄、脑血管痉挛、听觉神经瘤、脑部缺氧、脑瘤、心脏病或者中风也会出现眩晕的症状。

总之，偶尔发生一两次眩晕，可不必紧张（查一查是否体位改变或神经衰弱等所致）。如果经常发生，便应去医院查找原因，进行治疗。

如何缓解症状

这里有一些可以应付头晕眼花的方法。如果是莫名其妙的头晕眼花的话，就要去看医生。因为你不能确定这是否只是大病前的一个小征兆。

家庭处理措施

- **让自己保持静止**

只要双脚着地坐在椅子上，手抓着椅子，眼睛盯着一个静止的东西，就可以抑制头晕眼花。那是因为大脑学着忽略一些从内耳传来的错误的信息。尽管如此，这个方法不能使用过多，如果头晕眼花一直持续，那么就要看医生了。

- **缓慢地移动**

避免头部的快速移动，特别是站起来或者躺下。相反，一步步地来。比如说从床上起来，在站起来之前，至少先在床边坐几分钟。

- **检查服用的药物**

很多的处方药和非处方药特别是那些降血压药，会有眩晕的副作用。询问医生是否有换药的必要。

- **减轻压力**

那些压力大或者感到很焦急的人比较容易出现头晕眼花。做一些减轻压力的运动比如说深呼吸、瑜伽，将会有帮助。

- **防止过敏情况**

头晕眼花可能也是对花粉、宠物甚至是食物过敏的反应。如果对某一种食物过敏的话，那就要把这种食物从食谱中删除了。

- **运动**

对于由于内耳问题引起的眩晕，保持积极是最好的治疗方法之一。任何一种需要头和身体参加的运动都能帮助大脑克服眩晕，比如说，步行、游泳、慢跑和空手道。如果坚持的话，就会起作用。这里有一些在运动时的小建议。

❖ **刚开始的时候要稍微慢一点**

对于一些有严重眩晕的人，只是站着或者走路就会引起头晕。但是你可以通过运动来慢慢克服。在运动的时候，自己感觉晕了，就赶紧停止，坐到椅子上休息。医生建议，这样的运动——移动，晕眩，停止——一天要练习几次。最合适的是一天练习3次，每次2~15分钟。慢慢地，你出现晕眩的间隔时间就会越来越长。

❖ **跳舞**

跳舞对眩晕的人来说是一个很好的运动，因为需要很多的转圈和摇摆。如果真的感觉晕了，那你可以尝试着先来一个慢的90度的转圈。在你身体适应了之后，你就可以像一个陀螺一样的转圈了。

可供选择的药物

● **吃药**

一些含有茶苯海明和氯苯甲嗪的抗眩晕药能够减少内耳对移动的敏感，抑制眩晕。

● **别轻易用药**

因为大脑有相当大的能力来控制很多种的眩晕，而且药物的副作用不容忽视。

饮食调理

● **别吃太多的盐**

饮食中含有太多的盐分会让身体保留住水分，这样就会影响到内耳的正常工作。尽量避免奶酪、咸肉和罐装食品，把盐的摄入量限制在一天2000毫克。

● **多吃蔬菜**

如非器质性疾病引起的眩晕，在平时多吃些新鲜蔬菜或水果，少吃动物脂肪和胆固醇高的菜肴。

● **避免刺激物**

避免咖啡和烟草，因为它们会提高身体对移动的敏感性。如果一直在喝咖啡的话，也要限制在一天1~2杯。但是不含咖啡因的茶会是一个比较好的选择。

● **戒酒**

即使是少量的酒精在一些人身上有时候也会引发很严重的晕眩。如果知道自己有这样的情况就要赶紧戒了。

● **保健药膳**

❖ **四味止眩汤**

用松子仁、黑芝麻、枸杞子、杭菊花各15克，白糖适量。将上述药物洗净，松子仁、黑芝麻捣碎，然后一同入锅加水适量，用中火煮沸后，改文火煨至松子仁熟软，加入白糖即成。每日 1 次，连服 10 日为 1 个疗程。此汤滋补肝肾，清热养血，明目，止眩晕。适用于肝肾虚损引起的头晕眼花等症。

❖ **防眩晕茶**

用绿豆皮、扁豆皮各 10 克，茶叶 5 克。将绿豆皮、扁豆皮炒黄，与茶叶一起，开水冲沏即可。每日代茶饮。此方清热化湿，适用于头晕、目眩等症。

何时该去看医生

★ 莫名的头晕，而且比较严重，不停地复发。
★ 同时还伴有耳鸣和突然的失聪。
★ 视力也下降了或者你看东西有重影。
★ 头疼欲裂。
★ 有头晕眼花的家族史。

医学小知识

眩晕与可能的疾病

症状	可能的疾病
患者感到自身及周围环境有旋转的感觉	多见于内耳迷路和脑部疾病
无外物及自身旋转的感觉，只有站立不稳	多见于心血管系统疾病
中年人有突发性眩晕，并是旋转性，且伴有耳鸣、恶心、呕吐、面色苍白、出冷汗	应考虑美尼尔症[注1]
老年人阵发性眩晕、耳鸣、头颈转动时发作	应考虑椎－基底动脉供血不足[注2]或颈椎病
眩晕伴有恶心呕吐、眼球震颤	应考虑耳源性眩晕
眩晕伴有许多说不清楚的症状	提示可能为癔症和神经衰弱
情绪激动时头晕加重	提示可能为高血压及动脉硬化
眩晕伴有口吐白沫、抽搐等	常见于癫痫
中耳炎病人出现阵发性眩晕	应注意进一步检查有无迷路炎症等

续表

症状	可能的疾病
患者有使用耳毒性药史，当出现高音调耳鸣、眩晕时	提示可能为药物中毒，如庆大霉素、链霉素等
患者长期生活在嘈杂的环境中	耳源性眩晕可能性最大
眩晕是在坐船或乘车时发生	前庭功能障碍的可能性最大
体位突然改变后出现眩晕，稍过片刻后眩晕又有好转	体位性眩晕

[注1] 美尼尔症：多见于中年妇女。眩晕的特点是突然发作，睁眼时感觉天旋地转，闭眼则感觉自身在旋转，转动头部时加剧，常伴有耳鸣、耳聋、恶心、呕吐等症状。每次发作数分钟至几小时，长的可数天，甚至数周。该症往往有复发病史，病变发生在管理人体平衡的内耳部位，并由内耳淋巴液代谢失调而引起。

[注2] 椎－基底动脉供血不足：椎动脉通过颈椎横突孔进入颅脑，在颅腔的延髓与脑桥交界处合并成基底动脉，基底动脉发出一支内听动脉，供给内耳血液。当某些原因，如颈椎病、动脉内膜炎、血管舒缩功能障碍等，引起内耳供血不足时，就会发生眩晕，并可伴有恶心、呕吐、耳鸣、头痛、视觉障碍等症状。眩晕的特点是发作时，持续数分钟，往往不超过15分钟，且会反复发作，病情严重者可有旋转、浮动、摇摆的感觉。

晕　厥（Fainting）

症状表现和引起症状的原因

晕厥（也称晕眩）是由于心脏不能提供足够的血液来供应给大脑而发生的。在晕厥之前，你会感觉到虚弱、晕眩、头轻，还会视线模糊、出大汗。

血液循环不好、疼痛、中暑、颈椎病、压力、吸毒、酗酒、脱水、缺觉、头部受伤、癫痫、心脏病或者中风都是引发晕厥的原因。矿物质的缺乏，特别是缺钾，也会引起晕眩。同时，很多药物的副作用也会引起晕眩。

在一些情况下，撒尿、呕吐和过于激烈的咳嗽和大笑也会刺激迷走神经而引起晕眩（迷走神经是体内把大脑发出的指令传递到心脏的主要神经的一支）。当迷走神经被刺激的时候，大脑感觉到心跳加速于是发出减缓速度的指令，一般来说，这是很好的。但举一个例子来说，当人们咳嗽得很厉害的时候，迷走神经就错误地传递给大脑一个信号：心脏工作过累，结果呢，在心跳不需要减速的情况下，大脑却发出了这样的指令，于是供给大脑的血液减少了，人们就出现了晕厥。

如何缓解症状

虽然很多突然的晕厥只会持续 10～15 秒而且也不是重病的征兆。但是你还是要去看医生。很多的情况下，如果采用一些常识性的救助措施，晕厥是可以避免或者减少的。下面是一些可供参考的方法。

家庭处理措施

● **立即蹲下**

如果你感到眩晕，立即在原地蹲下来，即使是在很多人的广场上。在你感觉到眩晕和你晕厥之间有 5 秒钟的时间，很多人试图在他们昏厥之前找一个比较柔软的地方或者不怎么引人注意的地方，但是他们几乎是做不到的。医生的建议是：原地躺下抬高你的腿，过一两分钟后，试着慢慢地起来，躺到床上或者你想躺的地方。

● **深呼吸**

一分钟内深呼吸 10～12 次，直到你不觉得眩晕了。深呼吸能帮助你身体内的血液流回到心脏，但是频率不要超过每 5 秒钟 1 次，因为过度的深呼吸也会引起换气过度。

● **注意正服用的药物**

一些处方药，特别是利尿剂、镇静剂和降压药都可能引起眩晕。去问问医生或者药剂师你的药是否会激化这个毛病，你是否应该停止用它们。

● **多睡觉**

缺觉也会引起眩晕，所以每天要保证 6～8 小时的睡眠。

● **做运动**

运动能够强壮心血管，保持充足的血液供应。一周步行 3 次，每次 20 分钟可以减少你眩晕的几率。

● **时刻警惕自己的状况**

如果你晕厥不止一次，那么你就很有必要每天做一个记录了。什么时候？什么地点？晕厥时的身体姿势？是坐着的、站着的还是弯腰的时候？这样的记录会帮助医生找到隐藏的原因。

饮食调理

● **保持充足的矿物质**

在大多数情况下，如果保持营养平衡的饮食结构，昏厥就会好很多。如果你的饮食不正常的话，比如说减肥，那么你就可能因为体内矿物质的不平衡而导致晕厥。

● **适当补充营养素**

如 DMG（葡萄糖酸）、烟碱素（B_3）、维生素 C 及维生素 E、卵磷脂，用量依产品标示。它们都能增加脑部含氧量、改善脑部血液循环、预防动脉硬化并改善脑部功能。

● **服用药草茶**

假叶树、番椒、蒲公英、银杏均可泡茶饮用，对晕眩均有一定疗效。

● **多补充水分**

脱水也会引起昏厥。每天至少要喝 8 杯水。如果你觉得脱水，就避免喝酒，因为喝酒会加速脱水。喝运动性饮料可以补充体内的矿物质，包括镁和钾。

何时该去看医生

★ 头部受到伤害。
★ 在一天里晕倒两次或以上。
★ 晕倒之前没有任何前兆，比如说，轻微的头疼。
★ 有心脏病、中风病史的人。
★ 有失忆症或者肠胃不好的人。
★ 正在服药期间。
★ 从事高危作业的人，眩晕会使本人或者工作伙伴处于危险之中。

落　枕（Stiff Neck）

症状表现和引起症状的原因

如果你某天早上一觉醒来发现脖子僵硬，甚至不能转头，或者只能歪着脑袋，忍着颈痛。那多半是睡落了枕。

落枕是指颈部软组织急性扭伤或炎症，它受累的组织可有颈肌、关节、副神经等。常常是以一侧损伤为多，所以会出现头颈斜向一边。发病原因一般是由于急性扭伤或睡眠姿势不良，导致颈部某些肌肉牵拉过度致伤引起；也可由于寒冷刺激风寒乘虚侵入而引起。

落枕症状明显，比较容易作出诊断，但应注意和颈椎小关节紊乱症、颈椎骨质增生和颈椎囊脱位相鉴别，主要鉴别依据是 X 线片。落枕后一般 X 线片局部无异常改变，而颈椎小关节紊乱症、颈椎骨质增生和颈椎囊脱位都有不同程度的 X 线片异常。

如何缓解症状

家庭处理措施

● **换掉高枕头**

落枕的部分原因是使用的枕头过高，过高的枕头使颈部肌肉和关节不能得到放松，反而因受压而紧张疲劳，结果造成损伤，因此枕头要高矮适宜。

● **避免再受风寒**

落枕后一定要注意保暖，不要让脖子再受到凉风吹，以免加重病情。

● **热敷**

如果是因为受了风寒而脖子痛，那么你可以用热毛巾或热敷袋热敷你的脖子，可以缓解脖子的僵硬和酸痛。

● **拔罐**

落枕如肌肉痉挛疼痛严重可采用拔罐方法进行治疗。如果疼痛仍然不能缓解，还可以去医院进行局部封闭，一般情况下2～3天可恢复。

● **按摩**

落枕一般采用手法按摩治疗可收到良好效果。手法治疗的方法是：病人取端坐位，施术者站于其后进行按摩。如果属于肌肉痉挛，可以沿着该肌肉行走方向，实行松筋、理筋等手法，反复3～5次；如属副神经痛，应该沿神经分布区反复轻揉。

如反复发生落枕，应该考虑到颈椎综合征。急性期施手法时要轻，疼痛轻、肌肉痉挛不明显时施手法宜重。

可供选择的药物

● **贴膏药**

您可以选用一些外敷的药膏，如麝香虎骨膏、热敷灵、活血止痛膏、寒痛乐、活血膏等。

脱　发（Hair Loss）

症状表现和引起症状的原因

一开始是你的妻子总喜欢将你的散发压平，接着是你的理发师在给你剪完头后只收你半价，然后你发现自己被人恭维成聪明的脑袋。现在，你只能面对现实：你大概已成了数百万深受秃头之苦的人群中的一个。

大多数人平均每天只掉50～150根头发。如果你是一名男性，在头顶处每天掉发两倍于此——而长出来的只有像桃子表皮的绒毛一样的东西——那么你很可能就是一名秃头候选人。然而，女性的脱发并不仅局限于某一特定区域。

脱发多数情况下是由于头发营养状态不良所引起的，夏天的炎热天气很容易使人食欲减退，身体不能摄取足够的营养，到了秋天，这种欠缺就会表现出来。所以，对于那些“苦夏”的人来说，秋天就成了脱发的季节。

从以上情况我们不难得知：脱发与营养有密切的关系。因此，假如头发突然间大量脱落，即使没有上述季节的原因，也应该首先检查一下饮食生活是否有问题。只要注意摄取全面而充足的营养，脱发就会大大减少。

如果突然间局部大量脱发而不是整体均匀脱发，原因就不同了。例如，圆形脱发症，其原因绝大多数在于精神压抑引起的自律神经失调。这种精神压抑会造成皮肤下的血管营养不足，而其中某根血管如果营养严重不足，那么它所支配的局部的毛发根部就会枯萎，于是出现圆形的脱发现象。这种脱发一般经过一段时间就会自愈。当然，如果精神压抑始终存在，那么这种脱发也很难治愈。所以，治疗圆形脱发症，首先要消除精神压抑，改善营养状况。

刚生过小孩的妇女会出现短期的脱发。孕期的高荷尔蒙水平使自然的掉发减少，却会在生产后猛掉头发。这一情况在生产后 10 个月就会改善。

某些药物和治疗——比如治疗痛风、关节炎及抗抑郁的药和营养不良都会在短期内令你掉发。严重的包括因辐射治疗和化疗引起的。

如何缓解症状

如果你还想保住你的头发，就试试以下这些方法。

家庭处理措施

- **给头皮增加营养**

虽然它不会令沙漠变成绿洲，但加强营养——比如增加蛋白质、锌和铁元素，确实至少能在防止脱发方面起一点小作用。

事实上，吃得过多（一天摄入 200 ~ 400 卡热能）会引起短期的脱发。好的低脂肪含量的蛋白质来源是小鸡、牛肉和豆类。你可以从瘦牛肉、海产品、牛奶、鸡蛋和谷类中获取足够的锌和铁元素。

- **洗掉过多的油垢**

如果你的头发总是贴在头上油乎乎的，不要难过，可能仅仅因为洗头时用的洗头膏不够多。洗头膏会令头发蓬松，也有很多滋养头发的护发素会为头发补充养分，令头发感觉更多。

- **请你的发型师帮忙**

如果不可能长出新头发，那么唯一的选择就是尽可能地保住现有的头发。

女性脱发的特点是往往头皮整个区域头发都变得稀薄，因此可以用合适的发型掩饰脱发。男性也可以通过这种方法受益。合适的发型和恰当的修饰可以令头发看上去更浓密。

● **戴假发**

许多用真头发织成的假发即使湿透也仍能保持在原处。在选择假发之前，向有经验的化妆师咨询一下。

● **织发**

织发时，假发被编入你的真发中，它们会隐藏得很好，像真的一样。唯一的缺点是，当你的头发长长后，织入的头发会变得松散，然后你必须请人重新帮你织紧。

可供选择的治疗方法

如果你愿意考虑用医疗方法解决问题，向你的医生咨询关于以下治疗方法的信息。

● **手术**

在这项被称为缩减头皮的手术中，医生会去除头皮上的部分皮肤，再将周围长有头发的皮肤拉近，造成头发较多的印象。那些局部脱发，周围头发较为浓密的人可以尝试这项技术。

● **种发**

将老头发种到新地方，在头发移植时，通过手术头发会被从毛发生长较旺盛的区域如后脑取下，然后植入秃顶处。和一般期望的不同，移植的头发不会越长越多。即使在成功的情况下，头发也仅仅会长长。

可供选择的药物

● **考虑可的松**

在治疗圆形秃斑症时，许多医生直接将可的松注入秃斑区。这样做效果往往很显著。可的松注射早已被用于治疗另一种更为严重的秃头症——全身脱发引起的眉毛和睫毛脱落。

饮食调理

● **对头发有利的食物**

比如黑豆、核桃、海带、何首乌、黑芝麻等都对你的头发有帮助，而且对你的健康也大有益处。

● **补充缺乏的营养素**

脱发、头发拔出时无痛感、发丝易缠卷，这些症状说明你缺乏维生素 C 和铁质。调节办法是多吃乳类食品、肝脏、鱼类和豆类。

白发增多（Hoary Manifold）

症状表现和引起症状的原因

有一个历史典故——武子胥过昭关，一夜白了头。这是极度压力与惊吓过度导致头发改变的最戏剧化的例子。在巨大压力之下，如离婚、账单、工作，使你的脑袋看上去像棉签的头一样。

一夜之间头发全部变白这种说法虽然有所夸张，但实际上大多数白发是你原本就有的。之所以会看上去头发变白是因为压力导致的部分黑发脱落，幸运的是，大多数有此类经历的人最终头发都会重新长出来。

但是在一个月左右的时间里白发急剧增多的情况确实是存在的。白发原本是一种生理老化现象，所以，今年同去年相比白发有所增加，这本是正常的事情。但是，如果以月为单位白发激增，那恐怕就不能用“上年纪啦”来解释了，有必要检查一下身体的健康状况。

除了大病初愈这种情况以外，白发急剧增加的主要原因还是精神压抑。做妻子的如果发现你的丈夫白发猛增，那么首先应该检查一下他的心理健康状态，即使你无法解决你丈夫在工作中产生的烦恼、担心、忧虑的心情，至少可以在创造一个良好的家庭环境以利于转换情绪方面下些工夫，这对于防止白发增多是有帮助的。

虽然一夜白头相当戏剧化，但这并不是你头发可能经历的唯一改变，好在大多数发色改变都是自然过程，许多人三四十岁发色就会逐渐变灰了。

另一些发色改变可能是由化学因素造成的，在漂白粉过多的泳池中游泳会令黑发变成绿色，但对健康并无危害。井水河水中含有的铁元素也有神奇的效力，有时会令整个镇子的人变成红发。

头发会有的其他一些改变如分叉和干枯，这往往是因为护理不周所致，如过多使用吹风机、烫发或用化学制剂染发。

如何缓解症状

在发质变糟到每天的梳头成为一场灾难之前，你可以试试以下头发护理的小提示，或许它能帮你一点小忙。

家庭处理措施

● **给头发补充养分**

饥饿节食会令头发干枯，事实上在一些贫困国家，人们因蛋白质摄入不足而脱发很常见，如果你每餐只摄入一点点蛋白质，头发的营养跟不上，你就会发现自己头发变得稀薄、干枯及因毛囊萎缩导致的头发生长停止。

● **正确处理压力**

不要因压力过大把黑发都吓白了。有压力时，可以散散步，采用一些放松技术，和朋友聊聊天或放个短假，这可以防止压力累积及白发增多。

● **美发室诀窍**

头发护理可以最大限度地防止发质改变，实在不行你可以试试染发剂，现在超市里都有出售，一般的染发剂和染发焗油使用都非常方便。

● **用护发素隔绝漂白粉**

在游泳之前，在头发上抹上膏状护发素，这可以在你的头发和水中的化学元素之间竖起一道屏障，这样一来你的头发就不会变绿了。

● **试试专门的香波**

每周用洗头膏洗一次头可以洗去头发上的护发产品残余，如今许多头发护理产品中都含有一些会令发色改变的成分，一般的洗头膏无法有效地洗去矿物质，在市场上有专门此类产品，使用后让它们在头发上停留 5～10 分钟即可去除。

● **尽量减少烫发和使用吹风机**

不要过多使用吹风机，这样可以防止头发分叉。同样重要的是选择适合自己的洗头膏和护发素，最好是两者的 PH 值都在 4.5 到 5.5 之间，你可以用石蕊试纸测试洗头膏的 PH 值，用洗头膏或护发素浸湿试纸后会令它颜色改变，从而了解 PH 值是多少。

饮食调理

● **补充营养素**

头发色泽变浅、变淡，是维生素 B_{12}偏低的信号。缺乏 B_{12}者体内红血球的生产和神经系统都会受到影响。所以应适当补充 B 族维生素。

● **吃一些乌发食物**

如黑豆、核桃、海带、何首乌、黑芝麻等都对你的头发有帮助，而且对你的健康也大有益处。

● **保健药膳**

❖ **木尔桂圆茶**

用黑木耳 3 克、桂圆肉 5 克、冰糖适量，将上述原料加水煮开当茶饮用。可以滋阴补虚、和血养颜，久服可以使白发转乌。

❖ **芝麻核桃粥**

用黑芝麻、核桃仁适量加糯米每日熬粥食用，可以养颜乌发。

家庭小验方

● **生发黑发秘方**

古方介绍用老生姜皮 300 克，放炒菜锅中加盖以文火煎烤，然后取出晾干，碾成细粉备用。用时先拔去白发，用手指捏少许姜粉按入毛孔位置轻轻按摩。据说此法神效，3 日后即生黑发。

面部疼痛（Face Pain）

症状表现和引起症状的原因

医生知道脸上的疼痛可能就是你别的地方出现毛病的一种表现，比如说头、腭、脖子甚至是你的牙齿。找到这些地方就能够减少一些检查性的工作。

脸、头和脖子上有着可以互相传递感觉的神经。如果脖子上的一根神经被掐了一下或者被刺激了一下，这种疼痛就会开始传递以至于在你的脸上引起疼痛。

在很多情况下都会引起脸疼。有偏头痛的人也会脸疼；鼻窦、耳朵和眼睛的感染也会引起脸疼；或者牙疼也会引起脸疼；脖子上的关节炎如颈椎病也会使脸部不舒服。

严重的面部疼痛是一种面部神经不正常，也叫痛性痉挛（或三叉神经痛）。有这种病的人只要用凉水洗澡，或者喝冷水、洗脸、刮胡子、咀嚼甚至是说话都会引起面部疼痛。痛性痉挛是一种断断续续的震惊般的疼痛，这种在脸上产生疼痛的机制还没有完全破解，问题可能出现在把脸、牙、鼻、嘴等感觉传至大脑的重要神经——三叉神经出了毛病。

这种三叉神经痛，有时也可能会被带状疱疹所纠缠。疱疹不仅使人脸和胸部疼痛，而且过不了多久还会出现红色斑点，所以一旦出现此类情况，就应尽早找医生诊治。

脸部疼痛也有可能是中风的一个症状，你可能也会有其他的一些反应，比如说麻木或者是视力出现问题。

如何缓解症状

既然面部疼痛经常是由上面的这些问题引起的，那么就治疗它们，比如说牙疼、头疼或者三叉神经痛，治疗了原发病，面部疼痛自然也就会消失。

家庭处理措施

- **药物治疗痛性痉挛**

如果你患有痛性痉挛，可以用药物来控制。控制的最好办法就是用药物来治疗。抗惊厥药或者类似的药物，比如说卡马西平，是能够直接作用于神经的。

- **针灸**

如果药物不起作用，那么就要考虑针灸了。用针刺激相关神经就能止痛。

何时该去看医生

- ★ 眼睛疼伴随着脸疼的时候。
- ★ 发烧了，同时脸上还出现了皮疹，或者脸上感觉肿胀。
- ★ 在手上或脚上也有疼痛、麻木的感觉。

脸　红（Flushing）

症状表现和引起症状的原因

还记得13岁时的白日梦吗？当你偷偷寻找那个你爱慕的对象时的感觉——你的脸颊红得像个苹果。

有一些和13岁时使你脸红的相同的感觉在成年的时候也会出现。压力、困窘和忧虑都能让体温突然升高，身体试图通过膨胀所有的靠近皮肤的血管来降低它。结果就是：玫瑰色的脸红。

或者性行为之后，脸红是很正常的。相同的情况，喝了太多的酒或者吃了太多的饭之后。

如果是一个女性，是有很多特别的时候会脸红的。妊娠期，身体荷尔蒙的变化和增加的血量可能会引起偶尔的脸红。人生的晚些时候，在绝经期，不断减少的雌性激素的分泌也会带来一阵一阵的脸红。

任何一种原因的体温升高都会引起脸红。由于感染、太阳暴晒或者脱水引起的发烧都能够使体内的恒温器发热。比如一种非常好看但并不美妙的脸红，那就是每天下午低烧引起的面如桃花的微微脸红，这多半是肺结核等感染引起的病理性脸红。

另外，从糖尿病到心脏病等能影响到循环系统的长期疾病也会引起脸红。过于活跃的甲状腺也会引起脸红。某些药物，特别是用来降血压或者胆固醇水平的药物，也可能作为副作用引起脸红。

然而，即便是同样的红色面颊，如只稍稍偏向于紫色，情形就不尽相同了。从以往的经验来看，脸色发紫多预示着心脏系统有疾病。

如果小孩常常脸色发紫，那么就有可能患了先天性心脏病。对此，切不可大意。成年人脸色发紫，同样也有可能是心脏系统有了疾病。特别要考虑的是，可能患了心瓣膜病和肺心病。

另外，还有一种情况。面部发生显著变化，可看到鼻翼两侧的脸颊出现一种蝶状的粉红色斑点。此时可能患有全身性红斑狼疮。这种病，目前还很难对付，如稍感不适，就请立即去医院进行诊断。如果是女性，切记不要化妆。因为化妆品的遮盖，使医生难以作出正确的诊断。

如何缓解症状

不论脸红到玫瑰色还是像紫茄子，这里都有一些方法可以帮助你。

家庭处理措施

● **测试雌性激素水平**

如果接近绝经期的年龄，可以到医生那儿去测试一下雌性激素的水平。询问医生是否需要进行增加雌性激素的治疗，这样的治疗可以帮助平衡雌性激素水平，停止脸红。

● **降温**

如果在太阳下干活干得很累，应该到阴凉处休息凉快一下，用扇子扇扇风或者喝点凉水。这个时候喝冰的饮料也不会有什么伤害，但是要喝得慢一点，太快的话会使你呕吐的。

● **避免阳光暴晒**

过于强烈的阳光对皮肤没有好处，甚至还会晒伤皮肤，使皮肤又红又痒。

● **检查药物**

给医生看看你现在正在服用的处方或者非处方药，这是很明智的。因为脸红可能是某些药物的副作用。

如果因为任何原因服用烟碱酸来控制高胆固醇，医生可能会建议，在服用药物一小时前服用阿司匹林。因为阿司匹林将会阻止导致脸红的荷尔蒙和前列腺素的生成。

● **从医生那里得到帮助**

有很多的原因导致不断的脸红。医生可以开适合病人的处方药。如果是因为过于活跃的前列腺，医生可以开阻止荷尔蒙生成的药物。

● **注意饮食**

酒精、过辣是脸红的基本的饮食原因。医生建议，如果你不希望在宴会上让别人看到你的脸像一只煮龙虾，最保险的办法就是别喝酒，别吃咖喱、辣椒、生姜等辛辣刺激的食物。

何时该去看医生

★ 脸红周期性发作。
★ 每天下午脸红发低烧。
★ 暴露在太阳下而且感觉到肌肉拘紧。
★ 同时还感觉到头晕眼花、发烧或者严重的发冷。
★ 脸上出现蝶状红斑。
★ 出现面色和嘴唇发紫。

下颌骨问题（Mandible Problem）

症状表现和引起症状的原因

我们都知道颌骨和头骨相连，而我们这些外行人所指的下巴，医生们称之为颞下颌关节。每当它无法正常工作时，医生会告诉你患了颞下颌关节失调（TMD）。但从这点以后，各方的口径就不一致了，关于引起颌关节失调原因的解释各种各样，有时甚至互相矛盾。

TMD 是牙科学中最模糊的区域，它的原因和可能造成的后果都不十分清楚。

TMD 的表现之一是面部或头部疼痛，患有 TMD 会令你在张合嘴巴时发出听得见的“咔嚓声”（但这并不意味着只要下颌作响，就一定得了 TMD）。关节会肿胀发炎，并且受损的关节可能会严重到你的嘴巴无法张开或闭合。肌肉和韧带会失去弹性，而你的下巴会渐渐后削。另外颌关节的损伤还会造成头痛、牙痛及耳鸣。

颌关节的肌肉和韧带不仅自己本身疼痛，还会导致其他地方疼痛，如颈部和肩膀。

TMD 可能的根源有很多种，关节炎就是其一。正如它会令你身体其他部位的关节疼痛，它也会影响你的颌关节。

另外，牙齿排列不合理也会加重颌关节的负担。有时对着下巴的一记重击也会导致 TMD。磨牙和由压力导致的面部肌肉过紧则会令问题恶化。夜间磨牙增加了引发其他问题的可能性。磨牙不仅是最常见的牙科问题之一，而且颌骨作响的人中十有八九也磨牙——因为磨牙会令颌骨退化。

不过，鼻窦感染和牙痛也会令你的面部肌肉紧张，以至你以为自己患了 TMD，其实情况并非如此。

如何缓解症状

因为关于颌关节问题的诱因有很多种猜测，所以想消除不适感可能有很多种可能性，有时还需多种办法联合治疗。在你的问题恶化到需要看专家门诊前，以下是一些你应当知道及尝试的方法。

家庭处理措施

● 不到万不得已，不要动手术

不要因为别人引诱或劝说你，就想用快捷的外科手术方法解决颌骨问题。首先我们要确定是否是由坏习惯或压力招致问题，然后我们要从结构及功能方面检查问题。通过外科手术重组颌骨或牙齿是万不得已的方法。一般情况下你可以服用一般止痛药如阿司匹林来止痛。

● **不要压着下巴**

如果你已感到颌关节痛疼，最好的睡姿是仰躺或侧卧。而趴着睡会令你的头扭向一侧，从而带给颌骨极大的压力。

● **尽量放松**

许多人紧张时会拉紧面部及颈部肌肉。当你处理日常工作时，试着有意识地放松这些肌肉，嘴巴闭合，但上下牙齿微微张开。如果你走路时双拳紧握，胳膊就会抽筋，当你咬紧牙关时也会发生同样的事情。

● **使用口腔套**

专门治疗 TMD 的牙医会设计一种特殊的口腔套来重整你的下颌，给你的颌关节减压，从而令你的面部肌肉放松。它会安置在你的口腔后部，紧扣牙齿，位置很隐蔽，不会被发现。

● **少嚼口香糖**

绝对不要嚼口香糖。它会令你的颌关节及肌肉持续紧张。

● **不要吃硬东西**

绝对不要嚼硬肉或蔬菜，也别吃三层的三明治。如果你已经下颌作响或关节少许脱位，吃这些东西会给你的颌关节带来极大的压力。

● **查看牙槽**

告诉医生有关你下颌作响的情况，并让他检查一下你的牙表面是否有因磨牙而造成的磨损痕迹，并据此进行治疗。

● **找专家看看**

如果你的下巴让你很不舒服，在尝试了上述方法无效后，你应该找口腔医院的专家看看，他们会给你有益的治疗和忠告。

何时该去看医生

★ 你的颌骨疼痛，特别是在讲话、打哈欠或咀嚼时。

★ 你的嘴巴最多只能张开两英寸。

★ 同时你也感到颈、肩膀或耳朵疼。

脖子痛（Neck Pain）

症状表现和引起症状的原因

如果你是长期坐在电脑前办公的人，那么你很容易会有颈痛的毛病。如果你垂头弯腰，颈子上的头就不会处于平衡位置，因此颈部的韧带和其他软弱组织就需要承担 18 磅的多余重量。

颈部和其他椎柱存在的最大问题是关节长期错位受力最终导致疼痛。老化增生或受伤的脊椎盘会引起很大的麻烦，还有颈部的韧带、肌肉和关节都会带来困扰，因为它们很容易受伤。最常见的损伤——鞭抽式损伤经常发生在车尾受猛烈撞击时，颈椎过度向前后屈伸受到损伤。颈部结构各部分随着年龄的增长或过度的使用慢慢老化也会带来颈椎病，这是脖子痛的大多数原因。

如何缓解症状

脖子痛是一件挺伤脑筋的事，但是如果它并不严重，还是有一些特殊的办法可以很快地缓解脖子痛。

家庭处理措施

● 固定颈项

在很多药店都可以买到颈部的固定套，可以缓解暂时的痛，因为它可以固定脖子不让它动。但不能长期佩戴颈套，让脖子长久不动会削弱颈部肌肉的力量，会让你更受伤害。

● 耐心等待

研究表明，80% 到 90% 的颈部痛者什么都不做，两三天后便没事了。

● 改变坐姿

糟糕的姿势不只是指你是如何坐如何站的，还指身体运动时你是怎样操作的，如移动、坐立、站立、弓背、抬重物以及打球时。正确的坐姿应该是：直直地坐正，胸膛挺起，下巴微低，头向后仰以便使耳朵正好位于肩膀的上方，而不是在前方。

如果你的颈部阵阵地痛，让医生评价一下你的姿势，如果需要，让人帮忙训练一下。

● 小心打喷嚏

如果你打喷嚏或咳嗽的强度很大，那你就要小心了，因为你可能伤害颈部。因此在打喷嚏前要保持好姿势，甚至还可以将头和颈稍稍向后倾斜一点。

● 不要将电话夹在颈间

不要将电话话筒夹在头和肩之间，这样会使颈部的软组织和上背的肌肉紧张。用手拿话筒或是买个对讲机或头戴式送受话器。当你将话机夹在颈间时，头和颈椎都是在不正常的状态下，这是很危险的。

● 打字时使用原稿架

打字时要用原稿架，这样避免了扭动身体和脖子去读原稿。

● 检查枕头

不合适的枕头也会引起颈部痛，与其去听别人的建议还不如找只好枕头。用麦糠做的枕头可以在你睡眠时很好地支撑颈椎，能支撑颈韧带的专用颈部枕也很有帮助。总之要避免使用过高的枕头。

- **使用颈部转轮**

颈部转轮在药店可买到，睡觉时它在颈下滑动，可以减轻颈部关节的压力。

- **颈部运动**

人人都知道锻炼可以增强肌肉力量，增加灵活性，即使是轻轻地运动一下颈部也会起到润滑关节加快营养吸收的作用。下列就是一些颈部锻炼的方法。

❖ **转动颈部**

将头上下移动，慢慢地将下巴移至胸口再慢慢抬起呈正常状态，反复10次左右。接着，慢慢地左右摇动头部，反复10次左右。做这些动作只要是在没有疼痛的范围便可，即使听到咔嚓响也没事。因为许多人的姿势都不正确，因此这种动作非常有用。

❖ **按压法**

将手心放在脑勺后轻轻地按压，头部则反方向用力，数到10后放手。然后再用手按住前额，再到左边头部和右边头部，这种运动要每天一次。

❖ **禁止大幅度转头**

许多人认为转动头部打圈圈会“放松”颈部肌肉，其实这只会带来更多的损伤，因此要避免这种动作。

何时该去看医生

★ 持续疼痛达3天以上或经常疼痛。
★ 事故或摔伤后出现颈部疼痛症状。
★ 疼痛从颈部延伸到手臂或腿。

颈部僵硬（Neck Stiffness）

症状表现和引起症状的原因

醒来发现颈部僵硬，你就要注意一下睡觉的姿势和习惯了。

当然车祸、跌倒、关节炎甚至感冒都会引起颈椎僵硬，但是最有可能的是你睡觉时给颈部关节太大的压力了，从而造成僵硬和浮肿。任何一个关节，把它放置在不正常的位置上，你都会感到僵硬。

其他引起颈部僵硬的原因如流感、脊髓灰质炎、脑膜炎等都是非常严重的，但它们会伴有其他症状如恶心、头痛和肿胀。

如何缓解症状

家庭处理措施

● **热疗**

直接用热水袋敷颈部20～30分钟，坚持一天2～3次便会减轻这种不舒服。如果你没有热水袋，试试这样：将热毛巾用热水浸湿，拧干后围在脖子上，或者冲一个长长的热水澡，让水在颈后拍打。但如果是由于受伤而引起的僵直，两天内不能用热疗，因为热气会加剧疼痛。

● **活动**

轻轻的舒展运动可以使僵硬的脖子重新灵活，建议左右转动头部。如果你能每天活动颈部4～5回，效果就像是给关节涂上了油一样。

● **关上卧室的窗**

吹进来的凉风会让你缩成一团以取暖，从而导致僵硬的颈部。

● **找个合适的枕头**

虽然垫上两三个枕头会让你很舒服，但你的颈部却承受不起。一个羽毛枕或麦糠枕就足以支撑起颈部的压力了。或者矫形枕也很有帮助，这种枕头是空心的，因为头是平躺着的，颈部也得到了支撑。

● **不要在沙发上睡觉**

午休是应该的，但记住下次不要在沙发上睡觉，因为沙发提供的空间很小。

● **看医生**

如果僵硬持续两天以上并且这些家庭方法都解决不了，你的医生就要帮你想办法了。他可能会建议你戴上护颈套或让专家给你做按摩或理疗。

可供选择的药物

● **涂膏药**

虽然涂膏药不能根治病源，但药店里可买到含有可使皮肤表面发热成分的局部膏药，还有一些是用水杨酸制成的，即阿司匹林中的疼痛缓解剂（对阿司匹林过敏的人用前要询问医生）。但不管你选择哪一种，也不如让人给你在涂了药的地方揉擦的疗效好，用手揉擦是最能解乏和放松的方法。

何时该去看医生

★ 转头时会有刺痛感。
★ 在事故中你的头部猛烈地前后摇动过，两天后颈部仍是僵硬的。
★ 如果同时你有浮肿的腺体、发热、头痛或感到恶心，请立刻看医生。
★ 伴有传至手指的强烈疼痛。

第二章　眼睛的问题

眼皮浮肿（Eyelid Edema）

症状表现和引起症状的原因

你清晨起来却发现眼睛看起来就像是一个发了酵的小馒头。这看起来有些可怕，但这并不一定表示你就有病。因为，在早晨起床后的一段时间里眼皮浮肿多半是正常的，这是因为躺了一夜，身体的水分和血液都在眼睛附近积沉，导致了浮肿。任何人早晨都会出现这种生理现象。

一般来说，你能够从前一天的活动中找到眼睛肿胀的原因：比如在睡觉前喝水，吃过咸的食物，一整天头都是低着的，或者熬夜到半夜。严重的水肿在起来后的几个小时内就会随着液体被身体重新吸收而消退下去。

可是，如果到了工作单位以后，仍然是睡眼惺忪，眼皮浮肿，迟迟不消退的话，那就应引起注意了。这时，在造成眼皮浮肿的因果关系上，人们首先想到的是肾炎。患了肾炎后，细小的血管壁就容易由内向外渗透水分。这样一来，像眼皮这些脂肪组织和肌肉较少较薄的部位就会积存水分。这就是肾炎导致眼皮浮肿的生理机制。

此外，心脏功能不能正常发挥时，也常常会出现眼皮浮肿。不过，如果是心脏的原因，一般在腿、脚上也会出现浮肿。所以，这时不仅要查眼皮，还要查看一下腿、脚的状况（请参见第438～439页）。

如果是肾脏和心脏引起的浮肿，两只眼的眼皮都浮肿。不过，如是麦粒肿，只会有一个眼皮肿，而且发红、发痒、发痛。由此可见，这两种病因导致的眼皮浮肿是比较容易分辨的。

眼睛肿胀还是对过敏的一个反应。比如说，吃草莓，或者在羽毛枕头上睡觉。在月经期间的荷尔蒙的改变也会导致眼睛肿胀。

更永久的眼睛肿胀是由于年龄问题导致的松弛的皮肤所造成的。眼睛周围的皮肤随着年龄的增加变得更薄而且更没有弹性，皮下的脂肪堆积也会导致眼皮肿胀。

如何缓解症状

这里有一些方法可以使肿胀消失。

家庭处理措施

● **轻拍眼睑**

轻拍上下眼睑可以帮助水分离开眼睛。只能轻轻的，而且只能用手指，轻轻地拍上下眼睑的肿胀部分。

● **用冷水洗脸**

用冷水泼在脸上会使循环系统开始工作，加快水肿的吸收。

● **冷敷眼部**

冷冻一个眼膜，在睡醒之后放在闭着的眼睛上数分钟。如果没有眼膜，冷却的汤匙也可以达到这个功效。

● **试试茶袋**

把两个茶袋用冷水弄湿，然后放在闭着的眼睛上 15 分钟。茶里的单宁酸也许可以帮助绷紧皮肤减轻肿胀。其实可以减轻肿胀的因素就是冷。

● **睡觉的时候抬高头**

在床头的床板下放一个 6 英寸的木头可以抬高床头，使睡觉时头部抬高，帮助液体流出眼睛周围的地方。

● **睡觉前不要喝水**

或者控制一下只喝一点水。避免过咸的食物。

● **化妆**

为了使眼睛肿胀看起来不那么明显，可以在上眼睑上涂上深色的眼影，在眼皮到睫毛的地方打上亮的眼影。对于眼睛下面的眼袋，可以使用稍微暗一些的眼影。

● **避免去皱纹的眼霜**

去皱纹的眼霜可能有用。但是也许会带来适得其反的效果，也许会因为眼睛周围的地方鼓起来而造成了眼袋。

● **用水质的化妆品**

水质的化妆品和啫喱比油质的更轻更不容易刺激到眼睛下面的娇嫩皮肤。

● **别用鸭绒被**

如果怀疑自己对羽毛过敏——每天早晨起来眼睛水肿就是一个信号，试着使用那些用天然棉花或中空棉填充的被子和枕头。

可供选择的药物

● **使用抗组胺剂**

如果眼睛不仅肿胀而且还发红、发痒，那么可能是过敏。如果是那样的话，抗组织胺剂可以帮助减轻肿胀。

家庭小验方

- 试试冬瓜汤

冬瓜或玉米须是利尿祛湿消肿的良药，用冬瓜煮汤或用玉米须泡茶都能帮助排除身体多余的水分，从而消除每天的眼皮肿胀。

何时该去看医生

★ 肿胀持续了一周或者更长时间。
★ 同时，眼睛发红而且疼。
★ 肿胀不局限于眼睛。

眼睛痛（Eye Ache）

症状表现和引起症状的原因

眼睛刺痛是一种较为常见的症状，刺痛可能是由于烟雾或沙粒冲进了眼睛造成的或者是由于额头上流下的汗流入眼睛造成的。

在热带海滩上游泳、晒太阳或者去高山滑雪这些看起来不会造成伤[illegible]活动也会引起眼睛的刺痛。眼睛也和皮肤一样会被太阳灼伤。过度暴露在太阳紫外线下会灼伤眼睛表面的细胞。几个小时之后，就会干涩疼痛，还会感觉眼睛里有沙子一样。

这也就是说最轻微的对表面的伤害——一阵强冷、干燥的空气或者向内生长的睫毛，都能够刺激这些神经，给大脑发出疼痛的信号。结果就是：眼睛疼或者感觉到痒。

一些家用的化学物品，包括杀虫剂、洗涤剂和漂白粉等，如果这些化学成分进入眼睛，也都会引起潜在的眼睛疼痛。

细菌感染也会引起眼睛刺痛，较为常见的有结膜炎（俗称红眼病）、麦粒肿等。细菌感染会让你的眼睛又疼又痒，还会分泌大量的黏液和出现肿物。

身体内另外一些原因也可以刺激眼睛里的敏感的感应器。瘘感染能够刺激周围的肌肉，在眼窝后面会引起抽动或者刺激的疼痛。

一直保持眼睛不动很长时间会拉伤转动眼球的肌肉。那就是你盯着电脑屏幕数个小时或者看书长时间之后眼睛会隐疼的原因了。如果阅读的灯光太暗或者灯光太刺眼了，眼球会疼得更厉害。

另外，佩戴不适合的眼镜或者长时间佩戴隐形眼镜也会使眼睛周围的肌肉紧张。

有些时候，眼睛的疼痛来自于身体其他地方。感觉像是眼部的疼痛通常是由

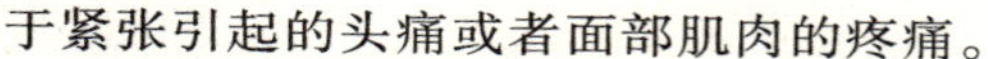

于紧张引起的头痛或者面部肌肉的疼痛。

但是如果疼痛很严重，眼睛发红而且视线模糊，可能是眼色素层炎——一种在眼睛有色素的区域的一种炎症。

如果你的眼睛痛得厉害，并且伴有头痛、恶心、视力模糊和看到电灯周围有光晕，这可能预示着青光眼，如果眼睛周围的压力的累积没有得到正确医治的话，还会致盲，因此要提高警惕，尽早就医。

如何缓解症状

任何一种持续的眼睛疼痛或者突然的眼睛疼痛都需要去看医生，也许还要接受治疗。如果诊断是患有眼色素层炎，就需要采取消炎的措施来减少压迫神经的肿胀的组织。如果是青光眼，需要抗压力的眼药水。一旦压力得到控制了，可能需要激光治疗来防止液体的积累。

对于由于过度用眼或者瘘感染引起的一般的疼痛，这里有一些方法。

家庭处理措施

- **让眼睛休息**

在长时间看书或者其他一些相关工作之后要让眼睛休息一会儿，这样可以缓解眼睛的紧张。从书或者电脑中抬起头来看看远方。

- **活动眼部**

简单的眼部活动可以缓和一下老盯着电脑屏幕的疲劳的眼睛肌肉。尝试着让眼睛固定在一枝铅笔上，然后慢慢地移动铅笔到你的鼻子处，然后再移回去。每20 分钟做一次，每次做 1 分钟。

- **调整灯光**

使用柔和的灯光，昏暗的或者耀眼的灯光都会使眼睛紧张。因为眼睛肌肉一直在尝试着调整眼睛来获得最合适的光线。最理想的照明就是柔和的全面的背景灯，然后有一束灯光集中在你要看的地方。

- **点滴眼液**

对于眼痒可以使用人工眼泪。家庭治疗方法如非处方的人工眼泪可以减轻由干燥、冷风或者烟雾引起的轻微的眼睛不适。第一滴会有一些刺疼的感觉，第二滴就会好很多。

如果在使用这种人工眼泪之后的两天，眼睛仍然疼的话，就要去看医生了。

- **用水冲洗**

由化学成分引起的灼烧是很紧急的，一定要紧急采取措施。首先，立即用水冲洗眼睛。用手指把眼睛撑到最大的程度，在龙头下冲洗至少 15 分钟，在冲洗的时候尽可能地多转动眼睛。然后立即寻求医生的帮助。如果自己采取了这些急救措施，医生只需要上药或者开一些抗生素类的眼药水，那么眼睛就会自己好起来的。更严重的伤害就可能要动手术了。

● 冷敷

用一块凉毛巾冷敷患部，可以减轻眼内充血，缓解症状。服用一些止疼药，比如阿司匹林。如果刺疼在一两天内没有平息下去那么就要看医生了。

● 眨眼

如果能感觉到微粒在眼睛里但是看不到，那么可能是微粒正在上眼睑里活动。如果是这样，尝试着把上眼睑提高覆盖住下眼睑。这样可以使下面的睫毛把微粒从上眼睑里刷出来。再眨几次眼睛。如果颗粒漂浮在眼角，用一块棉质的手帕把它擦掉。

● 粘出去

抓着上睫毛用棉棍把眼睑卷起来。这样就可以轻轻地用棉签粘出颗粒或者用水冲洗出颗粒。

● 检查视力

不适合的眼镜会使眼睛疼，因为在眼睛旁边的肌肉一直在尝试着移动眼睛来补偿不正常的眼镜的误差。眼镜必须非常合适，已经不适合的眼镜度数也会使眼睛疲劳。所以一定要至少每年检查一次视力，然后根据检查的结果再配眼镜。

● 不要直视太阳

就算是在看日食的时候也不能直视。直视太阳会烧坏视网膜，就像太阳通过放大镜能燃烧纸一样。

● 防止眼睛意外灼伤的小窍门

染发或烫发的时候要戴上棉质的发带。棉质的发带可以吸收流下来的药液。

在煎锅上抹一层油脂。这样可以防止食物溅出来，伤到眼睛。

在使用头发喷雾剂的时候闭上眼睛，然后立即离开那块地方。在使用家用的有毒的喷嘴或者别的时候，脸离喷嘴远一点。在使用有腐蚀性的家用化学成分的时候要在通风性能好的房子里进行工作。当你打开盛有腐蚀性的化学成分的容器时把你的头转到一边。

● 戴护目镜

在跳水前要戴护目镜。因为它们可以保护眼睛在泳池里不受氯的影响而产生眼疼。

● 保护眼睛不受太阳晒伤

能抵挡99%的太阳紫外线的太阳镜在户外是很必需的，特别是当在海滩、雪地，或者水里的时候。在热带和山里的时候要戴太阳镜，因为紫外线在靠近赤道和海拔很高的地方更具有杀伤力。

当服用了感光性的药物时应戴眼镜。有感光性的药物，如四环素，会使皮肤对光线更加敏感，同时眼睛也会对光线更加敏感。

在做完白内障手术之后要戴眼镜。或者确定眼内镜片或术后的隐形眼镜是那种能吸收紫外线的。

在划船的时候，佩戴琥珀色的眼镜或者极化眼镜。琥珀色的能吸收紫外线的镜片能够阻挡太阳的有害光线的照射。极化眼镜能够切断从路上、水里或者雪上折射出来的光线。两种眼镜都是钓鱼或者滑雪的理想用品。

● **戴宽边的帽子**

这个能帮助保护你的脸、眼睛和嘴唇不受太阳有害的照射，这种照射还是皮肤癌、皱纹和老年斑的潜在原因。

● **保持眼部清洁**

结膜炎通常会逐渐自动复原。为了加速复原，可用棉球蘸清水或无菌水，擦除分泌物，保持眼部清洁。

● **保持毛巾干净**

将任何与眼睛接触过的毛巾或其他东西丢入洗衣机清洗。结膜炎具有高度传染力，因此勿与任何人共用毛巾、手帕，以免传染此疾。

● **冷敷**

如果你的结膜炎是由过敏症引起的，比方说夏季的花粉，这时候可以做冷敷。冷敷的确能缓解痒痛。

可供选择的药物

● **服用两片阿司匹林然后休息**

如果眼睛或者眼睛周围有隐隐的疼痛的话，可能和头疼有关系。如果这样的话，每6～8小时服用1～2片阿司匹林会减轻症状。如果两天之后还疼，就要去看医生了。

● **睡前涂软膏**

由细菌引起的结膜炎，在你闭上眼睛睡觉时，情况会加剧。因此，晚上睡眠时眼睛总是更难受。为了解决这个问题，睡前可在眼内点些抗生素软膏，这样可防止分泌物过多。若眼睑有水泡者，可以用穿心莲眼膏外涂。

● **服用中药**

病情严重，若有全身症状，如咽舌干燥、口渴、尿赤等，可用荆芥15克、防风15克、山栀12克、芦根12克、桔梗12克、薄荷12克、淡竹叶12克、牛蒡子15克、当归12克、川芎10克，水煎服。

家庭小验方

● **新鲜人乳滴眼**

用人乳滴眼，有保护角膜之功。

● **熏洗法**

自己制作熏洗液，常用药物有：金银花、菊花、蒲公英、板蓝根、大青叶、桑叶、黄芩、薄荷等。将上述药物熬成药液趁热过滤到小盆内，置于患眼前，应先熏后洗或只熏不洗。每日 2 次，每次 20 ~ 40 分钟。本法除了具有湿热敷的作用外，尚可通过药物的作用，达到疏通经络、调和气血、祛风清热、解毒消肿的作用。

● 针灸按摩治疗

可以针刺合谷、太阳、睛明等穴位。局部揉按四白穴等。

● 治疗麦粒肿偏方

取车前草的叶片在火上烤，柔软之后敷在眼皮患处，脓可排出，而后涂沫麻油少许即可。压榨桃仁取其油汁，涂在患处。取小蘖的枝 20 克，用 500 毫升水熬煮，用其汁洗眼，都有一定疗效。

何时该去看医生

★ 眼睛里有东西。
★ 眼睛周围隐痛持续超过两天。
★ 眼睛深处突然有一种刺痛。
★ 眼痛的同时还伴有头痛、恶心或者对光敏感。
★ 眼睛一直有灼烧和刺疼的感觉。
★ 如果是因为化学成分引起的灼痛，一定要立即去看医生。

眼睛干涩（Eye Dryness）

症状表现和引起症状的原因

人的眼睛上有三层保护：水、油和黏液，它们负责润滑你的眼睛，但是一旦到了 40 岁，泪腺分泌开始减慢，所以就少了这些润滑眼睛的液体。正处于绝经期或者过了绝经期的妇女由于荷尔蒙的变化，会比男人或者年轻妇女的眼睛更容易干涩。

如果服用了能减少分泌的抗组织胺剂或者减充血剂或者抗抑郁症的药物，不论是什么年龄，都会发生眼干涩的症状。干眼还与戴的眼镜有关，长期戴隐形眼镜的人也容易出现干眼症。

在任何情况下，如果没有足够的润滑的眼泪来充盈眼睛，冲掉灰尘、花粉和具有感染性的微生物，那么眼睛就会变得干涩脆弱。就像鞋子里进了沙还要作长途旅行一样。更严重的是，眼干会导致病毒感染。

干眼还有一个相当常见的原因是斯耶格伦氏综合征，它是一种结缔组织病，能单独发生，或与风湿性关节炎联合发生。

如何缓解症状

不论眼睛是有一点干还是像撒哈拉沙漠一样干，都应该用润滑剂。

家庭处理措施

- **用一块湿布盖住眼睛**

如果眼睛不时地感觉到干涩，试着用一块湿的纱布盖住眼睑 5～10 分钟，一天重复 2～3 次。湿的纱布有时候会刺激眼泪的分泌。

- **经常眨眼**

看电视或者在电脑上打字都会让人忘了眨眼睛。眼睛一直盯着，就会导致眼睛里的水分蒸发。经常地休息一下眨眨眼睛可以使泪腺中的泪充满眼球。

- **戴眼睛保湿器**

睡觉时戴一个眼睛保湿器。为眼睛特制的保湿物在睡觉的时候戴上能防止眼睛水分的蒸发。

- **保留眼泪**

如果使用了人工眼泪还没有什么作用，医生会插一个小的胶原塞子到流泪的管道里去。这个塞子在里面停留 6 个月来帮助留住产生的眼泪，比人工眼泪在眼睛里的时间要长。

- **防止干眼症**

如果有不明原因的眼干，某些特定的环境因素也会恶化眼睛问题，而且还可能引起特别的不舒服。这里有一些方法可以让眼睛供水正常。

❖ **多喝水**

可以试着不断地补充液体，尤其是患有斯耶格伦氏综合征，它不仅使眼睛干涩，还会有口腔和全身皮肤的干燥，因此不断地补充水分尤为必要。

❖ **晚上给空气加湿**

在卧室里，打开加湿器或者在暖气上放一个盛有水的盆，这样可以防止在睡觉时眼睛变干。

❖ **出门戴眼镜**

太阳镜或者是在平常的眼镜四周加一些遮挡物可以遮挡住能风干眼睛的太阳和风。

- **远离出风口**

吹风机和家庭通风口对着眼睛吹也会恶化眼干。在飞机上使眼睛远离那些喷嘴是特别重要的，因为那个地方的空气很干燥。

- **避免待在烟雾弥漫的室内**

结膜炎的一个特征是结膜干燥，结膜干燥则容易导致在眼白部分出现白斑，有此种眼疾的人应避免用眼过度，或待在烟雾弥漫的室内。

可供选择的药物

● **使用人造眼泪**

对于长期眼干，非处方的人造眼泪可以润滑干涩的眼睛。这些产品含有盐分和形成薄膜的物质，如聚乙烯化合酒精或者人造细胞膜质。最好尽可能多地使用。而且你还可以尝试各种各样的人造眼泪，从中找到最适合自己的。稀释的品种需要多使用几次，但是较浓缩的可能会模糊视线，或者留下残余物在眼睫毛上。滴人造眼泪的正确方法是，轻柔地拉开下眼睑，挤出一滴眼药水滴入靠近鼻子的眼角。再闭上眼睛一分钟。

● **使用无防腐剂的产品**

医生建议，如果使用眼药水的次数一天超过 4 次，一定要选择那些不含防腐剂的产品。防腐剂会引起中毒，而且可能损伤眼球的表面。如果在使用一周之后眼睛的干涩症状还没有好转，应该去看医生。

● **涂眼药膏**

如果在早上起床的时候感觉眼睛里有很多沙子，在睡觉前使用人造眼泪或者是保持眼睛湿润的眼药膏可以缓解痛苦。这种比较稠的眼药膏含有矿物油，持续的药效比眼药水长。

何时该去看医生

★ 眼睛特别刺激，感觉有沙子，发红，发痒，灼烧或者某些时候眼泪过多。
★ 同时还有风湿性关节炎和嘴干。
★ 对光更加敏感。

眼睛痒（Eye Itch）

症状表现和引起症状的原因

眼睛发痒是一种最为常见的现象，当你长时间看书或看电视后，疲劳的眼睛就会用涩痒来提醒你。当你的眼睛受到外来的刺激时，发痒也是第一个信号。

烟尘颗粒或者是眼部的化妆品都是刺激眼睛的最普遍因素，但是这些都可以通过多眨几次眼睛给清除掉。但是眼睛过分干涩、肿胀或者空气污染、感染等因素都会使眼睛发痒、受刺激。

对于眼痒的判断，主要看有没有伴随其他症状，比如有无分泌物、畏光、结膜刺激症状，等等。如果无伴随症状，仅仅是单纯的痒，而且痒的季节性非常明显，同时还伴有鼻痒、流清鼻涕、打喷嚏等鼻子方面的过敏症状，则可能是过敏所致。

伴随有眼痒状况的还有一种疾病是干眼病。干眼是目前眼表疾病中最常见、最突出的一类疾病，也是目前眼科的一个研究热点。以往，它常被诊断为慢性结膜炎。干眼症有眼痒、眼干、眼异物感等不适症状，但眼表良好。干眼病有眼干等主诉症状，且泪膜不完整，泪液分泌减少；而干眼综合征则是结缔组织疾病的一种，是全身系统性疾病在眼部的表现，与眼干相伴随的可能还有口干等症状。

随着电脑、电视的普及，干眼症的患者逐渐增多，因为正常人每分钟平均眨眼 20 次，但在双眼紧盯电脑屏幕的时候，每分钟眨眼的次数可能就减少到 6 ~7 次，而眨眼的主要作用是滋润眼球，眨眼的次数减少，眼球受滋润的程度当然也随之降低了。

眼睛痒常见的感染性疾病有结膜炎、沙眼、麦粒肿等细菌或病毒感染。

结膜炎就是俗称的“红眼病”，又叫暴发火眼，是一种急性传染性眼炎。根据不同的致病原因，可分为细菌性结膜炎和病毒性结膜炎两类，其临床症状相似，但流行程度和危害性以病毒性结膜炎为重。本病全年均可发生，以春夏季节多见。红眼病是通过接触传染，如接触患者用过的洗漱用具、水龙头、门把、游泳池的水、玩具等。因此，本病常在幼儿园、学校、医院、工厂等集体单位广泛传播，造成暴发流行。

红眼病多是双眼先后发病，患病早期，病人感到双眼发烫、眼痒、烧灼、畏光、眼红，感觉眼睛像进入沙子般地滚痛难忍，紧接着眼皮红肿、眼眵多、怕光、流泪，早晨起床时，眼皮常被分泌物粘住，不易睁开。严重的可伴有头痛、发热、疲劳、耳前淋巴结肿大等全身症状。细菌性结膜炎通常表现为单眼、流泪、分泌物较稠。

红眼病一般不影响视力，如果大量黏液脓性分泌物黏附在角膜表面时，可有暂时性视物模糊或虹视（眼前有彩虹样光圈），一旦将分泌物擦去，视物即可清晰。如果细菌或病毒感染影响到角膜时，则畏光、流泪、疼痛加重，视力也会有一定程度的下降。本病由于治愈后免疫力低，因此可重复感染。

沙眼是比较常见的眼睛感染，由沙眼衣原体抗原型的 A—c 引起的慢性结膜炎症。早期会引起不同程度的怕光、流泪、发痒、异物感、分泌物增多等眼部不适感，眼睑结膜血管充血，眼睑结膜面（把眼睑翻过来看）有称为滤泡的小白点。严重者可侵犯角膜而发生角膜血管翳。晚期睑结膜发生严重瘢痕，使睫毛向内倒长形成倒睫，引起角膜浑浊、角膜溃疡及眼球干燥等，并严重影响视力。

如何缓解症状

家庭处理措施

● 多眨眼

通常情况下，一般人每分钟眨眼少于 5 次会使眼睛干燥。一个人在电脑前工作时眨眼次数只及平时的三分之一，因而减少了眼内润滑剂和酶的分泌。如果你盯着电脑屏幕很长时间，记住要经常地眨眼来分泌自然的眼泪使眼睛舒服一些，每隔一小时至少让眼睛休息一次。有效地预防干眼病，最好的办法就是养成多眨眼的习惯。

● 适当休息

专业人士认为，干眼病是一种压力型病症，问题出在眼睛长时间盯着一个方向看。因此避免眼睛疲劳的最好方法是适当休息，切忌连续操作。如果你是眼镜族，那么配一副合适的眼镜是很重要的。40 岁以上的人，最好采用双焦点镜片，或者在打字时，戴度数较低的眼镜。

● 电脑摆放

为了避免荧光屏反光或不清晰，电脑不应放置在窗户的对面或背面，环境照明要柔和，如果操作者身后有窗户应拉上窗帘，避免亮光直接照射到屏幕上反射出明亮的影像造成眼部的疲劳。

● 保持适当的姿势

工作的姿势和距离也是很重要的，尽量和电脑保持在 60cm 以上距离，调整一个最适当的姿势，使得视线能保持向下约 30 度，这样的一个角度可以使颈部肌肉放松，并且使眼球表面暴露于空气中的面积减到最低。

● 不能揉眼睛

眼睛痒不能揉，如果是有异物在里面，揉会造成眼球眼角膜受伤。如果很不舒服可以先点一般保养型眼药水，还不能止痒再检查是不是眼睫毛倒插，最好是找时间让医生诊视，或者用纱布或棉片蘸冷茶水，慢慢地轻洗眼睛痒处，可止痒。

● 消除眼部化妆品的刺激

磨碎了的牡蛎或者变白了的金属，对眼睛都是有害的。但是如果发现隐形眼镜下面有颗粒那就特别伤害眼睛了。如果眼睛正感染着，千万别使用眼部化妆品。

● 小心使用化妆品

不要把眼线画在下眼睑的里面，因为这样会阻碍泪腺，引起感染或发炎。避免使用增长睫毛的睫毛膏。这些产品含有尼龙纤维，可能会掉入眼睛里。

● 做眼保健操

眼保健操也可以起到放松眼部肌肉、减少视疲劳的作用。眼保健操是通过自我按摩眼部周围的穴位和皮肤肌肉，增加眼窝内血液循环，改善神经营养，能消除大脑和眼球内过度充血，由于循环畅通，眼内调节肌可以排除积聚的代谢产物，达到消除眼疲劳的目的。

可供选择的药物

由于感觉眼睛发痒不适，不少患者就自行买眼药水治疗，这是非常危险的。

医生强调，造成眼睛痒的原因很多，若不能对症下药，对眼睛会造成伤害。

● 过敏性结膜炎的用药

对于慢性过敏性结膜炎，激素性眼药水和抗过敏药物虽可快速缓解眼睛痒的症状，但只能短期使用。如长期使用激素性眼药水，则极易导致眼睛抵抗力降低，增加感染机会，而且还会造成眼压上升、激素性青光眼、激素性白内障、视神经萎缩等不可逆转的伤害。

对于急性过敏性结膜炎，建议按医嘱短期用些激素类的眼药水外加抗过敏的药物；对于慢性过敏性结膜炎，建议做结膜细胞的刮片，找出过敏原，然后进行脱敏治疗，这才能真正达到“治本”的目的。

● 服用抗组胺剂

如果眼睛对空气中的花粉敏感的话，在树林里散步就会觉得有沙子进眼睛一样。眼睛感觉痒，眼睛会红，还会有刺疼的感觉。非处方的抗组胺剂可以消除一些不适。

● 干眼症的用药

对于干眼症，建议在排除眼表及全身疾病的前提下，在医生指导下用药，如果只是职业病或者是眼疲劳，可以用些缓解眼疲劳的药水，如泪然、贝复舒、润洁和珍视明都可以。如需长期使用，建议用不含防腐剂的人工泪液来滋润眼球，从而缓解眼干的症状。

● 中药滴眼剂

一些中药滴眼剂也能缓解眼痒不适感，如珍珠明目滴眼液，用于视疲劳和慢性结膜炎等治疗；珍视明滴眼液，可用于缓解眼疲劳引起的眼痒不适；熊胆滴眼液以熊胆为主药，清热解毒、抗菌消炎，对于目赤痒痛症，如病毒性结膜炎、春季卡他性结膜炎、过敏性结膜炎、滤泡性结膜炎及视疲劳患者都适用。

● 使用抗生素

如果眼睛又红又痒，并且有眼屎，可能是受到了感染，最好是去看医生，再口服和外用一些抗生素。眼药水如利福平、四环素、金霉素、土霉素、红霉素、磺胺及氯霉素等对沙眼衣原体有抑制作用。一般需持续用药 1～3 个月。

饮食调理

● 多吃新鲜蔬果

长期从事电脑操作的人，应多吃一些新鲜的蔬菜和水果，同时增加维生素 A、B_1、C、E 的摄入。为预防眼干涩、视力下降，长期操作电脑的人应多吃富含维生素 A 的食物，维生素 A 最好的食物来源是各种动物肝脏、鱼肝油、鱼卵、禽蛋等；胡萝卜、菠菜、苋菜、苜蓿、红心甜薯、南瓜、青辣椒等蔬菜中所含的维生素 A 原能在体内转化为维生素 A。

维生素 C 可以有效地抑制细胞氧化。维生素 E 的主要作用是降低胆固醇，清除身体内的垃圾，预防白内障。含维生素 C 的食物有柿子椒、西红柿、柠檬、猕猴桃、山楂等新鲜蔬菜和水果。核桃和花生中含有丰富的维生素 E。维生素 B_1 可以营养神经，绿叶蔬菜里就含有大量的维生素 B_1。每天可适当饮绿茶，因为茶叶中的脂多糖，可以改善肌体造血功能，茶叶还有防辐射损害的功能。

● 补充营养素

钙与眼球构成有关，缺钙会导致近视眼。青少年正处在生长高峰期，体内钙的需要量相对增加，若不注意钙的补充，不仅会影响骨骼发育，而且会使正在发育的眼球壁——巩膜的弹性降低，晶状体内压上升，致使眼球的前后径拉长而导致近视。含钙多的食物，主要有奶类及其制品、贝壳类（虾）、骨粉、豆及豆制品、蛋黄和深绿色蔬菜等。

缺铬易发生近视，铬能激活胰岛素，使胰岛发挥最大生物效应，如人体铬含量不足，就会使胰岛素调节血糖功能发生障碍，血浆渗透压增高，致使眼球晶状体、房水的渗透压增高和屈光度增大，从而诱发近视。铬多存在于糙米、麦麸之中，动物的肝脏、葡萄汁、果仁含量也较为丰富。

锌缺乏可导致视力障碍，锌主要分布在骨骼和血液中。眼角膜表皮、虹膜、视网膜及晶状体内亦含有锌，锌在眼内参与维生素 A 的代谢与运输，维持视网膜色素上皮的正常组织状态，维护正常视力功能。含锌较多的食物有牡蛎、肉类、肝、蛋类、花生、小麦、豆类、杂粮等。

海带除含碘外还含有 1/3 的甘露醇，晒干的海带表面有一层厚厚的“白霜”，它就是海带中的甘露醇，甘露醇有利尿作用，可减轻眼内压力，对于治疗急性青光眼有良好的功效。其他海藻类如裙带菜也含有甘露醇，也可用来作为治疗急性青光眼的辅助食品。

适当补充有助于改善视力的保健食品可起到良好的辅助治疗的作用，如牛黄酸、核酸等。

● 保健药草茶

决明子、菊花、山楂、珍珠粉等都有清火保肝明目的作用，用它们配成保健茶饮用有很好的疗效。

何时该去看医生

★ 眼睛里进了异物。
★ 眼睛刺痒还伴随着眼红和眼屎。

红　眼（Red Eyed）

症状表现和引起症状的原因

你的眼球里就像布满了交通地图。也许你刚从游泳池里出来，或在吃烧烤的时候喝了一瓶啤酒或者过于用力地擦眼睛，任何一种原因都可以使眼白里的微血管膨胀、发红。

比如说，传染性结膜炎（红眼病，眼红而且还伴有黄的硬的眼屎）是一种高传染性的传染病，它能够在人群中快速传播。眼红而且嗓子疼就表明感冒快要来了。

眼红的状况各种各样，它可能是眼白中的一个红色斑点——看着似乎挺可怕其实并没有什么危害。这可能是结膜下出血的表现，多半是由于眼外伤、眼刺激或高血压引起。它有时会在你打喷嚏、咳嗽甚至是呕吐后出现。这在老年人中是很普遍的，而且通常在一周之后会消失。

最严重的眼红就是角膜炎，这多半由经常佩戴隐形眼镜不卫生而引起角膜发炎，如果出现这种情况，就需要尽快看医生，以免耽误治疗而至盲。

如何缓解症状

如果眼睛红，不要去揉擦它。如果问题是过敏原，如花粉，揉眼睛会刺激更多的组织胺的分泌——组织胺是一种能够引起眼红的化学成分。记住，不论什么原因，眼红就是因为它们受了刺激。揉它们只会使它们更受刺激。

这里教你一些可行的方法。

家庭处理措施

● 冷敷

冷敷法可以减轻由于感冒病毒或者过敏引起的眼红。用一块干净的布在冷水里弄湿，然后放在闭着的眼睛上让眼睛休息 10 分钟。

● 常洗手

如果患有红眼病，要常洗手。炎症很容易传染到别人的眼睛里。而且也要隔几天就更换毛巾、洗脸巾和枕巾。买新的眼部化妆品。

● 避免易过敏物品

为了避免眼睛过敏，可以尝试着使用无香的纸巾、化妆品、肥皂和洗衣粉。也许眼红是对这些东西过敏。

● 摘掉隐形眼镜

眼红时还佩戴隐形眼镜无异于给细菌提供了一个温床。如果去掉了隐形眼镜还眼红的话，就要去看医生。

● 充分地清洗镜片

为了避免角膜炎，应该在每次取下隐形眼镜的时候对镜片充分地清洗和杀毒，使用新鲜的清洗液。只使用市场上出售的清洗液，永远别用自制的清洗液或者唾液。

● 晚上去掉隐形眼镜

一直佩戴着隐形眼镜会摩擦角膜，招致炎症。隐形眼镜也是阻挡空气和助长细菌生长的温床。晚上去掉隐形眼镜减少了异物在眼睛中停留的时间，同时也减小了感染的可能性。

● **佩戴隐形眼镜注意事项**

早上使用发胶要在戴隐形眼镜之前。为了减少感染的可能性，最好只使用水质的、无油的化妆品；晚上，要先卸妆再去摘隐形眼镜。

可供选择的药物

● **滴人工眼泪**

非处方的人工眼泪可以缓解由于干燥的空气和烟雾引起的眼红。

● **使用血管收缩剂**

对于由空气污染和过敏引起的眼红，可以找一些能够收缩血管的眼药水来使眼红消失（一些含有能够抵抗过敏的发痒和肿胀的抗组织胺剂的产品）。但是，使用血管收缩药超过3天的话，眼红也会反弹。因为血管通过膨胀来对药物反应。可能眼红会比以前更严重。如果在使用血管收缩剂后一到两天还有眼红，那么就要去看医生。

● **按照处方服用抗生素**

如果有红眼病，那么需要使用含有抗生素的眼药水1周或者10天来杀菌。把下眼睑轻轻地往下拉，眼睛向上看，往眼球和下眼睑的地方滴入1滴眼药水，闭眼几秒钟。

其他见上一节“眼痒”。

何时该去看医生

★ 眼红持续超过两天。
★ 眼红伴有眼痛。
★ 在摘了隐形眼镜之后，眼红还持续了超过两个小时。
★ 同时，还有黄的很厚的眼屎。
★ 眼睛刺疼、视线模糊、对光敏感。

眼屎过多（Gum in the Eyes）

症状表现和引起症状的原因

早晨闹钟响了，可是你却睁不开眼。眼睛被黏稠的眼屎黏住而肿胀，那种感觉就像用胶水糊住了嘴唇一样。

早晨睁不开眼当然不舒服，但是，眼屎几乎是没有什么害处的，而且也只是身体自然的防御系统。

如果早晨起床的时候眼睛眼屎很多，眼框发红，这就意味着眼睛被有毒的眼部化妆品给侵入了，或者本身的皮肤特别油。细菌的侵入会导致眼睑炎，这是一种在白细胞和病菌斗争的过程中产生厚重的发黄的脓液的炎症。

封住眼睛的黏稠的发黄的眼屎也是身体对红眼病的自然反应。红眼病（又称结膜炎），是一种由细菌或者病毒引起的感染，它会让你的结膜充血、眼睛又痒又痛。它对覆盖在眼球上面的视网膜有危害。还有一种由沙眼衣原体感染引起的粒性结膜炎（又称沙眼），也会带来较多的分泌物和刺痒的感觉。

另一种黏稠的眼屎——更薄、更透明，也不硬，就是感冒、对花粉过敏、被大风吹干的眼睛或者睫毛碰到了眼球的反应。这种黏稠的、水状的眼屎一般会随着刺激眼睛的因素的消失而消失。

如何缓解症状

红肿胀痛的有眼屎的眼睛就意味着需要抗生素眼药水或者是口服的抗生素的治疗。这里还有一些方法来对付眼屎。

家庭处理措施

● **擦洗眼睛**

如果眼睛感到像被胶水粘着一样，可以用一块蘸了温水的湿布擦拭眼睛。接着，用1/2勺的盐溶解在一勺的温水里，把棉签浸湿沿着睫毛擦拭。也可以去药店买眼睛擦洗液。

● **清除油脂**

如果是眼睑炎的话，以下方法会帮助你去除眼睑的多余油分。你可能要用婴儿的洗发液或者别的性质温和的清洁剂清洗睫毛和眼睑的空白处。以向下的方向擦拭眼睑，再擦干眼睑，用面巾纸把油轻拍掉。每天晚上都擦拭，持续1～2周。如果炎症一时半会儿好不了，那么应该养成擦拭眼睑的习惯。

● **不要和别人共用洗脸巾**

带有微生物的眼屎会残留在布上传给别人或者自己。所以那些不是一次性的物品——即使是自己的双手，在接触了眼泪之后都应该用热水清洗。

● **勿用睫毛膏**

有害的化妆品是眼睛感染的嫌疑犯。在感染之后就要停用眼部的化妆品，化妆品超过了6个月也不能再用了。否则，就有可能被感染。

可供选择的药物

● **使用滴眼液**

每天数次用抗生素滴眼液（由医生根据病情处方）清洗和治疗你的黏糊糊的眼睛非常有必要。

● 睡前涂软膏

由细菌引起的结膜炎，睡前可在眼内点些抗生素软膏，这样可防止分泌物过多。若眼睑有水泡者，可以用穿心莲眼膏外涂。

何时该去看医生

★ 眼屎发黄有硬壳或者持续时间较长。
★ 眼睑肿胀、发红或者疼痛。

眼球突出（Eyeball Extrude）

症状表现和引起症状的原因

如果有一天你突然发现自己的眼球很难看，像一只大眼睛的小金鱼，那你可就要注意了，这多半是由于甲状腺病变的表现，如格雷夫斯病（也称甲亢）。

患有甲亢病的人的甲状腺可能会产生过多的荷尔蒙。身体的免疫系统通过产生会影响到眼睛肌肉和组织的免疫细胞来抵御。使眼窝部分的组织肿胀，眼睛向前突出，眼白暴露出来。控制眼球转动的肌肉也开始变厚，可能会使眼睛不在一个水平面上，结果就是导致重影。

患有甲亢的话，肿胀可能出现在一只或者双眼。因为眼睑不能完全地覆盖突出的眼球，所以眼睛容易干涩和发红，而且对明亮的灯光敏感。

其他眼睛向前突出的原因还包括眼球内部的感染、眼睛后面的血管扩张或者肿瘤。

如何缓解症状

眼睛肿胀必须要得到医生的治疗。如果患有甲亢，那么就要采取治疗直到病情好转。肿胀会随着疾病的治疗而慢慢消退。这个过程需要一到两年。这里有一些缓解症状的办法。

家庭处理措施

● 润滑眼球

因为眼睛的很多部分暴露在外面，所以需要使用非处方的人工眼泪来湿润眼睛。在睡觉前，使用一些有治疗作用的眼膏，再用一块塑料薄膜覆盖每只眼睛，这样效果更好。如果这个措施不能缓解干涩，而且肿胀还更严重了，最好还是去医院请医生治疗。

● **不要滥用去眼红的眼药水**

这些眼药水是通过收缩眼睛里的血管来达到去红目的的。过量的使用——也就是说一天超过3次，会使血管反应过度，还会重新发红。使用人工眼泪就可以了。

● **戴墨镜**

它们可以给眼睛突出的部分遮阳避风，通过这样来保护眼睛。

● **抬高床头**

如果眼睛突出不是很厉害，主要是眼睑肿胀的话，可以抬高床头，大概6英寸比较合适。这会减少晚上水分在眼睑处的堆积。

● **少吃盐**

减少对盐的消耗可能会减少水的压力。但是除非医生同意使用利尿剂，否则自己不能随便使用。

何时该去看医生

★ 一旦眼球开始突出就应该去看医生。

眨 眼（Wink）

症状表现和引起症状的原因

眨眼如同呼吸都是不知不觉的无意识行为，眼睑每分钟都有几次动作来清除灰尘，保持眼部湿润和舒适。

当眼睛受到威胁时，如挥舞的拳头或炫目的强光袭来时，眼会眨得更快。但是过于频繁的眨眼则警告人们眼睛太干燥或是遭到外来物的侵袭，这时正常的眨眼已无能为力了。

眼部干燥加上隐形眼镜的刺激会令您的眼眨得很快。过度的眨眼可能是眼睛对隐形眼镜表面异物堆积的一种反应。

患有中风或帕金森病的老年人会出现眼睑痉挛，迫使他们必须经常用力挤眼，心情忧虑时，病情会加重，可能伴随有面瘫。

如何缓解症状

治疗频繁眨眼的关键是保持眼部湿润使其免受刺激，可以考虑以下措施。

家庭处理措施

● **让眼睛充分休息**

佩戴隐形眼镜前应该让眼睛“自由呼吸”一个小时，这样有益于保持眼部清醒和聚焦调整，缓解不适感。

● **清洁镜片**

佩戴隐形眼镜要全天使用润湿剂护眼，要注意选择不含防腐剂的润湿剂和养护液，它们不会对眼睛敏感者产生刺激。

● **佩戴透气的隐形眼镜**

透气型眼镜比普通眼镜透氧性更强，不太容易窒息和刺激双眼，镜面也不容易吸附刺激性黏液和微粒。

● **使用一次性眼镜**

您可以连续佩戴一周一次性眼镜，然后扔掉再换副新的，这样可防止普通眼镜片常有的蛋白质沉淀问题。在换新眼镜前，应让眼睛休息一夜，以保证眼睛得到充分呼吸。这类轻薄的一次性眼镜不可以在冲洗后继续使用。

可供选择的药物

● **使用人工泪液**

人工泪液可滋润眼睛，抵抗烟雾和其他因素的干扰。可参阅第 40 页有关眼睛干涩的治疗技巧。

● **使用药物治疗**

不佩戴眼镜入睡时，可使用处方类药，如减充血类、抗组胺类眼药水等，它会缓解眼部刺疼、肿胀、抗过敏。如果上述治疗方法仍然无效，应摘除隐形眼镜，立即去看医生。

● **治疗肌肉痉挛**

如果眨眼和神经紊乱导致的不自觉肌肉痉挛有关，可以请医生开药物治疗肌肉痉挛。

何时该去看医生

★ 隐形眼镜引起不断眨眼。

★ 眨眼频繁、不可控制使面部变形。

眼皮跳动（Eyelid Jumpiness）

症状表现和引起症状的原因

如果早上醒来，你的右眼皮突然不停地跳动，这也许会让你一整天都非常沮丧；但不用担心，它并不表示你今天要倒霉。

实际上，这不过是由于面部肌肉疲劳引起痉挛而已。无须急着去找医生。在疲劳至极的情况下，不仅会出现腿抽筋，还会出现眼睛疲劳等类似情况。这是身体在向我们发出疲劳的信号，此时最好稍事休息一下。

但如果伴随有面部剧烈疼痛这类情况时，情形就不一样了。一般说来，这时要考虑问题可能出现在把脸、牙、鼻、嘴等感觉传至大脑的重要神经——三叉神经出了毛病。可能是患了三叉神经痛。

这种三叉神经痛，有时也可能会被带状疱疹所纠缠。疱疹不仅使人脸和胸部疼痛，而且过不了多久还会出现红色斑点，所以一旦出现此类情况，就请尽早找医生诊治。

如何缓解症状

家庭处理措施

● **充分休息**

既然是由于疲劳引起，那就适当调整自己的作息时间，保证充足的睡眠。这样有益于缓解身体的疲劳和放松眼部的痉挛，缓解不适感。

● **贴一个小纸片**

如果眼皮跳动让你很心烦，你不妨用一个小纸片贴在上眼皮上，它们多半能减少痉挛。

● **试试黄瓜片**

当疲劳时，躺下休息是最好的办法，你可以用一片厚黄瓜放在眼睑上，闭上双眼休息 15 ~ 30 分钟。

● **按摩穴位**

试着按摩一下眼睛周围的穴位，也能够缓解眼部肌肉的疲劳，如睛明穴、攒竹穴、四白穴和太阳穴等。

眼睑下垂（Eyelid Sag）

症状表现和引起症状的原因

如果某天早上醒来你站在镜子前，突然发现自己的两个眼睛居然大小不一样，也许它早就存在只是你没注意；或者它是逐渐演变而来；甚至是突然发生。不管是什么状况，它多半与眼睑的肌肉和神经的变化有关。

掉下来的上眼睑，医学上称为上睑下垂，当支撑眼睑的肌肉开始松弛的时候，就产生这种状况，这是一种随着年龄老化出现的症状。当下眼睑随着年龄变得松弛时，肌肉把眼睑拉开，所以眼睑就向外翻。

另外在做完白内障手术之后，或者眼睑感染、受伤、肿胀、过敏等也会造成眼睑下垂。别的一些情况也会引起上睑下垂，比如说，轻微的中风、重症肌无力、糖尿病、多发性硬化症、肿瘤或者其他肌肉病，都能够导致上眼睑无力。

如果有一只眼睛无法睁大，你可以检查这只眼睛的瞳孔是否变小，眼球是否有轻微的凹陷，眼睑是否干燥，如果答案是肯定的，那你需要去医院检查一下是否患有颈交感神经麻痹症。

如果还伴有复视及头痛现象，则可能是偏头痛。但也不排除由脑瘤或脑动脉瘤引起的病变。因此当眼睑下垂伴有头痛等其他症状时，应该尽快找医生做详细检查。

如果眼睑下垂和肿胀同时存在，并且还伴有肌肉酸痛，你应该去医院检查是否感染了旋毛虫病。同时眼球肿瘤也会引起眼睑的下垂和肿胀。

如何缓解症状

这里有一些有效的方法可以帮助老化的眼睑或无力的肌肉。

家庭处理措施

● **用胶带吊起上眼睑**

一张透明的低过敏性的医用粘胶带可以帮助把下垂的眼睑稍稍地往上拉不挡住视线。首先，用食指放在外眼角的眼睑上，轻轻地把下垂的眼睑往眉毛方向推。用1/4英寸的胶带固定住。而且要确定留出了给眼睑活动的空间。关键是要让绷带足够松可以眨眼。

● **戴定制的眼镜**

配镜师可以焊接一个垫子在镜框上来支撑折叠起来的皮肤。在眨眼的时候这个要足够灵活地移动。

● **手术**

如果你的眼睑已遮挡了你的视线，医生可以通过手术来缩短支撑眼睑的肌肉。在刚做完手术的时候，眼睛暂时不能完全闭合。如果是这样的话，在白天要用人工眼泪来给眼睛保湿，晚上要抹眼膏，直到眼睑可以闭合了。

可供选择的药物

● **服药**

如果是肌无力导致睁不开眼，你可以口服医生开出的药物来补充因重症肌无力而缺乏的化学物质，通常服药后症状都会得到缓解。

何时该去看医生

★ 上眼睑掉到视线以内或者下眼睑从眼睛处分离开了。
★ 伴有复视、肿胀及头痛现象。

流　泪（Lachrymation）

症状表现和引起症状的原因

如果你正在切洋葱或者在人行道上崴了脚都会让眼睛流泪。过多的眼泪是神经系统对各种刺激的反应的一部分，是身体对伤害的一种反应。有一些研究还说，这种眼泪某种程度上会帮助加速伤痛的愈合。

每次眨眼的时候，有润滑作用的眼泪就是给眼球洗澡，但是眼睛里或者脑袋里的刺激或者瘘感染，烟雾、风、眼睫毛掉入眼睛，隐形眼镜出现毛病或者对着电脑过度用眼等问题都有可能使洗澡变成水灾。

过多的眼泪——伴随着还有眼睛发红发痒，一般都是过敏的典型症状。比如说，对猫过敏，一走进有猫味道的房间，眼睛可能就会像打开的水闸一样开始流泪。这些都是身体对刺激的化学成分释放的一种反应，这种化学成分是由过敏原引起的组胺。

一个和年龄有关的问题就是由于皮肤开始松弛下眼睑也随着松弛。这使得在下眼睑上的排泪管远离眼球。没有了这个天然的出口，眼泪就涌出来直接流到脸颊上。而狼疮，一种影响到皮肤的疾病，也会引起下眼睑下垂流泪。

另外，对着眼睛吹风或者眼睑上的炎症也会使眼睛内部的组织肿胀，阻塞排泪管。

如何缓解症状

除了避免吃辣的食品，这里还有别的一些方法来阻止眼睛流泪。

家庭处理措施

● **戴太阳镜**

戴能包住面部很多地方的太阳镜。它们在多风的天气里能防止眼睛流泪。最好的眼睛的保护者是在镜框旁边有遮蔽的而且和头很吻合，这样就只有很少的空气进入了。

● **眼镜的选择**

在多尘的地方不要戴隐形眼镜而应改戴有框眼镜。灰尘颗粒能够附在隐形眼镜上摩擦眼睛。而且，在多雾的、高花粉的天气里也要避免戴隐形眼镜。这些刺激就算不戴隐形眼镜都能够引发眼睛发红、流泪，戴上隐形眼镜只会使情况更糟。

● **消炎或开刀**

如果阻塞了排泪管，要去就医。如果以上的建议都不能治疗眼泪过多，那么问题可能更严重一些：发炎肿胀的组织阻塞了排泪管。医生会开一些抗生素来帮助收缩肿胀的组织，重新打开眼泪的天然通道。如果这个还不能起效的话，眼科医生可以通过手术来解决问题。

可供选择的药物

● **服用抗组胺剂**

尝试着服用抗组胺剂。如果过敏正在刺激眼睛流泪，口服的抗组胺剂可以阻止流泪。但是必须记住，这是一种使分泌变干的方法，它会使眼睛很干。如果使用抗组胺剂的话一定要每几小时使用人工眼泪。

见“红眼”一节。

何时该去看医生

★ 眼睛一直流泪持续超过两天而且家庭治疗不起作用。
★ 眼睛又红又肿还疼。

复　视（Double Vision）

症状表现和引起症状的原因

如果你发现自己看东西有双影现象，那么确定是单眼还是双眼有此症状非常重要。你可以交替盖上一只眼，看看当一只眼看东西时是否有复视现象，如果有，那么问题可能出在眼睛本身，如白内障、角膜混浊，偶尔也见于玻璃体混浊；如果只有在两只眼同时看时才会出现复视现象，那多半是负责控制眼球移动

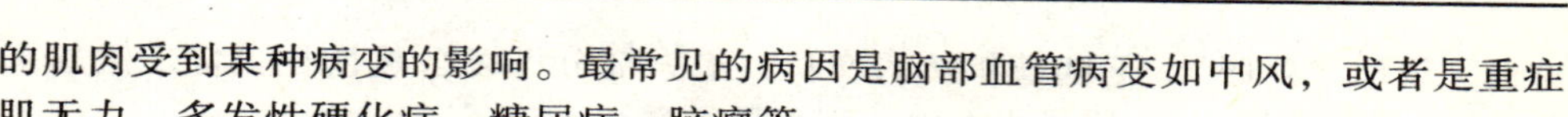

的肌肉受到某种病变的影响。最常见的病因是脑部血管病变如中风，或者是重症肌无力、多发性硬化症、糖尿病、脑瘤等。

单眼复视的病因不会危及生命，但双眼复视则要加倍警惕，因为它多提示有严重的疾病。

许多复视的人一般都是看到重叠的影子，而不是两个单独的形象。如果你看到的是两个独立的形象，那么多半是由于你的双眼运动不协调，无法集中在同一个物体上。这种情况是由于控制眼睛运动的眼外肌麻痹引起的。

甲亢也会带来复视，由于控制眼球转动的肌肉变厚，可能会使眼睛不在一个水平面上，结果就导致重影。

神经系统疾病、眼眶外伤、眼肌手术等情况也会累及眼外肌，都可产生复视。

有一种情况需引起重视，即复视起初只有当眼球向一定方向注视时才会出现。以后可发展到任何方向都能出现，最后当两侧眼球的位置已显著不对称时，复视可能反而日渐减轻或消失，这往往是脑肿瘤的信号。

年龄在 60 ~ 70 岁的人，眼睛突然出现持续几分钟甚至几小时的复视症状时，如果不是间歇性缺血症，就有可能是脑动脉阻塞，如果你本身又是一个高血压、高血脂患者，那发生的概率就更高，应该马上看医生。

所以，如果你有复视而且感觉到了头痛、晕眩，那么就可能是某些病症发生，影响到了控制眼球的神经。如果头部受到击打的话，也可能会看到重影。此时最好的方法就是马上去医院。

如何缓解症状

不论什么情况下看到了重影，都要去看医生。复视是一些重症的警告。根据病症的不同，复视的病人可能需要佩戴眼镜或者施行外科手术来帮助矫正眼球的肌肉，慢慢地重影就会消失。

何时该去看医生

★ 任何情况的复视都要去看医生。

斜　视（Strabismus）

症状表现和引起症状的原因

如果一只或者双眼都很明显地向里向外向上向下，那么就是天生的眼睛不在一条直线上，这并不容易治疗。虽然无法确定，但是医生怀疑斜视可能是由于控制双眼肌肉的神经信号的不平衡引起的。

一般来说，5 岁左右的幼儿因眼外斜肌发育稍慢于眼内斜肌，多少有一点内斜视，俗称“对眼”，但随着年龄的增长，绝大部分可以自然恢复正常。但如果成人眼球发生不自主的外斜或内斜，则要提高警惕。

如果出现双眼外斜，可见于癌症和一氧化碳中毒；单眼外斜可见于糖尿病；高血压患者双眼如发生内斜，则要高度警惕，因为这多为发生脑溢血的前兆。

眼睛错位可能会引起口齿不清，在阅读的时候眼睛和口齿都不能清楚。如果有斜视的倾向，常会出现眼疲劳、视线模糊（弱视）。

这些视力问题可能会烦恼你一生或者只是在生病或者疲劳的时候出现。另外，饮食中缺乏维生素 B_1 也被认为是造成斜视的原因之一。

如何缓解症状

出现斜视除了必须去看医生外，这里还有一些方法可以帮助你。

家庭处理措施

● **锻炼弱视的眼睛**

孩子有斜视的时候，医生可能会让他们在强势的眼睛上蒙上一块布持续 6 周到 6 个月。那么那只弱视的眼睛就必定要盯着看，这是一个很好的帮助加强和提高弱视眼睛的好办法。

● **视力矫正方法**

一些特殊的视力矫正方法，叫矫正视轴，会帮助大脑慢慢地一起使用两只眼睛，这样也就消除了重影。在医生的帮助下练习是最有效的方法。

能帮助眼睛集中合并在一个物体上的运动包括手拿着一支铅笔，放在离眼睛一个手臂的位置，再慢慢地移到鼻子边来。如果因为斜视，这么做有问题的话，可以看 8 英寸远的东西。一定要保持将眼睛集中在铅笔上然后慢慢地移动到自己身边来。最后，眼睛将会在离眼睛 2 英寸的地方学会将两个影像集中成为一个。

● **戴特制的眼镜**

有些专门的用来刺激或者抑制眼睛肌肉活动的眼镜及有固定的折光的眼镜能够帮助改正视线的方向，可能帮助矫正斜视，使两个影像合并为一个。

● **越早治疗越好**

越早治疗斜视，弱视的眼睛恢复视力的机会就越大。

何时该去看医生

★ 突然有重影，一只眼或者双眼都向下陷，或者向外突出。

★ 高血压患者双眼发生内斜并伴有头痛。

视物模糊（Vision Blurry）

症状表现和引起症状的原因

你把报纸拿得很近，甚至快挨到鼻子，但是你仍觉得除标题以外的字体还是不够清楚。如果你是一个中学生，那么这多半是由于长期用眼过度或不当造成的眼睛屈光不正——近视。

如果你已四五十岁，眼睛里的晶状体会随着身体的老化失去部分灵活性，无法在近处的物体上聚焦，尤其是报纸、地图或其他印刷品。中老年人趋向于远视——被称为老花眼，即便他们曾是近视也很难避免此趋势。老花眼一直持续到65岁。但是那不是你看不清楚东西的唯一原因。如果你盯着电脑显示器几个小时，就是你有2.0的视力，也会变得眼睛模糊。烟雾、灰尘和花粉也会刺激眼睛使得视野模糊。隐形眼镜没有正确保护或用旧了也会使你的视觉模糊，甚至眼睛还会因此受到感染。

视物模糊也是严重的眼睛疾病——比如白内障、青光眼、视网膜脱落或黄斑变性的首要征兆。有时，一些疾病不与眼睛直接关联但也会影响视觉，它们包括糖尿病、多发性硬化症、贫血、脑血管病变和神经疾病等。

如果你是一个偏胖的年轻女性，出现反复发作的一过性视物模糊，应做一个眼底镜检查，以排除颅内压增高引起的视盘水肿。一过性视觉模糊多为良性的，如偏头痛。但也不排除早期脑卒中或视网膜脱离，特别是伴有疼痛和其他症状时。

某些药物也会使视力模糊，如抗抑郁剂、可的松、镇静剂、口服避孕药、某些治疗心脏病和帕金森病的药物。这些药物会使眼压增加而影响视力。

如何缓解症状

因为视觉模糊会有导致严重的眼睛疾病或眼盲的潜在可能，所以应该让眼科医生和专门治疗眼睛类疾病的医学专家进行检查。如果问题被查明是由于年龄变化而形成的远视（极有可能），你可按照下面的办法处理。

家庭处理措施

● **佩戴眼镜**

你所需要的是一副老花眼镜。试戴一副度数低的眼镜，然后站在离书架大约14英寸的地方阅读。如果有问题，试用更高度数的眼镜。你也可以让眼科医生给你配一副老花眼镜或双焦距的眼镜。

● **考虑多配一副眼镜**

普通的老花眼镜聚焦在18英寸远处，不能帮助看更远些的视频显示器终端。

你可以另配一副适合眼镜来解决看不清电脑屏幕的问题。

● **润滑和清洁眼睛**

如果你的眼睛一切正常，通常视觉模糊的原因与干燥的空气有关。如果是这样的话，一些非处方的润滑滴眼剂可帮助防止视觉模糊。如果你的隐形眼镜是导致这一问题的根源，一定要每晚将其摘下，进行清洁和消毒。每晚清洁眼镜可以避免由于眼镜上积存的蛋白质引起的朦胧状态。

● **戴矫正白内障视力的眼镜**

如果检查证明是白内障——50 岁以后通常会在晶状体出现厚而密的点，你需要佩戴调整视力的眼镜。如果一段时间后白内障使得你的视力障碍严重，你可以通过手术将云雾状的晶状体除掉，移植一个新的晶状体。

● **激光治疗**

它是治疗视网膜脱离和黄斑变性的办法，这种疾病是眼睛里的最关键的部件视网膜慢慢地脱落或退变，导致视觉越来越暗淡。

可供选择的药物

● **用减压药水**

当你患有青光眼时，眼压会加大并且可能会导致眼盲。如果你被诊断为有这种疾病，需要每天使用眼药水来减轻压力。不要忘了，你不用药压力会加重！

见“视觉缺失”一节。

何时该去看医生

★ 在任何距离下，无论是否戴眼镜，你的视觉都变得模糊。

视觉缺失（Vision Loss）

症状表现和引起症状的原因

视觉缺失一般是指视野中出现一个盲点或部分盲区。视力损害的原因多种多样，其中时间是最主要的原因。随着时间的推移，镜片会越变越厚，眼角膜会由于白内障的原因变得不透明。

确定视觉缺失是单眼还是双眼非常重要，它有助于病变部位的确定。检查的时候可以用手盖住一只眼来观察周围视野的变化。如果老年人单眼突然出现视觉缺失则提示有巨细胞动脉炎和颞动脉炎的可能；如果是突然的双侧视觉缺失则有可能是脑卒中的表现。

一般来说，双眼盲点多为脑血管病变如脑卒中、一过性脑缺血性发作、偏头痛、动静脉畸形破裂或者脑肿瘤压迫引起；单眼无痛性视力缺失多为缺血性视神经病变的表现，高血压和糖尿病是引起病变的最常见两大病因。

如果60岁以上的老人原本就有青光眼、高血压或糖尿病，现在发现某一只眼的视力正在逐渐丧失，那么可能是中央视网膜静脉被阻塞；如果是突然之间发现有一只眼失去视力，并且也没能马上恢复正常，就要考虑是否是眼球后方的中央视网膜动脉受到血凝块阻塞或是动脉硬化的病症。这两种情况都非常紧急，应马上找眼科大夫治疗，如果动作够快，或许还能挽救已经丧失的视力。

60岁以上的老年人丧失视力的另一个原因是黄斑退化（也叫黄斑变性）。老人们经常会发现单词是残缺的或者是成串的；他们会经常发现街道标志或者食品标签上有一个个印刷的空白；像门框一样直线形状的物体经常被他们看成波浪形的弯曲的形状。这主要源于老人们逐渐丧失的中央视力（反而在看旁边的东西时视力最好），这是老化的自然现象，目前既没有办法预防，也没有有效的治疗方法。

其他导致视力丧失的原因还包括视网膜脱落、白内障、视盘水肿、椎－基底动脉供血不足以及其他的眼睛疾病，例如青光眼、糖尿病引起的视网膜病变等。

同时喜欢酗酒的人如果出现双侧视力缺失和精神状态的改变，应尽快送医院检查，因为有甲醇中毒的可能。

如何缓解症状

如果眼科大夫已经诊断出了你的视力问题并给你开了处方，那么下面的这些方法可以帮助你尽可能地保护你剩余的视力。

家庭处理措施

● 给台灯加上灯罩

理想的台灯应该有60瓦的灯泡，并罩上以避免刺眼的灯罩。高强度卤素灯对眼睛刺激太大，最好调整为暗些的光。

● 使用放大镜

各种形状、尺寸和功效的放大镜都会恢复你的阅读能力，使你可欣赏到周围的环境。比如说，手握放大镜能帮你看书和食物标签。而且嵌入望远镜的特殊眼镜能帮你看清街标或看清你的孙子在足球场上的位置。

● 戴太阳镜和宽边帽

琥珀色的太阳镜可以阻挡蓝光，它是太阳光的一种组成成分，长时间接触后会导致与年龄相关的视力丧失。太阳镜可减少刺眼的阳光，同时还会防止受有害的太阳紫外线辐射的影响。戴宽边帽也会帮助遮挡刺目的阳光使眼睛免受太阳的伤害。

● 手术

如果白内障影响到你的视力，可以在适当的时候让医生除去云雾状的晶状体，植入新的晶状体，你就可以恢复视力。不过，手术后你的眼睛仍会对太阳敏感。对那些做过白内障手术的人，推荐戴上蓝色挡光太阳镜和宽边帽。

● 戒烟

哈佛药物学院研究者发现，与那些从不吸烟的人相比，那些每天吸 20 支或更多烟的人患白内障的风险是不吸烟者的两倍。

● 检测自己的视力

早期发现眼睛病变对保护和挽救视力非常重要。你可以通过观察直线物体，比如窗户的边框经常来测试自己。观察自己的视觉是否感觉线条歪曲、摇摆、模糊、消失或微微发亮，就像高速公路上飘动的热浪一样。

● 考虑激光手术

如果你的视力问题是黄斑退化引起的，你可以考虑采用激光手术，激光会修复斑点区的缝隙，中止疾病导致的视力丧失。在某些类型的青光眼中，激光会在虹膜中弄个小孔，减轻积聚的压力，从而缓解病症。

除了激光手术，下面是控制青光眼的更多办法。

● 每年进行眼睛测试

35 岁后最好每年进行一次眼睛检查，特别是家人有患青光眼或你有近视或糖尿病。

● 养成每天滴眼药水的习惯

如果你有青光眼，你需要定时正确地使用控制眼睛压力的药物。每次滴入眼药水时，眼睛闭上 60 秒。这样能保证药物不流失。

● 骑自行车

研究表明，当人们的眼睛压力在增大时，每周骑 3 次自行车，每次 30 分钟，坚持 10 周，这样会减轻眼睛的压力。实际上，运动和抗青光眼的药物一样有效。

进一步的研究还表明运动的效果很持久，但一旦运动停止压力又会回复到先前的水平。不要自己停止使用抗青光眼的药物。如果你想试一下运动的方法，你需要跟医生讨论一下适合你的程序。

饮食调理

● 多吃水果和蔬菜

多吃水果、蔬菜和其他富含锌、维生素 C、维生素 E 和维生素 A 及 β 胡萝卜素，有充足的证据表明这些抗氧化剂可抵消与太阳有关的对眼睛细胞的损害，并延缓随年龄增加而引发的视力丧失。

● 补充维他命

你也可以使用上面提到的抗氧化剂的补充剂，如维生素 C、E 复合剂，维生素 A 片等。研究表明，抗氧化剂对黄斑退化有较好的减缓作用。还有研究表明，在服用多种维他命的患者中患白内障的风险减小。

何时该去看医生

★ 任何程度的视觉缺失都应该去看医生。

医学小知识

哪些病因会导致视力障碍

症状	病因
突然视力下降，外观正常	病因为视网膜中央动脉阻塞、急性球后视神经炎（包括脱髓鞘病）、视神经脊髓炎、多发性硬化、视网膜中央静脉阻塞，视网膜静脉周围炎和糖尿病、白血病，眼底有大量出血时、闪辉性暗点（短时间可自行恢复）、视网膜脱离、缺血性视乳头病变、视乳头网膜炎、急性甲醇、奎宁类中毒、伪盲等
视力很快下降，伴有眼部充血或感染	病因为急性闭角型青光眼、急性虹膜睫状体炎、重症机械性眼外伤、热烧伤、化学烧伤、角膜炎、角膜溃疡、眼内炎、全眼球脓炎等
逐渐视力下降，无充血	病因为白内障、角膜变性、单纯性青光眼、玻璃体混浊、视网膜脉络膜炎、视神经病、视神经萎缩、视网膜色素变性、早期视网膜母细胞瘤、早期脉络膜黑色素瘤、早期 Coast 氏病、近视眼、老花眼、弱视、伪盲等
慢性视力下降，眼充血	病因为角膜炎、角膜溃疡、慢性青光眼、眼外伤、慢性虹膜炎、真菌性角膜炎、眼内炎、结膜和角膜碱烧伤后期等

瞳孔扩大（Pupil Enlarge）

症状表现和引起症状的原因

阳光下，你的猫咪瞳孔眯成了一条缝；但夜晚来临，猫咪的瞳孔会张得特别大。其实人类的瞳孔也有这个特征，只是没有猫咪那么明显而已。当你紧张和兴奋的时候，你的瞳孔也会扩大，当你躺在阳光灿烂的沙滩上时，你的瞳孔会因为阳光刺激而缩小。

如果你做常规的眼睛检查，医生会给你点扩大瞳孔的眼药水，以便让医生能看清你的眼球里的晶状体和视网膜。你的瞳孔也能通过使用肾上腺素药物张大，比如肾上腺素和用来去除眼内红色的眼药水。一些非法药品，比如大麻也会使瞳孔变大。

总之，如果你两只眼睛瞳孔都扩大，通常与用药有关，而与疾病无关。通常在你停止用药一天内瞳孔会收缩。

然而，如果仅有一只瞳孔扩张，你可能患有阿迪（Adie）综合征，为适应光的变化一只瞳孔会比另一只收缩得慢，通常是由于支配眼内肌的神经受损引起。视神经的炎症也会引起瞳孔缩小。如果一侧瞳孔缩小而在暗光下双侧瞳孔都不扩大时，应怀疑霍纳氏（Horner）综合征。

更严重的是，如果单个瞳孔固定扩张，常表明有血管病变或动脉瘤、肿瘤压迫导致脑神经功能障碍，如脑缺血、中风或长脑瘤。因此应尽早去医院检查。

如何缓解症状

家庭处理措施

● **立即看医生**

如果只有一只瞳孔比另一只大，须立即去看医生。这一两个小时可能会拯救你的生命。

● **检查你的药物**

如果你的两个瞳孔扩张一天以上，医生应该能精确地找到引起这种问题的药物。一定要让医生知道你自己买来的药物或你正在使用的护眼药品。

何时该去看医生

★ 一只瞳孔比另一只大。

★ 两只瞳孔24小时以上保持扩张状态。

畏　光（Photophobia）

症状表现和引起症状的原因

眼睛见光时会有短暂的不适应是很正常的事，例如当你从黑黑的电影院里走出来，在午后的阳光下，强烈的光线会让你眯起眼睛，但如果正常情况下，太阳光都会让你的眼睛眯缝或是淌眼水，就像罪犯在聚光灯前一样，那又是怎么回事呢？

多数情况下，感冒、鼻窦感染，甚至一粒脏东西都会刺激眼部神经，传至大脑，引起眼痛，让你在平常的阳光下也会眯眼。

一些抗菌素、抗组织胺药和其他一些药品也会让眼睛暂时对阳光敏感，同样眼睛感染也会导致眼睛敏感。

如果明亮的太阳光或是房间里的灯让你的眼睛不舒服，说明你的眼睛很敏感，就像有些人的皮肤对太阳光很敏感一样；或者你已经习惯了戴太阳镜来防紫外线，摘下眼镜后，你的眼睛对太阳光就会有些敏感，这些敏感都是无害的。

对强烈光线的不适应，也是年龄增长所带来的副产品。对于40岁的人来说，对汽车外壳反射的光，或者是湖面和雪地反射的光都是比较敏感的。这种强光敏感是因为眼睛老化的晶状体开始变厚，变得模糊，分散放大了光线。

当你的眼睛从强烈光线突然转到阴暗光线而感到不适应，例如开车时，那就可能是黄斑变性的警告。这种疾病在老年人中是很流行的。黄斑变性破坏了光线感觉器官细胞，而这种细胞能帮助眼睛正常地适应光线，这种疾病目前还没有什么有效的治疗方法。对光的敏感也是青光眼的早期征兆。

如何缓解症状

家庭处理措施

● **尽早看医生**

任何突发的问题都应该尽快地通知你的医生，如果这种轻度敏感是青光眼的预兆，那么越早诊治，治好的机会就会越大。

如果你的问题只是过度敏感，那么这里的几项可以帮助你。

● **戴遮阳镜**

如果你的眼睛对太阳光敏感，那么你的太阳镜要有三个特点。第一，太阳镜的标签应该显示镜片必须能抵挡至少90%或者更多的有害的紫外线的辐射，除了帮助你在强光下感到舒服，这样的眼镜还可以预防白内障的形成和黄斑病变。第二，镜片要有偏光作用从而消除耀眼的太阳反射光。当你在阳光斑驳的湖面钓鱼或是在阳光照耀的雪坡滑雪时，你便会惊讶于不同的偏光镜片所起的作用。第三，就是要有金属的平面的外形，这样可以更进一步减少到达眼睛的光，而将其反射开来。

● **服药时保护好眼睛**

一些常见的药品例如抗组胺药、抗生素或者是治高血压类药品都会产生暂时的副作用，而对光敏感便是其中之一。如果你正在服用这些药品，并且注意到在强光下眼睛比平时要难受，出门的时候一定要戴上太阳镜，同时还可以备一副浅颜色镜片的眼镜，以便在室内弱光下使用。

何时该去看医生

★ 你的眼睛突然对强光很敏感，并且这种不舒服持续一个小时以上。
★ 你的眼睛同时感到疼痛和压迫感或者看见阳光周围有带颜色的光晕。
★ 你的眼睛越来越敏感，并且干扰了日常生活。

眼冒金星（See Stars）

症状表现和引起症状的原因

如果你的脑袋不幸撞到门框上，你会感到一阵晕眩和疼痛袭来，眼前多半会星光闪亮。

但如果你不是看见点点星光而是一堆火花，或是纷纷落下一堆雨点似的东西，或是像有一道幕帘从眼前移过，那你可要小心了。这往往预示一个最严重的原因——视网膜脱落，它多发生在老年人身上。眼外伤、白内障手术后、高度近视是引发视网膜脱落的常见原因。出现这种情况时应尽快看医生。

眼冒金星的另外一种可能的起因是视网膜的动脉闭塞——视网膜动脉中部有凝块。有闪烁的光亮症状应该让眼科医师检查一下以排除这些严重疾病的可能情形。

患有偏头痛的人通常会看见闪亮的火花。实际上，那通常是偏头痛的典型症状。

但看见闪亮的火花是每个人一生当中某时都可遇到的症状。看见闪亮的火花也是伴随身体衰老的麻烦事之一。这种症状任何时候都可能发生，但 40 岁以后时常会发生。如果看见闪亮的火花更频繁或更严重或伴有其他症状，比如视觉减退、头痛或眩晕，你应该引起重视。

如何缓解症状

下面是眼冒金星时医生建议你该做或不该做的事。

家庭处理措施

- **尽快去看医生**

如果你的头部或眼睛被撞击，出现无法消去的星星，你应该立即去看医生。你的视网膜上可能会有裂缝，需要立即治疗。通常依据病人的情况确定视网膜需要用激光手术还是冷冻手术治疗。

- **治疗头痛**

如果你有偏头痛，你就会知道眼冒金星是头痛很快来临的信号。医生将冒火花称为偏头痛的先兆。这种先兆持续 20 分钟，而且并不痛苦。对于不同的个体治疗头痛的方法不一样，但许多人认为放松术或药物都是较成功的办法。（对于治疗偏头痛的其他方法，见第 7 页的偏头痛。）

- **注意保护视力**

如果医生告诉你冒火花只是衰老的一种症状，那你就不用太担心，也不用焦虑。平时注意保护视力，看电视的时候坐得离电视机远一点，不要站在阳光下暴晒。

● **补充维生素**

适当补充一些维生素可以延缓你眼睛的老化进度，其中维生素 A、E、C 都对你的眼睛有帮助，你可以咨询你的医生服用的剂量。

何时该去看医生

★ 当你的头和眼睛被打时，你看见“金光闪亮”，而且几秒内不会消失。
★ 你足有 20 分钟看见火花若隐若现，你也感觉衰弱无力。
★ 你原有眼睛疾病或其他状况，比如，先前眼睛受伤、糖尿病或高血压。
★ 你的视野中出现以前从未见过的许多亮点。

看见黑点（See Macula）

症状表现和引起症状的原因

你的视线里偶尔会有黑色小昆虫样的东西飘过？如果你多年来都如此，通常不用担心这些黑色的斑点。它们只不过是漂浮在你的视野里的无害的眼球内的液体。医生称之为漂浮物。

漂浮物通常在 40 岁后出现。随着你渐渐变老，眼球内的透明的凝胶样的物质缩小，并将清澈的液体和纤维的残余分开。这种不透明的碎屑会漂浮在晶状体后面，并在视网膜上投下阴影。视网膜在眼球后面接收事物的成像，这样会引发黑点、圆圈或弯弯曲曲的线条。近视的人会更容易出现漂浮物。

但通常黑点会随着年龄的增长最终自动消失，或你的脑子会抑制住成像，除非你很疲劳不然你都觉察不到。

如果漂浮物一直持续出现说明你的眼睛或其他地方可能有炎症或感染，从而导致此问题发生，比如葡萄膜炎。而且，如果你经常有大量漂浮物并伴有视力模糊，这可能是你的视网膜出现问题，这会对你的视力构成威胁。你应该让医生帮你检查一下。

如何缓解症状

家庭处理措施

● **转动你的眼球**

如果你快速上下转动眼球，漂浮物会消失。这会激起眼球内的液体，使得视线外的漂浮物固定下来。就像摇动玻璃雪球，先会激起里边的小雪花，然后会使它飘落固定下来。

● 不用去管它

一般的眼前黑点偶尔飘过并无大碍，你可以完全不用去理睬它，随着时间的推移它自动会消失。

● 手术治疗

如果是视网膜脱落引发黑点，则必须让医生诊断治疗，医生会用激光或冷冻手术密封住裂缝。

何时该去看医生

★ 你突然看见大批黑点，闪亮的火花或静止的点伴随有视觉模糊。

黑眼圈（Black Eye）

症状表现和引起症状的原因

如果你长时间熬夜，第二天早上你就有可能像一只熊猫。当然黑眼圈并不仅仅是因为熬夜。如果家族里父母有黑眼圈，那么你和兄弟姐妹都有可能出现黑眼圈。

黑眼圈通常都带有遗传性，就像静脉曲张一样，和睡得多少没有绝对关系。

眼睛下的皮肤很薄，通过靠近皮肤的大的血管传输的血液能够透过皮肤显露出来，留下一个浅青色的印子。皮肤越白越透明，黑眼圈就越黑。不论白人还是黑人，眼睛下的黑眼圈的部分都会比别的地方的皮肤色素沉着更厉害。

在月经期间或者妊娠期，由于昏晕、感冒或者病毒感染引起的脸色发白会使黑眼圈更加明显。而且，随着年龄的增加，眼下的黑眼圈会更加明显而且还是永久的。排除遗传的因素，如果对花粉过敏，在花粉热的季节，就有可能在眼睛下有一阴暗的印子。过敏原能够使在眼睛娇嫩皮肤下的血管扩张，那么血液通过的时候就能看得比较明显了。

如果患有湿疹，也会有黑眼圈。眼睛的红肿或者揉擦眼睛会使黑眼圈更深更黑。当然如果不幸挨打，也会给你留下一个青紫的瘀血的眼圈。

如何缓解症状

如果你的黑眼圈是来源于家族遗传，那么你很难使它消失，就像雀斑一样。但是你可以想办法使它不那么引人注目。

家庭处理措施

- **用化妆来掩饰**

对于女性来说，可以在底妆上用一些纠正颜色的眼部化妆膏，就能够改善不好看的皮肤状况。对于浅青色的眼圈来说，可以在正常的化妆之前涂一些淡黄色的眼影。对于黑眼圈就可以用淡蓝色的或者紫红色的眼影来修饰。

- **选择合适的化妆品**

市场上出售的遮盖霜就很好，但是不要选那些颜色太浅的，那样你看起来会像一只浣熊。

- **不要漂白或者去皮**

化学成分的皮肤提亮剂或者去皮剂只是去掉了皮肤最上面的一层，对于永久性的黑眼圈来说是没有用的。

- **戴上有色眼镜**

玫瑰色镜片的眼镜可以掩饰黑眼圈。还有别的一些颜色也可以。

- **使用抗组胺剂**

如果是过敏引起的黑眼圈，用抗组胺剂和减充血剂可能会有一些帮助。

- **冷敷**

如果是熬夜或瘀血造成的黑眼圈，冷敷或许对你有帮助，你可以将湿毛巾或冷敷袋盖在眼睛上 5～10 分钟，泡过的茶袋也是很好的冷敷材料。

夜　盲（Night Blindness）

症状表现和引起症状的原因

电影的主题曲已经奏响，剧院里一片漆黑，你在黑暗中摸索着找了个空位，你很庆幸没踩到几个人的脚趾后便找到了中间的好位置。几分钟后，你便可以看见前面的 20 排座位，这是正常的情况。但是如果 5 分钟过后你仍看不清你的爆米花袋子，就说明你的夜视功能不正常了。夜视力不好是很常见的，特别是在近视眼的人群中。

其他引起夜视力弱的一些原因还包括糖尿病、白内障、视网膜退化或是一种遗传性眼病——色素性视网膜炎。还有极少数的情况是由于缺乏维生素 A 而导致的夜盲症。

如何缓解症状

下列方法可以在黑暗中对你有所帮助。

家庭处理措施

● 加背景光

如果医生诊断你是视网膜退化，你需要聚上所有的光，特别是看书时，在这种病的早期，读书时可以在肩膀后放台弧形卤素灯以提供明亮的光线。

● 截住强光

验光师或配制眼镜的技师会在你的眼睛上装上反射面以便截住强光，增加射入眼的光线。

● 戴上眼镜

如果你近视不很厉害就不必总是戴着眼镜，但在太阳下山后则要戴上眼镜。

● 不用荧光灯

许多人过 60 岁以后就会觉得增强白炽灯的度数会比用荧光灯要好一点。

● 避开车头灯

夜里开车，特别是迎上了另一辆车的车头灯光时，的确是个挑战。一般来说，你可以用外围的视力看迎来的这种聚光以免引起暂时的看不见，或者戴上偏光镜以避免强光刺眼。

● 进入隧道前戴太阳镜

在进入黑暗的隧道前 100 米远左右时戴上太阳镜，这样可以帮助你适应黑暗。进入隧道后摘下眼镜，你便可以在灰暗中看见一切了。

饮食调理

● 补充营养

有证据证明抗氧化的营养成分有利于控制许多导致夜盲的情况。抗氧化物可以抵制损坏眼睛组织的生长。最关键的抗氧化物是维生素 A、C 和 E，还有锌和胡萝卜素，它们在体内可转化为维生素 A，如果你的饮食是以蔬菜、谷物和水果为主，那么你的这些营养已经够多了，但要确保自己补充每天所需的多元维生素和矿物质。

何时该去看医生

★ 灰暗的光线下看东西有困难。
★ 因为夜晚灯光太强而不能开车或做其他的事。
★ 别人可看见的夜晚的星星，你却看不见。

第三章 鼻子的问题

流鼻涕（Snivel）

症状表现和引起症状的原因

如果你衣服穿得单薄又赶上大风降温，鼻涕就有可能不请自来，在初冬的清晨人们常会遇到。

鼻涕是身体清洗鼻子的一种方式，问题可能是因为身体想摆脱变应原或感冒病毒，就用由蛋白质、盐水和抗体组成的液体来清洗鼻子。

感冒经常会引起流鼻涕，但如果清鼻涕流个不停，50% ~80% 的可能是你鼻子过敏了。一些药物如β阻滞剂（用来治心脏病和高血压的药）也会引起鼻涕，窦管发炎也会带来鼻涕。

一种叫萎缩性鼻炎的情况有时也会引起持续的鼻塞、鼻涕、喷嚏，这种情况下，你的鼻子会突然像水龙头似的流个几分钟不停，这种情况经常发生在早晨。

如何缓解症状

家庭处理措施

● **检查正在服用的药品**

因为好几种药会引起流鼻涕，因此要将你目前正在服用的药列个清单让医生看看。

● **多运动**

如果你只是受了凉，不发烧不咳嗽，中度的运动例如散步就可以将其抵抗下去。运动还可以减少下一次受凉的可能。

● **清洗鼻子**

如果是鼻窦炎而引起的流鼻涕，建议清洗鼻子。将半勺的盐溶解到 4 盎司的水中，倒点水在手心，吸入鼻子然后再擤出来。

● **用冷水洗脸**

冷水可以刺激鼻子，增强鼻黏膜抵御冷空气侵袭的能力。长期坚持可以预防感冒和流涕。

● **避免接触过敏源**

当你知道某种植物或食物会让你过敏流鼻涕，任何时候都要避开。

● **补充水分**

因为流鼻涕会带走很多水分，因此要喝大量的水。在卧室里放一个加湿器保持鼻膜湿润。每天要用醋清洗加湿器以消毒。

● **清洁卧室**

用非麻的床罩盖上床，每月清洗窗帘，用合成纤维的枕芯而不是羽绒，不要和毛绒玩具睡在一起，关上窗户以免灰尘进入。用吸尘器清扫房子，每天清洗吸尘器。

● **使用天然的产品**

使用抗过敏的无香化妆品和洗涤剂。

可供选择的药物

● **服用抗组胺药**

如果鼻涕仅仅是是因为过敏引起的，只需要服用抗组胺药便可；如果鼻塞就吃些能扩张毛细血管的药剂。感冒药通常都是复合药剂治疗多种病症的，因此，只需服用些符合症状表现和引起症状的原因的药就行了。

● **使用含类固醇的鼻用喷雾器**

如果抗组胺剂不能解决问题，医生会建议你用含类固醇的鼻用喷雾器。

● **用非镇静型的抗过敏药**

如果抗组胺药物让你昏昏欲睡，就让医生给你开些非镇静型的抗组胺药，如色甘酸钠可以稳定鼻内细胞，会减少鼻涕的形成。

何时该去看医生

★ 鼻子流出稠厚且有颜色的鼻涕。

鼻　塞（Rhinostegnosis）

症状表现和引起症状的原因

你的鼻子就像被东西塞住了一样，闻不到任何味道，甚至呼吸都很困难。鼻子塞住时，鼻内膜会肿胀，这多半是因为病毒、细菌感染或是过敏。慢性鼻窦炎也会让你有窒息感，有时药物也会引起这种症状。

不要使劲吸抽鼻子，因为可能不是黏液而是有其他的原因，例如偏离的鼻隔膜、良性的息肉或其他生成物。

鼻窦炎临床常继发于上呼吸道感染或急性鼻炎，这时原有症状加重，出现全身症状，如畏寒、发热、周身不适等。局部症状以鼻塞、多脓涕和头痛为主，鼻流浊涕、色黄而量多不尽，鼻塞，擤出浊涕后鼻塞会减轻。

如何缓解症状

鼻塞虽然烦人，但也不是束手无策，下面的方法不妨一试。

家庭处理措施

● **耐心等待**

如果因为感冒或其他病毒感染引起的鼻塞，总会过去的，最多不过两星期，因此你只要耐心等待自会痊愈。

● **保持湿润**

从每年的10月到第二年的3月，如果你保持湿润度，鼻子会很健康。不论你选择什么样式的加湿器，清洗都是很重要的。每周要用蒸馏漂白过的水清洗你的加湿器。

● **给鼻子喷雾盐水**

含盐过滤的鼻用水喷雾器在药店可以买到，对干燥和堵塞的鼻子很有效。你也可以自己制造这种盐水，将1/4勺的盐放进7盎司的水中然后将水煮开装入喷鼻器即可。

● **用蒸汽熏鼻子**

你也可以自制一个蒸发器，烧一壶开水，把鼻子对准壶口，从头上悬挂一块毛巾到壶上，用鼻子吸入蒸汽大约15分钟，这样一天3～4次即可。要确保脸与壶的距离保持在20厘米以免烫伤。

● **散散步**

如果仅仅只是感冒，没发热，没病毒，中度的运动就可以治疗鼻塞的现象，研究表明运动过后的4小时后免疫系统功能就得到加强。

● **洗热水澡**

如果在散步中受了凉，那就立即洗个热水澡，这样可以温暖整个身子，加强鼻子的血液循环以达到消除肿胀的作用。

● **避开过敏源**

你在户外要避开豚草，室内特别是卧室内不能让小猫进入。观察你对什么过敏，而后避开它们。

● **除去鼻息肉**

如果你的鼻塞是因为息肉，鼻内膜从窦生长到了鼻子而造成的，医生只需一个小小的手术便可解决。

● **矫正鼻中隔**

弯曲或偏离的鼻中隔也会导致鼻塞（鼻中隔即是分开鼻孔的软骨），手术可以矫正弯曲的鼻中隔。

可供选择的药物

● **药物治疗**

药店里的感冒药可以缓解鼻塞，可以口服减冲血剂来缓解阻塞，抗组胺用于比较“湿”的情况，如打喷嚏、眼睛痒和流鼻涕，如果需要可以混合用药，但不要服用复合药剂即那些将治咳嗽、干燥剂、抗组胺、减充血剂混为一剂的药。另外还有色甘酸钠或类固醇鼻用喷雾器等。

● **不要超出限制**

自己动手的医疗方法对因过敏引发的症状很有疗效，对于那些药店卖的缓解鼻塞的喷雾器则使用不要超过5天，否则会使症状加重。

● **检查常用的药品**

大批药物如治疗高血压的β组滞剂和大量注入雌激素都会导致鼻塞，你所有的药物都要让医生知道，问问他是否需要换药。

饮食调理

● **少吃巧克力**

热衷于甜食特别是巧克力会引起鼻膜的肿胀，因此鼻塞没好之前不要吃甜食。

● **吃辣椒和葱**

红辣椒中的辣椒素能使鼻内膜增加分泌物，帮助鼻子清出鼻涕，清洗鼻子。葱也可以帮助你疏通鼻塞。

● **不要喝酒**

如果鼻子被塞住，就要远离酒精，因为这些饮料在发酵过程中产生的酪胺和单宁酸会使鼻子发肿，堵塞窦管，红酒比白酒更糟，蒸馏过的饮料则会好些。

● **多喝茶**

麻黄是很好的通鼻良药，你可以在药店或超市的保健茶中发现这种物质，但麻黄是轻度刺激物，如果你有心脏病或高血压就要避开这种药物。

● **放弃牛奶**

10%有慢性鼻塞的人都会对牛奶过敏，医生建议两星期不吃奶制品，看看是否有用。

何时该去看医生

★ 家庭处理方法5天不见效果。
★ 每年的相同时候都会有鼻塞现象。
★ 伴有发热和面部疼痛的症状。
★ 有稠绿色或黄色的黏稠物流出。
★ 影响睡眠，引发打鼾。

医学小知识

鼻窦炎的分类

疾病名称	疼痛部位
上颌窦炎	多为面颊区痛，以晨起轻，午后逐渐加重
额窦炎	为前额部痛，上午重，午后渐减轻
筛窦炎	痛在眶内侧、鼻根部
蝶窦炎	痛在枕后区或眼深部

流鼻血（Beezer Bleeding）

症状表现和引起症状的原因

大多数鼻出血看起来都很吓人，但一般情况下出血并不是什么严重问题，只有5%～10%的出血才需要治疗。

因为其脆弱的构造，鼻子很容易出血。鼻子里面有成百的毛细血管，它们对于创伤是毫无抵抗力的。如果你有用手捏挖鼻孔的习惯，不论是小时候用手指还是成年后用纸巾，后果都一样。即使用棉签也会给鼻子内膜带来麻烦。另外就是寒冷干燥的冬天，普通的喷嚏或是强烈的擤鼻涕都会导致流血。

老年人更容易流鼻血，特别是老年的女性，因为绝经导致身体的收缩和干枯，当然包括鼻内膜。有些疾病如过敏症、血小板减少也会引发流鼻血。还有两种情况：鼻子感染和鼻子息肉。虽然高血压不会引起鼻血，但它会使情况变得更糟。

最后，一些药物也会导致流鼻血，因为流鼻涕而使用类固醇喷雾器会让你更容易流鼻血。其他的药物如避孕药、阿司匹林、异丁苯乙酸和治疗关节炎的药都会导致流鼻血。

如何缓解症状

有许多有效的办法来处理流鼻血。

家庭处理措施

● **捏住鼻子**

你的第一反应是捏住鼻子，紧紧不放。通常来说鼻血会自己慢慢地停止，但是加压会使它更快地停止。不要将头往后仰，这样会呛着你。

● 夹住鼻子

如果用手很累人，那么就用普通的木头夹子，效果是一样的。捏住鼻子身子往前倾去找个夹子。

● 钩住中指

如果捏住鼻子仍不管用，你可以试试以下方法：用你的左手中指钩住右手中指，左右中指弯曲互相钩紧，5 到 10 秒钟就可以止住鼻血。此法屡试不爽，非常有效。

● 试试新辛内弗林

用块纱布在新辛内弗林液中浸湿，将布块放进鼻子内，然后紧紧捏住鼻子大约 5 分钟。

● 紧绷上嘴唇

这种民间的方法是有科学依据的。将一块棉布塞在上唇内，紧贴牙床，鼻子内部的一条主要血管就是流经上嘴唇的，棉布的压力有助于压制流血。

● 冰敷

用冰袋在前额和鼻梁上来回揉擦也可以止血。

● 包扎

医生会包扎鼻子以止血，但这必须由医生做，包扎会有中毒性休克综合征的危险，是由有毒的细菌进入血液引起的。

● 封住血管

耳喉鼻科专家可以用烙烧的办法（精密的手术炙烧法）止血，用硝酸银或细小的针把破裂的血管封闭起来。

● 去除息肉

如果医生发现是息肉引起的流血，他会决定做手术去除息肉。医生会用 X 光照射你的鼻窦，如果发现是感染引起的，至少需要 3 个星期的消炎，即口服类固醇类消炎药或喷洒类固醇药水。感染消除后，息肉和鼻血的问题也就解决了。

● 不要用手挖鼻子

当鼻子在愈合时，不可用手挖鼻子或抽擤鼻涕，否则又会引起流血。

● 湿润鼻子

流血后，用盐水喷雾器冲冲鼻子保持鼻内膜的水分；矿物油脂也是很好的湿润剂，用手指蘸上一点矿物油脂将它轻轻涂在鼻孔壁上，这样矿物油脂就可以润滑鼻子黏膜，但不要将手指插入鼻子里面，一天 4 ~5 次便可痊愈。

涂油脂时注意不要将膏药吸入肚子，因为凡士林或其他的石油提取物吸入肺中会引起肺炎。

● 湿润空气

在卧室和办公室装上加湿器是个非常好的主意。但是，每天清洗它们是非常关键的事，以免产生细菌。

● **多喝水**

每天至少要喝6杯水。

● **改用扑热息痛**

如果你在服用阿司匹林或其他类固醇类消炎药，问问你的医生是否可以改用扑热息痛。

● **验血**

如果经常流鼻血，就要做血液检查，看看是否是血液的问题。

何时该去看医生

★ 鼻子往外涌血，按住鼻子5分钟后仍未停止。
★ 你有高血压、糖尿病或任何血液问题时。
★ 你有规律地在服用阿司匹林。
★ 鼻血从喉咙流出而不是鼻子。
★ 经常性地流鼻血。

鼻子干燥（Beezer Dryness）

症状表现和引起症状的原因

鼻子干燥的感觉很不舒服，但却很少预示着疾病。事实上，引起鼻子干燥的原因很容易就能解决，鼻子干燥最大的原因是药物的副作用，通常是因为流鼻涕而服用抗组胺引起的。鼻用喷雾器、治疗支气管扩张和含有颠茄碱的药（如滴眼液、止痛药和治疗心脏病的药）都会引起鼻子干燥。

气候也是鼻子干燥的原因，温度上升时，湿度下降时，鼻管内都会干涸。鼻子干燥也可能是由另外少见的原因如角膜结膜炎引起的干燥，这种情况下，不仅鼻子而且嘴巴、眼睛都会慢慢地失去水分；另一种是斯耶格伦氏综合征（多发生在中年或老年妇女身上，也称口眼干燥关节炎综合征），这种病是和风湿性关节炎联系在一起的。

如何缓解症状

家庭处理措施

● **喝水**

无论是水还是水果汁，你要做的就是多喝。补充体内水分是很重要的，从内部补充水分比从外部补充要好得多。

● **检查服用的药品**

如果你正服用抗组胺或含有颠茄碱的药，问问医生是否需要停止用药或减少药剂。

● **给鼻子加湿**

用含盐水的喷雾器向你沙漠似的鼻子注入水源，一天 3 ~ 4 次，或者你想多少就多少次。

● **给空气加湿**

在家里安装加湿器，向空中喷洒水分或在室内装上一个大鱼缸，既美化环境又增加湿度。

● **涂油脂**

选择甘油或凡士林，用棉签蘸上油脂涂在鼻孔内以滋润干裂的皮肤，但要小心不要吸入了油脂，因为凡士林和其他一些石油提取物在肺里会引起肺炎。

何时该去看医生

★ 鼻子非常干燥以至内部干燥流血。

★ 眼睛和嘴巴同样干燥。

红鼻子（Coppernose）

症状表现和引起症状的原因

当你在冰天雪地的旷野奔跑时，鼻子红是很正常的事。但是当你在进入空调房间、喝热咖啡或作演讲时突然鼻子通红则传递着不同的信息。

吸烟者和甲状腺有问题的人通常毛细血管会非常敏感。这些人进入空调房都会使血管很紧张，当他们的身体暖起来后，血管就会大大张开，这就使大量血液流向鼻子，让它变成红色。

红色的鼻子也可能是因为情感的压力而造成的，压力引起一阵阵刺痛，导致血管过于膨胀，这样一些人在公开演讲中、危险的情况下或激烈的争吵中便把鼻子给弄红了。

但如果你的鼻子经常发红并持久不退，你可能是得了罗萨斯病——鼻子周围的血管扩张，一种常见的皮肤问题。5% 的人都有这种病，但大部分人到了三四十岁才很明显。这种情况下，血管渗漏，引起低度炎症，让鼻子（同时也有下巴、脸颊）看起来就像在太阳下晒过一样。鼻子经常发红会慢慢演变成为长久性的且很明显的红色，有时还会伴有脓包。更严重的情况是鼻子因为组织堆积而呈现出凹凸不平、浮肿的样子。

真正引起罗萨斯病的原因仍是个谜。容易得这种病的多为那些皮肤颜色浅的人，特别是那些容易而且经常脸红的人。女性的概率比男性大，这有可能是荷尔蒙不同引起的。许多女性在绝经时发现鼻子红了，这个时候雌激素水平开始变化而且潮热也开始了。

常年过量饮酒的人，鼻子容易发红，医学上把这叫做“酒糟鼻”。其实，慢性酒精中毒引起的“酒糟鼻”只占全部“酒糟鼻”的大约一半，剩下的一半原因是过多食用刺激性太强的香辛料、肠胃疾病、慢性便秘等。

假如怀疑酒精中毒，还应检查一下手心。如果手心也像鼻子一样发红，在大拇指和小指的根部出现红色斑点，那就要特别注意，需做严格的检查。因为这很可能是肝脏疾病的征兆。

鼻子和脸的突然变红也可能是因为风、剧烈运动以及治疗高血压的药物引起的。摩擦面部太重以及使用一些致敏的面部化妆品会让红色加剧，同样酒精、辛辣食物和在太阳下待了太长时间都会加剧红色。

如何缓解症状

家庭处理措施

● **不要长时间待在过热的房子里**

冲热水澡、桑拿和待在蒸汽屋子里都会让你的血管过分膨胀而且整天恢复不过来。

● **轻柔地洗脸**

不要用粗糙的洗脸用具和毛巾。用温和的肥皂和水，用水轻拍洗脸，擦干水后用保湿水拍脸，要避免含有香味和酒精的产品。

● **用凉水洗脸**

常年坚持用凉水洗脸好处多多，它不仅能减少皱纹的产生，预防感冒。而且这种方法可以在工作中控制女性鼻子不会太红。

● **戴围巾**

用块围巾包住鼻子以免在寒冷的天气里因为寒冷血管作出太大的反应。在鼻子上涂上油脂会更好。

● **放松深呼吸**

放松可以抵制导致血管膨胀的肾上腺素的分泌，例如在演讲前，深呼吸几口气，想象一下自己漂浮在平静的海洋中。

可供选择的药物

● **使用消炎药**

如果你的红鼻子伴有暗疮似的脓包，医生可以开些抗菌素如四环素和外用凝胶，这种疗法可以消炎和控制症状。如果必要，激光治疗可以除去持久的膨胀血管，改善面色。

饮食调理

● **不要喝太烫的热饮**

任何热饮喝之前都要等到微温，这样可避免引起血管反应。

● **少吃辛辣食物**

辛辣刺激的食物会引起血管膨胀，恶化鼻子的红肿。

● **戒酒**

如果你的鼻子在喝酒之后变得很红，表明有可能出现慢性酒精中毒。最好的解决之道就是远离酒精。

● **喝冷饮或嚼冰块**

喝一点冷饮或许能帮你降温，也可以嚼一块冰来平衡体温，不让血管在热环境下膨胀。

何时该去看医生

★ 鼻子一直很红。
★ 有似暗疮的脓包在鼻子的周围。

鼻后滴漏（Postnasal Drip）

症状表现和引起症状的原因

如果你总感到喉咙和鼻腔后面难受，需要不断地清嗓子和吞咽。这通常是鼻后滴漏的症状，鼻后滴漏是鼻黏膜受到不良刺激后的反应。

健康的鼻子和鼻窦每天会分泌一些清澈的、稀薄的黏液。这种不断流动的黏液在空气进入肺部之前会将它弄干净，变潮湿，加热。通常你没意识到就将黏液吞下了。你只有在黏液变浓时才会意识到鼻后滴漏。

加热的或空调里出来的干燥的空气或胃酸会引起喉咙后部的不适。胃部灼热或空气污染如室内吸烟造成的空气污染也会导致鼻后滴漏。

鼻后滴漏也可能是由于对霉、灰尘、花粉或动物皮屑过敏造成的。

慢性鼻窦炎、反复地鼻窦感染通常伴有头痛和鼻后滴漏。在这种情况下，如果你想避开鼻后滴漏你必须治疗鼻窦炎。

如何缓解症状

鼻后滴漏是很顽固的，但有多种方法可使液滴变稀薄。

家庭处理措施

● **给鼻子加湿**

使用护鼻的盐水大量喷鼻，可以使分泌物变稀薄。它是一种温和的去充血药，可使鼻增加水分。你也可以在睡觉时在卧室里放上一个加湿器来帮助分泌物变稀薄。

● **试用使黏液变稀薄的药物**

甲氧苯氧基丙二醇糖浆，会使鼻后的黏液变得稀薄。如果问题一直持续，医生会给你开处方药，如去充血剂。

● **抗过敏**

如果医生认为过敏是引发你鼻后滴漏的原因，使用抗组胺会是一种正确的选择。对于一些减轻过敏的建议，请看第 71 页的流鼻涕。

● **检查你的鼻窦**

如果慢性鼻窦感染是引发后鼻黏液变浓的原因，医生会给开抗生素、去充血剂和使黏液变稀薄的药物。对于治疗鼻窦问题的方法，请见下一节。

● **清除障碍物**

如果简单的鼻窦治疗没能成功，医生会用一种叫做内诊镜的观察仪器检测你的鼻子和鼻窦，看看是否是鼻息肉或偏离的鼻隔膜（一根将鼻孔隔开的软骨）引起鼻窦问题。类固醇治疗会使息肉收缩，大的息肉可以用微型仪器手术切除。偏离的隔膜也可以通过手术矫正。

饮食调理

● **多喝水**

每天喝 6 至 8 杯水，对治疗鼻后滴漏有一定帮助。

● **不要喝咖啡**

水是一种很好的饮用液体，但含有咖啡因的咖啡并非如此。咖啡因是一种利尿剂，会使身体脱水，鼻后滴液会变得更浓。最好饮用无咖啡因的咖啡或香草茶来替代。

● **不要吸烟喝酒**

远离香烟，如果有人在你附近吸烟，让他去别的地方吸去。鸡尾酒也一样。你患有鼻后滴漏时要避免饮用酒精，它也是一种脱水物。如果你沉迷于此，建议你在上床睡觉前饮用三杯 8 盎司的水，可以抵消酒精的脱水效果。

另见“鼻窦问题”。

何时该去看医生

- ★ 你的鼻液浓，有色而且持续一周以上。
- ★ 你发高烧，面部疼痛或咳嗽带有黏液。
- ★ 你的鼻后滴漏是长期的，通常还伴有喉咙疼，反复地清嗓子或声音嘶哑。

鼻窦问题（Antrum Problem）

症状表现和引起症状的原因

如果你的脑袋发胀、头痛、鼻子堵塞、流涕或者丧失味觉，这多半与你的鼻窦有关。

窦是指头的骨骼中的空穴，从鼻子往上，至眼睛和颧骨后面直至你的前额。这些空穴通常会产生黏液，有许多很小的通道隆起阻止刺激物进入，比如香烟、寒冷或过敏。

一旦窦的空穴被阻塞，分泌的黏液就无法排出。空腔中积压的液体会导致压力和疼痛。

窦问题容易发生，除了窦很小且容易肿大关闭外，还由于它所处的上颌骨的位置。实际上，这个位置可以被视为是设计上的错误。举例来说，颧骨后面的上颌骨窦的空穴位于窦的上部，你不得不倒立过来才能让它们正确地排出来。

这些空穴非常敏感，除了遇到烟和病毒关闭之外，当过敏原导致组织增大或由于气压变化，比如飞机下降这种情形也会关闭。而且感染会导致良性的鼻息肉的生长，会使鼻窦问题更加严重。

如何缓解症状

家庭处理措施

● **用水蒸气熏**

水蒸气可缓解窦疼痛，你可以每天洗两次热水浴帮助窦排放黏液。你可以买一个鼻蒸汽机，或自己制造。烧一锅水，从火炉上移开，在你的头部和锅的上方悬挂一条毛巾，吸入蒸汽。每天 3 次，每次 15 分钟。确信你的脸距离锅至少有 20 厘米，这样就不会烫伤到自己。

● **加桉树油**

在加湿器的水里加上几滴桉树油也可以在夜间镇定你的鼻窦疼痛。

● **抬高床头**

将床头抬高约 6 英寸帮助窦排放黏液。你可在床头板下面放上两个 6 英寸的木块。

● **保持正常的睡眠时间**

超过正常需要的过多的睡眠也会使得鼻窦问题更严重。

● **净化空气**

如果是多花粉的季节，关上窗户，远离吸烟者。而且考虑在你的卧室里放上一台负离子发生器。如果你能控制自己夜晚不要暴露在有毒的、有压力的物质当中，白天的状况就会好很多。

● **多运动**

通常每天进行一两次20分钟的有氧健身运动，使你的鼻子和窦产生加速血液循环的效果。在清新的空气中散步有更好的效果。

● **抗感染**

医生会查明鼻窦感染的原因。医生会给你开抗生素和口服去充血剂来治窦感染。开始几天，医生会建议你使用非处方去充血的鼻喷剂，比如afrin。这些鼻喷剂只能使用2～4天。以后，如果你还用它来助呼吸，喷剂将不起作用，而且会导致更加肿大。

● **考虑手术**

如果你一次又一次地感染上窦问题，医生会估计你长有鼻息肉。医生使用一种薄的视觉纤维镜可以检查你的窦空腔，鼻息肉可以通过手术去除。医生会再开些能使用几周的类固醇药物防止手术后息肉再生。

饮食调理

● **补充营养素**

患有鼻窦问题的人每日补充3000毫克的维生素C和30毫克锌。这些营养素能加强免疫系统，会缩小鼻子中的肿胀组织。

● **不要喝甜饮料**

糖、可乐、巧克力都可能会导致鼻膜过敏性肿大。你也不能喝牛奶，10%的鼻窦患者对牛奶过敏，两周内试着不要喝牛奶看看鼻窦状况是否有所好转。

何时该去看医生

★ 口服了三五天的去充血剂仍对你的窦疼没有帮助。
★ 伴有38度的高烧，并咳嗽。
★ 眼睑肿胀、增大。
★ 有黄绿色鼻涕排出。
★ 你有一两天时间出现严重的头痛。
★ 还出现视力问题，比如视觉模糊或重影。
★ 你跳水后开始窦疼痛。

嗅觉迟钝（Olfaction Stagnancy）

症状表现和引起症状的原因

面对着一桌的美味佳肴，竟一点也闻不到它的扑鼻香味，您一定会想——我的鼻子是不是出了什么毛病？

嗅觉失灵以至于难以分辨不同的气味，这种情况多半是由于以下原因引起的：鼻腔通路由于某种原因被堵塞；鼻黏膜神经由于某种原因对外界刺激反应迟钝。例如，感冒时人对气味的感觉一般会变得很迟钝。不过，这样的情况只不过是由于鼻黏膜一时发炎、鼻子堵塞引起的，所以不必担心。

但是，如果根本没有上述原因而突然间对气味的感觉变得很迟钝了，那就应该怀疑是鼻子本身的毛病了。例如，不张开嘴呼吸就困难，很可能是蓄脓症。过敏、上呼吸道感染、窦或鼻息肉、细菌感染都能阻塞鼻子里的空气通道并抑制你的嗅觉。长期处在污染物质和有毒的化学品，特别是一些烟草之中，渐渐地也会使得嗅觉丧失。鼻子的疾病常常会给大脑带来不良影响，所以一旦觉得不适应尽早请医生诊治。

甲状腺药剂、中风和某些肿瘤也会影响嗅觉。一些与痴呆有关的疾病像阿尔兹罕默病和帕金森病都能导致嗅觉丧失——尽管嗅觉丧失并非一定是患有这些疾病的标志。衰老也会使嗅觉逐渐减退，80 岁时的嗅觉可能只有 30 岁时的一半。

如何缓解症状

对喜欢吃的饭菜丧失胃口只是让你担心嗅觉丧失的原因之一。气味通常能帮助你远离危险。如果你不能闻到气味，那么变质的食物就不能给你嗅觉上的提醒，从炉子里渗漏出来的煤气就更危险了。通常在危险的情况中嗅觉丧失还会加剧。不过幸运的是，在多数情况下这是可以改变的。下面就是一些改变措施。

家庭处理措施

● 休息

你的嗅觉有一两天突然失灵并不是不正常的——比如说当你感冒的时候。但是在多数情况下，它应该在两三天之内自动恢复。当你等待的时候，要确保充足的睡眠。通常美美地睡上 3 个晚上可以治好感冒。

● 出出汗

如果你的鼻子由于感冒或者过敏塞住而嗅觉丧失，适当的运动或者洗个热水澡直到出汗为止，这被证明是很有帮助的。出汗可以使鼻子清爽起来。

● **服药**

问问你的医生嗅觉减退是否是由炎症引起的。在这种情况下，可能是由于上呼吸道感染引起的。医生会给你开一些皮质类固醇药。

● **补充营养素**

建议你补充一些含有抗氧化剂的维生素 C、E 和 β 胡萝卜素。剂量遵医嘱或参考药物说明。

● **抗过敏**

如果你在干燥季节有规律的嗅觉丧失，你需要去看过敏症专科医师。如果是一两天，通常非处方药抗组胺比较管用。但是如果持续两周以上，过敏症专科医师会劝你使用鼻类固醇喷剂或去充血剂。（另见第 69 页的流鼻涕）

● **治疗你的鼻窦**

当鼻窦感染使你的嗅觉失灵时，医生会让你使用一两周的抗生素和去充血剂。但是要避免将抗组胺剂和去充血剂混合使用。如果你的鼻窦炎两周内还没好，医生会再给你开一个疗程的抗生素。在更严重的情况下，感染的窦组织需要用一个很小的视觉纤维望远镜，也叫做内窥镜来除掉。（更多的建议，见第 80 页）

● **除掉息肉**

鼻息肉有很多种，从鼻膜表面很小的不规则息肉到大的液囊息肉。如果发现得早，可以用类固醇治疗。它们可以使鼻息肉在早期就融化掉。

息肉也可以用抗生素、去充血剂和抗组胺治疗。如果检查显示有大量的息肉，有必要进行外科手术切除。

● **不要吸烟**

尽管吸烟会造成长期的嗅觉损害，但是如果停止吸烟的话，这种损害部分是可以转变的，研究表明这种改善很慢但是确实可以。

● **戴防护面罩**

如果你的工作或爱好是要暴露在化学药品或很重的灰尘中的话，带上一个有过滤器的面罩。五金店有卖这种面罩（外科医师戴的那种），戴上它可以防止对你的嗅觉更进一步的伤害。

● **检查服用的药物**

如果你服用甲状腺药物，询问医生调整一下药方看对你嗅觉的损害是否会有所帮助。

● **治疗瘤**

大部分引起嗅觉问题的瘤都是良性的。根据瘤的类型，治疗方案可以是手术、射线或者化疗结合使用。愈后通常不错。

● **安装探测器**

如果你的嗅觉不灵敏，你就没有办法嗅到煤气或火灾的发生，最好在家里安装一个烟雾探测器以保证安全。

何时该去看医生

- ★ 近来你没有得感冒而你的嗅觉正丧失或减退。
- ★ 你的嗅觉失真（你闻到说不出来的奇怪的难闻的臭气）。
- ★ 你患上感冒或鼻塞，一个多星期没有嗅觉了。
- ★ 你在一次交通事故或头部受伤以后就没有嗅觉了。
- ★ 你每年季节性的嗅觉减退。

打喷嚏（Sneezes）

症状表现和引起症状的原因

当你突然暴露在冷空气中或刺激性烟雾中时，鼻子会发痒，你就会“阿嚏”不已。

打喷嚏仅仅是鼻子对过敏物或者刺激物的反应。有些人对此没有反应；另外一些人将刺激物喷出来后很快适应。过敏的人身体对入侵的微生物会释放出组织胺。除了使他们打喷嚏之外，组胺还会让他们流鼻涕、鼻子发痒、鼻音重、胸闷、眼睛发红并流眼泪。

导致打喷嚏的过敏物包括花粉、霉、宠物皮屑及灰粒。最常见的刺激物是烟雾或香料。

感冒和上呼吸道感染都会导致打喷嚏和许多其他症状。温度的迅速变化，比如刚从酷热的室外走进空调房，会使得你打喷嚏。当怀孕的妇女身体内的激素变化引起孕期鼻炎，她们会不断抱怨打喷嚏和鼻塞。一些人的眼睛偶尔遇见耀眼的阳光，也会迫使他们打喷嚏。

要查明连续打喷嚏的原因，可以通过量体温和检查鼻子来发现线索。如果你并没有高烧，但鼻子发痒，说明你有可能过敏了。如果你的鼻子不痒或也没发烧，你可能患感冒或其他上呼吸道感染疾病。

如何缓解症状

当你开始要打喷嚏时，不要抑制，否则会让细菌跑到你的鼻窦或中耳里。你应该让强烈的气流爆发出来将细菌等刺激物喷到手帕上而不是留在鼻腔里。

家庭处理措施

● **避免过敏源**

打喷嚏的主要治疗方法是发现并避免引起打喷嚏的过敏源。如果你能侦察到一件衫衬或邻居的宠物猫是罪魁祸首的话，打喷嚏会很容易停止。如果“罪犯”是最普通的花粉那就很难发现了。

● **戴口罩**

如果你不得不待在户外除杂草，那么戴上一个有过滤器的口罩。虽然它不能完全防止过敏原影响到你，但是可以将其截断。

● **不与外界多接触**

也许你不必长年冬眠，但是你应该关上窗户，用扇子或打开空调。这样的话，你可以退到一个相对来说没有花粉的环境里。清晨空气中的花粉数量较高，在下午时会减少。

● **测试过敏原**

如果你不能断定是什么导致你打喷嚏，去让医生帮你做一下过敏测试。在查明你对什么东西过敏时，皮肤测试比血液测试更灵敏。依靠你的检测结果和你对药物的反应，你需要经历一系列的过敏注射。

可供选择的药物

● **试试抗组胺**

不管名字和叫法有什么不同，非处方药抗组胺都有相同的抗过敏的效果，能够使鼻涕变干，消除鼻痒。这些药都会让你产生睡意，特别是如果你喝过酒或服用其他药物的话。

● **服药预防**

如果你在进行野餐，但对青草过敏，或者你要搞春季大扫除，灰尘使得你的鼻问题爆发，在污染物使你的症状复发前，先服用一些抗组胺药来预防，效果更好。

何时该去看医生

★ 喷嚏频繁发作，服用抗组胺都没有效果。

第四章 口腔的问题

牙 痛（Toothache）

症状表现和引起症状的原因

有一个很老的笑话，一位神医专治牙痛，他把绳子的一端系在让你痛苦的牙齿上，另外一端拴在一个大炮仗上。只听“轰”的一声，你就逃离痛苦了。

幸运的是，在现实生活中，你可以受到更好的诊治。实际上，当你的牙齿疼痛时，仅有少数几种可能的原因。

龋齿是引起牙痛的常见原因，龋齿的产生是由于口腔卫生不良和对甜食的偏好。如果龋齿得不到治疗，细菌将感染下层的牙本质，最后是牙髓——导致牙髓炎。如果感染化脓，脓液会聚于牙髓，在牙根部形成无痛性脓肿，进一步发展可引起牙龈、下颌骨或下颌窦的损伤，甚至导致全身血中毒。当然这只是其中最严重的情况。

一些微小的颗粒卡在两齿之间也可能会导致疼痛。还有可能，你的牙龈受到感染发炎了，发炎会挤压牙齿神经或挤到嘴巴里握住牙齿的牙周韧带，从而导致疼痛。许多东西会导致发炎，包括长时间地忽略了刷牙或用牙线剔牙、补牙的充填物、牙齿有裂缝或风吹进嘴巴。牙龈炎通常表现为牙肉变红，发肿，疼痛会逐渐厉害或口中有气味，当你吃或喝过热过冷的东西时疼痛会加剧。

甚至一个你认为轻微的旧伤也会经常来光顾你。牙齿也会毫无预警地发炎、受伤和坏死。长不出来的智齿也会带来牙痛，当智齿长出牙床却无法完全顶破牙龈时，牙齿和牙龈之间就会留下一个藏污纳垢的小口袋，食物残渣为细菌繁殖准备了温床，一旦你因为劳累或压力而抵抗力下降，你的小口袋里的定时炸弹就会爆炸，你的牙龈会肿胀发炎，牙齿疼痛出血。

有些牙痛可能源于你睡觉时咬牙或磨牙，而且你的下颌问题也可能将疼痛转移至牙齿。牙痛也可能是鼻窦问题的症状。如果你不能找出是哪个牙齿痛，那可能是窦的问题，因为上齿的根部延伸到窦，任何向上的压力都会掐到牙齿神经。

如何缓解症状

如果你不愿意试试炮仗疗法，那你只有去看医生。下面是在你约见医生之前要做的。

家庭处理措施

● **漱口**

如果牙痛是由于菜屑陷入牙缝，可以用盐水漱口清除菜屑，便能解决牙痛。

● **按摩穴位**

按摩拇指与食指骨头相连的“V”字地带——合谷穴，这个穴位可以缓解一定的疼痛。不过孕妇不要按压此穴位。

● **冰敷**

用冰块敷在最靠近牙痛部位的脸颊，可纾解疼痛。每次敷 15 分钟，一天至少 3 ~4 次。

● **试试中草药**

在疼痛的牙龈周围擦丁香油或者没药，可以使疼痛的牙齿麻木，从而减轻疼痛。

● **尽量避免过冷、过热、过酸、过硬的食物**

不要直接用牙齿咬核桃或嚼没有膨化起来的玉米粒，它们会使牙齿损坏让你牙痛。过冷、过热、过酸的食物都会刺激牙齿，引起疼痛。

● **勿吃甜食**

睡觉前不要吃糖、饼干等甜食，以免细菌繁殖加重龋齿。

● **勿用力刷牙**

尽量避免用硬毛牙刷刷牙，刷牙时应避免用力过猛。

● **勿使用受伤的牙齿**

如果牙痛是由于外伤所致，则吃东西时应避免使用那个部位的牙齿，这样有助于牙齿尽快恢复健康。

● **不要忽视疼痛**

即使牙痛消失了，它还会反复发作并折磨你。如果你忽略了正被疼痛肆虐的牙齿，当牙痛最终消失时，那可能说明腐烂或外伤已杀死了牙神经。也许某天你会再次受到更大的红肿和疼痛的袭击。因此，不要以为牙痛消失了牙齿就治愈了，你还是应该去医院检查你的牙齿。

● **防患于未然**

良好的口腔卫生习惯是预防牙痛的最好方法，饭后一定要刷牙或漱口，使用含氟牙膏预防龋齿，睡前不要吃甜食，每半年去专业医生那儿检查和清洗牙齿。

可供选择的药物

● **服用清火解毒药**

你可以服用一些牛黄解毒片，它能通便泻火，对上火引起的牙齿肿痛有很好的疗效。

● **使用异丁苯丙酸**

牙齿因发炎而疼痛时，可以试试异丁苯丙酸，它是一种很好的抗炎症的非处方药，对治疗牙痛很有帮助。你可以一天使用400～600毫克的异丁苯丙酸4次。

饮食调理

● **家庭药膳**

用绿豆100克、甘草15克，加水熬汤，喝汤吃豆，每日2次，每日1剂。此汤可清热败火、解毒生津，对牙龈红肿、牙齿疼痛有较好的辅助疗效。

● **用花椒止痛**

将花椒和陈醋放到锅里熬10分钟，等温热后含于口中3～5分钟再吐出，可以止住疼痛。

何时该去看医生

★ 你感觉一个或多个牙齿尖锐的或复发的疼痛。
★ 当你吃或喝热的东西时牙齿疼痛。
★ 疼痛的牙齿突然停止发痛。

医学小知识

牙痛与可能的疾病

症状	可能的疾病
咬硬的东西或咀嚼时牙痛，当吃冷、热、酸、甜的食物时会刺激牙痛发生	龋齿
牙龈红肿充血，易出血和口臭，牙周疼痛（而非牙齿）	牙龈炎、牙周炎
牙齿剧烈疼痛，冷热刺激可引起并加剧疼痛	牙髓炎
牙龈严重地疼痛肿胀，并极易出血，还伴有耳痛，类似鼻窦炎样的感染，流鼻血，发热，体重下降，咳嗽并全身不适	韦氏肉芽肿
牙龈肿胀，牙齿刺痛、松动，发烧	牙脓肿
牙齿仅在遇冷或热时疼痛	牙质过敏症
智齿迟迟萌发不出或角度不对，当你疲劳和上火的时候它就红肿疼痛	阻生牙（冠周炎）
当你咀嚼食物或弯腰时，上颌的几个牙齿出现刺痛，尤其感冒后出现牙痛	鼻窦炎

不同类型牙髓炎的症状表现

疾病名称	临床表现
可复性牙髓炎	表现为牙髓充血，无自发痛，冷热刺激时产生迅速而尖锐性疼痛，冷刺激尤甚，刺激除去，疼痛很快消失
急性浆液性牙髓炎（不可复性牙髓炎牙髓浆液期）	表现为自发性锐痛，阵发性加剧，冷热刺激可引起并加剧疼痛，冷刺激尤甚，刺激去除，疼痛延续较长时间，夜晚疼痛加剧，放射痛，常沿三叉神经的分布而放射
急性化脓性牙髓炎（症状性不可复性牙髓炎的化脓期）	表现为自发性剧烈跳痛，阵发性加剧，最终导致持续性跳痛，热刺激可引起并加剧疼痛，而冷刺激则缓解疼痛，夜痛加剧，早期放射痛不能定位，晚期可以定位
慢性增生性牙髓炎（无症状不可复性牙髓炎）	好发于青少年，龋洞内有易出血、与牙髓相连的息肉，疼痛不明显，有较大的穿髓孔
慢性溃疡性牙髓炎	表现为龋洞内受压或过高与过低温度刺激可发生迟缓性疼痛反应，轻探穿髓孔有轻微疼痛，重探穿髓孔则产生剧痛
慢性闭锁性牙髓炎	可有自发性剧痛史，自发性钝痛，多发生在午后，自行发生，自行缓解，探测时无穿髓孔，叩诊正常或叩诊有不适感
牙髓坏死坏疽	无症状或类似于化脓性牙髓炎疼痛，牙失去光泽和透明度，变色

牙齿变色（Tooth Discoloration）

症状表现和引起症状的原因

完美洁白的牙齿是每一个爱美人士的梦想，但是大多数人的牙齿却都是接近于象牙的乳白色。牙齿变黄其实是很正常的一件事，也许是你喝了太多咖啡，抽了太多的烟，或很少去看牙齿保健专家，或是牙齿发炎等。

你也许认为多刷牙就可以让牙齿洁白。但事实上，刷牙只能清洁牙齿，但不会除去顽固的色斑。擦洗太使劲或太频繁反而会侵蚀覆盖在牙齿上的白色的牙釉质，暴露出牙齿下面深色的牙本质。

同时，年龄也是影响牙齿的一个因素。当你变老时牙齿会自然地变暗。几年后，牙齿里面的软的内部组织会消失，取而代之的是暗淡的牙釉质。

如果单个的或并排的两个牙齿变暗（通常呈灰色或黄棕色），你可能患有脓肿，有炎症感染。如果及时治疗还可能保住牙根，如果让它继续化脓，炎症就会侵蚀牙根，这样牙齿可能就需要拔掉。

脓肿会使牙齿里面的牙龈变黑，或者是由于牙齿曾受过伤。甚至在你还是个小孩时牙齿受到过撞击，20 年以后还会受到影响，而且还可能伴有其他症状——像牙痛或对冷热食物敏感等。

牙齿也会开始没有原因地萎缩，这个过程被称为内部再次吸收。如果发生的话，牙齿可能会出现粉红色或红色。

除了食物和饮料会使牙齿变色以外，某些药物也会导致牙齿变色。抗生素，尤其是四环素是最大的祸首。如果儿童时期或青年时代曾经常使用四环素来治疗感染和粉刺，会导致牙齿的牙本质颜色变为灰色。灰色会通过牙釉质显示出来，怀孕后期的妇女服用四环素也会导致牙齿变灰。

如何缓解症状

有些人也许会选用市场上销售的各种漂白牙贴来使牙齿变白。但这只是针对一般的牙齿发黄的办法。下面是让你微笑时露出洁白牙齿的好方法。

家庭处理措施

● **勿用力刷牙**

刷牙时应注意勿用力过猛。猛力刷牙会磨损牙釉质。清洁牙齿时用湿润的带软毛的牙刷温柔地清洗。

● **试试牙线**

通常牙线能帮你去除牙缝中顽固的牙渍，因为不管你的牙齿有多么洁白，当你的牙龈看上去不卫生时，你的笑容不会迷人。

● **饭后刷牙漱口**

三餐饭后记得刷牙，可减少斑渍残留在牙齿上的几率。吃过东西后，记得漱口，以去除残留口腔内的食物。使用有抗菌作用的漱口水，可以减少牙齿上斑渍的形成。

● **给牙齿抛光**

去牙医那里试试给牙齿抛光，通常牙医会用一个小的旋转的橡皮来操作。这个方法对于牙齿表面的咖啡和茶水的污点可以奏效，然而对于更深处的，暗淡的变色是没有效果的。

● **请牙医帮你漂白牙齿**

现在的牙科诊所都有漂白牙齿的方法，医生会为你配备一个牙模板，再加上漂白凝胶处理。你只需挤上两滴凝胶到牙模板上面，每天将牙模板戴上一两个小时，戴上几个星期，或者睡觉时带上。结果有时相当不错。可是，四环素牙齿不会有反应，它们会变亮一点，但是有灰色的阴影。

● **在家不要试用这种方法**

你可以买无处方的使牙齿变白的成套工具，但多数牙医建议你不要试用它们。因为它们可能含有氢过氧化物或是含有在嘴里转换为氢过氧化物的配料，反复使用氢过氧化物会加速口腔癌的发生，特别是对于吸烟者。

钛的二氧化物也会稍微使你的牙齿变白，但在多数情况下，商业性的家用配套用具甚至使用60次也不会使牙齿变白。

● **戴上牙套**

牙医们还有一种方法使牙齿变白，那就是塑胶的或是瓷的牙套。对于着色很深的牙齿，你可以选用任何一种牙医提供的装饰性的覆盖物。牙套可以盖住牙齿的各个面——前面、背面、边侧和顶部。当然美丽的同时价格也不菲。

● **勿使用牙齿洁白剂**

牙齿洁白剂表面上看效果很好，实际上它磨损牙齿的珐琅质，使象牙质暴露出来。而象牙质的色泽较深，使你的牙齿看似布满齿渍。

何时该去看医生

★ 一个或几个牙齿变暗或变为灰色或黄棕色。
★ 牙齿变为粉红色。

磨　牙（Tooth Grinding）

症状表现和引起症状的原因

常有人问医生："我的孩子夜里经常咬牙，声音特别大，是生了什么病吧？"的确，听到那"咯吱咯吱"的磨牙声，做家长的怎么能不担心呢。

不过，磨牙本身并不是什么病。原本是一种肌肉痉挛，其诱发原因很多，医学上至今还不能明确作出解释。当牙齿的咬合不整齐、齿槽脓漏或其他牙病发生时，常会伴有磨牙。此外，假牙的金属与其他牙齿碰撞、牙龈红肿、出脓出血时，它的不舒服都可能引起磨牙。

其实，习惯性的咬牙或磨牙是由三种主要的因素造成的。多数有这种问题的人都仅仅是用他们的牙齿来发泄他们的压力。其他的腭关节错位会导致腭肌肉疼痛发作。在多数情况下，一些17～35岁之间的妇女有轻微的中枢神经系统的紊乱使得她们咬牙，磨牙。

一些要求工作非常仔细和严格的人，像钟表匠和脑科医生往往会磨牙，疲劳、饮酒、忧虑、睡眠不足等情况，也会使平常本来并不磨牙的人磨牙，而平常就磨牙的人在这些情况下会更厉害。

磨牙看上去不算大麻烦，但治疗是很重要的。至少，习惯性的咬牙或磨牙会让你的下腭痛苦，当你继续磨牙，你会使腭关节错位或损伤，而且会造成头痛、脖子或肩膀疼痛、耳鸣。更会使得牙齿变松动，咀嚼面磨损。如果继续将牙齿磨下去，你会使得整个上下颌不正常，牙齿不能对齐。

如何缓解症状

因为许多磨牙的原因需要专门的药物治疗，因此，去看牙医是个不错的主意。下面是你可以自己尝试的一些办法以及医生建议的一些治疗方法。

家庭处理措施

● **减轻一点压力**

因为磨牙主要是对压力的反应，你应该尽可能地释放压力。放松技巧、按摩、柔和的锻炼和瑜伽都是让你镇定并减少或结束磨牙的好办法。

● **晚上戴上牙齿保护套**

如果你磨牙的话，一种简单的牙齿保护套，可在运动用品店买到，它可以在夜间当你磨牙时戴上保护你的牙齿。

● **白天用的牙齿保护套**

处理腭问题或畸齿矫正术的牙医会给你戴一种专门的牙套，它戴在嘴巴背面而且看不出来，牙套可以让你的牙齿保留无法咬合的空间。

● **修复关节**

对于磨损严重的牙齿，专家可以通过复位夹板或手术，来修复导致腭肌疼痛的错位的关节。

● **修补牙齿**

如果你是严重的磨牙患者，而且把牙齿给弄坏了，你的牙齿需要修补覆盖。如果是由于你的补牙太高你才磨牙，你的牙医可以将你的补牙弄平滑。

● **平时注意你的牙齿**

你的嘴巴闭上的时候，牙齿不要接触。放松你的下巴，每天检查几次看看自己是否咬牙了。

● **去看医生**

磨牙的原因有许多，不过有一种可能需要去医院检查一下：如果你的孩子睡觉不停地磨牙，并伴有食欲不振、体重下降、肛门瘙痒等症状，这可能是肚子里的寄生虫在捣乱，你需要带孩子去医院做相应的检查以确诊。

何时该去看医生

★ 你发现自己习惯性地咬自己的牙齿或咬紧下巴的肌肉好像咀嚼或咬什么东西似的。

★ 你的配偶说你睡觉时磨牙或咬牙齿。

牙齿松动（Tooth Looseness）

症状表现和引起症状的原因

假如你不是一个正在换牙的6岁孩子，松动的牙齿通常意味着两个问题：牙周疾病或下巴受到重击。

造成牙齿松动的最大可能是牙周疾病——严重的牙周炎导致的牙根和牙龈萎缩。如果你的牙龈与骨头没有很紧密粘连，牙齿就会松动。其他的牙齿问题如龋齿有时也会导致牙齿松动。

不正确地咬东西，上下齿没有很好地对准，也会使牙齿松动，习惯性地咬牙或磨牙——由于压力导致的磨牙，不仅会磨掉牙齿顶部而且会导致牙齿松动。当然，年龄也是一个因素，随着身体的衰老，牙齿的脱落有时在所难免。

如何缓解症状

你不能抓住一瓶强力胶将松动的牙齿重新粘紧。实际上，如果你的牙齿松动是由牙龈疾病造成的，那你的牙齿可能无法挽救了。

如果你的牙齿松动是在一次事故中受到重击，重新接上的机会要多些。下面是你和你的牙医可以做的。

家庭处理措施

● **不要触摸**

当你注意到牙齿松动，抵制住用手指或舌头去触摸的欲望。牙医说，那样只会让它更松动。但是如果你将它拔出来或如果是受重击，则尽量将牙齿再放回原来的位置，应尽可能让它复位。

● **冲洗，但是不要擦洗**

如果遭受重击的牙齿是脏的，把它放在温水里，但是不要擦洗，牙齿可能还会有一点牙齿韧带仍然粘着有助于再植入进去。

● **把它放在舌头下**

一些人也许讨厌将脱落的牙齿再放回到缺孔里。如果这样的话，至少将它放在你的嘴里直到去看你的牙医。把它放在舌头或脸颊下。如果是小孩的牙齿受到重击，成人帮他放回他的嘴里。但不要吮吸。

● **把它储藏在牛奶里**

对于那些讨厌将牙齿放在嘴里的人，把它放在一杯牛奶里，要比放在湿的纸巾里好些。

● **尽快去看医生**

尽快地去看牙医。牙齿脱离它的位置的时间越长，越不容易植活。

● **试用手术或固定器**

牙龈手术可以使由于牙周疾病导致松动的牙齿变得稳固，成功取决于牙龈和骨头损失的范围。有时我们所能做的就是用固定器将它与相邻的牙齿粘在一起。牙齿不会自动站立，但至少你的牙齿会在你的嘴巴里。

何时该去看医生

★ 在任何时候你注意到你的牙齿松动。

牙齿过敏（Tooth Sensitivity）

症状表现和引起症状的原因

每个人在咬冷的东西时牙齿偶尔都会经历短暂的疼痛。那通常是因为牙齿失去了一些牙釉质的保护——也就是牙神经暴露。在牙釉质的下面存在着蜂窝状的极小的填满了液体的被称为牙齿细管的坑道。这些细管直接连到含有牙髓和牙神经的牙齿内核。

通常唾液可帮助牙釉质上的钙的沉淀，可以盖住和保护细管上的通道。但是过分用力地刷牙（特别是会造成磨蚀的牙齿抛光），萎缩的牙龈，酸性的食物和磨牙都会侵蚀牙齿上的保护物，阻碍牙齿细管的终端。牙齿破裂和失去填充物也会暴露牙齿的细管或者甚至是牙髓本身。

不管是什么原因，一旦牙齿的细管暴露出来了，温度的变化都会导致里面的液体迅速地前后流动，那样来回移动会导致牙齿剧痛。

遭受过侵蚀的牙釉质会导致牙齿对冷热食物或饮料的痛苦反应。如果你对热的食物或冷的东西的反应时间较长，可能患有不能逆转的炎症，会导致脓肿。

如何缓解症状

如果你的牙齿最近对冷热食物敏感，你不用紧张，有时这种刺激是正常的，会在几周内消失。那意味着牙齿里面的牙髓有轻微的发炎，需要时间恢复到正常状况。如果疼痛在几周内还没有消失，应去看牙医，因为牙齿里的神经可能会坏死。

家庭处理措施

● 选用脱敏牙膏

牙齿对冷的食物敏感可以使用脱敏牙膏来治愈，治敏感牙齿的牙膏可以通过塞住牙齿的细管起作用，锶的氯化物和钠的氟化物，可帮助提取唾液里的钙来堵住牙齿细管和牙釉质。要想有效，一定要频繁使用，而且必须谨慎地刷洗。同时避免食用致敏的食物和饮料。

● 用氟化物漱口

氟化物的漱口水也可帮助堵塞住牙齿的细管。

● 试用异丁苯丙酸

如果你去看过牙医后还感觉牙齿对冷或热的食物敏感，可以试用一下异丁苯丙酸来缓解不适。

● 温柔地刷牙

请使用软毛的牙刷，挤牙膏前将牙刷打湿，不要刷得很重，很可能牙齿敏感的最常见的原因，就是人们使用带有硬毛的牙刷刷洗得太重，结果磨掉了牙釉质。你可以看见牙齿上的刻痕。

● 少吃酸性食物

酸性的食物和饮料会很快吞噬掉牙釉质，使得牙齿更容易感受到温度的急剧变化。一些人在夏季患有季节性的牙齿敏感，多半是因为他们吃了太多的土豆或柠檬，碳酸饮料也会损害牙齿。

● 停止磨牙

如果是磨牙导致了你的问题，让牙医给你开些保护牙齿的防护牙套在睡觉时戴上。

● 用电离子疗法

如果上述方法都不见效，医生会建议使用离子治疗，用电流在牙齿釉面缝隙上涂抹保护性的氟化物，这层保护膜会形成屏障，使外界冷热刺激不再影响牙齿。

也见“磨牙”。

何时该去看医生

★ 吃过或喝过冷的食物后牙齿一直疼痛。
★ 你的牙齿对热的东西会感觉疼痛。
★ 集中在一颗牙齿敏感。
★ 抗过敏的牙膏不管用。

牙龈出血（Gum Bleeding）

症状表现和引起症状的原因

牙龈是我们牙齿最重要的依托，这种红珊瑚色的组织会随着年龄的增加，渐渐变得暗淡失去光泽。这是因为，人体的逐渐老化使得牙龈上的血管变细。那里的血液循环不像以前那样顺畅了。血液循环状况的恶化，使牙龈不能获得充分的营养，牙龈于是渐渐地萎缩，牙神经线随之离牙龈表面更加接近。所以，当牙刷碰上去时，神经线受到刺激，就会感到疼痛。牙齿遇冷遇热时感到疼痛，道理也是如此。

所以，如果你是一位上了年纪的老人，如果出现牙龈痛，在一定程度上，可以说是无法治疗的，因为它是不可抗拒的人体老化现象。但是，如果牙龈痛伴有出血，就必须引起重视。

最常见的牙龈问题就是出血，它是牙龈发炎的症状。但牙龈炎只是另一种更严重的炎症的前奏——牙周炎。一旦你的牙龈问题恶化到这一步，你可能会失去所有的牙齿。

牙龈炎是由堆积在牙齿和牙龈周围的齿菌斑上的秽物引起的。这些满含细菌的秽物是食物残渣和唾液的混合物。每个曾经看过牙医的人都知道，牙齿会变成储满齿菌斑的仓库的主要原因是你没有按时洗漱洁牙，但在这个问题上还有其他因素起作用。

首先，症状是因性别而异的。女性比男性更容易患牙龈炎。在月经期间，女性的牙龈更易肿大，一触即痛，也更容易流血。这本身虽然并不会令女性更易患牙龈炎，但在卫生条件恶劣的情况下会令问题恶化。

同样，几乎所有的孕妇都会患短期的牙龈炎。表现为牙龈肿胀和出血，并随着产期的临近而日趋严重。

事实上，婴儿有可能会遗传母亲或父亲的牙龈问题倾向。牙龈问题是遗传性的。有些人似乎天生牙齿上不长牙菌斑，而有些人很快就会出现很多。

有些药品也会令牙龈肿大或出血。这些药品包括口服避孕药、抗抑郁药、抗组胺药、鼻腔喷雾剂和治疗高血压和心脏病的药。

牙龈问题也常见于糖尿病和白血病患者，以及那些因吸烟或压力而口干的人。

最后两类即烟民和有压力的人特别易患战壕口炎。一种一次大战时常见于士兵的病，恶劣的卫生情况增高了患病的概率。现在已知是坏死性溃疡牙龈炎：得了这种牙龈炎的人在牙龈上出现疼痛不已的溃疡、出血，而且口臭极为严重。

牙托也可造成牙龈疼痛，如果牙托不很合适，或颌骨退化到无法将牙固定在原处。牙龈上就有可能出现溃疡。这是一种压迫性萎缩。正如你的胳膊长期打石膏后会发生的情况一样，牙龈表面变得松动，牙龈下的骨头也开始退化。

如何缓解症状

刷牙的时候，偶尔的牙龈出血当然不必过分担心，但如果是经常出血，就应当请医生诊治，防止病情进一步发展。牙龈出血或肿大就像其他健康问题一样：如果你发现得早，就容易治好。牙龈炎在早期是绝对可以治好的。

家庭处理措施

● **注意刷牙角度**

想要防止牙缝中堆积牙菌斑的最好方法是将软毛牙刷成45度伸入口腔。动作轻柔地上下或来回清洁牙齿。这种动作对于将已有的牙菌斑从牙齿上清除也十分有效。

● **每天刷牙**

牙周炎的原因之一是口腔不够清洁。所以日常生活中注意饭后刷牙漱口也是有效的预防措施之一。理想的情况是你每餐后都应刷牙。如果做不到，至少保证每天早晚刷一次牙。

● **试试牙线**

牙线也是很好的清洁手段，确保牙线要清洁至稍离牙龈线以下，来回上下移动牙线，直到牙齿被刮得干干净净。如果你第一次用牙线时弄出了一点血，不要太担心。使用牙线只会对患牙龈炎的区域产生一点小小的刺激。

● **勤看牙医**

大多数人应当每6个月去牙医处做一次牙齿清洗。而有一些人则应去的更频繁一些，比如吸烟者、糖尿病患者、服用会导致牙龈问题药物的人及有家族牙龈病史的人。还有孕妇，由于她们更易患牙龈疾病，在怀孕期间，应去牙医处至少做3次牙齿清洗。

如果你不能定期去牙医处护理牙齿，将来就有可能会遇到麻烦。未来的你将不得不每晚睡觉前都要取下假牙——6个月或更久都不去做牙齿清洗的人最终可能会失去他们的全部牙齿。

● **当牙龈炎恶化时**

如果你的牙龈炎很严重或已经发展到牙周炎，那么无论刷牙、用牙线还是每半年看一次牙医都不会有太大效果。这时，你的牙医就必须用特别的设备去除你的牙菌斑。此时的牙菌斑已经变成一种固体状的物质，称之为牙石或结石。集结在牙齿和退化的牙龈之间的腔囊深处。

医生会刮掉贴在你牙根表面的结石和牙菌斑，这一过程称之为刮牙。它可能会需要局部麻醉。在问题彻底解决之前可能要连续去就诊两三次。

● **寻求专家的帮助**

如果牙龈退化很严重，牙医会介绍你去看牙周病学家，他们是口腔、牙龈及颌骨问题的专家。一位牙周病学家可以给你提供很多种选择。包括骨骼移植、修复深层牙龈腔和牙龈线修复。

● 如果你已安装假牙

即使你已经失去了你原来的牙齿，现在正使用假牙。你仍应善待自己的牙龈，以下就是关于你该如何去做：

坚持刷牙。即使使用假牙也应坚持刷牙。这样做能预防牙龈问题。你也应当洗刷牙龈。决不要戴着假牙过夜——你的牙龈需要休息。

更新。一副假牙不能用一辈子。认为一副假牙足矣，就大错特错了。因为你一旦失去了原来的真牙，颌骨就会退化逐渐令牙托偏离原位。牙托渐渐变松并且开始刺激牙龈，但人们往往不把它当回事。应当让牙医每年检查一次你的牙托，一般来说，每 5 年就应换一副新的牙托。

可供选择的药物

● 补充维生素

虽然并不是所有的牙龈出血都是缺乏维生素，但是确实有一部分人的牙龈是因为缺乏维生素而出血，所以适当地补充维生素 C 和生物类黄酮（维生素 P）以及尼克酸可以预防牙龈炎和减轻牙龈出血的症状。

何时该去看医生

★ 你的牙龈充血，并伴有牙龈肿大、发炎或长期口臭。
★ 牙龈出血不容易止住，持续数分钟以上。
★ 你假牙下的牙床有炎症。

医学小知识

如何区分不同类型的牙龈炎

单纯性牙龈炎	主要症状为牙龈出血，龈色由粉红色变为鲜红色或暗红色，游离缘扩张增厚，龈乳头变圆钝而造成突出，附着龈上点彩消失，甚或由于牙龈肥大增生而致临床牙冠变短，龈质由致密坚韧变为疏松脆弱，缺乏弹性
青春期牙龈炎	女性稍多于男性，均发生于有局部刺激因素的部位，或正在萌出的牙齿，好发于前牙唇侧，虽然局部刺激因素的性质、程度与成年人相似，但表现为剧烈炎症反应，龈炎和龈乳头炎充血水肿，点彩消失，松软光亮，易出血

妊娠期牙龈炎	是妊娠期轻度的牙龈炎症，主要由激素变化引起，波及全口牙龈，前牙区重于后牙区，以龈乳头炎症最甚，牙龈鲜红或暗红，松软光亮，轻触极易出血，或自发性出血。龈炎加剧常出现两个高峰，始发于妊娠头3个月，另一个是最后3个月，分娩后约两个月龈炎可大部分恢复到妊娠前的水平。在妊娠4~6个月时轻微的刺激还会引发龈瘤，是龈乳头对局部刺激因素的炎性反应增大，多发生在单个龈乳头上，生长较快，质地较软，有蒂或无蒂，表面光亮，颜色暗红，影响进食，以上下前牙唇面多见，非真性肿瘤
急性牙周脓肿	患者会突然感觉牙龈肿胀或剧烈的跳痛，个别牙或多个牙唇颊侧或舌侧牙龈形成半球形的肿胀突起，发红、光亮、有波动感，患牙有浮起感，叩痛，松动明显。脓肿的后期，脓液局限，脓肿表面较松软，扪诊可有波动感，疼痛稍减轻。多发性牙周脓肿时，常伴有较明显的全身不适和局部淋巴结肿大
慢性牙周脓肿	患者无明显自觉症状，或微感不适，在龈黏膜上可有通入脓腔的瘘管，能用探针探入，有时患者可自己发现从瘘管中有脓液流出，检查时叩痛不明显，扪诊时可有压痛
维生素缺乏性牙龈炎	此类牙龈炎比较少见，维生素C缺乏能导致牙龈发炎、出血，尼克酸缺乏（糙皮病）也能引起牙龈发炎、出血，同时还容易造成口腔的某种感染
白血病牙龈炎	是白血病患者的最初征象，大约25%的患儿会出现牙龈肿大，色泽暗红，易出血，由于白血病患者的血不能正常凝结，牙龈出血常持续数分钟以上

口　臭（Halitosis）

症状表现和引起症状的原因

如果你注意电视广告，你会发现约会美满或是爱情甜蜜都是因为情人口气如兰花般清香。确实，如果你的口腔有异味时，爱情也会跟着变质。

很多原因会引起口臭，最主要的是因为您没有很好地刷牙和除牙垢，细菌如潮湿角落里的霉菌，纷纷聚集到口腔、牙齿和牙龈上。如果不及时清理，口腔内的食物残渣会腐烂变质发出异味。细菌聚集还会引起牙龈疾病，人们发现口臭常伴随有出血和牙龈肿胀等症状。

如果牙龈炎和牙斑不严重，口腔干燥也可能是罪魁祸首。不少人患慢性口腔干燥症，晨起后感觉更明显。唾液分泌在夜间会减弱，唾液中含有抑制细菌繁殖的生化酶。缺少酶时，细菌数量会激增，因此醒来时会有口腔异味。

患有消化不良的人也会有口臭，因为他们的舌头表面被舌苔所覆盖，这些舌苔促进了口腔中的细菌繁殖，引起口臭。所以，只要用牙刷将那层舌苔刷掉，口臭也就会随之消失。

不过，比起舌苔来，口臭的更主要的原因还在牙齿上。龋齿、假牙、齿槽脓漏等，都会造成严重的口臭。

药物也会导致口臭，抗组胺剂和治窦炎的非处方药会使口腔、鼻腔干燥，因此会引起口臭。某些抗抑郁剂也有类似的抑制唾液分泌的副作用。

导致口臭的疾病还有：鼻窦炎、扁桃腺炎、口腔溃疡、牙龈脓肿以及肝病、肺病等。糖尿病患者呼出的气体有烂苹果味，胃病患者的嗝气也会令人不舒服。口臭严重、经常有痰的人，还有可能是支气管扩张，应去医院检查。

如何缓解症状

总之，口臭多数与重大的疾病并无直接关系，所以不必过分担心。保持口腔清洁，是预防和消除口臭的主要方法。

家庭处理措施

● **勤刷牙**

每天饭后刷牙漱口，吃过东西一定记着漱口。注意正确刷牙，检查牙刷，它们的功效就如空气清新剂一般。漱口水在根除口臭方面收效甚微，刷牙比漱口更有效。

● **清洁牙内侧**

不要忘记牙齿和面颊内侧，您需要清除所有残垢，不需要使劲擦，轻刷几下就可以了。

● **清洁舌部**

有时候简单地清洁一下舌部便可根除口臭，和牙龈一样舌部也会滞留细菌。

● **润喉**

保持口腔湿润会抑制细菌和牙斑。所以经常喝一点水会有好处。（见 108 页口腔干燥症的治疗秘诀）

● **看牙医**

如果仔细清洁后口臭仍然令人作呕，就得去看牙医了。因为很可能牙斑发展成了牙石或牙龈炎恶化了。牙斑如果无法清除，可以找医生帮助刮净。如果仍然无效，牙医就得另找病因了。

● **戒烟酒**

吸烟喝酒都会给你的口腔带来异味。口腔干燥症患者使用漱口水时，也应选择不含高度酒精型的。酒精会使口舌更加干燥，加快分泌有害物质。

饮食调理

● **避免辛辣食物**

葱、蒜等辛辣食物的气味用餐后容易留在口中。如果你吃的太多，气味可能滞留口中长达 24 小时，不论你多么使劲刷牙。这类该避免的食物还包括咸鱼、臭豆腐以及一些气味强的干酪。

● **嚼口香糖或茶叶**

和漱口水一样，薄荷口香剂或口香糖都只能暂时遮盖口气，仅适用于简短的面试或约会等场合。茶叶是很好的口腔清洁剂，你可以用茶水漱口，如果你不幸刚吃过大蒜或腥鱼，而又有一个重要的约会，那你不妨以茶漱口，再拿一小撮茶叶放在口中咀嚼，它会帮你渡过短时间的难关。

● **吃香芹**

香芹不只是餐盘上绿色的点缀物，它也可净化口气，是天然的清新剂。因此，不妨挑一把嫩香芹，放入口中彻底咀嚼。

● **补充营养素**

❖ 可以适当服用一些叶绿素（苜蓿汁或小麦草汁或大麦汁），加 1 汤匙于果汁中，每天 2 次。绿色饮料是对抗口臭的最佳方法之一，也可利用叶绿素做漱口水，加 1 汤匙于半杯水中漱口。

❖ 服用食物纤维（ABC 有氧堆体清肠剂）、燕麦麸或米糠也有一定作用，加 1 汤匙于果汁中，空腹使用，每天 2 次。注意：勿同时服用维生素及纤维，因为纤维可能吸收这些物质。

❖ 维生素 C 可以帮助口腔及牙龈恢复健康及防止牙龈流血。也是好的解毒剂，能排除过多的黏膜分泌物及毒素（这些物质均可能造成口臭）。

❖ 嗜酸菌，用量依产品指示。用来补充结肠内的良性菌。良性菌不足及有害细菌过多都可能导致口臭。

何时该去看医生

★ 坚持刷牙，清除牙垢，但却无法除去口臭。

★ 口腔浊气伴随有出血或咽喉及口腔肿痛。

医学小知识

口臭和可能的疾病

酸臭味	可见于消化不良，因胃有积食，嗳出的口气常有酸腐味
氨气味（小便味）	可见于肾炎患者。当肾功能衰竭时，由于不能正常代谢，体内肌酐、尿素氮含量增高，口中就有一股特殊的氨味
烂苹果味	可见于糖尿病患者。糖尿病患者病情恶化时，由于产生大量酮体，口中便会散发出一种烂苹果样的气味

鼠臭味	口中常有此味，提示肝脏有病。严重肝病的病人连呼出的气中也有此味，称为“肝臭”
腐臭味	口中有此气味，多由口腔不洁引起。有的老人和小孩早晚不刷牙，堆积的牙垢和嵌塞于牙缝里或龋洞内的食物残渣就会发酵腐败而散发出腐臭的气味
脓臭味	口中有此气味，常见于化脓性鼻炎、副鼻窦炎、鼻内异物或肺脓疡等，这些疾病的病灶处形成溃疡、糜烂、化脓，就引起脓性口臭。当肺脓肿、支气管扩张合并感染时，除唾出大量脓臭痰外，呼出气中也常有臭味
血腥味	可见于牙龈出血、上消化道出血以及支气管扩张的病人。
金属味	长期接触一些有毒的重金属，发生重金属中毒时，口腔内有一股金属味
花生味	口中有此气味，提示可能误服了某些毒鼠药
苦杏仁味	口中有此气味，提示可能是氰化物中毒

口腔上火（Mouth Burning）

症状表现和引起症状的原因

你是否有过口腔着火的感觉，那就像不幸咬到一个极辣的辣椒的炽热感觉；有时不像在烧，而更像是嘴巴被刀子刺了一样的难受。也有人说就像嘴巴、舌头或牙床被沙漠上的太阳烤干了，开始收缩和枯萎了一样；还有人说，就像被砂纸磨过了一样。

口腔上火者都有长久的复杂的求医经历。当没发现生理原因时，他们就被告知他们的头部或神经机能出现了问题，确实其中的一些人因为找不到口腔燃烧的原因和治疗方法而产生了压力和疼痛，出现了一些神经方面的问题。

有大约5%的人群发现不了口腔上火的原因，大部分是临近或已经绝经的女性人群，虽然她们生理和心理都很健康。她们口腔中燃烧的部位是不同的，并且没有明显的伤口。口腔感染如念珠菌病也是引起口腔灼烧的原因。还有没得到控制的糖尿病、食物过敏、营养不良和唾液缺乏也是原因。不合适的假牙或对假牙材料敏感也会导致口腔灼烧感。

如何缓解症状

下列各项措施有助于你扑灭口腔中的大火。

家庭处理措施

● **多喝点水**

口腔太干会引发烧灼感。一些药物、疾病和放射性治疗都会影响唾液腺体的正常功能。

● **调节荷尔蒙**

很多正在绝经或临近绝经的妇女口腔容易上火，因此很多医生采取增加雌激素的治疗方法，但结果却不是很明显。

● **改善饮食**

对食物过敏或敏感都会引起口腔上火，检查你的饮食，从新的食物到新药品、新饮料、新牙膏、口香糖等。如果你最近吃了新食物或用了新产品，试着停止使用，看看是否有效。

● **服用维生素 B**

缺铁或缺乏维生素 B 都会导致口腔内烧灼感，试着补充复合维生素。用量参照产品标示或遵医嘱。

另请参见“口腔溃疡”。

何时该去看医生

★ 火烧感觉的同时伴有舌头、脸颊或牙床的变色或疼痛。
★ 上火的地方似乎是在假牙的附近或在舌头上。
★ 持续一个星期以上的上火。

口腔白斑（Mouth Blaze）

症状表现和引起症状的原因

口腔里的白色斑点，多数是暂时的、无害的疾病。当疾病消失时，这些斑点也会消失。但是如果斑点一直存在，应去看医生。

许多喉咙感染会伴生白斑点，从痛苦的链球菌感染到白色念珠菌或鹅口疮感染。有时会产生软的、白色的小疮，聚集在扁桃体内的小缺口处。它会使你味觉糟糕，呼吸困难。它是无害的，通常一段时间后会自己消失。

如果口腔中的组织或舌头上有层厚厚的白色凝乳，你可能是感染了口腔念珠菌病，如果这种白衣存在很长时间，并且嘴里有酵母的味道，那就是确信无疑了。一些酵母还会引起红色的溃疡。

阿司匹林也会带来问题，那小小的白片是减轻疼痛的良药，但如果你将它放在疼痛的牙齿上，则酸性的阿司匹林会烧坏组织细胞。

有时你的免疫系统会错把自己的身体当成敌人，导致自身免疫反应。这种反应会导致嘴巴里的黏膜疾病和喉咙里叫做扁平苔藓的疾病，它看上去像白色的格子。不过除非变得很疼，不然不需要治疗。

另外一种常见的口腔白斑（常见于吸烟或嚼烟草的人）是一种黏膜白斑病，它会转变为癌症，但80%都是良性的。如果你的白斑出现硬结、突起、溃疡，往往是癌变的征兆，一定要警惕，及时去医院检查。

另一种形式的口腔白斑是因为咀嚼一些物质引起，比如一根树枝或其他什么东西，有时会引起一种真菌，它会在舌头背面和口腔顶部留下白色的斑点。咀嚼阿司匹林也会在嘴巴和喉咙里留下灼烧状白色物质，实际上，任何化学伤害都会引起这个问题。

梅毒也会引起口腔里出现白色损伤并且在三周后变红。

如何缓解症状

如果你不让医生或牙医检查，即使现在没什么大不了，到时一定会很难对付。如果你放弃鼻烟和咀嚼烟草你就可以远离黏膜白斑病，吸烟也是一样。如果你照做了，但白色斑点依然存在，那就要咨询你的医生了。

家庭处理措施

● 查明白斑是否正常

如果医生告诉你，你的白斑是白色水肿，可以放心。那是正常的身体变化，不需要治疗。如果是黏膜白斑病，虽然只是口腔和喉咙里皮肤的轻微的改变，也要让医生仔细观察看是否可能是癌症前期的变化。如果斑点变厚了，医生会使用小剂量的麻醉剂除去一些组织以进一步的检查。

● 不要担心扁平苔藓

不要担心，如果你的口腔里有像玫瑰花样的东西——扁平苔藓，那是无害的。如果它变得疼痛或不舒服，医生会给你开氢化可的松软膏。

● 正确用药

为了治愈酵母感染，医生可能会给你开些制霉菌类的药，你一定要按医生的嘱咐服用。

● 戒烟

如果你抽烟，那最好戒掉。嚼烟草或吸烟都是引起黏膜白斑病的重要原因。

● 服用维生素

医生治疗黏膜白斑病会使用一个月疗程的高剂量的维生素A。但不要用维生素自己治疗这个问题。太多的维生素 A 会伤到你。维生素 C 和 B 可以促进治愈口腔溃疡，向你的医生咨询你是否适用。

何时该去看医生

★ 你的喉咙里有白色的斑点，有 7～10 天，尤其是如果你吸烟或嚼烟草的时候。

★ 白斑点又疼又硬，并且增多，出现硬结、突起和溃疡。

口腔溃疡（Mouth Canker）

症状表现和引起症状的原因

吃饭时感到口腔内杀得疼，照照镜子才发现，原来是口腔中的黏膜或嘴唇上出现了一个白色的小洞，这就是口腔溃疡，又称口腔炎。当舌头或食物碰到这块溃疡时，黏膜受到刺激，人就会感到疼痛。

这种口腔炎的溃疡，并不是恶性的，通常一个星期左右便可自愈，所以不必太担心。不过，如果是频繁出现，为慎重起见，应检查一下阴部。男性的阴茎头部、女性的阴唇上如果也有同样的溃疡，那就不容乐观了，很可能是贝切特氏病，即口眼生殖器综合征，这是一种很难治愈的病，一经发现应及时请医生诊治。

对口腔溃疡的原因医生也不甚了解，但遗传因素起一定作用。同时医生们也普遍同意溃疡和精神紧张有一定的关系。一些人对引起溃疡的链球菌格外敏感，而且口腔溃疡极易复发。

牙医认为女性更易患口腔溃疡，尤其在孕期和经期。除了疾病还有很多很常见的引起口腔问题的原因。食物过敏和精神压力会诱发口腔溃疡；假牙对齿龈的挤压和摩擦也会使配假牙者患上溃疡，不合适的牙套或清洁不充分都是诱因，虽然不痛但却保留很长时间；对易感染人群，咬伤和口腔磨损也会诱发溃疡。

轻型口疮是临床上最常见的一种类型，主要发生在唇、颊、舌、口底和软腭等部位，损害开始为充血点或红斑，有烧灼感，以后发展为溃疡，呈圆形或椭圆形，直径多为 2～5 毫米，中心凹陷，上覆盖黄色或淡黄色纤维素性假膜，四周边缘充血红晕，数目多在 1～3 个，在说话及进食冷热酸甜等食物时疼痛加重，溃疡一般持续 7～14 天可自愈，愈后不留疤痕，发作时多无全身症状。

口炎型口腔溃疡又称疱疹样口炎，溃疡数目明显增多，可达 10 余个甚至数 10 个，溃疡面积较小，直径仅 1～2 毫米，有的可融合成稍大溃疡，黏膜充血发红明显，疼痛剧烈，影响说话和进食，溃疡可发生在口腔任何部位，但以舌腹、口底及唇黏膜内为多见，一般无全身症状，溃疡持续 7～14 天自愈。

复发性坏死性黏膜腺周围炎又称腺周口疮或巨型口疮，其特点为数目较少，多为单发，多者2~3个，但溃疡大而深，直径可达10~30毫米，并向深层扩展累及黏膜及肌肉，如弹坑状，周围组织发红，触之稍硬，愈合慢，可达数月以上，愈合后留有疤痕以致发生畸形，好发于口腔后部，并向咽部发展。

另一种由疱疹引起的口角疱疹，是一种传染性极强的溃疡，应该引起足够重视。它与口腔溃疡外观极为相似，都是圆形、红色，可能带脓。口腔溃疡分布不像口角疱疹那样连在一起，它们通常散布在口腔内活动柔软的部位，如舌头、舌下组织、双颊或上颚，其疼痛感不同于口角疱疹的那种刺痛和灼痛。当然，口腔溃疡也会由很细小的问题引发，如咬舌头或有口疮等。

没有疼痛的口腔溃疡是口腔癌的前兆，一定要检查你的口腔。

如何缓解症状

口腔溃疡疼起来很厉害，对于易患人群，疼起来更是要人命。10天到14天以后，它们会自然痊愈。当然，谁也不愿忍受这么长时间的折磨，以下方法可以帮你缓解症状。

家庭处理措施

- **用盐水漱口**

每天数次用盐水漱口可缓解疼痛。将一勺盐溶于一杯温水中，用来清洗口腔。也可以使用洗必太漱口液漱口，可以减轻疼痛。

- **按压穴位**

口腔溃疡经常由应激引起，按压天炆穴可减少应激，该穴位于肩部最高点，肩峰和脊柱的中点上。

- **动作轻柔**

刷牙时动作过猛，会碰破口腔，因此牙医建议刷牙动作应轻柔稳健，注意保护口腔。

- **戴合适的假牙**

因为不合适的假牙会引起口腔溃疡，因此每年至少要让医生检查一次你的假牙。如果你瘦了或是胖了，假牙就会不再合适，因为你的口腔组织会收缩或膨胀。

可供选择的药物

- **用氢化可的松涂抹患处**

将含有氢化可的松的胶状或糊状处方药涂抹到患处，可形成保护膜，加快愈合。

- **涂抹药膏**

使用一种含有能保护溃疡面的甘油及抗炎作用的过氧化物的非处方药膏涂抹患处，能起一定杀菌消毒作用，并可缓解疼痛，帮助您进食更轻松。

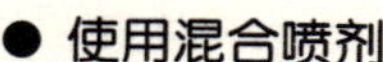

● **使用混合喷剂**

治疗口腔溃疡和其他轻微的口腔疼痛，可以使用从药店配置的果胶酸酯和苯那君药酒混合剂，进食时至少提前一分钟朝口腔内喷洒这种有镇痛功效的混合剂。苯那君有麻醉镇痛作用，果胶酸酯促进麻醉成分黏附在口腔内部。

● **服用一些消炎止痛的药物**

如含有利多卡因的止痛药物，六神丸、华素片等，请咨询你的医生。

● **服用维生素**

维生素 C 和 E 可以帮助治愈口腔溃疡，向你的医生咨询使用剂量。

● **补充赖氨酸**

几年前，研究人员对补充赖氨酸治疗口腔溃疡很感兴趣，但是该方法只对部分患者有效，因此补充赖氨酸前应先去咨询医生。

饮食调理

● **禁食酸性食物**

西红柿和桔子汁这样的强酸性食物会刺激溃疡创口，因此创口愈合前要禁食这类食物。

何时该去看医生

★ 口腔溃疡两周还不痊愈。
★ 口腔出现溃疡，无痛感。

医学小知识

口腔黏膜的变化与可能的疾病

症状	可能的疾病
正常口腔黏膜呈粉红色，如出现蓝黑色色素沉着斑片	可能为肾上腺功能减退的表现
如果口腔黏膜出现出血点或淤斑	有可能是维生素 C 缺乏所引起
口腔黏膜出现白斑，这是一种常见的口腔黏膜白斑病变（“白斑”用棉签是擦不掉的，这可与鹅口疮相鉴别），多发生在男性老年人口腔黏膜的不同部位，但多见于颊黏膜，唇、腭、舌黏膜也可发生，在我国的发生率为 8% 左右	白斑有 1% ~5% 最终发展为癌，以疣状（乳头状）白斑癌变率最高。白斑如出现硬结、突起、溃疡，是癌变的征兆。吸烟者易患白斑

续表

症状	可能的疾病
口腔黏膜出现红斑，这是一种口腔黏膜红色病变，表现为鲜红、柔软而界线清楚的斑块，一般无明显疼痛（此应与黏膜炎症、灼伤、擦伤相鉴别）。另一种表现为鲜红斑块样散在粟粒状白色颗粒，常伴轻微疼痛	红斑多发生于舌缘、舌腹及口底，发生率比白斑低，而癌变率比白斑高17倍，因此应特别引起注意
口腔黏膜出现黑斑，这是一种口腔黏膜上边界清楚的黑色或青蓝、灰蓝色斑，较小，形状不规则，无自觉症状（口腔黑色素沉着症表现为范围弥散，血管瘤肿胀突起，与黑斑外观不同）	黑斑多见于上颚、牙槽嵴及颊黏膜，男性发病率为女性的两倍，恶变率为30%左右。在恶变转为黑色素瘤时，黑斑增大、边界模糊，色素不均或增深，有的发生出血、卫星结节

口腔干燥（Mouth Dryness）

症状表现和引起症状的原因

你嘴巴很干，你的唾液腺就像是干涸的河床，你说话、吃东西都很困难，你感到万分苦恼。确实，口腔干燥不仅仅是小小的不方便，它还会给你带来更多的麻烦。

唾液能预防蛀牙和牙床病，可以中和来自齿菌斑的腐蚀酸。如果你得不到这些液体的清洗，那么齿菌斑就会增长。如果你卫生工作不到位，那就会产生牙龈炎或者更糟。

导致口腔干燥的基本原因是药物的作用。事实上，有400多种药物会带来口腔干燥的副作用，包括抗组胺剂、去冲血剂以及抗忧郁症的药物。一些利尿剂和治疗高血压和肌肉痉挛的药也会引起口腔干燥。

鼻子不通也会导致口腔干燥，因为过敏或淋巴组织问题而不得不用嘴巴呼吸的人也有口腔干燥的情况。一些维生素的缺乏，特别是缺乏核黄素和维生素A都会导致口腔干燥。

随着年龄的增长，唾液也会越来越少。然而，如果你的口腔干燥还伴随口渴、尿频、乏力，那你就要去医院检查一下血糖，因为糖尿病患者也会因为尿频使得唾液分泌减少而口干。

类风湿性关节炎经常困扰已经绝经的女性（如口眼干燥关节炎综合征），同时也会导致口腔干燥。头或颈部癌症的放射性治疗也会损坏唾液腺。

如何缓解症状

大多数治疗此种疾病的方法都需要咀嚼。咀嚼越多，唾液也就越多。咀嚼可以刺激唾液腺，唾液腺就像肌肉，如果长时间不用便会丧失功能。但是这种治疗需要你的唾液腺功能是完善的，否则毫无帮助。

家庭处理措施

● **嚼口香糖**

咀嚼无糖口香糖无论在何时何地都是最好的刺激唾液腺的方法。下巴的运动加上口香糖的甜味增加了唾液的分泌。但一定是无糖型的。因为糖会加快牙齿的腐蚀。研究发现，如果每小时咀嚼上 10 分钟的口香糖，唾液会大大增加。

● **吃水果**

如果你不喜欢口香糖，也可以吃水果。嘴巴里有东西可以很好地帮助分泌唾液。硬糖和薄荷糖都是可以的，但一定要确保是无糖型的。

● **多喝水**

水喝得越多越好，并且要漱口，含钙和磷酸量高的汽水对早期的蛀牙也有修复作用。

● **嚼冰**

咬冰不仅可以湿润你的口腔，而且下巴的运动可以激活唾液腺。

● **不要吃液体食物**

液体食物越来越成为常见的口腔干燥的病因了，和你想象得不同，以液体形式出现的食物会降低唾液的分泌，因为你咀嚼变少了。食用这种食物大约两周后你便会发现唾液的减少。

● **多吃纤维性食物**

食用富含纤维的食物也会刺激唾腺，因为这类高纤维的食物需要更多的咀嚼。

● **补充复合维生素**

维生素的缺乏会带走口腔中的水分。核黄素和维生素 A 的缺少也会引起口腔干燥。因此应该每天补充复合维生素。

何时该去看医生

★ 你不得不频繁地喝水以缓解口渴和干燥感。
★ 口腔干燥影响到了吃饭和说话。

喉咙疼痛（Throat Ache）

症状表现和引起症状的原因

当你的喉咙疼痛时，通常意味着那儿的某个地方发炎了。原因之一可能是由于鼻塞你用嘴巴呼吸，或一些胃酸返流进了食管造成的，或是吸烟导致喉咙疼痛。外界的刺激性气体和化学物质或是暴露在你对其有过敏反应的物质当中也会如此。冬季长期干燥的室内空气也会刺激你的喉咙，使你感觉疼痛。

喉咙疼痛也可能是由于感染造成的，比如单核细胞增多症或咽喉链球菌感染。下面是一些喉咙炎症的常见症状：

慢性单纯性喉炎表现为声带轻度充血增厚，黏膜表面有黏稠分泌物附着。

肥厚性喉炎表现为喉部黏膜呈黯红色，声带增厚，闭合不全，室带因代偿性增厚常部分遮盖声带，故不易窥清其全部。

萎缩性喉炎多继发于萎缩性鼻炎、咽炎，喉黏膜变薄、干燥、失去正常光泽，室带、声带、杓间区或声门下区，可见有干痂附着。

结节性喉炎亦称声带小结，常见于两侧声带前、中 1/3 交界处的游离缘，呈对称性结节状小突起，白色，质硬，有时声带边缘出现表面光滑的声带息肉。

如何缓解症状

不管是什么原因引起的喉咙疼痛，试一下这些办法来镇痛，会使感觉舒服点。

家庭处理措施

● **消灭鼻塞**

如果你的鼻子塞住了，毫无疑问你会用嘴巴呼吸，这样就会使得喉咙干燥，刺激咽喉。使用去充血剂可以减少鼻腔的肿胀，你可以再次用鼻子呼吸，从而去除咽喉的疼痛。（要使鼻子通气，见 70 页的鼻塞。）

● **增加空气湿度**

睡觉时在卧室放上加湿器，尤其是在开暖气时，这样可以减轻喉咙的疼痛。

● **多喝水**

当你喉咙疼痛时，每餐多喝一杯水，在睡觉时再喝一杯。喉咙保持湿润可以减少疼痛。

● **盐水含漱**

盐水含漱可以减轻喉咙的疼痛。将半汤匙的盐加进一杯温水中漱喉咙。

● **远离烟雾**

无论是自己吸烟还是被动吸烟，远离它。烟草烟雾的刺激物不仅可以使喉咙发炎，还会导致咽喉癌症。

● **绿化你的家**

有许多证据证明新房子里的气体，新地毯和家具都会导致健康问题，包括咽喉疼痛。在房间放上植物，一定要打开窗户让清新空气进来。植物会吸收毒素，进来的清新空气会改善进入喉咙的气体。

● **治好胃灼热**

即使你没感觉到心口灼热的症状，喉咙疼痛也会由于胃酸返流而引起。（见203页的胃灼热）

● **治疗链球菌感染**

医生说，尽管咽喉链球菌感染很常见，但很难诊断。治疗很关键，因为如果不治疗咽喉链球菌感染的话，会对心脏有危险。

如果你的喉咙疼痛还伴有这些症状：高烧、扁桃体处有白色斑点、脖子上的腺体肿胀、吞咽困难，医生可能会怀疑你有咽喉链球菌感染。此时你需要做一两种测试。血液测试和咽喉细菌培养会帮助医生辨别链球菌和病毒。

● **坚持治疗**

治疗链球菌最重要的是需要坚持服用医生开的连续几天的抗生素，即使服用一两天后感觉好多了也要服用。传染病会在治疗开始后24～36小时减轻，但你需要继续治疗使得感染不会复发。

可供选择的药物

● **含润喉片**

药店里有许多种润喉片，但要选择最适合你的。一些医生推荐使用含有苯酚的润喉片，它可以在使疼痛麻木的同时杀死喉咙表面的细菌。

● **使用喉咙润滑剂**

含有黏胶配方的润滑剂可以覆盖并使受刺激的喉黏膜镇定。比如，滑榆树皮就是一种好的治喉咙疼痛的润滑剂。在药房或健康食品店寻找含有滑榆树成分的润喉片。你还可找些蜀葵根糖浆或毛蕊花根茎来酿造润喉茶。蜂蜜也会给喉咙提供润滑。

● **服用止痛药**

非处方的止痛药像醋氨酚或异丁苯丙酸都能帮助镇痛。但如果是未满18岁的孩子，则避免使用阿司匹林。患有流感、水痘或高烧的孩子，服用阿司匹林会导致雷氏综合征，是一种会危及生命的神经疾病。

● **谨慎使用抗生素**

即使怀疑有细菌感染，也不要使用抗生素阿莫西林或安匹西林来治喉咙痛。

如果你没被查明患有单核细胞增多症，这些药物会导致类似青霉素过敏出现的皮疹，或导致你被错误认为对青霉素过敏。

何时该去看医生

- ★ 你发高烧至 38 摄氏度或更高，吞咽困难，脖子上的腺体肿胀或扁桃腺上出现白色的斑点。
- ★ 你或是患有喉咙链球菌感染或是单核细胞增多症，或一起发作。
- ★ 你有风湿热病史。
- ★ 你的身体上有发红的、砂纸状的皮疹。
- ★ 你经常感觉喉咙疼痛，而且没去看医生。

舌头问题（Tongue Problem）

症状表现和引起症状的原因

当您患了伤风感冒去医院看大夫时，医生一般都会让您“伸出舌头”，检查您的舌苔状况。这是因为在检查身体健康状况时舌头给我们提供许多的信息。舌头站在消化器官的第一线，所以，胃、肠的不适最容易在舌头上反映出来。另外，心脏系统的不适也常常会在舌头上发出信号。

在检查时，首先需要注意的是舌头颜色的变化。正常的舌头是健康的粉红色，如果发现舌头上粘有褐色的苔状物，这可能是胃口不好的信号，比如胃炎。不过，同样是胃炎，舌苔颜色的深浅不同，胃炎的轻重也就不同。

如果是浅褐色，那就不必过分忧虑。比如工作繁忙、吸烟过多或饮酒过量，或考试前开夜车，因这类原因而引起的胃炎大多都是一时胃炎。只要注意节制，这种浅褐色几天之内就会消失。此外，因便秘或感冒引起发烧时，也会出现浅褐色的舌苔。而且，当有上述症状时，除浅褐色外还常会有白色、黄色的舌苔，对此同样也不必忧心忡忡。

可是，如果舌苔的颜色变成深褐色的话，那就需要引起格外的注意了。因为胃炎这时正在慢慢地恶化。病情若发展到这一步，深褐色的舌苔就不会轻易地在几天之内消失了。当然，此时应尽早去医院接受医生的检查。

舌头还是各种细菌和真菌的孵卵器，健康的舌头表面像砂纸一样粗糙，上面有一些小缝和小突起叫做舌乳头。这些槽会填满食物，如果卫生较差，细菌就会在上面生长。小脓包就会从一开始的 1 毫米长至 20 毫米（大约 1 英寸），使得你的舌头看上去像长了胡须一样。变成白色、黑色、绿色或红色，颜色取决于感染的细菌和残留的食物。

舌头有时还会变得特别光滑，这一情况通常在营养缺乏的时候发生。这并不意味着舌乳头消失了。而是发炎的舌头组织肿胀并将其吞没了。出现这一状况首先应该怀疑是贫血。此外，还有可能是缺少维生素 B_{12}、慢性肝炎、肠胃病一类的病症。同样舌头开裂（裂纹舌）也多半是由于缺乏营养造成的。

疮也会在舌头上出现。它们可能是良性的，像口疮或由咬伤引起的。或者要严重些，也许是发烧引起的水泡。在舌头边缘的疮特别让人担心，它们可能是上面任何一种，也可能是口腔癌，需要让医生检查。

如果舌头上长出斑点，则可能是地图舌。听起来奇异，但不用担心，这绝不是什么大病的前兆。从“地图舌”所能推测的身体的病变，最严重的也就是消化不良。有地图舌的人舌头上有光滑的红色的斑点，斑点似乎还会不时地变换位置。有20%至30%的人会有。地图舌有些类似于地图形，如果你有的话，你的家庭成员中某人也会有，尽管目前还没有证明它是遗传的。不过，不用担忧，当您发现“地图舌”时，请您首先想想，现在的生活是否使身体过度劳累。只要身体状况恢复正常，舌头的状况也会奇异地全部恢复正常。

我们在检查舌头时，也要注意舌头的底部。如果舌头的底部静脉肿胀隆起，那就应该怀疑右心功能不全。当因某种原因，心脏功能减弱时，向身体的各处输运血液的功能就会变得迟缓。这样一来，身体各处静脉的压力就会升高，导致血管隆胀。另外，心脏功能不全时，手和腿脚的静脉也会出现同样的症状，此时应去医院做必要的检查。

如何缓解症状

如果你的舌头变色而又不能找到原因，你就需要去看医生。下面是你的选择。

家庭处理措施

● **仔细刷洗**

不管什么时候发现舌头变色或有覆盖物，首先求助于你的牙刷。如果不能刷掉，而且持续两天，那么去看牙科医生问一下是什么问题。如果没有了，舌头恢复正常，就坚持刷洗。

● **小心抗生素**

感冒久治不愈而连续服用抗生素的话，有益的细菌就会因此而纷纷死掉。有害菌借机繁殖，舌头上就会生有“黑锈”，这叫“黑舌”。如再发展，就会恶化成所谓的“黑毛舌”，看上去就好像舌头上长着黑毛。所以，如果因服用抗生素而使舌头变得有些发黑的话，请您暂且停止服药，立即找大夫商量一下。

● **换一下药方**

许多药物——像达尔丰和其他止痛药或四环素等也会改变嘴里的菌群的平衡。有时就会让某些强壮的细菌生长茂盛。如果你正在用药，你的舌头变色或开始长东西了，你应该继续刷洗你的舌头。问一下医生看是否可以中断你正在服用的药物或少服些来减少舌头可能着色的副作用。

● **看医生**

如果你的舌头边缘疼痛，安排时间去看看医生。它可能是口疮或感冒疮。但由于一些原因，边缘处是最爱患口腔癌的地方，你可能认为是由于锋利的牙齿刮伤造成的，但是它与牙齿无任何关系，牙齿通常不会导致舌头生疮。

● **不要吸烟**

吸烟会加剧或导致舌头问题。你最好停止吸烟。

饮食调理

● **补充维生素 B_{12}**

平滑的或光滑的舌头通常是贫血的迹象，多半是由于维生素 B_{12} 缺乏造成的。缺铁性贫血或是其他天生的血液问题也会带来舌头问题。你可以多吃些富含维生素 B_{12} 的食物，如鱼、低脂的酸乳酪和干乳酪等。

● **补充营养素**

“裂纹舌”多是因为维生素 B 不足而引起的。这种病与其他病症之间并没有什么特别的因果关系。不过，若裂纹较深的话，势必会残留饭菜的残渣，变成细菌的温床。而且，细菌在发酵饭菜的残渣时会引起发炎，出现剧烈的疼痛。要想防止这一现象的出现，最好的办法就是尽可能地保持口、舌洁净。

● **剔除致敏食品**

一些食物会导致有地图舌的人不舒服或有灼烧感。你可以试验一下除去不同的饮料或食物来看看是否会减轻痛苦。

何时该去看医生

★ 舌头上变色或有覆盖物——尤其是刷洗不掉的白色的、凝乳样的或黏稠的东西。
★ 感到舌头的边上疼痛。

嘴唇皴裂（Lip Chapping）

症状表现和引起症状的原因

每到冬季，许多人的嘴唇会出现干裂脱皮现象，这多半是水分丧失造成的。是什么原因造成水分丧失呢？如果你有舔嘴的习惯，那么也就不足为奇了。

在干燥的空气里，例如冬季在装有暖气的房间里，嘴唇上的水分会过分蒸发。当你无意识地用舌头舔嘴唇时，你的唾液会加速水分的蒸发，而且还会造成皲裂。太阳的炽烤也会让你有舔嘴唇的冲动，从而引起皴裂。

嘴唇皴裂的另一个常见原因就是对口红颜料的过敏。有些人经常嘴角皴裂，这是缺少维生素 B，特别是核黄素引起的，情况严重时还会导致嘴角的溃烂。

如何缓解症状

皴裂的嘴唇难受又难看，而好消息就是你可以自己治疗。

家庭处理措施

● **不要舔嘴唇**

停止舔嘴唇是件很难的事，因为就像眨眼一样，它是无意识的动作，但是要想治愈，首先就是要停止舔嘴唇，而停止这一动作的第一步是认识到舔嘴唇是问题的起因。

● **用盐水敷**

每天用盐水来冷敷你皴裂的嘴唇。将一勺盐放进一杯水中，将毛巾在盐水中浸湿后敷在嘴唇上，让其保持凉爽和湿润，一会儿后再拍干，你可以在上床之前做这样的程序，坚持一周内每天都这样做。

● **涂上润唇膏**

冷敷过后，涂上厚厚的润肤剂，例如凡士林或含有蜡或羊脂的润唇膏，以保持水分。

● **使用皮质醇**

如果一周的敷压和润肤剂解决不了问题，你可以到药店里购买含 1% 皮质醇的油脂。建议在涂润肤剂之前先涂上皮质醇，可持续用两个星期。

● **更换口红**

如果怀疑你的皴裂是由于对口红成分敏感，提供给你一个简便的在家中就可以做的测试过敏的方法：涂一小块口红在你的内臂上，保持 48 小时，如果对口红的某种成分敏感，你便会有瘙痒的反应。

● **不要暴晒**

嘴唇上娇嫩的皮肤最易被太阳晒伤，如果你有涂润唇膏的习惯，那么选择含有防晒成分的唇膏。

可供选择的药物

● **补充营养素**

如果你经常口角皲裂生疮，那么很可能你缺少维生素，适当地补充维生素 B 族，尤其是维生素 B_2（核黄素），以及维生素 E 等。用量遵医嘱或参照药物说明。

何时该去看医生

★ 嘴唇开裂嘴角溃烂，使用上述方法都无效时。

嘴唇发紫（Lip Discoloration）

症状表现和引起症状的原因

如果你的嘴唇发紫，全身难受不适，这说明体内氧气不足。

如果你正身处寒冷环境中，为保持体温，你体内的血液就会从皮肤流向中心，为重要的器官如心脏、大脑、肝等提供足够的血液，这样表面皮肤血细胞内的氧气就会减少，所以嘴唇上的皮肤会因缺氧而呈紫色。

双唇呈现紫色的另一种可能是因为吸入了有毒气体或因吸烟而造成血液内的氧气遭到排斥的结果，如一氧化碳中毒。

如果你的嘴唇发紫，皮肤发白，你可能是缺铁性贫血。铁是血红蛋白的重要组成部分，而血液的红色来源于血红蛋白。除了营养不良外，还有其他造成铁含量降低的原因如经期和患上溃疡时，任何造成失血的健康问题都会使你失去血色。

对于儿童，咳嗽和紫色嘴唇可能预示着严重的哮吼——一种常见的呼吸系统疾病。

嘴唇突然由红变紫并伴有脉搏加快，呼吸困难，这是非常严重的状况，它表示你的心脏或肺部出了问题。你的心脏可能会因为血管堵塞而出现心肌梗死，也可能是你的大脑血栓堵塞而出现中风；或者你的肺部因为肺炎、支气管炎、哮喘或肺气肿而得不到足够的氧气。肺部的血结块也会产生这样的症状，这时你必须立刻去看急诊。

如何缓解症状

如果你的唇色没有受任何外因的影响而变成了紫色，你就要去看医生了，他也许会测试你的血液循环系统及贫血状况。如果你是因为对寒冷敏感而造成唇色改变，那么下面的方法可以帮助你。

家庭处理措施

● **给自己保温**

用条大毛巾或毯子将自己紧紧裹起来，全身越暖，内部温度提高得越快，血液回到你的唇、手和脚也就越快，热饮料可以帮助血管膨胀并加快血液流动，但是咖啡会收缩血管。

● **活动手脚**

增氧健身法要求手和脚不停地运动，这样可以促进血液循环，将氧气运输到各个细胞中，可以很快地给你的嘴唇带来红晕。

● **戒烟**

吸烟会阻碍氧气的吸收并会收缩血管，所以最好不要吸烟。

何时该去看医生

- ★ 如果嘴唇突然变成紫色，同时心跳加快，咳嗽出汗并伴有呼吸困难，你要立刻看医生。
- ★ 如果嘴唇突然变成紫色，同时头晕头痛，要立刻看医生。
- ★ 如果你的孩子嘴唇和指甲都是紫色并强烈咳嗽、发热、呼吸困难，请立即看医生。
- ★ 如果你的嘴唇发紫，皮肤发白，同时经常头晕，请去看医生。

声音嘶哑（Voice Hoarseness）

症状表现和引起症状的原因

当你在卡拉 OK 纵情高歌的时候，也许没想到第二天会说话困难。通常，造成声音嘶哑的原因多半是声带水肿。用嗓过多（过度）的人会在他们的声带上长出许多小疙瘩（声带小结）。这种症状很常见，歌手、演讲者、经理、教师、有氧舞教练和孩子都容易得。

当然，用嗓过多过度并不是唯一能造成声音嘶哑的原因。鼻窦感染或上呼吸道感染和感冒都会令声带水肿，导致常见的喉炎。在咳嗽或反复清嗓的情况下也会导致声音嘶哑。

另一个常见的诱因是夜间胃酸返流，事情麻烦之处在于你并不知道自己有胃酸返流。相关的一条线索是你早晨起床时会有刺鼻的口腔异味。所以如果你不明原因的声音沙哑且清晨口臭，原因很可能就是夜间胃酸返流。

过敏也可能是间接原因，因为它会导致咳嗽、张口呼吸及令声带发炎。一些你本身不会对其过敏的物质，如香烟味和化学气体，也会刺激声带致其沙哑。

而且，香烟味会以另一种方式导致声音嘶哑——声带息肉。在吸烟人群中的发病率比非吸烟人群要高很多。不论是什么导致你声音嘶哑，干燥的空气还会令病情恶化。

如何缓解症状

你不必因此就永远不唱歌了。有很多治疗声音嘶哑的方法可以让你的声音恢复如初。

家庭处理措施

- **让嗓子休息**

完全的缄默是治疗嘶哑的最好方法。至少，要避免两种极端情况——耳语和大叫。耳语会对声带造成很大压力，如果你必须说话，尽量用柔和的声音说话。

● **多喝水**

你应当保持体内有足够的水分。尽量多喝水，直到你的尿接近无色。如果你正在服用会令尿液变黄的维他命以至你无法以此判断，那么只要每天喝 10～12 杯水就可以了。

● **保持空气湿润**

在洗热水澡时吸入蒸汽是最好的治疗方法之一。或者你可以使用蒸汽吸入器，这就像在美容院做面部按摩。你也可以考虑在房间里放一个加湿器，以抵消干燥的暖气带来的损害。

● **说话前先热声**

大量用嗓的人也需要像运动员一样的热身。下次你要演讲或为音乐剧排练之前，试试这个方法：

缓缓地 360°转动头颅同时平静地呼吸并让下颚保持松弛，轻柔地拉伸你的颈部肌肉。向不同方向转动肩膀，再轻轻摇晃。喝一点水。在口腔内外活动舌头。打几个呵欠，哼一首歌的同时感受在你轻轻闭合的嘴唇上的声音振动。在你用完嗓后再重复一遍同样的程序，这对防止声音沙哑很有好处。

● **避免刺激**

香烟、化学气体和木屑都会引起声音沙哑。避免置身于木屑和烟味中，在车间工作时带过滤性面罩以保护喉咙和声带免受木屑和烟尘伤害。

● **寻求医生的帮助**

如果声带水肿很严重，或发现长了声带息肉，就要医生来帮忙解决了。

● **发音疗法**

如果在不用嗓及试过各种治疗沙哑的方法后你的声带颗粒仍然没有消失，你的医生会向你推荐一位演说病理学家重新训练你的发声方式。严重的还应考虑手术。

● **治疗息肉**

大多数声带息肉都很小，如果它们是在早期被发现，通常都可以在不损害说话功能的情况下治好。

● **不要漱喉**

和通常认为的相反，刷牙漱喉会令嘶哑更加严重。多数口腔清洁液含有酒精，会刺激黏膜令声带脱水。漱喉时液体根本无法清洁到声带附近，而漱喉的动作本身是有害的。它会令你的声带剧烈振动从而加重声带水肿的情况。

● **不要清嗓**

清嗓是一种很难改变的常见的习惯。想防止由此可能引起的嘶哑可以试试用吞咽代替。作一个缓慢持续的吞咽动作就好像你真的在咽一点东西。它能减轻咽喉的异物感。

可供选择的药物

● **有助消肿的药**

糖浆对减少黏液分泌很有好处。但是别碰抗组胺剂，它会令喉咙发干。去充血药也可帮助减少黏液分泌，但如果你的心脏不太好，在服用之前一定要征询医生的意见。某些去充血药可能会增高血压。

● **慎用阿司匹林**

如果你患感冒已有了炎症，阿司匹林会对声带造成更多的伤害，从而令你的嘶哑更加严重。可以用非阿司匹林类止痛药代替。

● **止咳祛痰**

服用止咳药和祛痰药以防咳嗽进一步损伤声带。

饮食调理

● **喝鸡汤**

如果你的嘶哑是因流感引起的，你可以喝鸡汤，这是有科学依据的，热量会提高湿度，而鸡汤对减少黏液很有效。

● **别喝酒精类饮料**

白酒里的酒精和漱口水里的酒精一样会令你的咽喉干燥。如果你正声带嘶哑，用非酒精类饮料润喉。

● **不喝咖啡**

别碰含咖啡因的饮料，不论是咖啡、苏打水还是巧克力。咖啡因是一种干燥剂，不会对发炎的声带有任何好处。

● **喝药草茶**

用胖大海5枚加菊花、冰糖适量泡茶饮用，每天两次，连续服用2~3天即可见效。

何时该去看医生

★ 你声音嘶哑超过一个星期。
★ 你并未感冒、过敏，最近也不曾声带受损，却声音嘶哑。
★ 声音嘶哑的同时，你的颈部有肿块，说话时一直疼痛或鼻腔有黄绿色分泌物。

失　声（Aphonia）

症状表现和引起症状的原因

有时，我们会觉得嗓子发干说不出话，也许你会想：我会不会是失声了。不过大多数情况下，你并不是真正的失声。怎样辨别呢？你可以试着咳嗽一下或者清清你的喉咙。如果你能够办到的话，那么你实际上是有声的。虽然也许你的声音听起来在那一刻不是很可靠，甚至是很刺耳，但这只是因为出现了紊乱，而不是完全失去了声音。

完全意义的失声——丧失说话的能力是极为少见的。当它真的发生的时候，有可能是情绪上和心理上的压力造成。

你有可能会在大喊大叫后出现失声的情况，例如你在一场足球赛上叫的太大声；你同样会在一段长时间的喉炎（声带发炎）后失声，尤其在生病的时候依然挣扎着说话会导致你用来讲话的肌肉太疲劳，以至于它们会罢工一段时间。

也有一些特殊情况会导致失声，如胸部或者肺部的肿瘤会使引导声带的神经受伤，从而导致说话能力的丧失。导致头部颈部受伤的事故也有可能会使这些神经受损。而且你说话能力的丧失也有可能是中风发作前兆。

如何缓解症状

家庭处理措施

● **少说话多喝水**

让你的声带得到休息和喝大量的水会帮助你修复失去的声音。

参见“声音嘶哑”。

何时该去看医生

★ 如果你的失声已经持续超过了 2 周。
★ 如果你是在一场车祸或是头部或颈部受伤后失声。
★ 如果你并没有什么明显的原因就失声了，那么应该立即去看医生。

鼾声如雷（Snore）

症状表现和引起症状的原因

你的呼噜声和低沉的、从遥远的地方慢慢开来的运货火车的隆隆声夹杂在一起划破了夜晚的宁静；它们时而高亢，时而低沉，如滚雷般在你们的卧室里回荡；更有甚者，连邻居都跟着遭殃。当你的家人和近邻第二天黑着眼圈开车上班时，你既愧疚又无奈，要知道，打了一晚上的响雷你也累极了。

打鼾很常见，也很难治疗。因为通常没有什么器质性病变，所以被视为在医学上没有治疗意义，医生都不太愿意治疗。

但是打鼾如果严重，就可能成为一种严重的疾病——睡眠呼吸暂停综合征。

它会造成夜晚睡眠时呼吸的短暂停止，如果频繁地出现呼吸暂停，就会给你的心脏和大脑造成损害，严重者会出现心肌梗死。

当人们睡觉时，喉咙放松，喉咙的肌肉让呼吸通道敞开而且没有任何阻挡。然而对于打鼾者来说，他们喉咙里面的部分组织阻塞了空气进入他们气管的通道（因为太胖或天生的呼吸道狭窄）。他们打鼾时就像用吸管吮吸着酸奶罐底部似的费力地发出渍渍的声音，这是由于氧气被吸进阻塞的组织而形成的。在费劲地克服局部障碍时，你呼吸很困难，已经放松的喉咙壁向内，并粘在一起，其结果是你被窒息。

出现呼吸暂停的人在睡觉时停止呼吸，不是一两次，而是频繁出现，甚至整晚出现上百次。喘息和打鼾都会影响到宁静的睡眠，会使心脏缺氧血压升高，有些人第二天就可能会出现乏力、头疼、困倦等症状，无法精神饱满地工作学习。

引起打鼾的原因是多种多样的，除了酗酒、肥胖、呼吸道狭窄以外，鼻炎、感冒、扁桃体肥大、悬雍垂肥大以及一些颈部疾患、代谢性疾病、脑部肿瘤、脊髓病变、周围神经病变、甲状腺功能减退等疾病都有可能带来鼾声。一些药物也会造成打鼾和呼吸暂停，如安眠药、麻醉药、成瘾性镇痛药、抗组胺药、高血压药等。

如何缓解症状

当然，并不是每个打鼾者都会出现呼吸暂停。但几乎每个出现呼吸暂停的人都是打鼾者。对于这两种情形，保持喉咙畅通无阻非常困难。虽然如此，治疗方法还是有很多，各种方法对于一些人还是管用的。

家庭处理措施

● 查找原因

感冒、过敏、肥胖、年龄增大和上床睡觉前饮酒都会影响到夜间的呼吸，在治疗打鼾时都应当加以考虑。你也许有上述情形但你却并不打鼾；相反地，你可以排除以上所有情形，但可能仍然是一个每晚都发出呼噜声的雷公。

● 减肥

如果你身体很胖（打鼾者多半是胖子），那么也许减肥是一条行之有效的方法。当然如果你还患有感冒或鼻炎，积极治疗也至关重要。

● 侧着睡

要避免打鼾，最好的姿势是侧着睡。因为可以让处于放松状态的舌头和喉咙组织尽可能减少对空气的阻塞。而仰着睡会使松弛的舌头和喉咙肌肉向后坠堵塞呼吸道。

● 在背上安装感应气囊

在背部的位置装上一个自动感应的充气装置。当你仰卧时，由于重力作用，该装置会自动充气将你由平卧推向侧卧。当你侧卧时气囊会自动放气。你可以咨询你的医生购买该装置。

● **戒酒戒烟**

酗酒会引起鼾症，吸烟也同样会对中枢神经系统造成抑制，并带来慢性咽炎、肺气肿等呼吸系统的疾病，因此，为了你自己的健康和家人的安宁，最好是戒烟戒酒。

● **手术治疗**

就孩子而言，扁桃体增大和扁桃体肿大通常是有情况发生的预兆，在早期摘除通常可以防止以后发生打鼾或者呼吸暂停问题。

较复杂的手术是阻塞性睡眠呼吸暂停综合征，医生需要把扁桃体、软的上颚和小舌头（喉咙里面小的冲压袋）的后部切除。

● **不要轻信广告**

抵制住购买承诺能减轻症状的东西的冲动。脖子矫形固定器和用来消除打鼾的模型枕头都被证明不管用。

● **使用辅助装置**

气道正压通气机是一种辅助装置（CPAP），可以消除呼吸暂停和打呼噜。带上一个小的三角的用管子连接着床头柜上盒子里的风扇的鼻子面具。这个风扇可以将空气从你的鼻孔送进喉咙里，使其保持畅通，从而在晚上寂静无声。CPAP机器可以从医生那里买到，通常只用来防止呼吸暂停，但价格昂贵。

何时该去看医生

★ 你的配偶注意到你很大的打呼噜声会因为10秒钟左右的呼吸而中止，也许接下来是粗哑的喷鼻息声和喘气。

★ 你经常抱怨睡眠不足，白天频繁犯困或睡着。

★ 你打鼾，并有下面任何一种症状：高血压、腿部肿大、阴茎勃起问题、记忆消失或很难集中注意力。

吞咽困难（Gulp Handicap）

症状表现和引起症状的原因

吞咽与呼吸一样自然。你的喉咙肌肉每天完成这种运动几百次，吃进食物，喝进水分，使你的身体维持正常的运转。当你吞咽时，食道上端的肌肉（也叫括约肌）放松，允许经过你的嘴巴和喉咙的东西进入到你的消化系统。

然而，当你紧张，有压力或怯场时，括约肌会痉挛，使得喉咙绷紧，结果是：“难以下咽。”

有些导致吞咽困难的原因可能是无害的。长期的喉咙刺激——特别是冬天室内干燥的空气会使得喉咙难以吞咽，尤其是你早上刚起床的时候，并且如果你没有喝足够的液体，你的喉咙也会发干，使得吞咽不舒服，吞咽困难是喉咙疼痛或流感的一种征兆。然而当它出现问题的时候——比如吞咽困难，它所隐含的警讯却是不容忽视的。

如果你是吸烟者，那么香烟被认为是首要的怀疑对象。如果你是一个吸烟者并且你的喉咙感到有堵塞物和疼痛，应该尽快去看医生，检查是否有咽喉肿瘤。

少数情况下，吞咽困难可能是由于身体的异常引起的，比如括约肌的痉挛。如果你又有溃疡，胃酸逆流也会妨碍吞咽。吞咽困难有时候也可能是肿瘤的征兆。

如何缓解症状

如果你是一个吸烟者并且你吃饭和吞咽有困难，应该让医生检查一下。而且任何与压力、空气和你个人习惯无关的可疑的吞咽症状，都应该让医生看看。此外，有些情况是你可以自己控制的，下面是你该做的。

家庭处理措施

- **减轻压力**

重压和紧张有时能使生活本身难以忍受，任何能带来放松的事情——锻炼、按摩、沉思、瑜伽、深呼吸，都能释放喉咙里的压力。在紧张时用一块热的布敷在喉咙上也会减轻喉咙的不适。

- **多喝水**

因为许多吞咽问题是由于喉咙的干燥引起的，专家建议每天要喝 8 杯水。空气里需要有 35% ~40% 的湿度，在卧室里放个加湿器，清凉的薄雾会让喉咙感觉好一点。

- **治疗胃酸返流**

如果你怀疑自己患有胃酸返流，许多事情可以帮助控制这种情况，包括戒除咖啡因、酒精、巧克力和烟草（对于消除返流的其他建议，见 213 页的胃灼热）。

- **透视检查**

如果怀疑你的食管有问题，医生会做一些透视检查。比如 X 射线检查。如果检查证明是食道括约肌痉挛，首要的方法是使用肌肉解痉药。也可以通过插入一个伸展的仪器使肌肉放松。

- **手术**

更严重的情况下，外科手术可以将括约肌肌肉分开使它保持松弛。先天的问题和被称为食管憩室病——就是在食道的内壁形成了一个影响吞咽的囊，也可以通过外科手术纠正。

何时该去看医生

★ 你持续一两天的时间出现吞咽困难。
★ 你想吞咽时有东西噎着。
★ 你还有耳朵痛，咳嗽时有血。

丧失味觉（Gustation Comedown）

症状表现和引起症状的原因

你的舌头能尝出酸、甜、苦、辣、咸，但你要体会真正的美味却需要鼻子的帮忙才行。实际上，80%到90%的人所谓丧失味觉其实并没有——实际上他们丧失的是嗅觉。剩下的10%到20%，问题出在他们的味蕾，而味蕾问题有时又是由耳朵的感染或中耳手术造成的。那是因为一种通过味蕾的主要神经穿过中耳。这些耳朵问题不会造成味觉彻底丧失，但是会造成嘴巴里面奇怪的味觉。

舌头酵母（念珠菌病）或真菌感染也会跟你的味蕾开玩笑。口腔不卫生、牙齿感染等也会使你的味觉迟钝。如果你使用抗生素，被称为舌炎的嘴部感染也会使你的口味不鲜明。

饮食中缺铁能导致贫血，也会引起舌头感染而影响你的味觉。研究者也发现缺乏维他命 B_{12}、叶酸和锌也会导致味觉问题。

如果你在吃过一顿缺少这些营养的晚饭之后，点燃一支烟，你就会遇上双重的麻烦：吸烟使你的味蕾筋疲力尽。

做放射疗法治疗癌症的人通常反应说味觉丧失，头部严重受伤的人也会如此。感冒、上呼吸道感染通常也会导致味觉丧失。并且，少数情况下，口腔、脑或脑干瘤也会损害味觉。

如何缓解症状

味觉丧失的时候，在多数情况下它可以自动或者在医生的帮助下复原，如果你患有耳朵炎症，在你完全康复之后你的味觉也会复原，但它需要一点时间。

下面是一些调节你胃口的办法。

家庭处理措施

● **保持口腔卫生**

重视常规的牙科检查，咨询一些正确刷牙和用牙线的技巧。

● **戒烟**

吸烟是一个常见的使味觉迟钝的原因，吸烟也会引起炎症，吸得越多越严重。改变这个习惯，食物吃起来会更香。

可供选择的药物

● **补充足够的维生素和矿物质**

务必要获取足够的维生素和矿物质特别是铁，考虑每天补充多种维生素、铁、锌，请你的医生给你开处方。

● **治疗口腔感染**

当你在治疗另外一种感染服用抗生素时有时会引发舌炎，使用一种含盐的嗽口药能除去味蕾的感染。往 1 杯温水里加入一大汤匙盐可以解除舌炎。如果那样不管用，医生会推荐使用一种抗真菌的漱口水，漱口水或止咳糖浆也能帮助消除嘴巴里的酵母感染。

饮食调理

● **加一点开胃的调味品**

如果你感觉味觉迟钝的话，吃一些有香料的食物，比如热的、酸的和辣的风味，像芥末酱、热的胡椒、辣椒和柠檬汁来帮助你开胃。

何时该去看医生

★ 任何时候当你感觉到味觉丧失时都要去看医生。

流口水（Drivel）

症状表现和引起症状的原因

流口水多半发生在小婴儿或老年人身上。婴儿流口水多半属于正常情况，老人流口水多半是牙齿掉了或假牙不合适。

有些妇女在怀孕后也会出现唾液明显增多。增多的唾液在吞咽说话的时候都造成一定的困难。流口水很多年都没有被重视，而且大部分的医生都把它看做是心理病症。所以很多的悲剧产生了，因为医生告诉那些妇女是她们的脑子出问题了。

在停用某种药物之后，唾液量也会增加。很多的药物都会有使嘴变干的副作用。一旦停药，唾液分泌量恢复到正常，但是就会觉得比平常多。

假牙不合适或者第一次佩戴假牙时的刺激也会引起唾液变多。嘴里任何多余的东西都会刺激唾液的产生。

脑炎、脑性麻痹、癫痫、帕金森综合征、植物神经功能紊乱等神经精神疾病也会引起唾液分泌过量。突发性甲状腺肿、糖尿病等内分泌系统疾病也有同样的作用。

如何缓解症状

曾经有很多方法尝试来减慢唾液分泌，但是很少能起作用。这里有一些办法可以试一试。

家庭处理措施

● **慢慢地吃**

妊娠期妇女尝试了各种办法：吃糖块，慢慢地喝水，少食多餐来应付这个问题。但是很多时候是没有用的，别放弃，不停地尝试，直到找到一个适合你的方法。

● **不要乱服药**

流口水还没有严重到需要用药物的副作用来让嘴里变干，特别是妊娠期妇女，因为药物可能会伤及到胎儿。

● **不要捏婴儿的脸**

许多人看着宝宝可爱，情不自禁的就去捏宝宝的脸，结果宝宝幼嫩的腮腺禁不住挤压，口水就不停地流出来。

● **佩戴合适的假牙**

如果是假牙造成你的口水增多，不妨请牙医调整一下你的假牙，直到它合适为止。

何时该去看医生

★ 如果流口水很长时间都不好，应去请医生检查一下。

第五章 耳朵的症状

耳朵疼（Earache）

症状表现和引起症状的原因

如果幼儿不停地哭闹，还用手抓耳朵，多半是由于耳朵疼，此时家长应该引起重视。成年人也会耳朵疼，虽然更少一些。

造成耳疼的微生物通常首先出现在鼻子或者咽喉的呼吸道感染中。在鼻子通道和内耳之间有一个很小的连接。感染会化脓，然后流到耳鼓引起疼痛，甚至还能够使耳鼓破裂。

孩子之所以耳朵会疼得更多，是因为他们有更多的呼吸道感染，而且他们的耳咽管还没有完全发育成熟，以至于连一些小的感染都不能抵御。

游泳也是耳朵疼的另一个原因。当水进入耳朵出不来的时候，就会引起耳疼。耳疼还会由耳垢或者一些跑进耳朵里的东西引起。

如何缓解症状

家庭处理措施

● **用热的橄榄油**

一两滴橄榄油或者矿物油能够暂时地减轻疼痛。像给婴儿热奶一样把装有油的瓶子在水里热几分钟，在滴入耳朵之前要在自己手上测试一下温度。

● **热敷**

有两种办法可以用热来减轻耳朵的疼痛。你可以用一块中等大小的加热过的布把它放在疼痛的耳朵上面。或者你可以打开吹风机用最低档直接来给耳朵通道里的空气加热。把吹风机放在离耳朵 6 ~ 12 厘米的地方，使用吹风机不能超过 5 分钟。

● **最好坐在床上不要平躺着**

坐起来就是为了不让血液在头上逗留，这样就可以减少耳咽管充血的可能性。这就是为什么当孩子耳朵疼的时候，把他抱起来他就停止哭泣，但是一让他躺下他就哭泣的原因。

● 多喝水

喝很多的水或者果汁不仅仅能帮助减轻疼痛的症状，而且重复的吞咽动作可以帮助清理耳咽管。咀嚼和打哈欠对清理耳咽管也很有好处。

● 勿频繁清理耳垢

在去游泳之前每天都清理耳朵，可能会使耳朵失去在游泳时需要的保护。耳朵里的耳垢可以起到保护和润滑的作用。所以在清理耳朵的时候，不要伸进去挖耳垢，只需要简单地用一块干净的布擦拭外耳就可以。

● 请医生帮忙

如果你的耳痛是由于耳垢堆积过多造成的，你可以去医院请大夫帮忙清理。如果你决定自己在家清理，记住一定要极其小心地用镊子夹出大块的耳垢，而对于细碎的耳垢可以用棉签轻轻地在耳道外部清理，千万不要用挖耳勺使劲乱挖，以免弄伤耳膜。

可供选择的药物

● 使用收缩血管的药物

非处方的含有新福林成分的鼻喷雾剂，能够帮助耳咽管恢复正常功能。喷雾可以冷却鼻腔和耳咽管入口的地方，使耳咽管工作得更好。如果耳咽管恢复正常工作了，就能感觉好一些。使用含有新福林成分的滴液的剂量不能超过说明上规定的剂量，过量地使用也会加重病情。

● 服止疼药

还有一种暂时缓解疼痛的方法就是服用非处方的止疼药，比如说布洛芬。只是不要陷入止疼药的陷阱，以为耳朵不疼了就可以不用去看病了，你需要的是抗生素。止疼药不能够杀死耳朵里的微生物，只是得到控制了。

● 服用抗生素

因为细菌感染是导致耳疼的最普遍的因素，所以大部分的医生都会建议服用羟氨苄青霉素和希克劳之类的抗生素来杀死病菌。

● 用酒精滴耳

往耳朵里滴一两滴异丙基酒精可以让游泳时留在耳朵里的水分挥发。在市场上有含有异丙基酒精和甘油成分的产品来帮助残留在耳朵里的水分挥发。

何时该去看医生

★ 持续超过一周。

耳朵痒（Ear Itching）

症状表现和引起症状的原因

任何东西都可以引起耳痒。位居首位的是皮肤病，如湿疹、牛皮癣和脂溢性皮炎。在身体的其他部位有这些皮肤病就是耳痒的一个暗示了。要特别地检查肘关节、眉毛和头皮。

在冬天，微生物把温暖的耳朵当做一个很好的寄居场所，所以就引起耳痒。在寒冷的冬天这个是很普遍的。

由耳垢堆积引起的水分也是引起耳痒的一个原因。然而，耳垢太少也会有同样的问题。有时候，戴浴帽时的摩擦也会引起耳痒。在耳道中的真菌感染——在外耳中表现出发红和发炎的症状——也会引起耳痒，但是这种情况很少。

如何缓解症状

家庭处理措施

- **别用硬器掏**

别用发夹或者牙签掏耳朵，这样会伤害到耳鼓，还会刺激耳垢的积累。

- **滴矿物油**

橄榄油或者别的植物油能够立刻缓解耳痒。病人躺着，发痒的那只耳朵朝上，让朋友或者爱人用一个滴油器把油滴入耳朵中。

- **杀死细菌**

可以用注射器往耳朵里喷温水来慢慢地把游离的微生物赶出耳朵。再加一两滴矿物油就可以杀死阻碍你的任何细菌。或者只需简单滴几滴酒精把细菌给淹死。

- **清理耳垢**

把耳朵放在一个盛有热水的瓶口，热气会软化耳垢让它顺利地出来，也更容易清理。不要想着要把所有的耳垢都清理出来，在耳朵里的一些耳垢还可以帮助防止耳朵痒呢。

- **看医生**

因为要判断是什么原因引起的瘙痒是很难的，如果瘙痒持续了几天的话，去咨询一下医生对病人会有好处。

可供选择的药物

● **使用皮质醇溶液**

50%的非处方皮质醇水可以减少很多瘙痒。可以用一块拧着的手帕蘸上这种水，轻轻擦拭耳朵。如果这个不起作用，医生开的处方皮质醇溶液可以缓解湿疹、牛皮癣或者别的形式的传染性皮炎引起的瘙痒。

何时该去看医生

★ 不仅耳痒，而且还流耳垢（发臭、流脓的）、发烧、疼痛。
★ 耳朵外面发红。

耳　鸣（Tinnitus）

症状表现和引起症状的原因

如果你总是听见一只蝉在鸣唱，而你又并不是在夏天，那么最好的解释就是你在耳鸣。耳鸣是一种让你听到各种各样怪声的听觉混乱。这种混乱的最普遍的原因是：在内耳中的神经末梢由于年龄和经常暴露在吵闹的声音中而受损了。也就是说，内耳在发出声音的幻觉给大脑。

耳鸣是血液在耳部血管中流动的声音，一般在血液循环情况不好时出现这种现象。例如，登山时、飞机起飞降落时等，一般的人都会感到耳鸣。这是由于外界气压的急剧变化引起人体血压的上下波动，造成内耳一时性血液循环状况恶化所引起的。

大剂量奎宁、奎尼丁或氯喹等药物，可引起剧烈耳鸣，但停药后会好转。常用的庆大霉素、链霉素、卡那霉素等药物，对听神经及前庭神经均有毒害作用，一旦发生药物性耳鸣、耳聋后，一般难以恢复。

有许多老人随着年龄增高频繁地被耳鸣所困扰，这是由于动脉硬化引起内耳血管变细所致。因为这是一种老化现象，所以治疗也很困难。

耳朵疼、细菌感染、耳硬化症、中耳进水、耳膜充血、内陷、穿孔或者耳垢太大都可能引起传导性的耳鸣。这种耳鸣的特征是单侧性，即在有病变的一侧，且耳鸣的音调较低，如“隆隆声”、“轰轰声”、“嗡嗡声”。耳的感应部分是内耳耳蜗，如发生内耳震荡、水肿（如美尼尔症）、听神经瘤等会刺激内耳耳蜗的螺旋器而产生耳鸣。此类耳鸣一般为双侧性，如只累及一侧耳蜗也可为单侧性耳鸣。耳鸣呈高音调，如蝉鸣声、嘶嘶声、汽锅放气声。根据刺激的突然发生或突然消失，耳鸣常呈间歇性，时有时无。

另外，全身性疾病也会引起耳鸣，如肾脏病、肝胆疾病、糖尿病、结核病、慢性气管炎、甲状腺功能低下等，当它们在全身功能紊乱时，会出现耳鸣症状，但会随身体的康复而恢复。有资料表明，耳鸣可能是冠心病的先兆。国内有人对有冠心病和耳鸣症状的128名患者调查发现，心绞痛比耳鸣早出现的占4.7%；心绞痛和耳鸣同时出现的占8.6%；而心绞痛迟于耳鸣出现的占86.7%。这说明心肌对缺血、缺氧的反应还不及耳蜗敏感。动物实验证实，在高血压、长期噪声及高脂饮食作用下，耳蜗比心肌更早显示出病理变化。临床观察也发现，在冠心病发作之前。一般都有耳鸣症状加重，故专家们认为，耳鸣可作为早期心脏病的一个重要标志。因此，一个原来没有耳鸣的中老年人，在近期内出现突发性耳鸣时，应及时检查血脂、血压及心电图，以明确是否患有冠心病。有些人长期耳鸣，已成习惯，但如近期内耳鸣加重，也应检查心脏，不可掉以轻心。

如何缓解症状

医生可以通过开一些抗生素来给病人消炎，但是大多数情况下，耳鸣是不能治疗的。但是能够尝试着下面的方法来减少耳鸣。

家庭处理措施

- **清理耳垢**

如果是由于耳垢的积累导致耳鸣的话，可以使用专门的掏耳垢的工具来清理一下。但是之前最好咨询一下医生，以免导致感染。

- **尝试生物反馈疗法**

研究显示，在一周之内接受12个生物反馈疗法的人中有80%的人比以前减少了80%的耳鸣。那些参加这个研究的人通过生物反馈疗法都学会了怎么放松肌肉。医学现在还不知道具体的原因是什么，但是压力和耳鸣之间还是有很普遍的联系的。放在你的身体上的电子感应器能像测心跳速度一样测出压力反应，使用在生物反馈疗法中教的放松技巧能够减轻这些反应，所以在这种情况下，就可以减轻耳鸣。生物反馈疗法并不是对每个人都见效的，但是对于一部分人来说是一个很好的治疗方法。

- **别服用太多的阿司匹林**

关节炎患者需要注意，大量地服用阿司匹林会使耳鸣恶化，虽然医生不能明确原因。一到两片阿司匹林不会造成恶劣的后果，但是如果一天服用了8～10片阿司匹林的话，那么就可能是耳鸣的一部分原因了。

- **戒烟**

烟中含有的尼古丁是耳鸣的催化剂，它可以迫使内耳中的神经着火。

- **少吃盐**

过量的盐会引起耳朵中的液体停滞，还会引起听觉器官的肿胀和压力。这些肿胀和压力也会引起耳鸣、失聪和头晕目眩。

● **少喝咖啡**

咖啡也是催化剂，它会使耳鸣更加恶化。

● **避免待在嘈杂的环境中**

过大的声音会恶化耳鸣，所以最好还是避免它们。如果不能避免喧嚣的话，最起码也要戴上耳塞。

● **买一个装置**

一些电子生产厂家会出售一些能够通过产生阔频噪声来帮助掩盖耳鸣的机器。如果不想花这些钱的话，还可以打开收音机用音乐来掩盖耳鸣，这个方法也可以达到同样的效果。

可供选择的药物

● **服用抗焦虑药**

在一项测试中，这些有耳鸣的病人服用了处方药阿普唑仑之后有 76% 的人的耳鸣都有所好转。

何时该去看医生

★ 耳鸣的同时还伴随着眩晕或者疼痛。

医学小知识

耳鸣与可能的疾病

疾病	症状
神经衰弱性耳鸣	特点是耳鸣的高音调与低音调不恒定，大多有两侧性，且常伴有头痛、头昏、失眠等症状。有研究显示，耳鸣与抑郁有关，对因忧郁而耳鸣的患者，使用抗抑郁药治疗后，随着抑郁症的好转，耳鸣也得到改善
耳部疾患引起的耳鸣	这类耳鸣特点是多有耳病史，且在夜间呈加重趋势。另外，根据部位不同，可产生传导性耳鸣和感音性耳鸣两种
颈部疾患引起的耳鸣	颈部肿瘤或颈部疾患压迫颈动脉时，可以引起同侧的耳鸣。此种耳鸣的特点为持续性、低音调，同时随着体位变动，耳鸣程度可有变化
药物中毒性内耳损伤引起的耳鸣	药物过敏或中毒造成的耳鸣，往往是高音调，且呈双侧性。不少药物中毒的病人，如链霉素、庆大霉素的早期中毒，就出现这种耳鸣。所以，这种耳鸣，是药物中毒的预兆，要警惕。一旦发生要立即停药，以免中毒加深，影响听力。婴幼儿使用链霉素等对听觉有损害的药物时，更要谨慎

续表

疾病	症状
全身疾病引起的耳鸣	全身性疾病引起的耳鸣和药物中毒引起的耳鸣特点相同，即高音调，呈双侧性
身体虚弱引起的功能性耳鸣	即非器质性病变，它常由于血管壁张力不足，局部供血差所致，中医认为它是“肾虚”的表现
更年期综合征引起的耳鸣	尤其睡眠差的病人更甚。但是，有少数耳鸣患者病因不明，需要定期检查。尤其是单侧呈高音调耳鸣的病人（如一侧高音调耳鸣，有时是颅内核小脑角病变所致），更需要定期去神经科、五官科检查。以便得到准确诊断，及时治疗
心血管疾病引起的耳鸣	耳鸣呈搏动性，动脉血塞、假性动脉瘤、血管性肿瘤或其他心脑血管性疾病，都有可能出现持续或间断的耳鸣。应作听力学检查及头部 MRI 或颞骨 CT

耳朵红肿（Ear Redness）

症状表现和引起症状的原因

冬天，如果你在寒冷的室外待得太长，你的耳朵就有可能变得又红又肿。

耳朵红肿发热的另外一些最普遍的原因是皮肤问题，如湿疹、牛皮癣。用发夹、挖耳勺掏耳朵都可能引起发炎。在刚打耳眼之后耳垂也会感染（耳朵对金属耳环过敏，也可能导致耳垂发红），耳管附近的炎症也是一个原因。当然对着耳朵的猛击也会让耳朵红肿。游泳时耳朵进水也会引起耳朵发炎肿胀。

如何缓解症状

如果耳朵受到外伤不仅会引起耳朵流血肿胀还可能成为终身的伤害，所以一定要立即去看医生。如果耳朵不是因为这个原因肿了，那么可以尝试一下以下的方法。

家庭处理措施

- **用毛巾敷**

如果耳朵有感染，在小半盆温水里加 3 勺盐搅拌均匀，拿一块干净的毛巾放在水里，然后把它敷在患处，直到这块毛巾凉了。一天重复4次。

● **避光**

如果外出暴露在太阳下超过半小时，就应该随时防晒。别忘了给耳朵也抹一些防晒霜，最好是SPF30的或者更高的。

● **给耳朵保暖**

在寒冷的冬天外出的时候最好给耳朵包上围巾或戴上耳套，不要让耳朵暴露在外面的环境中。

● **如果耳朵冻伤**

用一块热的布放在耳朵上然后立即去看医生。热量能够通过加快血液循环帮助保持耳朵组织的活性。

● **换金耳环**

如果耳朵红肿看着像是因为耳环的原因发炎了——在耳洞附近发红肿胀——可以尝试戴上金的或者银的耳环。很多的过敏反应都是来自于对镍和铬的过敏。

● **保护耳朵**

如果是业余摔跤手或者是业余拳击手，一定要坚持戴安全帽。安全帽的使用减少了患菜花耳的几率。

可供选择的药物

● **消炎**

如果是因为抓伤了耳朵引起了发炎，只需用沾有酒精的棉棒轻轻擦拭疼痛的地方，再敷上一些非处方的抗生素软膏，如新霉素。如果疮肿直径超过1/4厘米或者情况没有得到好转，应去看医生。

何时该去看医生

- ★ 耳朵受到猛击之后肿胀了。
- ★ 耳朵红肿在24小时之内一直都没有减退。
- ★ 对着耳朵的尖叫导致的耳朵红肿。
- ★ 有直径超过1/4厘米的疮肿。
- ★ 耳朵被冻伤。

失　聪（Deafness）

症状表现和引起症状的原因

当你的父母抱怨你说话含混不清，或者冲着你的耳朵大喊的时候，你一定要原谅他们。因为人到了60岁，都会有不同程度的听力丧失，而70岁之后，他们会持续而稳定地丧失听力。

但噪声强度太大或持续时间过长也会对听力造成损害，由于噪声损害的影响是累积性的，所以噪声引起的听力受损到老年时会令你的失聪更加严重。

听力依赖鼓膜，而事实上，反复置身于高分贝的噪声环境中——如喷气式飞机的引擎轰鸣，射击声或令人心脏狂跳的迪斯科音乐——会令你鼓膜敏感的神经末梢死亡。

鼓膜破裂也会造成暂时性的听力丧失。很多原因都会造成鼓膜破裂，比如严重的中耳炎和一些会导致耳压变化的运动——如高台跳水、跳伞和举重。

某些疾病也造成听力丧失。这其中有风湿性关节炎、梅毒、美尼尔症和耳硬化症。美尼尔症是一种罕见的发生在内耳的疾病，会引起眩晕和耳鸣。耳硬化症主要影响青壮年人群，而且女性的发病率两倍于男性。它是一种由于耳内钙质增生引起的疾病。得了耳硬化症的人会感到一只耳好像被塞住了，或是听外界的声音时仿佛隔着一堵墙。

一些强效的抗生素也能令一些人丧失听力。另外的致病原因包括耳垢过多和中耳炎。后者是一种常见于儿童的中耳炎症，会导致鼓膜后液体积聚。

并非所有的失聪都是不可逆性的。事实上，有一些病例很容易就能治好。有时一些小孩子的突然的听力丧失是由于耳朵里塞进了东西，比如一块口香糖或一团纸。

如何缓解症状

导致听力丧失的原因很多，因此不妨去医生那里做个诊断，好进行相应的治疗。举例来说，如果是因为感染引起的失聪，一个疗程的抗生素治疗就能解决问题。以下一些方法可供选择。

家庭处理措施

● 做个测试

即使你对孩子可能有听力障碍只是有一丝怀疑，也应该带他去小儿科看病。可能有的孩子在学校成绩不好，也许只是因为孩子听不清老师说什么。治好了他的听力障碍，也许他的学习情况自然就改善了。

● **保护你的耳朵**

当你在工地工作或参加聚会时，如果那里的噪声震耳欲聋，戴上耳塞——否则就会聋掉。如果你经常使用鼓风机、链锯或骑雪地机车，使用耳塞对保护你的耳朵也很有效。因为这些活动对你的耳朵都有潜在的损害。最好还是完全避开某些活动——比如震耳欲聋的演唱会。摇滚演唱会的平均噪声是140分贝，几乎相当于喷气式引擎。

● **小心地清除耳垢**

别急着用小棉棒掏耳垢，你可能会因此弄破你的鼓膜。

● **选择合适的助听器**

当你连正常的对话都无法听清时，就该考虑使用助听器了。但问题是你愿意为它付多少钱。助听器有很多种，从小巧型到巨无霸型——价格从几百到几千元不等。即使最便宜的助听器也能很好地放大声音，但贵一点的助听器结构更合理，音色也更逼真，而且有的还能消除背景噪声。正确的做法是在买助听器前先去一位耳科专家那里看看，他会详细询问你的病史，据此做出正确的诊断，以防有严重的潜在疾病被忽略。

● **买耳机**

如果你听不清电视或广播，可以考虑买一套耳机。

● **考虑动手术**

如果你得了耳硬化症，镫骨切除手术是一个不错的选择。医生会去除你内耳的一小块骨头，然后用不锈钢线或塑料管假体代替它，使你可以听得见。

何时该去看医生

★ 任何程度的失聪都应引起你的注意。

幻 听（Acousma）

症状表现和引起症状的原因

我们常常会自言自语，比如，你在朋友聚会时将一盘食物打翻在自己身上时，你可能会心想："天哪，我真是个笨蛋！"但如果你听见头脑中突然浮现一个神秘的声音对你说："是的，你就是个笨蛋。"那么，你就有健康方面的麻烦了。

幻听可能是精神错乱或神经受损的危险征兆，因此绝不应当被忽视。

一些医生怀疑幻听实际上是一个人的潜意识想法，出于某种原因以一种区别性的方法表达出来，从而令患者相信他们听到的是别人的声音。当有严重精神疾病的人出现幻听时，他们会相信那个声音是真实的。他们会说："有一个声音让我杀死自己。"他们认为这不是幻觉，并感到必须按这个声音说的去做。

幻听往往是精神分裂症的症状。精神分裂症是一种常见于成人的严重精神疾病。但幻听也可能是躁狂、早老性痴呆症、抑郁或药物滥用及酗酒的症状。另一方面，它也有可能是由很简单的问题引起的，诸如助听器问题或某种药物的副作用。

对于有一些人，尤其是长期抑郁的人或刚睡着的人，他们会听见有声音呼唤他们的名字。医生还不知道是什么引发这种现象，但他们相信它是无害的。

如何缓解症状

如果你常常幻听，就应该立刻就医，经过全面健康检查后，医生会确定你是否需要接受精神病医师的治疗，他会给你开一些治疗精神异常或抗抑郁的药。

家庭处理措施

- **检查你的非精神类药物是否有副作用**

幻听可能是一些特定药物，包括抗惊厥药的副作用。将你正在服用的药品列出一份清单，包括处方药和非处方药，然后向医生咨询一下是否其中的一种药或联合用药后会导致幻听。

- **关掉助听器**

虽然很罕见，但医生确实发现过有些使用助听器并据称有幻听的病人是因为他们正在使用的助听器竟然接收到了附近无线电台的广播信号。如果你正在使用助听器并相信你产生了幻听，应让你的听力医师检查一下你的助听器是否工作正常。

何时该去看医生

★ 任何时候，只要你出现幻听。

耳朵流脓（Ear Suppurate）

症状表现和引起症状的原因

从耳朵里流出分泌物看起来挺吓人，但是没有必要恐惧。事实上，只要采取的措施得当，耳朵在几天之内就能痊愈。

耳朵流脓多数源于感染，如果你游泳和沐浴后出现耳朵痛痒和流出脓液，这多半是出现了耳道感染也就是外耳炎。呼吸系统的感染经常会感染到耳咽管。当出现反复发作的上呼吸道感染时，致病菌就会经咽鼓管侵入鼓室，感染严重时耳鼓会肿胀得像一个气球，最终压力会使鼓膜破裂，耳道会间歇性流脓，不过让脓流出来可以减轻疼痛。儿童是耳部感染的多发人群，有时候过敏也可增加某些儿童发生反复耳部感染的危险。

此外，游泳时耳朵进水有时候会产生牛奶状的水质的耳垢。耳朵中流出的黄褐色的液体状的耳垢是内耳中产生的没有害处的分泌物。耳内异物也会引起耳朵疼痛和流脓，小孩子出于好奇和顽皮常会把一些小东西塞入耳朵，这些东西会刺激耳道甚至引起感染，耳朵就会痒痛和流脓。

剧烈的头痛也会产生耳朵分泌物——这种耳垢是一种看起来像水一样的没有颜色的液体。同时，还有一种更少见的情况，耳道的肿瘤也会产生水状的耳垢。

如何缓解症状

如果耳朵流脓你就要去看医生。这里有一些方法可以帮助你预防感染的发生。

家庭处理措施

● **提前预防**

在游泳或洗澡后，在每只耳朵内滴入 3～5 滴白醋和酒精，能帮助水分更快地蒸发并酸化耳道，防止细菌的生长。绝对不要用棉签去清除耳内的积水。

● **使用滴耳剂**

如果感染已经发生，你可能需要处方的滴耳剂来治疗感染与肿痛。

● **抗过敏**

当过敏可能引起感染时，请医生给孩子开一些抗组胺药，尽量避免接触花粉、动物或致敏食物。远离烟雾以帮助减少复发。

● **别躺着喂奶**

若给小婴儿喂奶，一定将他抱起来喂，以免奶水不小心流入耳朵。对大一点的孩子也不要在他躺着的时候给他奶瓶喝水。

● **孩子需要特别治疗**

孩子的耳疼有时候会更加顽固，因为孩子在 7 岁之前耳咽管都是不通气的，耳垢不能流出来。某些时候，医生需要动一个小的外科手术才能解决。

● **吸耳垢**

把棉签轻轻插入耳朵可以吸收液体耳垢，让它可以从耳道中顺利地流出来。只能用棉花，而且不要插到耳朵太里面了。

● **擦洗外耳**

用在酒精中浸泡过的一小块布或者棉签擦拭外耳中积累的耳垢。不要冒险擦到耳朵通道里去，因为这样可能让耳道感染。

● **戴泳帽**

如果已经被耳朵进水弄得不胜其烦的话，在入水之间最好戴上泳帽把耳朵盖起来。

可供选择的药物

● **服用抗生素**

耳朵流出水状的耳垢就是要采取行动对付感染的一个象征。如果用药恰当，在 48 小时之内就可以得到控制。医生可以给你正确的处方。

何时该去看医生

★ 耳朵里有除了耳垢之外的任何一种形式的分泌物。
★ 如果耳朵的分泌物流出来了一定要赶紧去看医生。

医学小知识

如何区分不同的耳朵感染

疾病	症状
外耳炎	耳朵内痒与疼痛，有脓性液体流出，耳道肿胀，一般多发生在游泳或洗澡后
中耳炎	耳朵锐痛，发热，暂时性听力丧失，耳内流脓，孩子有时不表现疼痛而是烦躁不想吃东西
乳突炎	耳朵锐痛，发热，耳朵持续性流脓，有血丝，常有臭味。传导性耳聋较重
胆脂瘤炎	耳朵长期持续流脓，有特殊恶臭，较严重的听力丧失
耳内异物	耳朵疼痛、肿胀、发红，有时有液体流出，听力丧失

耳 垢（Earwax）

症状表现和引起症状的原因

我们的耳朵会分泌一种蜡样物质来粘住耳道中的污物和残屑形成耳垢，当我们咀嚼食物时，耳垢会逐渐向外移。当我们洗浴时，外耳的耳垢就被清除干净。有时耳垢还会变干而自行脱落。其实，在外耳的耳垢堆积是一种健康的标志，证明身体正忙着采取正确的措施在抵御细菌对耳朵的侵袭，或者正在抵御感染或者脏东西。

在内耳的耳垢堆积就有着另一种意思了：这就像把软木塞塞到了瓶子里——把所有的耳垢流出的通道给阻塞了。耳垢留在耳朵里不清理的时间越长，耳垢就越硬越厚。

怎么才能知道耳垢在内耳中堆积了呢？如果堆积的话，会感觉到痒、干、轻微的疼痛或者听觉丧失。

如果生来就有耳道弯曲，那么也会有耳垢的堆积。在这种情况下，耳道里有一个缓和的弯，这个弯会妨碍耳垢流出来。

如何缓解症状

家庭处理措施

其实我们要学的就是如何把耳垢正确地清理出来。可以尝试下面的方法。

● **不要掏耳朵**

不要用棉签插到耳朵里去掏。可以试试这个方法：用一块湿布裹着手指擦拭外耳，只能是外耳。要确信，湿布不能太湿也不能有肥皂——因为水和肥皂进入耳道的话会刺激耳朵，甚至还会弄疼耳朵。

● **用热气**

用热水装满一个瓶子然后放在那儿，把不舒服的那只耳朵对着瓶口。一小会儿，耳垢就会开始融化，流出来也就更方便一些。

● **试试非处方的软化剂**

非处方的软化剂和含有过氧化碳二胺的眼药水，是一种帮助溶解耳垢的成分，只需要遵循说明滴到耳朵里就可以了。但是如果使用了 5 天之后还是没有什么好的效果，那么就要去看医生了。

● **请医生帮忙**

如果你的耳垢太大或太顽固，你可以去医院请医生帮忙，医生会用一些专用的工具清理它。

何时该去看医生

★ 耳朵疼痛或者听觉丧失。

第六章　胸背腰腹部疼痛

胸　痛（Chest Ache）

症状表现和引起症状的原因

若你突然感到胸痛，请不必惊慌。因为大多数的胸痛并不是心脏病。虽然必须要考虑到最坏的情况，有几十种引起胸腔疼痛的可能因素，但是多数与心脏无关而且也不会威胁到生命。

如何能分辨哪些可能是真正的和心脏相关的疼痛呢？

若你正在跑步或锻炼的时候突然感到胸痛，有挤压和透不过气的感觉，这种感觉从胸部的中央贯穿到背部，一直延伸到任何一侧的肩膀里，还可能辐射到双臂（通常是左肩、左臂及左手）、手、脖子甚至颌部和耳朵，而且伴随着头昏眼花、心悸、呼吸短促和出汗，这时可坐下来，拼命呼吸，这种不适在 5～15 分钟内会平息。如果动脉完全被阻塞，则症状不会因为你停止运动而消失。此时服用硝酸甘油能暂时缓解症状。当这些症状发生的时候，不要对此袖手旁观，幻想它会自己消失。你应该立即采取一些医疗急救措施防止心脏组织的进一步损坏。

有许多生活方面的因素也会恶化冠状动脉阻塞，从而增大疼痛发生的可能性，比如吸烟、压力和缺乏锻炼。

然而，心脏疼痛也不一定都是冠状动脉血管疾病，比如心包炎就是在心脏周围的组织液囊发炎，它是由病毒引起的。它的症状和心脏病发作时的症状非常相似，唯一的区别是深呼吸或者当你躺下来的时候，这种疼痛会加剧。

心脏瓣膜的疾病也会导致各种心脏疼痛症状，当然，还有一些胸部疼痛并不起源于心脏，大多数和压力有关。焦虑和压力能引起胸部肌肉的紧张或者心脏的不规则跳动。那些经常焦虑的人最容易出现换气过度，他们快速的呼吸会引起胸部不适，还有嘴唇和手脚的刺激和麻木。

另一些胸部的疼痛则可能是源于肺部疾病。当你吸气时会加剧的刺疼是胸膜炎的征兆。罹患病毒性胸膜炎时，患者还会有咳嗽及发烧的症状。肺炎初期的情况和胸膜炎很相似，它们都会因为呼吸而加重疼痛，运动却不会加重病情。病毒性胸膜炎通常在几天之后会自然痊愈。但胸膜炎也会因为一些潜在的病症而发生，其中肺栓塞就是比较严重的情形。发生栓塞时胸部会突然疼痛，呼吸时会加剧，还会出现咯血、血压急剧下降，甚至死亡。气胸和胸膜炎的症状也非常相似，有趣的是它们通常会发生在健康的年轻人身上，自发性气胸通常是由于肺部的一个小泡囊破裂所致。疼痛常突然发生，呼吸时尤甚。上述情况不管是哪一种都应该去看医生，以免病情恶化。

对于许多人而言，疼痛也会有良性的胃肠方面的原因，比如说胃肠胀气、胃灼热、裂孔疝或胃酸逆流。通常这种疼痛经常是在下胸部发生而且是从灼热的疼痛直到隐痛。

另外一种可能性是各种各样的受伤——由于剧烈的运动而拉伤肌肉或软骨，或者弄伤肋骨。肌肉和骨骼的疼痛和心脏与肺部的疼痛不同之处在于你运动或压迫胸部时疼痛会加剧。有一种胸痛经常被误会，那就是带状疱疹，当你出现不明原因的刺痛时，你可以检查一下自己的胸部皮肤，也许一些小小的疹子正在悄悄萌发。

如何缓解症状

胸痛并不一定就要马上冲进急诊室。但发作的时候，冷静下来让医生来检查一下还是大有必要的。这里有一些缓解疼痛的办法。

家庭处理措施

● 立即坐下来休息

不要试着慢慢走走来驱走胸痛。如果这种疼痛是由换气过度引起的，那么休息几分钟就没事了，如果不是，或者疼痛更加厉害了，就要去看医生。

● 按压穴位

如果你心绞痛发作时手边没有药，可以临时按压穴位急救，用手指按压膻中（两乳头连线中点胸骨上）、内关（手臂内侧手腕向上两横指）两穴。每穴按压3～5分钟。平时坚持穴位按摩还可以起到预防作用。

● 去看医生

如果你的胸痛是源于肋骨受伤（一些患有骨质疏松的老年妇女甚至会因为一阵剧烈的咳嗽而使肋骨裂伤），那你唯一能做的就是好好休息。但如果受伤严重，你应该马上去看医生。同时无论是哪一种原因造成肋骨裂伤，虽然无须治疗，但你仍需找出受伤的原因，以便对症治疗。

● 保养胃

如果你的胸痛是由于胃灼热引起，服用一些抗酸剂，喝一些水，吃些苏打饼干——反正是任何可以平复你胸部疼痛的东西。

● 打嗝

喝一大口苏打水，然后张嘴打一个嗝。可能显得粗鲁了一点，但是如果疼痛是由于胀气或者吃得太多引起的话，这么做了之后会感觉好很多。

● 保持直立

有一些胸痛，比如说由心包炎引起的，就会因为躺着而发作。你可以在发作时，用枕头支撑自己来避免或减轻这种不适。

● **热敷和加压**

如果你在激烈运动后拉伤了肌肉而胸痛，你可以用一个热敷袋（或热毛巾）放在疼痛的地方热敷，几分钟后疼痛就会得到一些缓解。如果症状严重，你就需要请医生进行物理治疗。你还可以用一根弹性绷带缠绕胸部，它可以让你感觉上得到某种安慰。

● **变换体位**

如果仰着睡让你感到疼痛，你可以试着变换一下体位，也许侧着睡能让你更好受一些。

● **吹纸袋**

如果你的胸痛源于换气过度，正确的做法是：放松，躺下，闭上眼睛并向一个褐色的纸袋内呼吸，此法有助于将血液中的二氧化碳水平恢复平衡。一般来说仅需 10 分钟就可以停止发作。

● **学习放松**

放松心情去度假，或者寻求专家的帮助。压力和焦虑的积压也会引起胸痛，反过来，胸痛会使人变得更焦虑。

● **避免剧烈的运动**

虽然运动很重要，可是由心绞痛引起的疼痛在某些运动中更为普遍，比如说跑步或者铲雪。一些运动量稍微小一点的运动比如说行走、游泳也许对健康更有利。

● **戒掉坏习惯**

吸烟会压缩血管加大心脏工作负担。患有心绞痛的人在戒烟几周后就能看到很明显的效果。

可供选择的药物

● **服硝酸甘油**

把硝酸甘油药丸放在舌头下溶解，就可以在几分钟内缓解由心绞痛引起的疼痛。它能够放松血管从而可以让更多的含有丰富氧气的血液通过。

● **服用阿司匹林**

阿司匹林对由类似于心包炎等炎症引起的心脏疼痛很有疗效。那些患心绞痛的人也可以在征得医生的同意下每天服用阿司匹林来降低心脏病发作的概率，服用孩子的剂量或者一半的剂量就足够了。如果一个人心脏病发作了在送去医院的路上给他吞一片阿司匹林可以防止血液凝结。布洛芬也能减少胸膜的肿胀，缓解疼痛。

饮食调理

● **小心饮酒**

太多的威士忌能够进入心脏和头部。过多的饮酒也会引起心脏的不正常，其中就包括胸痛。

● **少喝咖啡**

同样，一些含有咖啡因或者其他兴奋剂的饮料也应该少喝。

何时该去看医生

★ 胸口一有疼痛就要去看医生。

★ 如果疼痛比较严重，而且从胸部呈放射状，伴随着头昏眼花、眩晕、出汗、反胃或喘不过气来，那么就要赶快看急诊。

医学小知识

胸痛与可能的疾病

胸痛的部位	可能的疾病
常位于胸骨后或心前区，并常可放射到左肩和左臂内侧	心绞痛
疼痛常位于胸骨后	食管疾病、膈疝、纵膈肿瘤
患侧胸痛剧烈	自发性气胸、急性胸膜炎、肺梗塞
疼痛的部位沿肋间分布	肋间神经痛
胸、腹部肌肉剧烈疼痛，可向肩部、颈部放射	进行性肌痛
外伤引起的胸痛常位于外伤的部位	肋骨骨折
当肺部疾病的病变影响胸膜时，可引起疼痛，且疼痛多位于病变邻近部位	肺炎等
在患处出现红、肿、热、痛	胸壁皮肤炎症
胸部皮肤上呈现多数小水疱群，沿肋间神经分布，但不越过中线，且有明显的痛感	带状疱疹

胸痛发生的时间	可能的疾病
胸痛多在吞咽时发作或使之加剧	食管炎、食管裂孔疝、弥漫性食管痉挛、食道肿瘤等
疼痛常在呼吸或咳嗽时加重	肋间神经痛、胸膜炎、气胸
常在劳累后的晚上发作	心绞痛或心肌梗死

胸痛的性质	可能的疾病
常呈针刺样或刀割样痛	肋间神经痛
常呈酸痛	肌肉痛
呈酸痛或锥痛	骨痛
疼痛呈灼热痛	胃灼热
呈压榨样痛，且常有心前区似有东西压住，以至透不过气来的感觉	心绞痛
胸骨压痛，最明显的部位在胸骨体下部，即相当于第四、五肋间的胸骨体部	急性白血病

胸痛伴随的症状	可能的疾病
胸痛伴有发热，并有相应的胸部体征	大叶性肺炎、结核性胸膜炎、脓胸等
胸痛伴有咳嗽、咳痰、咯血	肺结核、支气管扩张及支气管癌等
胸痛伴有吞咽困难、消瘦	食管癌等
胸痛伴有呼吸困难和紫绀	气胸
胸痛（心前区剧痛）伴有血压下降、面色苍白、出冷汗、四肢发冷等休克症状	心肌梗塞
胸痛（心前区疼痛）伴有发热、出冷汗和疲乏，出现呼吸困难及咳嗽	心包炎
胸痛伴有胸闷、心悸，与此同时或在这之前，出现发热、身体酸楚、咽痛、腹泻等症状	急性心肌炎

上腹痛（Midsection Ache）

症状表现和引起症状的原因

腹痛好像很常见，如果你着凉或吃坏肚子都有可能招致腹痛。然而，你并不能因此就掉以轻心。要知道我们的腹部可是装满重要的器官，其中有很多器官都是中空的袋状组织（像胃、肠、胆囊等），如果其中任何一个发生破裂、穿孔或是有阻塞的情况时，都可能会造成极大的危险。

为了更准确细致地分析症状，我们将腹部分成上下两部分来叙述。在上腹部我们再从右向左来介绍。

分布在腹部右上方的器官有：肝脏、胆囊、一部分的肠（腹腔里每个地方都有肠子）、胰脏以及半边的横膈膜。这些器官要是发生病变或是遭到损伤，都会引起右上腹部的疼痛。

任何引起肝脏肿大的情形都会使得肝脏所在的右上腹有疼痛的感觉。像感染、化学性的伤害以及心脏衰弱都是造成这种现象的常见病因。最常侵犯肝脏的传染源就是滤过性病毒，其中包括：甲型肝炎、乙型肝炎以及丙型肝炎。人们在用了被污染的食物或是水后（贝类最容易被污染）常会感染甲型肝炎；同性恋者、吸毒者，以及常和这两种人亲密接触的人则容易得乙型肝炎；丙型肝炎则多经过遭到污染的输血、血液制品以及针头等传染。

有许多化学物质及药剂也会伤害到肝脏，因为这些东西不是造成肝脏中毒（中毒性肝炎），就是引起肝脏的过敏反应。从抗生素到降血压药都可能会导致这种情形，而常用来作清洁液的四氯化碳也会造成这种结果。但是对肝脏造成威胁的最主要毒素还是酒精。

如果心肌衰弱，无力将回流至心脏的血液送出去，有些血液就会倒流溢进肺部（引起呼吸短促的现象），然后再流入肝脏，使肝脏发生扩张现象而引起疼痛。

胆囊受到感染、官能发生障碍或是罹患结石等情况是引起右上腹疼痛极为常见的原因（有时候疼痛也会发生在腹部的正中央）。有四类女性最易发生胆囊疾病：肥胖的、40 岁左右的、有多次生育记录的，以及有胃胀气现象的，还有正服着避孕药的女性也是高危人群之一。

胆囊疾病的症状是缓慢发生的，在剧烈发作前，常常有长达几个星期，甚至是几年的胀气现象，尤其是吃完高脂肪食物，以及类似甘蓝菜之类的蔬菜后。发作时，患者会感到剧烈的疼痛，和肝脏疾病所引起的温和性疼痛完全不一样。在痛得最厉害时候，还会出现冒汗和恶心的症状，即使真的吐出来了，还是不能减轻恶心的症状。如果胆囊受到感染，还会出现高烧和打寒战的情况（恶寒）。这时疼痛最剧烈的地方是在右上腹部，但是剧烈的疼痛也有可能会蔓延到背部靠近右肩胛骨附近的部位去。患者若采取躺姿会使得疼痛加重，反而是在坐直身子向前倾斜时，会觉得比较舒服。

胰脏位于右上腹部横越中线到左上腹部。虽然因胰脏而引发疼痛的可能性远不及因肝脏或胆囊而引发的，但是它还是可能引起疼痛症状，而其中最可怕的当然是胰腺癌了。但是最常引起胰脏部位发生疼痛的原因则是发炎，也就是胰腺炎，尤其是酗酒者（抽烟过量者危险性更高）或是患有胆囊疾病的人以及患有糖尿病或是服用利尿剂或类固醇的人等，比较容易罹患此病。急性胰腺炎会给患者带来很大的疼痛，疼痛的感觉像是在身体极内部的位置，而且伴随有发烧、恶心、呕吐的现象。急性胰腺炎通常必须经过血液检验才能确诊。

下面我们再来看看左边：脾脏、胃、胰脏、回绕着的肠子以及左半部的横膈膜。很多种不同的疾病会使脾脏变大，这时包裹在脾脏外围的包膜就会被迫扩张，因此产生疼痛的感觉。罹患单核白细胞增多症时，整个脾脏会变软变大，由于脾脏非常靠近身体的表面，使得它极容易遭到外力侵袭而破裂。有时候增大了的脾脏也可能会自己破掉。除了脾脏所在的地方有疼痛及敏感（一触即痛）的感觉外，最能看出脾脏是不是已经破裂的症状就是看看肚脐四周是否有淤青的现象。

胃位于左上腹部，胃炎、消化不良、酗酒、吃错东西，或是每天服用的阿司匹林，都会造成这个部位的疼痛。一般而言，症状本身并不是疼痛难耐的，但是却比隐隐作痛还要更痛一些，多半还有恶心、呕吐的现象。这时候服用抗酸剂会使症状减轻许多。如果疼痛持续超过 1 天，就有必要看医生了：你可能患有胃溃疡，甚至是癌症。但是这样的情况并不常见，一般都只是普通的胃炎而已。

食管裂孔疝也会带来左上腹的疼痛。这是由于胃从腹部（胃部所在处）穿过横膈膜进入胸腔引起的，有时候还会引起胸部疼痛。使得患者担心自己是不是罹患心脏方面的疾病。其实这两种病症是有不同的症状可供分辨的：由食管裂孔疝引起的腹痛会因为弯腰或是平躺而变得更为严重，但是心脏病引起的疼痛通常都不会。

上腹部中央部位的疼痛，通常是因为胃或十二指肠的溃疡所造成的（十二指肠是胃和小肠连接处的一段肠子）。溃疡所引起的疼痛感觉上像是极度饥饿时的苦痛，发作的时间也确实多在空腹的时候，因为这时胃壁最容易受到胃酸侵蚀。

如果怀疑自己患有溃疡，不妨检查一下自己的粪便。黑色的粪便表示溃疡已经引起出血了（但并不是每种溃疡都会有出血的现象）。虽然得溃疡的大多是较神经质、紧张压力下的人，但是看起来情绪良好的人，也一样会患十二指肠溃疡。

大肠横越过腹部上方，在左上腹腔内向下弯曲，然后再沿着左半边的腹腔往下延伸。右上腹里的肠子因患有憩室炎或是某类结肠炎时，就会引起该部位的疼痛。一般来说，这种情况并不常见。当发生时会有抽筋般的疼痛。症状发生的时间会持续几分钟，然后就消失了，大约半个小时后又发作，而后便这样循环复发着。同时患者也可能出现腹泻或便秘的现象（也可能这两种现象同时出现）。

发生在左上腹部的与肠子有关的疼痛与腹部其他位置的不同。左上腹的疼痛往往不代表罹患了任何一种疾病，而只是因为大肠在一个急转弯的节点上有气泡囤积其中才引起疼痛的。但如果这个部位的肠子患有憩室炎或其他各种发炎性的疾病时也会造成疼痛。除了疼痛之外，还包括腹泻或便秘、粪便中带血或黏液等症状，也可能会有发烧的情形发生。

此外，病毒感染的胸膜炎、肺炎或是任何刺激肺部的情形都会使得患者在深呼吸的时候感到针刺般的疼痛。如果这类的刺激扩散到横膈膜，则疼痛的感觉就像是从腹部发作似的。若呼吸系统受到感染后，突然有不明原因的腹部疼痛，就有可能是这种原因引起的。此外，肋骨受伤，或是更年期妇女骨质疏松而骨折，这种情形所造成的疼痛感觉上好像是从腹部产生的。要辨别它并不困难，因肋骨受伤所引起的疼痛会因咳嗽、打喷嚏或是按压受伤的地方而疼得更加厉害。还有十二指肠溃疡也常引起左上腹部疼痛。

另外，不管在什么时候，只要身体任何一个地方发生原因不明的疼痛时，一定要想到自己是不是得了带状疱疹。带状疱疹是因水痘病毒导致神经发炎而引起的疾病，一般人在孩童时期初次受到感染（出过水痘）之后，水痘病毒就会潜伏在神经系统内达数十年之久。一旦患者因压力或是压抑这个病毒的免疫系统随着年龄增长而功能减退，病毒便会再度活跃起来，此时身体受到侵害的部位就会疼痛难忍。

如何缓解症状

通常运动中或偶然出现的腹痛多是由于岔气造成的，也就是你的横膈膜发生痉挛，此时放慢脚步会减轻腹部剧痛。如果还不行的话，试试下面的办法。

家庭处理措施

● 停下来举起手

如果当你腹部剧痛发作时，你找不到能躺下的地方，你可以停下来，并用手指挤压痛处。通常是在右边的肋骨下面，然后紧紧抿住嘴唇并重重地吹一口气。这样会减轻膈膜的压力，腹痛会随之减轻。你还可以将手臂向上举过头顶，举起手臂时深吸一口，然后放下时慢慢地呼出。

● 用腹部呼吸

如果锻炼时经常发生岔气，你可以试试腹部呼吸法。这是一种慢慢地深深地压缩放松腹部的呼吸方法。为找到这种感觉，你可以仰面躺在床上并在腹部放上一本书。每次吸入空气时书都会抬高，你的肩膀不能动。腹部呼吸也可帮助加强腹腔壁，因而会减少膈膜的跳动和挤压。

● 推迟餐后的运动

如果你有腹部岔气的倾向，饭后先休息一两个小时后再做运动。

● 应避免的运动

凡是患有单核白细胞增多症的患者都应该避免接触性的运动，而事实上，最好是根本就别运动。任何无意识的动作、不慎的拍打或是吵架时的推挤拉扯，都可能使原本已经变大的脾脏破裂。

● 学习放松

腹痛有时也可能会源于精神压力，瑜伽和生物反馈疗法可以帮助你摆脱压力。无论是哪一种方法，都会对你的腹部脏器和全身放松有帮助。

● 按压穴位

按压合谷穴可以止痛，它位于拇指和食指之间。你还可以按压中脘穴和足三里穴，这对婴儿不明原因的腹绞痛也很有帮助。

可供选择的药物

● 服用抗酸剂

如果腹痛是由于消化不良或胃灼热引起的，你可以服用一些抗酸剂。并且调整你的饮食，避免辛辣刺激的食物，或者索性禁食一小段时间，让你的胃痛得到缓解。

饮食调理

● 避免高脂肪食物

含脂肪过多，高蛋白的食物比如红烧肉、乳制品容易在胃里逗留更长时间。这样会造成对横膈膜的压力和向下的牵引力。如果你必须要吃点东西再跑步，那就吃点易消化的食物，比如半个香蕉。

● 戒烟戒酒

烟酒都是对身体不利的东西，如果你长期酗酒，你的肝脏就会严重受损，烟也会对你的身体其他器官造成伤害。

● 多喝水

如果是肠胃炎引起的腹痛，你可以多喝水以补充失去的电解质，你可以在水里加一点盐和葡萄糖。当你症状消失 2 周后，可以喝一点含乳酸菌的酸奶，以补充有益菌。

● 吃水果蔬菜

吃一些苹果、西瓜、香蕉、绿叶蔬菜，避免柑橘类水果，它们可能会刺激你的胃。

● 多吃富含纤维素的食物

如果经常腹泻或便秘，你可以多吃富含纤维素的食品，比如苹果、蔬菜、粗粮和麦麸等。

● 应避免的食物

无论你是肝脏的问题还是肠胃的问题，都应该尽量少吃精加工的食品和油腻的食物，比如肥肉、奶油、带皮的鸡鸭肉、油炸食品、曲奇饼等。高脂肪的食物不仅对健康不利，而且还会加重病情。辛辣刺激的食物对有些人的肠胃会带来负担，对有些人则不会。有胃痛的人也要小心牛奶，它也许开始时能缓解胃酸，但随后却会刺激更多的胃酸分泌。

● 补充营养素

维生素 A、E 和锌可以增加黏蛋白的产生，可以保护胃和增强机体的抵抗力。卷心菜也不错，对胃有很好的帮助。维生素 C、维生素 B_{12} 以及叶酸有助于改善肝炎的病情。

● 服用药草茶

红榆茶可以有助于减轻裂孔疝的疼痛，并有抗炎的作用。或将一份金鸡纳的树皮放入 8 份水中炖 10 分钟，每次喝半杯，每日 3 次也有一定疗效。

何时该去看医生

★ 你锻炼时侧腹疼痛或者你停止下来伸展身体时疼痛还未消失。
★ 如果疼痛辐射到你的胸部、肩膀或背部，立即去看医生。
★ 突然感觉到腹部有剧烈而且是不曾经历过的疼痛，就是必须立即送医治疗的紧急警报。
★ 如果痛得让你弯下腰，直不起身来，并引起呼吸急促，而且疼痛的时间持续达 30 分钟或更久，就可能是需要立刻动手术的紧急状况了。
★ 如果腹痛并伴有黄疸且尿液呈现暗茶色，应尽快去看医生。

医学小知识

如何区分判断肝炎和胆囊炎的不同症状

	肝炎	胆囊炎
疼痛症状	肝脏的疼痛是持续不断而且隐隐作痛的，并不是很剧烈或是刀割般的。患者会觉得整个右上腹部都会痛，而且是在腹腔深处，不是在腹部表面。这种不适的状况会缓慢渐进地出现，而且呈现平稳状态（不会有时好时坏起伏的变化），既不是痉挛（抽搐）的样子，也不是间歇性一阵一阵地痛	发作时，患者会感到剧烈的疼痛。这时疼痛最剧烈的地方是在右上腹部，但是剧烈的疼痛也有可能会蔓延到背部靠近右肩胛骨附近的部位去。患者若采取躺姿会使得疼痛加重，反而是在坐直身子向前倾斜时，会觉得比较舒服
伴随症状	表现为食欲下降，乏力低烧，肌肉和关节痛，会有恶心和呕吐的症状，出现黄疸且尿液呈现暗茶色	胆囊疾病在发作前，常有胀气现象，尤其是吃完高脂肪食物，以及类似甘蓝菜之类的蔬菜后。发作时会出现严重的恶心和呕吐，高烧和打寒战（恶寒）。胆结石患者还会出现黄疸

下腹痛（Underside Ache）

症状表现和引起症状的原因

下腹的疼痛和上腹部一样不容轻视。和上节一样，我们仍然从右向左介绍。右下腹包括盲肠（也叫阑尾，一个小指大的肠子）、肠、一对女性的卵巢和输卵管以及男女都有的输尿管（左右各一）。

一般来说位于右下腹部的疼痛，多半都是阑尾在捣乱。如果患者能正确地指出疼痛的位置，而且疼痛的症状持续达 12 小时之久，却丝毫没有一点缓解的趋向，那么十之八九是阑尾炎没错了。尤其是疼痛的感觉就在肚脐附近时。若怀疑自己的阑尾发炎，最好马上去医院。另外，肾结石通过输尿管流往膀胱的途中也会造成这个部位非常剧烈的疼痛。

女性生殖器官分布在下腹部左右两侧和中间，如果上次月经没来，而且突然感到在左边或右边的下腹部痛得厉害，必须首先想到是宫外孕。宫外孕会因输卵管破裂而大出血，引起腹部非常剧烈且扩散式的疼痛。宫外孕非常危险，必须马上急诊手术。

另一种状况是，疼痛缓慢逐渐地产生，而且发作的时间会持续几天、几星期，甚或几个月之久，这很有可能是盆腔受到感染，由淋病或是衣原体（衣形病毒）之类的性行为传染疾病引起的慢性盆腔炎症状。而急性盆腔炎则多发生在经期或人流手术后的性行为造成的感染，一般发病比较急骤，下腹疼痛剧烈并伴有发烧。而像卵巢囊肿——尤其是囊肿破裂，以及卵巢肿瘤也都会引发慢性而持续的疼痛。而在经期中痛得最厉害的，则是子宫内膜异位。虽然子宫内膜异位并没有致命的危险，但是却会引起非常剧烈的疼痛。

下腹部中央的疼痛多半表示泌尿系统、膀胱、女性生殖器官、肠或直肠发生了某种病变。生殖器官的疼痛除了宫外孕和感染，最常见的疼痛原因是子宫肌瘤（良性的肿瘤）。另外，比较少见却绝对不能忽视的还有子宫颈癌及卵巢癌。

腹部的动脉硬化也会造成腹痛，当血液供给肠子的大血管发生阻塞或是窄化的现象时，在这个受到阻塞或窄化的部分就会发生肠系膜绞痛。主动脉是最容易罹患动脉硬化的血管，长期患有高血压的人会患所谓的动脉瘤。如果血管不断膨胀，最终会发生破漏甚至爆裂，有致命危险，一旦发生这种情况，患者会因极严重的疼痛而导致休克，甚至在几分钟之内就死亡。假使只是逐渐破漏，患者身上可能会出现一些警告征兆，其中包括腹部中央有连续几天的疼痛。

除了阑尾炎之外，所有引起右下腹部疼痛的病变也会造成左下腹部的疼痛。事实上，有很多人都患有一种毛病——过敏性肠易激惹症候群，表现为腹部绞痛、腹泻、便秘（腹泻和便秘可能同时或个别发生）、下腹部的胀气等。虽然这种过敏性疾病的发生常与压力有关，但目前仍然未能找出正确的病源。另外，腹泻、便秘、肠子发炎或感染也会造成腹痛。一些婴儿和体弱的老人腹痛还有可能是肠梗阻，梗阻可能发生在肠子的任何一个位置，并伴有呕吐、腹部膨胀、腹泻或无便的症状。

有一个基本的原则请记住：腹部任何一个位置有疼痛的情况，一定要看一看自己排出的粪便。如果粪便带有鲜红色的血迹，就表示低处的肠子里正流着血，这种情况有可能是痔疮引起的，也可能是结肠炎或直肠癌；而黑色的粪便表示流血的位置在较高处的胃部或小肠里。另有一件事情必须记住：如果粪便是黑色，先别慌张，那可能是食物中所含的铁及焦炭等物质所造成的。但不论如何，一定要检查一下粪便里的带血情形。

总之，腹痛原因是较复杂的，在没有查清病因前，不要随便服用镇痛药，以免掩盖病情，使医生难以作出准确的判断。另外，当腹痛时，切忌用手按揉腹部。因为这可能会导致病变部位穿孔，加重、扩大病变部位出血，甚至会危及生命。如果遇到起病较急、疼痛剧烈的腹痛，必须刻不容缓地立即送医院急诊求治，千万不可掉以轻心。

如何缓解症状

见上一节。

何时该去看医生

★ 突然感觉到腹部有剧烈而且是不曾经历过的疼痛，必须立即送医院。

★ 如果痛得让你弯下腰、直不起身来，并引起呼吸急促，而且疼痛的时间持续达30分钟或更久时，就可能是需要立刻动手术的紧急状况了。

医学小知识

腹痛与可能的疾病

腹痛的部位	可能的疾病
上腹部痛	多见于急性胃炎等胃部疾患
右上腹部痛	多见于胆囊炎、胆石症等胆道疾患。此外，右上腹痛还应考虑肝炎，甚至肺炎的可能性
右下腹部痛	多见于阑尾炎、肠结核等回盲部疾患
左上腹部痛	多见于胰腺炎
左下腹部痛	多见于菌痢、肠炎等结肠疾患

续表

腹痛的部位	可能的疾病
侧腹痛	多见于肾结石、急性肾盂肾炎等肾脏疾患
脐周围痛	多见于虫痛、肠梗阻等小肠疾患
先有局部痛而后向全腹发展	多见于阑尾、胃、肠、胆囊穿孔而并发弥漫性腹膜炎

腹痛的时间	可能的疾病
突然发生的腹痛	见于胃及十二指肠溃疡穿孔（常在饱食之后）、肠梗阻、胆道蛔虫等
逐渐加剧的腹痛	见于急性胆囊炎、急性阑尾炎等
酒后或寒冷刺激后腹痛	见于胃肠平滑肌痉挛或胃炎
暴饮暴食后上腹痛	见于急性胃炎、急性胰腺炎等
空腹痛	见于肥厚性胃炎、十二指肠溃疡
进食油腻后诱发	见于胰胆疾病
排尿时腹痛	见于膀胱炎、膀胱结石

腹痛的性质	可能的疾病
阵发性腹痛，腹痛常突然发生，持续数分钟或数小时后慢慢缓解，间隔一定时间再次出现，如海潮一样有涨有落	常见于腹腔内某一器官阻塞不通，如输尿管结石、胆结石、肠梗阻等
持续性腹痛，即一开始腹痛后就持续不停，痛的程度可轻可重	常见于炎症及内出血，如急性胰腺炎表现为左上腹持续性腹痛；弥漫性腹膜炎则表现为满腹持续性腹痛
持续性腹痛伴有阵发性加剧，多表示在炎症的基础上已并发梗阻或梗阻的基础上已并发炎症	如胆道蛔虫、胆石症并发感染，机械性肠梗阻已发生绞窄、坏死，都具有持续性疼痛伴有阵发性加剧的症状
疼痛可呈持续性而伴有阵发性加剧，并在阑尾部位有压痛，有时还会出现反跳痛和腹壁肌紧张	急性阑尾炎
绞痛：如胆石症表现为右上腹部绞痛；肾结石则表现为病侧腰部绞痛；胆道蛔虫症表现为阵发性剧烈绞痛，并可有钻顶感，间歇期可完全不痛	多见于胆石症、肾结石和胆道蛔虫症

续表

腹痛的性质	可能的疾病
刀割样腹痛	多出现在胃或胆囊穿孔，这种腹痛是由酸性的胃液或碱性的胆汁刺激和腐蚀腹膜所致
烧灼性腹痛	见于胃、十二指肠溃疡，这种腹痛有泛酸现象，且具有慢性、周期性、节律性及与饮食有关等特点
腹部隐痛，沿结肠部位呈局限性、间歇性隐痛	可能是大肠癌第一个报警信号。因此，凡是30岁以上的人，有腹部不适、隐痛、气胀、大便习惯改变时，应及时去医院检查，明确诊断
转移性腹痛	如急性阑尾炎起病时为上腹部痛，经过数小时转到以右下腹痛为主；胃穿孔开始为胃脘痛，随胃内容物流到右下腹部，便引起右下腹疼痛
放射痛，一般疼痛部位多与器官病变所在部位一致，放射痛是指沿着相应脊神经把疼痛反映至其他部位的一种疼痛	可见于胆囊、肾脏、输尿管、胰腺病变。如胆囊及横膈病变常放射至右肩；肾脏病变向腰背部放射；输尿管病变向耻骨上及会阴部放射；胰腺病变则向背部放射

注意：判断腹痛的性质，除根据腹痛本身的特点进行区别外，还可采用下列方法进行鉴别：按压使腹痛加重多为炎症；减轻多属痉挛性痛。服碱性药物缓解，见于十二指肠溃疡。腹痛常于排便后减轻，多见于肠炎。腹痛于呕吐或排气后缓解，常见于肠梗阻。

在观察腹痛性质时，如果遇到腹痛性质改变，应高度警惕，因为这往往是病情恶化信号。临床观察表明，腹痛突然减轻甚至不痛或阵发性绞痛变为持续性疼痛，则病变有坏死、穿孔可能，如急性阑尾炎、胃溃疡穿孔等。

腹痛伴随的症状	可能的疾病
腹痛兼急性发热	提示有急性炎症
先有腹痛而后有发冷、发热、黄疸者	见于胆道结石
先有腹痛而后有恶心、呕吐	常见于急性阑尾炎、肠梗阻等
呕吐发生于腹痛之前	常为急性胃肠炎
腹痛兼腹泻	多见于肠炎，肠结核等
腹痛兼排血便	见于痢疾、肿瘤
腹痛后无大便，不放屁	可能为肠梗阻

腹痛者的年龄、性别	可能的疾病
儿童经常腹痛	应警惕肠蛔虫症及肠套叠
儿童脐周围疼痛	多数是肠蛔虫病
青壮年腹痛	以溃疡病、阑尾炎居多
中老年腹痛	应小心恶性肿瘤
女性患者下腹部疼痛	多由内生殖器疾病引起，如卵巢囊肿扭转、急性输卵管炎、宫外孕等
女青年月经前下腹部疼痛	常见于痛经
进入初潮期的少女出现不明原因的腹痛	应该想到处女膜闭锁之可能
体型较胖的中年妇女，右上腹绞痛	应考虑胆石症的可能性

阑尾炎的自我诊断法

急性阑尾炎发病突然，如能早期做出诊断治疗，往往可以免受开刀之苦而获痊愈。现在有一种急性阑尾炎的早期自我诊断法（呼吸疼痛试验），简单易行，准确率几乎在100%，具体方法如下：

当你仅感到腹部疼痛而尚未明显察觉转移到右下腹时，你不妨宁心静气地仰卧在床上，深深地吸足一口气，同时随吸气渐渐鼓大肚皮，吸到不能再吸时完全屏住呼吸30～40秒钟，尔后尽快将气全部呼出。这时，你若感到右下腹有牵涉痛（即一开始就是右下腹痛，而这时感到疼痛更剧），那么你应该立即去医院就治，因为你已经可以判断自己得了急性阑尾炎。如果一次感觉不够真切，可以重复，也可过半小时后再做一二次。

腰　痛（Lumbago）

症状表现和引起症状的原因

大多数人一提到腰痛就会想到可能是肾脏出了毛病，虽然那常是肇因没错，但绝对不是全部的原因。腰痛是几十种疾病共有的临床表现之一。人体的头、颈、双上肢及躯干的重量全部由腰部承担，日常生活、工作中人的姿态、负重、运动均以腰部为中心。腰部又是连接胸腔、腹腔、盆腔的中枢地带。因此，腰痛可以是这些结构中的组织、器官病理改变的表现。此外，脊柱、腰部肌肉、韧带、神经系统的疾病以及腹腔内脏器的疾病等也均可表现出腰痛。假如患者在感到腰部疼痛之外，还有发烧、打冷战（恶寒）及排尿方面的问题时，那可能就真的是肾脏的问题了。

有几种状况容易侵害到肾脏，进而导致腰痛。当结石阻塞了尿道时，尿液会回流进入肾脏，使得肾脏膨胀而引起腰部剧烈的疼痛。有时则是肾脏受到感染，或是出现了栓塞。如果你怀疑腰痛是由肾脏引起的，那你可以检查一下自己的尿液，有没有带血（略偏棕色），或是混浊不清，若有这些现象出现时，都显示出肾脏可能已经受到感染了。

然而你大可不必过分紧张，其实腰痛通常并不可怕，因为大部分的原因只不过是使用过度的结果。你让腰背的韧带、肌肉和关节承受了太多而它们现在开始反抗了。由于我们的身体平时活动很少，当一次过量时，便会惹上麻烦。

妇女的腰痛发生率很高，除了上述疾病外，是由妇女自身的生理或病理特点造成的。常见引起腰痛的病因有：经期腰痛、子宫颈炎、盆腔炎症、子宫后倾、子宫脱垂、生殖器肿瘤、妊娠腰痛、生育子女过多等。

如何缓解症状

如果你只是劳累过度而腰痛，在你进行自救措施之前，你可以做做如下测验，看看是否需要看医生：平躺在硬床或床垫上，伸直一条腿，另一条腿呈 90 度竖立，如果疼痛扩散到腿部，请尽快就医；如果你的腰背只是有点疼痛，那就试用下列方法减轻痛苦。

家庭处理措施

● **平躺**

腰部受伤最好的疗养之道就是休息，你应该平躺在硬床或床垫上，把枕头放在膝盖下——这样可以微微抬高膝盖，减少腰背部的压力，然后将冰袋放在疼痛位置约 20 分钟。如果躺在冰袋上不舒服，那么就拿开它，就这样平躺着休息也会减轻病情。

● **热敷**

你也可以用热敷来缓解疼痛，用装有热水的瓶子或浸过热水的毛巾敷在痛处，热气可以加快血液循环，从而向受伤的地方运送氧气，加快愈合。因为热敷会膨胀血管，所以伤后 72 小时才可以用。

● **试试俯卧撑**

腹部着地，弯起手臂，手平整地放在肩膀下，用肘慢慢撑起躯体在空中停留 20 秒，放下身体后再重复撑起，这种运动可以让营养和氧气通向较低的椎间盘，还可以带出存在那里的废物如乳酸，从而达到减轻肌肉痉挛的作用。当然如果腰痛得厉害就还是老老实实躺着别折腾为妙。

● **适度休息**

对腰痛者来说，卧床休息是很重要的，但也要有节制。事实上，在床上躺了

3 个小时，你就应该下地活动 20 ~ 60 分钟，如果躺在床上的时间太长，会失去骨头中的钙质，你的肌肉也会变得无力。散步可以改善病情，原因是它不像坐立，步行可以减少给腰背带来的压力。

● 按摩

按摩师可以通过按摩你的脊背而减轻腰背的疼痛。50% ~ 60% 的腰痛都可以通过一到两次的按摩来缓解。

● 理疗

如果腰背持续疼痛，你可以去医院进行理疗，理疗是处理腰背疼痛的简便又有效的方法。电流经由电极作用于腰背上，刺激腰背肌肉，解除痉挛。

● 不要长时间坐着

你也许以为坐在空调房的椅子上会很安全，但你知道吗，长时间坐着不动一样会患上腰痛的毛病。调查显示在办公室工作的妇女会像交通警察一样有腰背部变异的问题，例如腰椎间盘突出等。所以在工作中你应每隔 30 ~ 60 分钟站起身走动一下，并时常捶打一下你的后腰。

● 做运动

当你在办公室舒展身体的时候，可以采取这个方式运动你的腰：笔直战立，将双手放在后背腰上，向后仰，挺起胸脯。保持住这个姿势，再回来，再重复，然后慢慢地加大向后仰的力度。

● 换把合适的椅子

即使最好的椅子也可能给你的背部带来损害，如果它不适合你。如果座位太低，尾骨压力就很大；太高，大腿下部的压力又会很大。如果坐椅有扶手，那也要合适才好，你可以自由地休息手臂。扶手太长会妨碍你靠近桌子，这样你就不得不前倾，而前倾给下背造成的压力要比其他任何动作都要大。

● 找个垫背

不管是特别设计的泡沫垫背还是简单的小枕头放在你的后背，这种腰部支撑都会在你坐下时帮你恢复脊柱的自然弯曲。

● 调好显示屏的位置

如果你的电脑屏幕太低，你打字时就不得不前倾，这样会绷紧你的背和颈，后倾同样也不好。最好的位置应该是：确保屏幕中心与你的下巴在一个平面上，你只需用几本旧书垫在监视器的下面便可达到想要的高度。

● 正确开车

有些人开车时喜欢坐得很低，你甚至在后视镜里都看不到他们。他们也许看起来很酷，但却在招惹腰背的麻烦。当你坐得太低时，为了看清驾驶方向，你就必须使劲前倾伸长你的脖子，这样一来你的颈椎和腰椎就要受累。如果你喜欢把椅子向后移，在你伸腿加油时，你的腰就会离开椅背太多，你的身体就开始下塌了，这对你的腰是极其不好的。当然坐椅太靠前也同样不好。因此调整你的车座位到合适位置，在开车时要略微后仰。你还可以为自己准备一个腰垫，它无论对坐车的人还是开车的人都有帮助。如果不是你开车，进车门时，要背部先进，然后轻轻坐下，再将双腿拿进来。这不光关乎礼仪，也关系到你的腰。

● **轻松一下**

建议在车内待了一小时后，应该停下来，下车运动一下腰背，如果做不到，你也可以左右摇摆一下身体，活动一下手脚，收缩一下腹部肌肉，以便给腰背一个休息的机会。

● **睡好**

睡觉之前，在头下放一个枕头，在膝下放两个枕头，或者，你可以侧着睡觉，头枕一个枕头，在脚下放一个枕头。这种方法可以让你睡个好觉并能减轻腰背的压力。同时，硬床垫对你的腰也有好处。

● **轻松起床**

赖在床上不起来可能是上班族的梦想，但它的确是保护后腰的好方法，为什么？当你睡觉时，脊椎的椎间盘都填满了液体，浮肿的椎间盘周围的肌肉也很僵硬。突然的动作会引起椎间盘的细微裂痕。所以，起床时，你可以先在床上伸展或滚动一下身体，再用手臂支撑起床，站在床前伸伸懒腰活动活动脚。

● **找只搁脚凳**

为了减轻背部压力，只需将你的膝盖高出臀部就可以了。所以，找只搁脚凳，将脚放在小凳子上。

● **舒展运动**

舒展运动有助于腰背部的保健，下面是几个步骤：

提膝：平躺下来，将双膝移到胸前，保持姿势，慢数到20后，双脚着地放松，你也可以单膝做此动作。

猫姿：双手双膝着地，先放松，放低背部，然后像愤怒的猫一样弓起背部大约10秒钟，重复动作10次左右。

半边躯干伸展：平躺下，膝盖弓起，脚平平着地，将右脚架上左腿，然后让双膝慢慢向右着地，保持姿势10秒钟，然后换另一条腿重复动作。

● **锻炼腰腹部**

舒展完身体，你还可以进一步锻炼增强腰背部的力量。这些锻炼可以大大减少你腰背部受伤的概率。

平躺，膝盖弓起，脚平平着地。慢慢地将头和肩抬起，眼睛直视天花板，保持此姿势，慢数到3后慢慢地放下，重复20次。

腹部着地趴下，双臂向前伸展，抬起右臂和左腿，数到10时放下。休息后用相反的手臂继续。如果你是最近才有背部疼痛情况，只需做一两次便可。随着力量的增加，可以考虑在脚踝上绑上一个重物，双手也可以托着一个。

● **有氧运动**

有些对腰背有益的运动可以帮助你。比如步行、游泳，它可以激活全身肌肉包括腰背的肌肉。每周至少要做3次20分钟左右你喜欢的有氧运动。

可供选择的药物

● **使用镇痛膏药**

镇痛膏可以止痛活血，如果你的腰痛是由于劳累损伤，连续使用3天镇痛膏可以很好地缓解疼痛。

● **尽量不吃止疼药**

一些止疼药会带来严重的后背疼痛，将这些药品限制在受伤后的两三天内使用。这些麻醉剂只是单纯地止疼并不是治本。

● **使用非类固醇性消炎药物**

这类药物可以消除由肌肉或软组织损伤而引起的浮肿，阿司匹林就是其中一种，你也可以考虑用异丁苯丙酸类止痛药，因为它是非类固醇性消炎药中药性最大的。

何时该去看医生

★ 疼痛持续72小时以上。
★ 疼痛阻碍了你的日常工作。
★ 疼痛似乎扩散到腿脚或脚趾。

医学小知识

腰痛与可能的疾病

症状	可能的疾病
当用力弯腰、挑重担或举重物之后，突然发生腰痛，且腰椎两旁肌肉发生痉挛而有触痛	提示可能为急性腰扭伤或腰肌劳损
腰痛如“炸裂”一样痛，并沿臀部放射至大腿后侧、腘窝、小腿外侧，多有针刺或电击样的感觉，腰痛过后下肢感到麻胀，病人躺卧后则症状可减轻，但站立、行走，甚至咳嗽、打喷嚏，排便用力时，腰痛则明显加重	提示可能为腰椎间盘突出症
腰痛，尤以第4、5腰椎旁疼痛明显，并向一侧下肢放射，甚至有明显的麻胀感，平卧时患侧下肢不能直腿抬起	提示可能为根性坐骨神经痛。此病多见于30~50岁的中年男子

续表

症状	可能的疾病
一侧腰腹部突然发生犹如“刀割”样绞痛，疼痛可沿输尿管行走方向放射到下腹部、会阴及大腿内侧，每次持续几分钟到数小时不等，腰痛发作时病人屈腰拱痛、坐卧不宁、脸色苍白、大汗淋漓，患侧腰背部有明显的撞击痛，当结石在输尿管末端就要进入膀胱时，患者常常会有频繁又急迫的排尿现象。疼痛过后，常出现不同程度的血尿	提示可能为泌尿系统结石。此病多见于中青年，男女都可发生
开始先有中上腹或右上腹部疼痛，以后可牵累腰部钝痛，发病时病人常坐卧不安，痛得弯腰打滚，大汗淋漓，面色苍白，恶心、呕吐，但当结石退回胆囊或进入十二指肠后，疼痛可完全消失	胆结石
腰痛同时伴有尿急、尿频、尿意窘迫	提示可能为肾盂肾炎
腰痛患者以往曾患有肺结核病史的	应考虑到腰椎结核或肾结核
腰痛而有肾区叩击痛	应考虑到肾盂肾炎、肾结核、肾周围脓肿等肾脏疾病
腰痛同时出现发高烧、打冷战、恶心及呕吐等现象。小便浑浊，甚至带血	多是因为肾脏感染
腰痛常在运动后加重，休息后减轻	应考虑到类风湿性骶髂关节炎
腰痛在卧床时加重，起床后反而减轻	应考虑腰纤维组织炎

腰痛与可能的妇科疾病

症状	可能的病因
妇女月经期前后，由于骨盆腔充血，血液循环受阻，从而反射性地引起腰酸、腰痛	经期腰痛
腰酸腰痛伴有白带增多、局部瘙痒、刺痛等症状	子宫颈炎
由于体内支持子宫的韧带受到过度的牵引，同时使部分神经受压，会引起较重的腰酸腰痛	子宫后倾
正常子宫的位置是前倾前屈位，如果子宫脱垂，可牵拉韧带，导致腰痛的发生	子宫脱垂
压迫性和牵拉性腰痛	生殖器肿瘤

续表

症状	可能的病因
随着胎儿的逐月增大，腰部的支撑力增加，导致骶部韧带松弛，压迫盆腔神经、血管，导致腰痛的发生	妊娠腰痛
腰骶部酸痛伴下腹部疼痛	盆腔炎症
时常感到腰部酸痛	生育子女过多或者人工流产次数过多

背　痛（Nostalgia）

症状表现和引起症状的原因

你忙碌了一天，打算躺下来好好休息，然而你却无论如何无法入睡，因为倒霉的背痛又开始骚扰你。每一个操劳的主妇或辛苦的上班族都或多或少经历过背痛的折磨。究其原因，是过度劳累使后背的肌肉发生损伤和痉挛，同时，姿势不良、肥胖、设计不当的椅子及床垫，腹部及背部肌肉衰弱，因举重物或其他原因造成受伤，先天遗传因素及关节炎等原因，都会造成背部疼痛。

肌肉痉挛可能是造成背痛最常见的原因。脊椎患有关节炎时尤其容易引发此种现象。在这种情况下，身体为了要避免有毛病的脊椎到处晃动而造成更大的不适，遂使得肌肉变得僵硬，但这种自卫性的肌肉痉挛所造成的疼痛却反而比身体原想要避免的痛苦更为严重。最常见的疼痛的区域是斜方肌，后背上的大的三角形状的肌肉和肩叶片。

运动不当会导致僵硬和疼痛，搬运家具、修理花园、弯腰迅猛或拾物姿势不对，所有这些都会扭伤背部肌肉、韧带或者椎间盘，背部就会不自觉变硬进行自我保护防止进一步受伤。当然运动不当并非是造成背部僵硬的唯一原因。床垫硬度不适合或者睡姿不对也被认为是致病原因。

更严重的后背疼痛的原因还有骨质疏松症、脊髓管破裂和受伤。许多女性在年老时容易罹患骨质疏松症，常发生骨折及骨骼破裂的现象，其中尤以脊椎部位最为严重。这种现象不仅会造成很大的疼痛，也会使患者的身高逐渐变矮并造成驼背。患有副甲状腺机能亢进症也会引发骨疼痛、骨质疏松症及肾结石。如果你还未到更年期，却很容易在跌倒时发生骨折，肾脏里也有一两个结石，那么最好去做一次血液中钙含量的检查。

此外子宫异位也会引起下背部的疼痛，尤其是在连续站了好几个小时之后。子宫内膜异位也会造成背痛，在月经快来之前或经期特别容易发作。

瘫痪性背痛通常是因为脊椎发生了某种病变所致，发病的部位多集中在颈部

（颈椎）或是较低处的腰椎部位。事实上，背痛大多是因脊柱发生关节炎所引起的，症状会随年龄增长而更趋严重。脊柱神经也可能因受到椎间盘的挤压而疼痛。最常见的是坐骨神经痛，这是因为位于背部较低处的椎间盘刺激了通往臀部及大腿的神经，使得大腿后侧常有隐隐作痛的症状。因此，如果你的背会痛，且疼痛只集中在原本发作的位置而不会传达到其他的部位去，这就不可能是由椎间盘所引起的病症。发生在颈部的疼痛也可作相同的解释。

另一项很严重的背痛原因是前列腺恶性瘤（患者多半是 50 岁以上的男性），发病早期并无疼痛的感觉，然后会很突然地觉得背部某个地方有持续性的剧痛。

罹患乳癌的女性在接受手术几个月甚至几年之后也可能会有背痛的情形，原因是癌细胞已经扩散到脊椎了。腹部里任何的异状（如憩室炎、结肠炎或是肿瘤）也可能引起下背部的疼痛。心脏病或其他严重疾病也会导致后背疼痛。

如何缓解症状

如果背痛经常困扰你，你又无法找到原因，最好的办法是去看医生。如果你的背部损伤是由于运动不当导致的——比如拉伤扭伤，用力过度或姿势不对，下面的方法或许可以帮助你。

家庭处理措施

● **按摩痛处**

脊椎按摩也有帮助。每小时在背痛处自己按摩一分钟可帮助缓解肌肉疼痛。在最脆弱的地方进行深层次的按摩会起作用。轻柔地按摩斜方肌可以通过拉伸和增加循环来缓解疼痛，先让你的朋友或配偶用手掌按摩后背的左边，然后右边，反复地按摩。

● **用肘部来按摩**

另一种治疗后背疼痛的按摩技巧是借用别人的肘部。仅让你的助手将他的肘部稍加点力按在你的斜方肌上 15 ~ 30 秒钟。放松然后重复。压在这个地方会减缓血液供应，放松会使血液和氧气循环通畅。

● **冰敷**

用绷带将一袋冰绑在疼痛部位，轻轻地从左到右旋转身体，一天重复几次这样的动作，起先会很疼，但只要每天做些运动便可缓解。过多的休息是不可取的。在床上躺太久了会让肌肉松懈，如果这种方法加剧了疼痛，请立即停止。

● **热敷**

湿热对于慢性背部疾病常常有效，热量会促进血液循环，可减轻患处痛苦，加快治愈速度。可以用热水浸泡毛巾，拧干后敷在患处直到冷却。注意，受伤后前三天不能热敷。

● **多运动**

运动可以减轻疼痛，强化背部肌肉，协助动脉流畅以及保护你的骨头。背痛的时候，躺在床上休息是害处大于益处。

● **活动关节**

双手抵住腰部，站直，绷紧膝盖，小心向后弯腰。该姿势与你通常的运动方向正好相反，可缓解椎间盘承受的机械压力。

● **锻炼肌肉驱除疼痛**

一旦疼痛褪去了，你就要想法开始保护背，最好的方法是：增强腹部力量。如果你没有良好的腹部力量，你就会疲惫，而疲惫时肌肉很容易受伤。

● **提臀运动**

后背靠墙直直站稳，慢慢地提起臀部，后背紧压墙壁，维持几秒钟，放下臀部，再重复 10 次。尝试着使盆骨恢复原来正确的结构位置。

● **扭动身躯**

双臂张开或放在臀部，保持臀部不动，扭动躯干即上身和头，从左到右持续 20 次。

● **弯曲上身**

仰面躺下，双手放在两边，膝盖弓起，慢慢地弯曲上身，提高肩膀 2～3 英尺，放下后再继续，每天做 20～30 次便会很有帮助。

● **练瑜伽**

简单的瑜伽姿势可令你背部放松。俯卧，手掌平放在肩膀下方，背部轻轻抬起，用手臂支撑身体，保持臂部着地，竭力拉直，再恢复原来姿势。放松片刻后，重复以上姿势数次，每次可做得更深一些。如果疼得厉害，不要做此项练习。

● **散步**

行走可缓解因弯腰和久坐给脊柱带来的机械压力，帮助椎间盘恢复到正常位置。

● **洗一个热水澡**

在热水中浸泡大约 20 分钟，可以提高体内温度，舒缓疼痛的肌肉。热气可以加快血液流动，帮助愈合，对一些严重者，一天至少需要洗两次热水澡。你还可以在温水中运动，这种方法不会让你很辛苦，当热浴后感到舒服了，轻轻地扭动中背或弯下腰几分钟，但前后左右扭动的幅度不应该超过 3 英尺。

● **用球按摩**

这种按摩方法可以很好地治疗中背和下背痛。将两个网球放进一只袜子里，将袜口系起来，躺在球上，确保脊柱的两边各有一个球，然后轻轻地上下滚动后背，让网球给你按摩直到消除了疼痛。

● **换床垫**

当你上床时，床垫会陷进去吗？如果是，你得考虑换床新床垫了。拥有稳固支撑力的床垫通常对背部有利，有助于减轻晨起后的背部僵硬。

● **养成好的生活习惯**

包括低脂、素食、规律地运动、让压力留在可忍受的范围，以及不抽烟等。

这是对每一个人的忠告，但对那些有背痛毛病的人更重要。多摄取植物性营养素不仅能协助你预防任何血管硬化的毛病，也能帮你保住钙质。

● **负重时正确的姿势**

当你提重物时，不要弯腰去提，而是蹲下腿，拿起东西时保持你的背部呈垂直状态地站起来，用你的腿来承受重力而不是腰背。

● **挺起你的胸**

坐在桌前看书时，不要伏在桌上让眼睛和头靠近你的书本，试着让你的书本靠近你的眼睛。人们在看书时经常使用了错误的身体力学原理，不是抬起头，而是将头和脖子往前弯曲。

● **以手握住电话**

不要用头部和肩部夹着打电话，那样会拉伤后背的肌肉，用手握着电话，或者较好的方法是买个耳机或麦克风。

● **改善你的姿势**

坏的姿势会消除自然的背部的S形曲线，会使得上背肌肉变弱，变得容易拉伤。健康的姿势应该是：胸部挺起，腹收进去，臀部还原，使得你的上背肌肉放松。如果你经常感到后背疼痛，让医生评价一下你的姿势看是否有问题，如果不对的话，让人教你一下正确的姿势。

● **锻炼你的后背**

如果你的上背和颈部肌肉很强壮，就不容易会拉伤，如果那些肌肉能支撑你，那么部分的压力会被肌肉吸收，而不是骨头、韧带或其他组织。你可以通过简单的练习来加强你的背：每只手上端一杯水，让手臂伸直。往上直着举起手臂到耳部，数到3，然后拉回肩膀，将肩用力拧到一起。放松，反复练习8～12次。

可供选择的药物

● **使用镇痛膏药**

镇痛膏药可以止痛活血，如果你的背痛是由于劳累或损伤，连续使用3天镇痛膏可以缓解疼痛。

● **服用止痛剂**

像伊普（ibuprofen）这种止痛药就颇有疗效。一般来说，最好不要用有吗啡成分的止痛剂来遏止背痛，如果持续经常发生背痛的人一直服用吗啡止痛，很容易因此感染吗啡瘾。

● **使用维生素 B_6 止痛**

维生素 B_6 用来治疗背痛颇有帮助，它可以增加人体对疼痛的抵抗力。如果正在吃消炎药的同时在饮食中增用维生素 B_6，就更能控制疼痛而且少服点止痛药。维生素 B_6 还可防止病情复发。研究人员将维生素 B_6 和其他维生素B群用在背痛剧烈的患者身上，结果发现患者接下来6个月病情复发的几率减少了一半。

不过目前还没有进行过大规模的临床实验。维生素 B_6 的安全服用剂量是每日 50 ~150 毫克。每日服用量应避免超过 200 毫克，因为服用过量会导致神经伤害。

● **色氨酸止痛**

色氨酸可能也有助于止痛，因为它能增加脑中血清素的含量。血清素是脑中一种自然产生的化学成分，对控制疼痛、睡眠以及情绪稳定十分重要。自然摄取色氨酸，最安全的办法就是多吃富含碳水化合物的食物，像马铃薯、米饭、面食以及面包等。这些食物会自然而然地促进色氨酸流向脑部，然后使其在脑部自动转化为血清素。

饮食调理

● **少吃盐**

一天只食用 1 ~2 克盐。如果你一天喝下的咖啡超过两杯，请选用低咖啡因品牌。这些方法也有助于保住体内的钙质。

● **服用姜粉**

常见的辛香料——姜，似乎也有阻止骨骼肌病变的功效。每天可服用半茶匙到一茶匙（1 ~2 克）的姜粉，需要长期服用，并要等 4 ~12 周才能见效。研究人员发现，姜对关节炎和其他病症相当有疗效。如果你想试服复方的 5 - 羟色氨酸，建议应在医生指导下服用，毕竟它目前还在实验阶段。

其他

● **请医生诊断**

大部分的背痛会自行痊愈，但有时候背痛是感染、癌症或其他疾病的征兆，必须马上治疗，毕竟正确的诊断很重要。如果你从来没发生过背痛，或发作起来很严重，或是有剧烈的神经痛症状、神经痛症状逐渐蔓延至两侧，或是小便失控或有困难，都应该立刻去看医生。儿童发生背痛必须马上请医师诊断。

● **动手术前要谨慎**

一定要多请教几位专家的意见。不过在某些情况下，例如神经已经受损时，手术是非动不可，你的医生会评估你的情况，决定是否动手术。

何时该去看医生

★ 疼痛持续 3 天以上。
★ 背感到麻木。
★ 心脏有问题。
★ 后背疼痛辐射到前胸或腹部。
★ 家庭成员有患心血管疾病的病史。
★ 你不知道后背疼痛的原因。

医学小知识

背痛与可能的疾病

症状	可能的疾病
用力过度或受伤后疼痛，夜间加重，向臀部或大腿放射痛	背肌扭伤
疼痛从臀部放射至小腿后侧或外侧	可能是坐骨神经痛
起病为突发疼痛，疼痛在提重物、用力锻炼、扭伤、打喷嚏或咳嗽后可放射至一条小腿，弯腰时疼痛加重，平卧时减轻	椎间盘突出（亦作椎间盘脱垂）；椎间盘疝出或椎间盘滑脱
背、臀或大腿部位疼痛，僵直及压痛；背部转动或弯曲困难	脊椎骨关节炎，亦称为脊椎关节强直
沿脊柱特定的部位锐痛	骨质疏松症
慢性下背部疼痛反复数月或数年	脊椎排列不整
慢性疼痛和僵直于早晨较重，疼痛多见于 20～40 岁的人	关节强直性脊髓炎
走路或爬楼梯时背部、臀部、大腿和小腿肚疼痛，静止站立或坐位时可缓解	脊椎狭窄
妊娠超过 4 个月妇女下背部疼痛	妊娠问题
下背部疼痛，疼痛在腰部脊椎的两侧，发热达到或超过 38 度，排尿疼痛，恶心或呕吐	肾脏感染
背痛，尤其夜间明显，平卧不能缓解	可能是肿瘤

第七章 心血管症状

心跳过缓（Heartbeat Tardiness）

症状表现和引起症状的原因

如果你的脉搏跳动速率缓慢，你大可不必紧张。相反，慢有时表示更健康；或至少，不是不健康。

尽管静止时的脉搏跳动范围是每分钟 60～100 次，心跳速率低于 60 次被医生认为是心跳过缓，但这并不一定是不正常或不同寻常。

通常身体条件好的运动员心脏也很好，他们的脉搏跳动在 40 甚至是 30 次/分钟。对于少数人，心跳速率低于平均水平，在 50 次左右，对他们的身体来说是正常的。

当伴有其他症状时，脉搏跳动慢就是一件让人担心的事。当心脏的抽吸能力减少时脉搏跳动变得非常慢，当心跳速率太低时，多数人会感到令人不安的症状，比如晕眩、疲劳、虚弱。这些状况如果不进行治疗会导致心脏病的产生。

但缓慢的心跳也可能是与心脏无关的状况造成的。如果甲状腺分泌太少的激素，心脏跳动速率会垂直下落；降低体温也可以使脉搏跳动变慢；严重营养不良也可以使心脏跳动速率下降。你也可能会在心脏病侵袭后脉搏跳动慢。

许多用来治疗心脏的药剂，像 β 受体阻滞药，钙阻滞药和洋地黄都会使心跳速率下降。镇静剂和止痛药也会如此。其他药物的副作用也会如此。

如何缓解症状

如果你感觉良好，并无其他症状，脉搏跳动慢并不意味着有问题或需要治疗，除非医生告诉你脉搏跳动太慢，需要进行适当治疗时。下面有几点你必须知晓。

家庭处理措施

● **让医生检查你的药剂**

确保你使用的是正确的药物和适当的剂量。不要自作主张停止服用药物。在许多情况下，比如某些治疗心脏的药物会导致脉搏跳动变慢。

● **装起搏器**

如果心跳过缓足够严重以至于产生其他症状，而且影响到心脏的抽吸功能，最有效的办法是植入人工的起搏器，这种装置可以保持你想要的正常的心跳。

何时该去看医生

★ 并非运动员，你的脉搏跳动每分钟低于50下，而且一直如此。
★ 你头晕、虚弱、不省人事、疲劳或难以呼吸。

心跳过快（Heartbeat Fleetness）

症状表现和引起症状的原因

在睡眠时，正常的成人的脉搏跳动次数为每分钟60~100次。超过100次在技术上被定义为心动过速。

当你有许多工作要做，需要抽取更多的血液和氧气至体内时心脏会跳动更快。运动、激动、紧张、一顿丰盛的饭菜都会引起心跳加速。如果你超重，心脏则需要更努力地工作。有时，稍微超出正常水平的脉搏跳动对于某些个体来说是正常的，这取决于他们具体的身体化学反应。

疾病或体内生理变化也会给心脏增加额外的压力。这些疾病包括高烧、高血压或低血压、哮喘症、贫血等。经常为适应外部刺激，比如尼古丁、咖啡因、各种药物的刺激，心跳也会不稳定。严重缺乏营养，尤其是钾和维生素B，也会让你的心脏急速跳动。实际上，时尚的减肥食品也会导致矿物质平衡紊乱以至于使脉搏跳动加快。

脉搏跳动加快在患有心脏病或心力衰竭的病人中多见。当心脏受损时，增加输出量的办法之一是增加速率。

有时，受损的或甚至是健康的心脏也可能逐步显示出内部的电传导系统的缺陷，导致心脏发出急速的信号。常见的心律失常是突发性的室性心动过速——突发的但短暂的心跳加速可高达每分钟200次。不过室性心动过速容易治疗且无生命危险。

另外一些时候，心肌会高速无效收缩，但收缩时心肌只是颤动而无法泵出血液。这被称为心房或心室颤动。这种情况容易导致心力衰竭或脑卒中，是比较危险的状况。

如何缓解症状

让医生检查有无心动过速确保无严重的心脏问题是一个不错的主意。当你的心脏开始快速搏动时，下面是你和医生该如何处理来避免问题恶化的办法。

家庭处理措施

● **试试刺激迷走神经法**

你可以通过刺激迷走神经的方法来停止阵发性的房性心动过速。如果你有心动过速的倾向，你可以试试。它们包括：

① 闭气用力，慢慢下蹲，使身体绷紧好像在用力大便一样。

② 掐住你的鼻子并吹气。

③ 咳嗽并按压下颌角下的颈部（颈动脉的敏感区域）。

④ 将你的脸放入一盆冰冷的水中约几秒钟的时间。

⑤ 收缩腹部肌肉，拉紧，好像你要移动内脏一样。

● **避免使用刺激物**

要避免使用任何会导致心脏迅速跳动的刺激物：食物和含有咖啡因的饮料（咖啡、茶、苏打）、酒精和非法药品。香烟会压缩动脉，使心脏工作更费劲，尼古丁是一种强有力的刺激物。如果你在吃药，检查标签看剂量是否正确，或问问医生看是否有必要更换药物。

● **减肥**

减轻体重可以减少心脏的全部工作量。有氧运动也是一种极好的办法。运动能促进血液循环和心血管健康，因此，心脏、肺部和肌肉都能有效地用氧。

● **避免不当的减肥食品**

高蛋白粉和迅速减肥产品经常都有令人不安的副作用。它们使得你的心率急速上升，有时很危险。应当遵照医生的指导来减肥。

可供选择的药物

● **使用药物**

心脏病学家会使用多种使心跳减缓的药物治疗复发的和顽固的心动过速。这些药物包括β阻滞药（如心得安或贝他乐克等），钙通道阻滞药（如异搏定等），奎纳定和利多卡因等。

何时该去看医生

★ 当你平静时脉搏跳动速率超过每分钟100次。

★ 在停止剧烈运动后5分钟内脉搏跳动不能回到正常范围。

脉搏虚弱（Throb Impotence）

症状表现和引起症状的原因

你吃的食物没问题，你精心照顾自己，你看上去很不错，感觉很好。但某天你把你的脉搏时，你大吃一惊，你竟然找不到它，你害怕极了。

其实，在没有其他症状的情况下，脉搏跳动虚弱并非疾病的征兆。许多东西可能让你的脉搏跳动虚弱无力。比如较胖的人就很难感觉到脉搏的跳动。或者你把错了位置而以为摸不到脉搏。

如果真的出现脉搏跳动虚弱这种较少见的状况又会如何呢？通常这意味着你的血压低。其他时候出现这种状况是由于血液或体液损失，比如呕吐、脱水、营养不良、药物过量造成的。

如果足够严重的话，任何影响血液循环的疾病都会产生真正的脉搏跳动虚弱无力，但许多人会伴有许多其他明显的症状，如出汗、呼吸短促、眩晕或衰弱。

脉搏跳动虚弱，并伴有水肿、气促、乏力等其他症状，则可能是患有心力衰竭：被疾病影响的心脏受损或感染，无法泵出足够的血液和氧气供给身体其他部位，在心脏和肺里引起血液和液体阻塞。在这种情况下，脉搏可能跳动非常快或非常微弱。另外，心脏瓣膜漏也会导致心脏的收缩力减弱。

如何缓解症状

多数情况下脉搏虚弱只是一种感觉而已，你不必忧虑。但如果还有其他症状或仍很痛苦，将这几点记住。

家庭处理措施

- **检查你的血压**

你的血压可能低于平均水平，但是否真的患有低血压取决于许多因素，包括你的年龄、身高和体重。请医生告诉你的血压状况和该如何治疗。

- **检查你的药物**

看清贴标以知道适当的剂量。太多或不够剂量可能会降低血压，使脉搏跳动削弱。问问医生看是否需要更换药物。

- **向医生咨询**

有时长期患低血压的患者，医生会建议增加盐的食用量，或食用一些帮助盐保留在体内的药物。但许多心脏衰竭的病人被告知相反的结果。请医生告知最适合你的方法。

● 限制饮酒

酒精会很快使你的血管胀大，降低血压，导致脉搏很快从跳动强烈到几乎没有跳动。

何时该去看医生

★ 你的脉搏虚弱，同时伴有其他更严重、更痛苦的症状，包括衰弱、晕眩、虚弱、疲劳、淌汗、气喘或增肥。

★ 感觉衰弱无力，脉搏跳动每分钟高于 100 次或低于 50 次。

心律不齐（Arrhythmia）

症状表现和引起症状的原因

一个乐队要演奏好音乐，最基本的要求是保持统一的节拍。如果哪怕一个成员没合上拍子，整个乐队都会随之赶拍、慢拍或干脆失去呼应乱作一团。

你的心脏就像一支 5 人的小型爵士乐队。两个上面的房间（心房）将流进来的血压给两个下面的房间（心室），这两个下面的房间再将血液压送到肺及身体其他部位。相当于鼓手的一个内在节拍器我们称之为窦房节通过细微的心电信号控制上下心房心室的平稳运动。但如果有什么干扰了这个动力，心跳节奏就会变得不协调。如果是规律的心跳缓慢——每分钟低于 60 次——医生称之为心动过缓。如果是规律的心跳加快——每分钟超过 100 次——则被称为心动过速。

心脏病学家将这种心率紊乱称之为心律不齐。它可以发生在由窦房节到心房再到心室的这条线路的任何地方。有时这些异动很短暂，有时是持续性的，有些明显地能引起人们的注意，有些很轻微不经意间就被忽略过去了。

许多人的心律不齐是由外因引起的，比如吸烟、服用兴奋剂、吸毒及服用某些药品的副作用。有些人的心律失常是由严重的生理疾病引发的，比如甲状腺疾病、贫血、冠心病或心衰。但大多数只是健康心脏偶尔会有的正常反应，如睡觉时，运动时，在精神压力很大或激动时。

若鼓手偶尔漏掉了一两拍，或乐队演奏声音稍大了一些，你可能不在乎甚至都不会注意到。心悸时也是这样，它指的是心脏连跳几下，漏跳或多跳几下。

心悸就像发动机点火失败，通常与焦虑和压力有关，每个人都会经历几次。除非它频繁发作，通常都是无害而且无关紧要的。内科医师更关注的是其他的心律失常，比如源发于心脏上部的心律失常。一个“有病”或功能障碍的窦房节会导致心动过缓或心动过速，或两者兼有。一个心房每分钟出现的短暂而规律的悸动可达 200 次，这种情况被称为阵发性心上室性心动过速（PSVT），或者它会变成心室纤维性颤动，一种在前房几个部位同时发生的更快、更杂乱的颤动。这种产生于心房的大面积心动过速，被称为上室性心律失常。

上室性心律失常很常见，是可以治疗的，而且它往往是良性的。偶尔有严重心脏疾病的人会感到上心室心律不齐，它有可能（但很少见）发展成威胁生命的室性心律失常。室性心律失常可狂跳至每分钟200多下，而且都是潜在的心脏疾病的信号。如果心室发生纤维性颤动，心跳变得杂乱无章以至心脏完全失去机能，就会停跳。心室颤动是猝死的首因。

如何缓解症状

记住：正常的心率是每分钟60~100次，而体魄强健的运动员，他们的心率往往会减缓至每分钟40~50次。一旦你发现在心跳应当节奏平缓如华尔兹时，它却快得如同跳恰恰，这时明智的选择是立刻去看医生，以确定心脏没什么大问题，以下是一些你应当了解的事。

家庭处理措施

- **转移注意力**

不要老是担心心悸，做一些其他的事，不要让自己老想着这件事，当你独自一人什么都不做时，更容易注意到这些心悸并受其困扰。人们醒着躺在床上时往往高度敏感，特别是当他们注意自己的心跳时。读些书，看看电视，或其他任何能转移注意力的事都可以。

- **检查你的药**

用药剂量不对会令你的心跳突然加快或减缓。一些非处方药，如抗组胺剂和治疗哮喘的药，也会有这种效果。如果你在服用治疗心脏病的药，心率的改变正是药品要达到的疗效，向医生核实一下你是否应该停止，改变或持续现在的用药。

- **减少对咖啡因的依赖**

早上喝太多杯咖啡会导致下午时发生心悸或心动过速。限制你所有咖啡因类饮料的摄入量，包括咖啡、茶和可乐。

- **过健康生活**

烟草和酒精也许不会使你发育不良，但它们可以导致心脏狂跳，应当尽力避免。人们应该远离毒品：可卡因和大麻吸食者由于心跳不规律是急诊室的常客。

可供选择的药物

- **服用抗心律失常的药物**

你的医生可以告诉你是否需要因为烦人的心悸而吃药。常见的用于治疗房性或室性心动过速的处方药包括奎宁丁、普鲁卡因及洋地黄类药物。

其他

● 手术治疗

控制不规律心跳的最有效方法是通过手术安装一个人工节拍器以取代原来的窦房节。这些装置可作为改善心率的方法，终身或临时使用。

何时该去看医生

★ 当你一周几次或更频繁地感到心跳缓搏、早搏、不规律或心脏猛跳时。
★ 你的心率波动很大，有时每分钟不足50次，有时每分钟超过100次。
★ 如果在没进行运动的情况下你的心跳每分钟超过100次，并且心率杂乱，就要立刻去看医生。

第八章　呼吸状况不良

咳　嗽（Cough）

症状表现和引起症状的原因

咳嗽很烦人，而且常常不请自来。诱发咳嗽的原因有很多，了解咳嗽和选择治疗方法的关键是，看它到底是没有痰的干咳，还是痰多的咳嗽。

环境中的任何一种污染都有可能引发干咳。如果对某些东西过敏，干咳就是主要的表现方式。烟、化学成分、有害气体、花粉和灰尘都能够刺激肺支气管，咳嗽只是作为一种反应来抵抗这些侵袭。如果很敏感的话，就算你走进一间新屋子或者使用一床新毯子也会引起咳嗽。

哮喘经常引起干咳。事实上，哮喘是咳嗽最常见的原因，特别是在晚上咳嗽。

鼻后腔滴流和一些消化系统的毛病也是咳嗽发作的原因。鼻涕倒流到后鼻腔，从后鼻腔直接作用到咽部刺激了咽部黏膜都会引起慢性咳嗽，这种咳嗽通常都是刺激性干咳。而且鼻涕流到咽部时，食管括约肌开放，允许正在消化的食物和胃酸涌上喉咙，以至于在咳嗽的时候，使你的嘴里感觉到酸酸的。

通常有痰的咳嗽多见于呼吸系统疾病，比如急性支气管炎、慢性支气管炎、肺炎、支气管扩张、感染、肺癌等一类疾病，痰实际上就是含有大量细菌的呼吸道分泌物，而且病人会因为气道的异物阻碍呼吸。

如果你的痰有颜色了，除了你正发烧或者胸痛、便秘之外，那么你就肯定受到感染了。

不要对感冒好了之后的咳嗽过多担心。这只是剩余在肺部周围的残留物，特别是在病毒性感冒之后。这并不意味着你患上了哮喘或者类似的疾病。

吸烟和咳嗽非常有关系，特别是长期吸烟的人。因为烟雾会刺激呼吸道，呼吸道黏膜受到刺激后就会有大量的分泌物出来，所以吸烟的人常常伴有咳嗽、咳痰。而且我们会发现，吸烟的人很难把痰咳嗽出来。这是因为烟雾能麻醉在支气管里像头发一样的纤毛。这就是吸烟者经常在早晨咳醒的原因。

更严重的是，如果有这种堵着的不停的咳嗽那可能就是慢性支气管炎的症状了。肺部尽力想把困住的痰咳嗽出来，但是却因为通道太狭窄而出不来。医生指出，一般来说有这种病的人经常会觉得呼吸困难或者呼吸不过来。

而且更为严重的是，咳嗽可能还是肺癌的症状。

如何缓解症状

在你有比较轻微的咳嗽，或者是咽部不舒服的时候，没有必要每次都去看医生。这些咳嗽会自己痊愈的。

但是，如果在咳嗽的时候伴有尖锐的疼痛或者咳出血了，就必须去看医生了。同时，也别只坐着任由其咳嗽，可以尝试一下下面的控制方法。

家庭处理措施

● **多喝水**

对付咳嗽最好的办法可能就是尽量地多喝水。如果是有痰的咳嗽，就需要稀释痰让它能轻易咳出来。白开水和果菜汁都是很好的康复饮料，梨汁、西瓜汁、苹果汁、萝卜汁等都是止咳的良药，每天不妨喝 4 ~ 5 大杯。但注意不要加糖和盐，如果想喝甜的，可以加一点蜂蜜，蜂蜜有润肺通便的作用，有利于症状的减轻。

● **别抑制咳嗽**

咳嗽是因为体内正在抵抗感染，是一种保护作用。所以吃了止咳药而发出的闷闷的咳嗽反而会适得其反。你应该把这些废物咳出体外，如果你吃了止咳药的话，这些废物就一直留在肺里面了。

● **用盐水漱口**

如果你过度咳嗽，你的喉咙会又疼又痒的，用盐水漱口可以缓解症状。在一杯温水中加入 1/2 汤匙的盐搅匀即可。

● **垫高枕头**

如果咳嗽让你辗转难眠，有一种缓解的办法可以帮助你。试试将枕头垫高 20 厘米，侧卧而眠。它可以防止黏液积聚，也可以防止胃中有刺激性的酸性物质返流到食管，进而吸入。

● **戒烟**

这是毋庸置疑的，但是值得强调：吸烟只能引起或者恶化任何形式的咳嗽。如果自己不能戒烟，可以寻求医生的帮助。

● **给空气加湿**

干燥的空气会刺激肺部使咳嗽更加严重。在家里使用加湿器，这样水汽就更容易进入你的呼吸道。但是一定要保持加湿器的干净。加湿器容易发霉，如果你对这个过敏的话，这个还会恶化咳嗽。

● **指压治疗**

严重的咳嗽可导致上背部肌肉收缩甚至痉挛，此时按压肺经尺泽穴可缓解疼痛。

可供选择的药物

● 有选择地服用药物

一般来说细菌引起的咳嗽可用抗生素来治疗，但病毒性的感冒抗生素不起作用。若感冒病人痰液黏稠，可使用祛痰药以减少痰液分泌。干咳的病人可使用润喉片、甘草片或止咳糖浆来降低机体的易感性，从而缓解咳嗽。但无论使用那一种药，记住，都不要服用时间太长。而且必须在医生的指导下服用。

● 喝一些止咳糖浆

在晚上，如果你的咳嗽一直不停，而且影响了自己和他人休息的话，你可以喝一些非处方的止咳糖浆来保证睡眠。但是以后你还是要去治疗的，这个只是一时的办法。最好的非处方止咳剂包含了右美沙芬，一般的处方的咳嗽糖浆都包含可待因。

● 补充维生素

每天补充维生素 C、A 及 β－胡萝卜素，能够促进组织修复，抵抗病菌、过敏原等有害物的侵入，帮助发炎的黏膜恢复正常，增强机体的免疫力。给小孩选用缓冲过的维生素 C 或抗坏血酸钙。

家庭小验方

● 用大蒜

大蒜可以解毒杀菌消炎，对感冒引起的咳嗽、百日咳、肺炎等均有疗效。你可以将大蒜捣汁服用（最好是紫皮蒜），每天 8～10 次。也可以将大蒜捣碎后外敷，将大蒜泥或蒜片置于止痛膏上，每晚洗脚后贴于双足涌泉穴，次晨揭去，连贴 3～5 次即可见效。

● 野菊薄荷桔梗汤

野菊花、薄荷各 30 克，桔梗 12 克。水煎服，每日 1 剂，早、晚 2 次服。用于流感发热、鼻塞流涕、头痛、咳嗽、喉痛或周身酸痛等。

● 贝母梨

生梨 1 个，洗净后连皮切碎，加冰糖炖水服。亦可将大梨 1 个挖除果心，放入川贝母 3 克，覆以梨皮盖好，置碗内隔水蒸 1～2 小时，喝汤吃梨，每日 1 个。有生津、清热、泻火、化痰的功效。适用于阴虚肺热、咳嗽痰多的病人。

● 香草茶

紫苏有驱寒、止咳的功效，用老姜与紫苏叶熬汤饮用不仅能驱寒、缓解感冒症状，对咳嗽也有很好的疗效。

何时该去看医生

★ 咳嗽持续超过 7～10 天而且没有好转的迹象。
★ 咳出粉红色血痰或黄绿色和铁锈色痰。
★ 发烧超过 40℃。
★ 长时间持续地咳嗽并伴有下列症状之一时：声嘶、咽痛、气短、喘息、胸痛、胸闷、高烧、头痛、盗汗、背腿痛、乏力、皮疹、体重减轻等。

医学小知识

咳嗽与可能的疾病

从咳嗽的病程判断

症状	可能的疾病
急性	多见于上呼吸道感染、急性支气管炎、肺炎、胸膜炎
慢性	多见于支气管炎、肺结核、肺癌

从咳嗽的性质判断

症状	可能的疾病
咳嗽声短促	常见于肺炎和胸膜炎
咳嗽声犹如破竹	常见于急性喉炎、白喉
轻微短促的咳嗽	常见于肺结核病初期
犬吠样咳嗽	多见于假声带肿胀、主动脉弓瘤、纵膈肿瘤等
痉挛性阵咳	见于百日咳和气管异物

从咳嗽的节律判断

症状	可能的疾病
单发的微咳	多见于喉炎、气管炎、早期肺结核或吸烟者
连续不断地咳嗽	多见于慢性气管炎、支气管扩张或肺结核伴有空洞者
阵发性咳嗽	常见于百日咳、气管异物、支气管哮喘

从咳嗽出现的时间判断

症状	可能的疾病
清晨或晚间咳嗽加剧	常见于支气管扩张、慢性支气管炎
发生于夜间的咳嗽	常见于肺结核、心力衰竭、支气管哮喘、百日咳
白天咳嗽	多见于支气管及肺部炎症

从咳痰的性质和多少判断

症状	可能的疾病
当体位改变时咳出大量的脓性痰	常见于支气管扩张、肺脓疡
铁锈色痰	常见于大叶性肺炎
泡沫性痰	常见于支气管哮喘
粉红色痰	常见于心力衰竭引起的肺水肿
湿性痰	见于慢性支气管炎、肺脓肿、空洞性结核
少量痰	有早期急性支气管炎、肺炎、支气管哮喘、早期结核的可能

从咳嗽时伴随的症状判断

症状	可能的疾病
咳嗽伴有发热	可见于感冒、肺炎、肺结核（高热常见于肺部感染，低热多见于肺结核）
咳嗽伴有呼吸困难	常见于哮喘、心力衰竭
咳嗽伴有呕吐	常见于百日咳、慢性咽炎
咳嗽伴有声哑	常见于声带炎、纵膈肿瘤
咳嗽痰中带血	常见于急性支气管炎、肺结核等
咳嗽大量咯血	常见于支气管扩张及晚期肺结核等
咳嗽伴有很快消瘦	应警惕肺癌

多 痰（Phlegm Excessive）

症状表现和引起症状的原因

痰液是呼吸道（支气管、气管、喉、鼻）黏膜分泌的黏液，正常情况下，呼吸道黏膜分泌少量黏液，使呼吸道保持湿润。另外，黏液还可粘住侵入呼吸道的病菌和灰尘、异物等，黏液中有“溶菌酶”，可以杀死病菌。

在一般情况下，正常人是不咳痰的，即使有，也多是出现在清晨起床后有一点痰，如果痰量少，色泽清而透明，说明肺、气管黏膜组织的新陈代谢正常。

如果你的痰不是清澈或白色的，那就意味着你的呼吸道里有病毒性或细菌性感染或者肺部有炎症。感染可能和感冒一样平凡或者跟支气管炎或肺炎一样严重。

如果你的痰较多并且较黏稠，则多为上呼吸道感染、急性支气管炎、肺炎早期及慢性支气管炎。如果你的痰稀薄透明带泡沫状，则多为无严重合并感染的支气管扩张。

当痰呈黄色或像脓一样通常意味着有某种轻度至中度的感染，如感冒、支气管炎及肺炎恢复期。任何严重的刺激，比如吸烟或过敏原都会引起。

粉红色痰多见于急性肺水肿。引起肺水肿的原因很多，例如给病人静脉输液时速度太快，就可能使大量液体流入肺内而发生急性肺水肿。这时病人往往就会吐出大量粉红色泡沫状的痰，严重者甚至还可以从鼻孔涌出来，这是一种十分危险的征象，如不争分夺秒抢救，生命就会危在旦夕。

巧克力色痰提示可能患了阿米巴痢疾。其原因是阿米巴原虫钻入肝脏引起肝脓肿，而后再钻入肺内，使肺内支气管破溃所致。因阿米巴原虫引起的脓肿的脓液如同巧克力的颜色，故患者咳出的痰也是巧克力色。

如何缓解症状

如果你的痰液颜色不正常，可能是你患上了麻烦的疾病，比如伴有咳嗽、呼吸困难、胸部充血、高烧或恶心。此时你应去看医生。

家庭处理措施

● **保持空气湿润**

你可以在房间里放一个加湿器，增加室内的空气湿度有助于你的喉咙咳出痰液。

● **不要抑制住咳嗽**

你的咳嗽有它的用处，可以将痰清除掉。

可供选择的药物

● 有选择地服用药物

一般来说细菌引起的咳嗽多痰可用抗生素来治疗，若感冒病人痰液黏稠，可使用祛痰药以减少痰液分泌。但无论使用那一种药都不要服用时间太长。而且必须在医生的指导下服用。

饮食调理

● 多喝水

多喝水可以稀释痰液，同时还能使你的嗓子舒服一些，方便你将痰液咳出。白开水和果菜汁都是很好的康复饮料，梨汁、西瓜汁、苹果汁、萝卜汁等都是止咳祛痰的良药，每天不妨喝它 4~5 大杯。但注意不要加糖和盐，如果想喝甜的，可以加一点蜂蜜，蜂蜜有润肺通便的作用，有利于症状的减轻。

● 勿饮咖啡和酒

尽量避免饮用含有咖啡因和酒精的饮料，因为这些饮料有利尿的作用，使体液消耗过快。

● 补充营养素

每天服用维生素 C、维生素 A 或 β－胡萝卜素。它们能促进组织修复，抵抗病菌、过敏原等有害物的侵入，帮助发炎的黏膜恢复正常，增强机体的免疫力。给小孩选用缓冲过的维生素 C 或抗坏血酸钙。

● 喝化痰的萝卜茶

用白萝卜 100 克，茶叶 5 克。茶叶用沸水冲泡 5 分钟，取汁；白萝卜洗净，切片，置锅中煮烂，倒入茶汁即可。每日 2 剂，不拘时温服。具有清热化痰，理气开胃的功效。此茶原料易得，制作简便，对肺热咳嗽痰多的患者非常有效。

● 银耳冰糖羹

用银耳 10 克，冰糖 20 克。先将银耳去蒂，拣净杂质，用冷开水浸泡至胀大变软。再将银耳、冰糖放砂锅中，加水适量，用文火炖煮 90 分钟，至银耳松烂、汤汁稠时即成。当夜宵食用，每晚 1 次。可以滋阴润燥，化痰止咳。适用于肺阴不足所致的干咳少痰，不易咳出，痰中带血等症。

● 洋葱蜜

洋葱和蜂蜜都是非常有效的天然化痰药，将洋葱切成薄片，放在一个深瓶中，然后倒满蜂蜜，放置 10~12 小时后即可服用，每次服一匙，一天 4~5 次。

● 药草茶

用陈皮（最好用鲜橘皮），白糖适量。将陈皮用水洗净，撕成小块，放入杯内，用开水沏，焖好；将泡焖的陈皮汁倒出，汁内加白糖搅匀即可。代茶饮用。此茶可以顺气、止咳、化痰、健胃。

何时该去看医生

★ 你的唾沫有一个多星期呈现黄色、绿色、棕色或锈蚀色。
★ 你发高烧、寒战、气短或深呼吸时疼痛。

医学小知识

痰液的变化与可能的疾病

观察痰的颜色	可能的疾病
白色	可见于支气管炎或肺炎，这常是由白色念珠菌[注1]引起的
黄色或黄绿色	提示有继发感染
绿色	常见于黄疸、干酪性肺炎、肺部绿脓杆菌感染
红色或棕红色	表示痰中有血液或血红蛋白存在
粉红色	多见于急性肺水肿。引起肺水肿的原因很多，例如，给病人静脉输液时速度太快，就可能使大量液体流入肺内而发生急性肺水肿。这时病人往往就会吐出大量粉红色泡沫状的痰，严重者甚至还可以从鼻孔涌出来，这是一种十分危险的象征，如不争分夺秒抢救，生命就会危在旦夕
铁锈色	常见于大叶性肺炎[注2]
棕色	表示可能是心脏病患者的肺部有慢性充血或肺部出血后含有变性血液
巧克力色	提示可能患了阿米巴痢疾。其原因是阿米巴原虫钻入肝脏引起肝脓肿，尔后再钻入肺内，使肺内支气管破溃所致。因阿米巴原虫引起的肝脓肿的浓液如同巧克力的颜色，故患者咳出的痰也是巧克力色
黑色或灰色	提示气管中粉尘较多，痰液内含有灰尘、煤尘或烟尘，常见于煤矿、锅炉工人或生活在多煤烟区及大量吸烟者。这些人在劳动和生活中应加强自我保护

［注1］白色念球菌平常寄生于正常人的呼吸道与消化道，与其他一些细菌共同生活，一般情况下不致病。在身体衰弱或使用某些抗生素时，由于其他细菌被抑制。白色念球菌却反而能得到比平时更多的营养，乘机大量繁殖，这时就由本来不致病的细菌转而成为致病菌。在肺内的白色念球菌可引起支气管炎或肺炎，此时咯出的痰呈乳白色。所以，当使用广谱抗生素的时候，如果病人咯出白色的痰，就应考虑是否有白色念球菌在作怪。

［注2］大叶性肺炎是肺炎中最严重的一种，有的可因中毒性休克而死亡。这种病开始时有阵发性干咳，不久有少量黏液痰。发病第2～3天由于肺泡内血浆和红细胞渗出，咳出典型的铁锈色痰，随后痰变黄色，呈黏脓性。如病人有发热、胸痛、咳嗽，同时又发现铁锈色痰，大叶性肺炎的诊断几乎肯定无疑。

观察痰的数量	可能的疾病
痰液少，但比正常时多	可见于上呼吸道感染、急性支气管炎、肺炎早期等症
痰液多，量大	可见于肺脓肿、肺结核并发空洞、肺水肿、支气管扩张等症
痰液由少变多	提示疾病没有控制，或者有新的感染
痰液由多逐渐变少	提示病情趋向好转
痰液由多突然减少，同时伴有体温升高等症状	很可能是支气管有阻塞现象，造成引流不畅。此时要引起重视，首先要查明原因，其次要加强呼吸道的引流措施，使痰液排出，而不是盲目地增加或更换抗生素

观察痰的性状	可能的疾病
黏液性痰（无色或淡白色透明的黏液状）	多见于上呼吸道感染、急性支气管炎、肺炎早期及慢性支气管炎，其痰多较黏稠，有泡沫
黏液脓性痰（淡黄色块状）	多见于感冒、支气管炎及肺炎恢复期
浆液性痰（稀薄透明带泡沫状）	多见于无严重合并感染的支气管扩张，痰量多，易咳出
浆液脓性痰（痰分三层，上面为泡沫脓块，中间为稀薄浆液下面为浑浊的脓渣及坏死物质）	多见于合并感染的支气管扩张，痰以晨起为多
脓性痰（黄色或黄绿色黏稠的块状，或不透明的脓液状）	见于肺脓疡、支气管扩张或肺结核空洞、肺癌晚期合并感染时
痰中带鲜红血丝	多见于肺结核或支气管扩张，有时咽部有炎症时也可出现这种现象
黑色血痰	多见于肺梗塞
咳出血性泡沫样痰	可见于肺水肿
长期痰内带血	伴有胸痛、乏力、消瘦，要警惕支气管肺癌
若是清晨第一口痰中带血丝或小血块	警惕鼻咽癌
粉红色	多见于急性肺水肿

续表

观察痰的性状	可能的疾病
痰的颜色发绿	常见于黄疸、干酪性肺炎、肺部绿脓杆菌感染
黏液呈现褐色	可能是心脏病患者的肺部有慢性充血或肺部出血后含有变性血液
铁锈色	常见于大叶性肺炎
巧克力色	提示可能患了阿米巴痢疾
黑色或灰色	提示气管中粉尘较多，常见于煤矿、锅炉工人及大量吸烟者

咳 血（Hemoptysis）

症状表现和引起症状的原因

在痰里发现血丝不必太紧张，它只是提示在呼吸道中从鼻子到肺部上方这一段中有出血的情况。比如说，一个没有大关系的鼻出血，也会引起咳嗽咳出血丝。但是不论是哪里流血都应该引起注意。比如，在猛烈地咳嗽的时候，肺部的血管就有可能破裂。

支气管炎或者是某些急性肺炎也可能引起肺部血管出血。而且血块和肺部组织的肿大还会引起心脏问题。更严重的是，肺结核和肺癌的症状也是痰里有血。

血的来源不仅仅局限于呼吸道。胃出血也能通过咳嗽咳出来。

如果咳出来的血是新鲜的亮红色，那么体内就还在出血。如果血是暗红色的或者是棕红色的，或者是铁锈色，那么血已经干了或者已经结块了。更严重的情况——虽然比较少——在咳嗽出来的痰里还有血块。

如何缓解症状

如果一直不停地咳血的话，那就要去看医生了。或者这里还有一些可以尝试的方法。

家庭处理措施

● **保持警惕**

如果感冒了或者有病毒性感染，而且发现痰里有一些血块，那么就应该引起注意了。如果还继续或者恶化的话，就要去看医生。

● **别胡乱止血**

不要服用止咳剂来抑制带血的痰。如果自己治疗的话，血液可能会流到身体别的部位，也许会导致严重的疾病而发现不了。医生能确定你是否需要止咳剂，这样病情才不会恶化。

● **保留痰的样本**

如果不止一次地咳血，那么最好随身带一个容器，把痰保留着以作化验。如果是感染的话，化验会检验出你的病毒，然后医生可以根据这个开正确的药方。

何时该去看医生

★ 在没有感冒或者风寒的情况下，发现在痰里面有红色的血丝。
★ 同时发烧、胸痛、呼吸困难。
★ 咳出的痰很红而且不止一次发现痰里有像血丝的东西。

气喘（Wheeziness）

症状表现和引起症状的原因

喘息是哮喘的特点，肺部感染导致炎症和呼吸道的紧缩。由于红肿和炎症，呼吸道壁变得狭窄，肌肉也收缩，甚至向内挤压气管，导致呼吸短促。

过敏是哮喘的首位病因，如果肌肉痉挛加上黏液增多，则多半是由于过敏，花粉、草类、灰尘、霉菌、吸烟和动物毛皮等都能够引起过敏，这些过敏原触发免疫系统制造组胺（histamine），引起过敏反应及哮喘发作，任何过敏原均可诱发气喘；其次是遗传因素引发的哮喘，这源于身体中易感此病的基因；肺部感染也可以引发哮喘，尤其是两岁以下的幼儿，呼吸道病毒感染是幼儿哮喘发作的常见病因，当然，成人也不排除这一感染途径；研究人员还相信，镁的摄取量较低或是缺乏镁，可能在某型气喘病上扮演一个角色。

但不是所有的喘息都是哮喘。感染也会造成喘息，它们有时很轻微就像感冒一样的无害，也可能会很严重如肺炎一样，会有黏液堵塞呼吸道，而且会导致没有哮喘病史的人喘息。由于慢性支气管炎而引起的过量的黏液也会收缩呼吸道，从而产生讨厌的喘息（伴有呼吸短促和呼吸急促）。喘息也是肺气肿的一种症状。慢性支气管炎通常也会导致呼吸时喘息。喘息或呼气时有声音通常是由上呼吸道障碍造成的。

实际上，任何感染或喉部、气管的肿胀都会导致呼吸时发声，被称为喘鸣。让鸡骨头卡住喉咙或误吸了什么东西到气管里也会如此。不管是什么状况，喘鸣一定要警惕，尤其是儿童，应立即送医院进行治疗。有时，喘息的主要原因不是呼吸道。心脏功能不好不能有效地将血输送出去，而造成部分回流到肺里也会带来呼吸困难。肺里会充满液体。呼吸道会由于有液体变得狭窄，导致喘息。另外，当你呼入时，空气接触水分，使得听上去像汩汩声，医生称之为水泡音或噼啪声。如果喘息是由心脏问题引起的，那么脚或腿就有可能浮肿。

支气管哮喘是一种过敏性疾病，因此，准确寻找诱发因素就显得极其重要。哮喘病发作时，应该及时入院治疗，以免延误诊治。

如何缓解症状

如果你在喘息，它是非常严重的症状，如果你没有哮喘病史，也没患感冒，那你应该去看医生，尤其是如果吸气时常发生喘息或咔嗒声。下面是一些缓解喘息的方法。

家庭处理措施

● **咳出来**

如果你在咳嗽清除一些唾液后喘息消失，你可能患了感冒或一些其他的病毒感染，严重与否的关键是看唾液的颜色。唾液呈黄色是感染的迹象，而且你需要抗生素治疗。如果唾液是清澈的或白色的，试一下前面咳嗽的治疗方法。这些方法对治疗哮喘也是有帮助的。

● **喝杯咖啡**

喝上两杯含咖啡因的咖啡可以减轻哮喘引起的喘息。而且如果你因为一阵不明原因引起的喘息正准备去看医生，喝上一听可乐或一杯咖啡可以减轻一点症状。哮喘病人服用含咖啡因（约两杯咖啡所含的量）的药物，可以呼吸得较顺畅，并改善病况。咖啡因与最常用的气喘病药物——茶碱几乎是相同的物质，你的身体无法分辨其差别。然而，咖啡因不能当做平时药物的代替品。只有在紧急时，当身边没有药物可用时，两杯浓咖啡或一些巧克力可以暂时替代药物。

● **了解你的治疗方案**

一定要让医生准确地告知你哮喘发作的时候服用什么药物。对每个人都会不一样。如果你一旦喘息，你会知道该怎么做，不会恐慌。

● **去看医生**

因为有副作用，像高血压、心动过速和心悸，医生不太会赞成使用非处方药来治疗严重的喘息。如果你患有哮喘，而没有其他病症，你可以使用一些含有肾上腺素的药物。

如果你没被诊断为患有哮喘，不要使用非处方药治疗。不要为此浪费时间，你不知道什么导致了喘息。你能做的就是去看医生。

● **避开烟雾弥漫的室内**

哮喘病患者不应该抽烟，而近来一项研究更指出，哮喘病患者周围的人也不该抽烟。尤其在冬季，当屋内门窗关上时。如果有人在屋内抽烟，将使气喘病患者病情加重，尤其是小孩子。

● 避免冷空气

当你开门出去时，冷风迎面袭来，对你的病体有百害而无一利，因此天冷时，应尽量待在室内。如果非得外出，则在出门前，先将嘴巴及鼻子保护好。冷空气可能引发哮喘病，但当你用围巾或口罩盖住嘴鼻部分时，你吸入的则是温暖的空气。

● 清除过敏源

首先家长应仔细查找引起哮喘发作的过敏源，并且避免或清除这些过敏源，从而有效地预防哮喘发作。如清扫房间以消除尘螨，禁止在房间里吸烟，油烟的清除要用排风扇，避免接触花粉等。如果是由食物过敏引起的哮喘，一定要明确是哪一种食物，然后合理地调整食谱，忌食冷饮及含有人工添加物（如亚硝酸盐）的食物等，切忌盲目忌口，造成营养素缺乏，影响孩子的生长发育。要控制温度、湿度，避免铺设毛毯、地毯，家中尽量摆设简单，床单、枕头罩应每星期清洗一次。

● 减少发作次数

对哮喘的治疗目标是减少发作次数，减轻发作程度，通过治疗控制发作，使患儿生长发育不受影响，可正常生活和学习，对绝大多数儿童来说，经系统治疗是可以达到这个目标的。小儿哮喘的发病率随着年龄的增长而减少，这与小儿在生长发育中其免疫功能逐渐完善有关。因此小儿哮喘到了一定年龄之后，哮喘发作频率可减少，或其发作程度可减轻，但并不等于都达到“痊愈”。因此，预防儿童哮喘发展为成人慢性哮喘的关键在于早诊断、早治疗。

● 建立合理的作息

家长要帮助孩子建立合理的生活制度和饮食制度。保证充足的睡眠，不要过分疲劳，避免情绪紧张。要注意孩子的冷暖，特别是季节变换与寒冷时，及时增减衣服，尽量避免上呼吸道感染。运动性哮喘患儿应避免剧烈运动，但适宜的体格锻炼还是需要的，以利于增强体质，提高抵抗力。

● 精油按摩

没药精油 4 滴，绿花白千层精油 3 滴，罗马洋甘菊精油 5 滴，甜杏仁油 20 毫升，然后混合均匀，每次蘸取 2 ~ 3 毫升涂抹于耳下颈部、喉咙、肩膀、胸口等处按摩，一日可数次。可改善容易气喘的体质，预防气喘发病。

可供选择的药物

● 对症服药

有两种处方药物尤其是对治疗由哮喘引起的喘息很有帮助。抗组胺剂色甘酸钠或皮质类固醇是两种减轻肺部呼吸道狭窄引起的炎症的基本的药物。它不会立即减轻症状，而是逐渐地改善，皮质类固醇可帮助减轻炎症和引起哮喘的任何刺激。

● **扩张支气管**

处方药物会使支气管扩大——支气管扩张剂，像多索茶碱和间羟异丙肾上腺素——在哮喘发作时可使呼吸道肌肉放松，支气管扩张剂比皮质类固醇在使患有肺气肿或支气管炎的病人的呼吸道扩大上更有用。

● **睡前服用制酸剂**

吃太饱睡觉也可能引发哮喘病。哮喘可能由胃液逆流而造成，即胃酸返流进食道。当你躺平时，胃里的一些食物可能跑进呼吸道。睡前可以先将床头及枕头垫高，以预防胃液逆流，并服用制酸剂，以降低胃酸。

● **预防用药**

可适当地选用一些药物，以预防哮喘发作。如在发作季节前 1 个月，雾化吸入色甘酸二钠、卡慢舒、卡介苗多糖核酸，或用中药防哮散，可有效地减少哮喘发作。一旦发现患儿哮喘发作，应积极治疗。

饮食调理

● **避开引发哮喘的食物**

要避免苜蓿、甜菜、红萝卜、可乐、冷饮（可能引起支气管痉挛）、乳制品（包括牛奶及冰淇淋）、鱼、红肉（尤其是猪肉）、加工食品、盐、菠菜、鸡肉及火鸡肉、白面粉、白糖、蛋类、核果及海产，BHA 及 BHT 食品添加物，F、D 及 C 黄色 5 号色素，色胺酸等。如果你有气喘病，应认识并避免那些会引发气喘病的食物。

● **多食用新鲜蔬果**

多食用新鲜蔬果、核果、豆制品及种子、燕麦片、糙米、全麦等谷类。并采用一种低血糖性的饮食——不含糖而含高蛋白质及低碳水化合物。忌食带鱼、黄鱼、蛏子、虾、蟹、芥菜等发物；适量选食一些能滋补肺、脾、肾的食品，如莲子、栗子、山药、黑豆、胡桃、芡实、刀豆、梨、银耳、枇杷、猪羊肺等。

● **补充必需的营养素**

补充维他命 A 加 β－胡萝卜素、维生素 B_6、维生素 E、维生素 C 加生物类黄酮。它们可以促进组织修复，抵抗病菌和过敏原的侵害以及增强免疫力。

家庭小验方

● **治喘验方**

❖ **蒸雪梨**

取雪梨 1 个，去皮挖去芯，放入半夏 10 克，冰糖适量，然后把梨放碗内，隔水蒸熟，去半夏吃梨，每日 1 个，润肺化痰，定喘止咳，治疗热哮喘甚妙。

❖ **百合粥**

取百合 50 克，粳米 100 克，共煮成粥，经常食用。适用于脾肺气虚哮喘患者。

● **香草茶**

如果你有哮喘的毛病，平时喝一些香草茶有助于预防和缓解疾病，百里香、迷迭香是很好的选择，它们可以舒缓呼吸，减轻症状。

何时该去看医生

★ 喘息伴随着呼吸短促或咳痰。
★ 你有心脏问题或胸部疼痛病史，或者你的脚和腿肿胀。
★ 你先前没被诊断为哮喘。
★ 你患有哮喘，而且需要每 4 小时或更长时间使用支气管扩张剂来防止喘息。

憋　闷（Feel Suffocated）

症状表现和引起症状的原因

如果你感到呼吸困难、胸部憋闷、透不过来气，这种感觉是源于你的呼吸器官出现了充血的症状。

呼吸器官充血对于每个人都是不同的，有一些人形容在他们肺部的充血就像有一根很宽的绳子牢牢地裹着胸一样，使他们觉得呼吸困难。

如果胸部有充血的感觉，那么你可能患上了哮喘。在这种情况下，如果试图用力呼吸的时候就会引起干咳或者喘息。

胸闷和充血都可能是心脏疾病的征兆。由于心脏不能正常地工作，造成少量血液回流到肺部从而造成肺部充满液体。如何判断肺部充血是否是由心脏疾病引起的，只要平常注意观察自己的脚踝是否肿大，呼吸是否困难，晚上是否会因为呼吸困难而醒来就可以了。

有一些感觉肺部拥堵的人在描述他们的症状时说："感觉有很多液体状的东西充满在肺部，并且经常咳出很多这样的东西。"

如果在气管里有灼热的感觉，或者像蒙着脸呼吸一样，那么就可能是呼吸系统受到刺激或者被感染了。通常这是因为异物在骚扰支气管，而迫使支气管通过分泌黏液来抵抗。

在空气中的刺激——比如说空气污染、灰尘、花粉、烟雾和化学成分——都可能是引起肺部充血的因素。如果是这些原因引起的，这样的充血就是短暂的，只要在你离开这些刺激之后自己就会好，但是有时候可能要在之后的 6 ~ 8 小时才能恢复。

如果充血是由感染引起的，那么咳出来的痰是黄色的、绿色的或者是棕色的。你也可能会发烧，感觉不舒服。感染有可能是轻微感冒引起的，也可能是严重的支气管炎或者肺炎造成的。

如何缓解症状

在等待疾病痊愈的过程中，你自己也可以采取一些措施来减轻不适。

家庭处理措施

● **多喝水**

多喝水或果汁有助于稀释肺部的这些黏液，有利于咳出来。同时，多饮水可以加快体内代谢速度，促进体内废物排泄。

● **洗澡**

在洗澡的时候尽量使用热一点的水，热的水蒸气可以帮助减轻一些不适症状。

● **喝茶**

医生建议，多喝一些热茶这样可以帮助减少肺部的分泌物。还可以在茶里加一点蜂蜜或者柠檬、百里香、迷迭香等，这样还可以舒缓呼吸，减轻充血。此外，茶叶里的咖啡因能帮助疏通气管。

● **芳香疗法**

丝柏精油一滴，乳香精油一滴，尤加利精油一滴，混合均匀后滴在手帕、面巾纸或化妆棉上，再对其深呼吸数次，一日可数回。可改善支气管痉挛，顺畅呼吸。

可供选择的药物

● **服止咳药**

服用一些非处方的止咳糖浆能帮助稀释肺部的黏液，使之更容易被咳出来。

● **服用止喘药物**

如果医生诊断你患有哮喘病，可服用一些止喘药来帮助恢复正常呼吸。

● **遵医嘱服药**

很多人在哮喘发病的时候，自己翻箱倒柜地找一些抗生素药来服用，这种自我疗法经常是事与愿违的。这些抗生素药物只会让你体内的病毒更有抗药性。在最后一次服用这种药物的时候，病毒就已经在体内形成了对这种药物的抵抗。可以用一些以前没有服用过的药物来制伏这些病毒。同时，医生还建议，应该把医生开的处方药都全程地吃完。在你稍微感觉好一点的时候就停药，并不能杀死病毒。

● **补充维生素和营养素**

服用一些维生素 A、β 胡萝卜素、维生素 B_6、维生素 E、维生素 C 加生物类黄酮，它们可以激活免疫系统，促进组织修复，抵抗病菌和过敏原的侵害。

饮食调理

● 苏子粥

苏子250克，水煎，去渣取汁，加入粳米150克，共煮成粥，每天食用。适用于痰浊壅肺、气体阻滞患者。

何时该去看医生

★ 咳嗽或者喘不过气来，唾液是黄色的而且还觉得冷或者发烧。
★ 伴有胸痛，心跳不规则，脚踝肿大，同时还有心脏病史。
★ 喘不过气来，呼吸困难。

气　短（Breathe Hard）

症状表现和引起症状的原因

剧烈运动后有些气喘是很自然的，它只是人体急需氧气的一种表现。但是如果连逛街和上楼梯都感觉气喘吁吁，那就说明你的健康出现了问题。

肺部疾病总是令人呼吸短促。任何肺部感染，包括轻微的感冒、支气管炎、肺炎和肺结核，都会让呼吸变成一件麻烦事。

三种呼吸系统疾病：哮喘、慢性支气管炎和肺气肿都会令人呼吸短促，并经常令人气喘吁吁。肺气肿和其他肺病患者以及（原因不明的）高个的年轻人中较常见的气胸是造成呼吸短促的另一个原因。气胸患者除了感觉突发性呼吸短促，他们的胸部往往伴有刺痛感。

多发性硬化、卢·格里克症（一种神经退行性疾病）和肌无力症等神经系统疾病患者由于肌肉功能逐渐衰退，最后导致丧失呼吸能力。

另有几种紧急状况也会引起强烈的突发性呼吸短促，如波特淋菌中毒和铅中毒会干扰神经系统传递信息给呼吸肌，从而导致患者无法进行深呼吸。

如何缓解症状

通常说来，缓解呼吸短促的关键在于通过锻炼、药物或手术等手段增加肺活量。一般来说哮喘是可以治愈的，其他的大部分疾病也可以在一定程度上进行治疗。以下事项需加以注意。

家庭处理措施

● 将床头垫高

夜间休息时如果呼吸困难，可将床头垫高倾斜成30～45度，也可以从药品器械店购买塑料楔形垫垫着睡觉。

● **健身**

如果你已超重或者缺乏运动，克服气短现象的关键在于进行健身运动以增强心肺功能。快走是个不错的选择，你的目标应是每周进行3次快走锻炼，每次至少20分钟。

● **腹部呼吸**

利用横膈膜肌的腹部呼吸会有效锻炼你的肺活量。吸气时，肚皮胀起；呼气时，肚皮缩紧。虽然刚开始可能不太习惯，甚至突然变得不知道该怎么呼吸，但该呼吸法一方面有助于刺激肠胃蠕动、促进体内废物排出，另一方面也能使气流顺畅，增加肺活量。

● **嘴巴呼吸**

心肺有问题的人往往会觉得用嘴呼吸感觉更好，因此吸气以后可以通过嘴巴缓缓将空气呼出。

● **使用呼吸调节器**

借助医生或药店提供的呼吸调节器，可以减少呼吸困难时的不适。市场上有好几种调节器，有的像一端有可调节的孔的玩具笛子。每天使用调节器做几组呼吸练习，接下来，可增强电阻，加大横膈膜和呼吸肌锻炼难度，最后达到改善呼吸质量的目的。不过，呼吸调节器的功效至今仍存在争议。

● **锻炼前使用支气管扩张剂**

虽然紧张的锻炼可能会诱发哮喘，但也不必放弃锻炼。运动前可提前20分钟使用支气管扩张剂，并至少要留10分钟的热身时间。

● **游泳**

对于深受呼吸短促现象困扰的人群，特别是哮喘病患者，游泳是理想的运动项目。呼吸时吸入的湿润空气对肺部有利。

● **戒烟**

抽烟会造成很多呼吸急促的疾病，因此必须戒烟。

● **治疗气胸**

医生通常通过输氧使肺部恢复正常功能，或者用针从肺中汲取压迫肺部的残存空气。

可供选择的药物

● **止喘药物**

医生会使用皮质类固醇治疗哮喘，消除肺部炎症。对于哮喘和其他呼吸类疾病，医生也会用支气管扩张剂，包括口服药和喷雾剂来扩张呼吸道。严重的哮喘病患者可以使用家用支气管扩张喷雾剂来处理哮喘紧急发作的症状。

● 补充营养素

服用一些维生素 A、β 胡萝卜素、维生素 B_6、维生素 E、维生素 C 加生物类黄酮，它们可以激活免疫系统，促进组织修复，抵抗病菌和过敏原的侵害。

饮食调理

● 百合粥

取百合 50 克，粳米 100 克，共煮成粥，经常食用。适用于脾肺气虚哮喘患者。

● 香草茶

迷迭香、百里香、薰衣草、洋茴香、薄荷等芳香植物都可以帮助缓解呼吸困难，减轻冲血。用鲜叶或干叶和花泡茶饮用，有很好的疗效。

何时该去看医生

★ 感觉气短，但无法加快呼吸频率。
★ 伴随胸痛、腿脚肿胀或者有心脏病病史。
★ 有哮喘或其他呼吸类疾病病史。
★ 憋气并伴随有呼吸困难、气短或咳痰。

呼吸急促（Breathe Hurry）

症状表现和引起症状的原因

当你越过长跑比赛终点线时，感觉气喘吁吁是很正常的，因为你的身体急需吸入更多空气。某个阳光明媚的下午，如果你躺卧在沙发上看书时气喘吁吁，这就不正常了。

大部分人每分钟呼吸 8 ~ 15 次，这种频率根据你的健康状况、情绪及你所承受的压力有所波动。

你所承受的压力可能是导致呼吸急促最常见的原因，那些情绪紧张的人更可能患上换气过度症。一旦患上换气过度症，人体血液循环供氧将会受到影响，手和嘴巴出现麻木，并伴随缺氧，情况变得更严重。这种极度恐慌会使你呼吸更快，幸运的是以上症状并不会给身体带来很大伤害，但是为此而付出的情感与精力损耗却很大，因为恐慌会令人情绪紊乱和紧张焦虑。

呼吸急促并不总是由情绪引起的，有时候是由生理原因带来的，如肺部疾病、哮喘、慢性支气管炎、肺气肿、肺炎和肺结核都会引起呼吸急促。

有时候，神经系统紊乱和影响向肺部传递信息的脑部疾病也会表现为呼吸急促。

呼吸急促还会提醒你要赶快去看急诊，因为如果同时出现了胸部疼痛，它是突发性心脏病和其他严重心脏疾病的早期信号。

如何缓解症状

严重的心脏病要请医生诊断。换气过度症虽然发病时看起来很严重，但是它是可以在家里治疗的。以下方法可帮助你缓解症状。

家庭处理措施

- **口袋呼吸法**

在纸袋里呼吸以改善血液供氧平衡是换气过度症短期的常规疗法。方法如下：用一只手攥住袋口，伸出另一只手的一个手指从袋口处捣一个洞，将袋口对准嘴巴缓慢平稳地交替呼气吐气4~5分钟。如果换气过度症没有改善，应请医生或去急诊室治疗。

- **缓解压力**

口袋法可治疗换气过度症，但是该症状后面隐藏的精神压力现象应值得注意，缓解压力的方法之一是呼吸训练。

很多专家认为使用横膈膜呼吸有助于精神放松。训练时挺身坐在椅子上或平躺在床上，一只手掌置于胸前，另一只手掌置于腹部，用鼻孔缓慢吸气约5秒钟，腹部的手似乎能感觉进入肺部的空气将手轻轻顶起，一定要确保胸部的手纹丝不动，接着由鼻孔缓慢呼出气体约5秒钟。按以上方法深呼吸3次，休息片刻，然后重复做3组以上练习。

如果换气过度症和恐慌症经常出现，应考虑去看医生或去咨询心理医生。

- **使用流量计**

哮喘症患者有时候无法分辨换气过度症和可能致命的突发性哮喘之间的区别，毫无疑问这会使他们十分恐慌。因此医生建议哮喘症患者使用流量计。这种设备可以测量你呼气的强度，如果它显示你呼气最大强度值正常就属于换气过度症，如果显示低于最大值就属于突发性哮喘。一旦确定病情，患者便会感觉轻松。你可以从医药用品商店或者从医生处购买流量计。

何时该去看医生

★ 呼吸急促、突发并严重，嘴巴四周或者双手无麻痹或刺痛感（麻痹或刺痛感通常是换气过度症症状，并不严重）。

★ 感觉气短、胸疼或下肢肿胀。

★ 多次出现的呼吸急促与运动无关。

第九章 胃肠系统的麻烦

泛 酸（Acid Stomach）

症状表现和引起症状的原因

许多胃病患者早期都有一个共同症状——泛酸，尤其是睡觉或吃了甜食之后。胃灼热、恶心一般是由于胃酸渗漏进食道引起的，胃液中含有一定浓度的稀盐酸，pH 值为 0.9～1.5，它有利于消化食物和杀菌消毒。由于食道很短，因此一旦有很少的食物和胃酸溢出就很容易返流到喉咙里，造成泛酸。

正常情况下，胃酸是不会返流到食道的，在你的食道和胃之间有一扇小门（贲门），处于高压区。贲门的作用是允许食物从食管进入胃，同时阻止食物和胃液返流到食管，阻挡胃酸向食道返流。贲门的这一功能主要依赖贲门括约肌（LES）来完成，一旦贲门括约肌因故变松，高压区的压力会下降甚至消失，胃酸、胆汁就会返流到食道，对食道黏膜刺激强烈，从而引起泛酸。餐后平躺，进食过量，甜食或油腻食物吃得太多甚至拥挤和压迫都会引起胃里的东西向食道返流。

一般泛酸每个人都会发生，不必过分在意，但如果时常发生这种情形并同时伴有胃部灼热，就应及早就医检查，看看是否是返流性食道炎、胃炎或其他炎症所致。

如何缓解症状

治疗泛酸一般是服用碱性药物，如小苏打等，但中和的效用只能暂时相安，不久胃酸又要分泌过多，若用碱性药反复中和，更能引起胃酸大量分泌，无异火上加油。另外，也有人加入甘草汁饮用，而近来发现，服用甘草汁过多，会有血压升高与尿量增加的副作用，所以还是不用较佳。下面介绍几种较安全的疗法。

家庭处理措施

● **勿暴饮暴食**

当胃内食物过多时，胃酸会被迫进入食道。胃内食物愈多，被挤入食道的胃酸愈多。胃痛的原因可能许多，但对那些偶尔患胃痛的人，多半是因为吃太多且吃太快。

● **饭后不要马上躺倒**

吃过一顿美味的饭菜以后，美美地睡上一觉看似挺诱人的，但如果仰卧，会有发生反胃的危险。如果你必须小睡一会儿，选择一张舒服的躺椅让你的上半身能部分垂直躺下。如果还觉得不够好的话，饭后散散步可以保持清醒。这样胃酸就不大可能进到你的食道里。

● **勿睡前吃晚餐**

千万勿在睡前 2 小时内吃晚餐。饱腹加上地心引力，将促进胃酸返流入食道。

● **减肥**

腰部若脂肪堆积过量，将压迫胃，结果使胃液向食道流。另外，松开腰带能纾解胃灼热，可以改穿吊带。

● **注意某些药物**

有一些医生开的药方可能会加重胃灼热，包括一些兴奋剂及镇静剂。如果你正患胃灼热，且正服用某种药，应请医生评估是否妥当。

● **指压按摩**

有效的穴位包括心窝的巨厥、腰部的中脘、肚脐旁的天枢、背部的脾俞、小腿外的足三里。先仰躺用手掌轻轻按摩腰部的穴位，然后用四指按压胸口的巨厥穴；背部也同样以手指按压。尤其是足三里穴，它和胃肠关系密切，应好好指压。

可供选择的药物

● **正确服用药物**

治疗泛酸一般服用小苏打或胃舒平，它们均可以降低胃酸的浓度，但一旦并发有胃溃疡或胃穿孔症状，那么用小苏打就不合适了，因为反应产生的二氧化碳会刺激胃黏膜，反而使胃酸分泌更多；气体的存在也有加剧胃穿孔的危险。氢氧化铝一来不产生二氧化碳气体，二来生成具有收敛作用的氯化铝，治疗效果好一些。

饮食调理

● **少吃油腻多脂食品**

油腻、油炸及多脂肪的食物，容易在肓内停留较长时间，并刺激胃酸制造过剩。避免多脂肪的肉类及乳品，势必能降低复发的概率。

● **少吃辛辣食物**

辛辣食物可能是胃痛的祸首，也有许多胃痛患者吃了辛辣食物后，并未加重病情。当然，许多患者仍无法承受辣食。

● 少喝咖啡

咖啡、可乐等含咖啡因的饮料，可能刺激已发炎的食道。咖啡因也会松弛贲门括约肌。

● 注意柳橙类水果

柳橙、柠檬等酸性水果，似乎会引起麻烦，但这些水果的酸，和胃酸比起来，真是小巫见大巫。不妨让你的胃自己作决定，若能相安无事，便无须避免。

● 喝茶

据《本草纲目》载红茶“能开胃健脾消食”，有调和及收敛酸分泌过多的作用，绿茶对轻微泛酸者很适用。普洱茶对较严重的泛酸患者有很好的治疗效果，据《本草纲目》载，普洱茶的功能，能开胃、散风寒、温中、治反胃。

● 喝杏仁奶

杏仁奶为本症最适宜的食品，兼吃米粥和麦粥更佳，能达到制酸的效果。以2匙杏仁奶粉和甘草末1匙为比例，用开水冲服，不放糖，每天喝3～4次，一个月就痊愈了，痊愈后应停服，只要注重日常饮食即可调养得很好。

● 果菜汁

用牛奶6份、韭菜汁、生姜汁、藕汁、梨汁各1份，混合煮食，效果更佳。这是因为牛奶富脂肪、蛋白质与碳水化合物，韭菜汁、藕汁都能消淤和胃，梨汁能消炎降火。苹果醋的效果不凡，混合1茶匙的苹果醋及半杯水，在用餐期间啜饮也是个好办法。

● 吃生姜

如果餐后吃少量生姜，也可将胃酸过多的症状治好。生姜一次不可多吃，吃多了，不但吃不下饭，且对眼睛有损害。由于胃酸过多是属于慢性病，治疗时要慢慢来，否则欲速则不达。至于病好后，吃不吃生姜都无所谓，这时胃能完全吸收，食欲增加，胃酸过多的疾病即能根治。

● 服乌贼鱼骨粉

将乌贼骨磨成粉末，每次吃1～2分，以白芨10～20分煎汤送服。也可至中药铺买4两，研成细末后（去硬壳），分为20包，每次饭后服1包，一星期后就不再吐酸水，再继续服用两个月后，即可痊愈。乌贼骨含有磷酸钙、碳酸钙、胶质、有机物质及氧化钠等，古今中药集成内说它为制酸药，对胃酸过多、胃溃疡等有效，此外，其研磨后之细粉，撒布于伤口，也具有止血的功效。

● 生吃萝卜

红心萝卜也可治胃酸过多症，因其为碱性食物，汁多味甘，有中和作用，红萝卜需深红色，下端和上端差不多大的，味甜水分也较多，吃时应洗净去皮，细嚼一只后，胃酸会恢复正常，如果绞成汁，则疗效甚微。另外，一切的豆类，都有制酸作用，其中尤以黄豆最佳。

● **试试老萝卜干**

你还可以试试用老萝卜干治病。每餐煮饭时，切三四片（一两左右）的陈年萝卜干，洗净和瘦肉同蒸，瘦肉二两左右，放少许水，吃饭时吃，持之以恒，不但可强化肠胃，而且还能增加体力。

● **天然药草**

有些药用植物具有缓解及预防胃痛的作用。它似乎能吸收酸，且有安定神经的作用。龙胆根、苦艾草和金印草制成的胶囊及萃取液，饭前服用，颇有帮助。芳香类药草：猫薄荷及茴香都是有名的治胃痛药草。此外，箭筈鹿角菜（Irish moss，食用海草）、车前草、滑榆等，也常被推荐。

其他

● **就医**

如果任何治疗胃部灼热的办法对你都无济于事，泛酸继续困扰着你，应该让医生看看你的食道。如果患有食道息肉等疾病，应该进行外科手术来矫正。

何时该去看医生

★ 当自行治疗未减轻症状时。

医学小知识

泛酸与可能的疾病

症状	可能的疾病
偶然发生在吸烟者，饮酒者，摄入咖啡、油腻食物、巧克力后，或女性月经期、妊娠期	生理性泛酸
较严重的烧心、泛酸、胸痛、吞咽困难、慢性咳嗽、喉炎、哮喘等症状	胃—食管返流病（GERD）
长期烧心泛酸史、胃食管返流病史、误服或自杀服腐蚀性物质的病史，有烧心、胸骨后痛、反胃呕吐、吞咽困难、吞咽疼痛等症状	食管炎
早饱、餐后上腹部饱胀、恶心、厌食发作性干呕或呕吐、体重减轻等表现，检查无明显的上消化道、肝胆胰及其他脏器疾病，无明确的感染、应激、代谢紊乱、服用药物等因素	胃轻瘫综合征，简称胃轻瘫

续表

症状	可能的疾病
上腹部或胃部反复发作性或持续性地疼痛或不适，常伴胀气、早饱、腹胀、泛酸、恶心呕吐等症状，病程超过1个月以上	功能性消化不良
以慢性病程，周期性发作（发作期与缓解期相互交替）节律性疼痛为特点，上腹部疼痛（钝痛、灼痛、胀痛或剧痛，可被制酸剂或进食缓解），并有上腹胀满、嗳气和泛酸等症状，发作期可伴有上腹部局限性固定的压痛点，压痛较轻，腹壁柔软	消化性溃疡
早期表现为进硬食时产生症状（大口进硬食时有轻微的哽噎感；吞咽时食管内疼痛；吞咽时胸骨后闷胀痛不适感；吞咽后食管内异物感），中期发生进行性吞咽困难和呕吐（黏液和食物不含胃酸味和胆汁苦味）吞咽时胸背疼痛	食管癌
食管癌、贲门癌等手术（胃切除食管胃吻合术）后，在进食后出现泛酸、烧心等症状	食管胃吻合术后遗症，进食后采取半卧位睡眠是预防返流的有效方法

呕　吐（Vomit）

症状表现和引起症状的原因

因吃了不洁的甚至是腐败的食物、误服了强酸或强碱等腐蚀剂，引起了急性胃肠炎，所引起的反射性呕吐实际上是一种对人体有利的保护性反应。身体为了自我保护而使你呕吐，以便排出毒素（呕吐实际上并不能消除这种病毒）。另外消化道的任何一段发生了阻塞、腹腔内脏的炎症性病变、心脏的各种病变以及肺部病变引起剧烈咳嗽时，都可以引起呕吐。

导致呕吐的原因多种多样，其中最为常见的是消化系统疾病引起的呕吐，胃、十二指肠病变如胃炎、幽门痉挛、胃黏膜脱垂、急性肠炎、肠梗阻、食道疾病如返流性食管炎、贲门失弛缓症等疾病也会引起呕吐；另外急性阑尾炎、肝炎和胆结石、胆囊炎、尿毒症、尿路结石等也会伴有呕吐的症状。

精神过度紧张、疲乏、强烈的情绪波动，令人厌恶的气味与景象等，也常引起呕吐，临床称这类呕吐为精神性呕吐或胃神经官能症。脑震荡、脑内肿物、脑寄生虫病、脑血管意外、颅脑损伤、脑积水、脑炎及脑膜炎等，引起颅内压力增高，引起呕吐，这种呕吐称为喷射性呕吐；又如尿毒症、急性肝坏死、糖尿病酸中毒、甲状腺危象、肾上腺危象及阿狄森氏病危象等新陈代谢紊乱性疾病，亦影响呕吐中枢造成呕吐。

新生儿也常会出现呕吐，轻者是吃奶后少量奶汁从口角处溢出，较重者是大量奶液从口、鼻涌出，甚至喷出，这种现象称新生儿呕吐，几乎每个新生儿都或多或少地发生过这种情况。

除了暴饮暴食、酗酒、晕车、妊娠剧烈运动之外，其他引起呕吐的原因还包括损伤性休克、美尼尔综合征和化疗、闭角性青光眼、屈光不正、急性心肌梗死、急性胰腺炎、宫外孕破裂、卵巢囊肿蒂扭转、迷路炎、低血钠、早期妊娠、药物化学中毒、过敏性紫癜、急性传染病，等等。

如何缓解症状

如果你已经开始觉得恶心，那么采取以下措施能够帮助你缓解不适。

家庭处理措施

● **尽量呕吐**

了解了呕吐发生的原因，便不难理解当人们吃进了不洁食物而造成呕吐时，应当把这些不清洁的食物吐出来，吐得越干净越好，否则这些带有细菌、病菌和毒素的食物在胃里或进到肠腔里，便会被人体吸收，引起毒素中毒。正是为了避免引起不良后果的发生，所以不能止吐，把脏东西吐净了，呕吐便随即而止。一般在 12 ~24 小时内，大多数情况下你会停止呕吐。如果到那时呕吐的症状还没有过去的话，那就是你应该就医的时候了。

● **多注意给身体补水**

在呕吐的时候会丧失大量的体液，严重时会导致脱水。所以需要在每次呕吐后饮用 1 ~2 杯的清水、苏打水、淡盐水或者饮料来补充水分。

需要注意的是，补充的水分中不应该含有糖分，糖是会吸收水分的。如果在饮水后又立即开始呕吐，那么让自己休息 1 ~2 个小时，当反胃开始减退的时候，再尝试补充水分。

● **卧床休息**

头应偏向一侧，病人要呕吐时，应将病人扶起，以免呕吐物呛入气管引起窒息或肺炎。用冰袋或冷毛巾置于患者胃部，可以止住恶心或呕吐。

● **针对婴儿溢奶的方法**

对于最常见的喂养不当引起的呕吐，父母主要是改进喂养方式，进行合理喂养。奶瓶的奶头孔大小要适宜，喂奶后将新生儿直抱，轻拍背部，让胃内空气逸出，吃奶后半小时左右才能将孩子放下睡觉，而且要将头、颈、背抬高，做斜坡式右侧卧位，一般能很好地停止或减少呕吐。

● **针对病理性溢奶的方法**

对于贲门松弛的新生儿应将奶调稀再喂能防止奶上溢，此病能自愈。对于食管闭锁、幽门狭窄等先天性消化道发育异常，由于呕吐发生早、严重，不进行外科手术治疗原发病，呕吐不能缓解，应立即带新生儿到医院诊治。

● **指压止吐**

指压双腕内关穴可有一定止吐作用。

可供选择的药物

● **非处方止吐药剂**

如果呕吐是由于消化系统溃疡引起的，服用一些非处方的抗酸药剂或胃部舒缓药剂可以起到较好的效果。如急性胃炎、痢疾、胃神经官能症、流感及晕动症的病人可作相应处理，口服镇吐药胃复安5～10毫克，一日3次或解痉剂阿托品0.5～1毫克，每日3次，另外可加服镇静药物如安定2.5～5毫克。

饮食调理

● **避免进食**

至少应该在停止呕吐6小时后再考虑进食固体食物，同时不应该吃肉馅饼等诸如此类不利于消化的东西。应该先从稀饭、米饭、馒头、面包、香蕉这些能够填饱肚子、刺激性少的、有营养的食物开始，然后慢慢恢复到你平时的饮食水平。

● **不要吃奶制品**

呕吐，特别是由于病毒引起的呕吐，会暂时减弱人体消化牛奶中乳糖的能力。

● **服用生姜**

服用1克生姜就能有效预防恶心和呕吐，生姜一直作为传统药物用于治疗恶心、呕吐等胃肠症状。近10年来，数项研究已经评估了生姜在预防手术后恶心和呕吐（约43%的患者会受此影响）方面的效果。

● **咀嚼口香糖**

咀嚼口香糖，可以帮助减轻晕机，从而防止呕吐。

● **早孕晨吐的饮食疗法**

- ❖ 鲫鱼一条，300克左右，去鳞及内脏，塞入砂仁末6克，生姜末15克，用豆粉封鱼腹刀口，蒸熟食用，每日1次，连吃4次。
- ❖ 甘蔗汁一杯，生姜汁半茶匙，炖热服用，每日1次，连用数日，可有效缓解恶心症状。

何时该去看医生

★ 你已经周期性地呕吐超过了24小时。

★ 1小时之内呕吐3次以上，而且连续3小时以上均是如此。

★ 吐出的东西带血或有像咖啡渣样的东西。

医学小知识

呕吐与可能的疾病

症状	可能的疾病
呈反复不自主的呕吐发作，一般发生在进食完毕后，出现突然喷射状呕吐，无明显恶心及其他不适，不影响食欲，呕吐后可进食，体重不减轻，无内分泌紊乱现象，常具有癔病性性格	神经性呕吐又称心因性呕吐
育龄妇女晨起呕吐，连续多天，出现停经	妊娠反应
40 岁以上男性胸痛，重压感，向左肩或左上肢放射痛	心肌梗死
腹痛在呕吐之后获得暂时缓解；起病较急，在进食污染食物后数小时至 24 小时发病，伴上腹部不适、疼痛，甚至剧痛等	急性胃肠炎
腹部绞痛或胀痛、腹胀、停止排便排气	肠梗阻
过去有右上腹部不适、隐痛、进食后饱胀及进油脂食物后症状加重史；发病时上腹或右上腹阵发性痉挛样剧痛；随黄疸的波动，腹痛、发热随之起伏	胆石症
中上腹持续性剧痛，可放射到两侧腰背部，伴恶心、呕吐，但无腹泻；或上述症状加重，整个上腹持续性剧痛，腹肌紧张、压痛、反跳痛，或烦躁不安，可伴休克	急性胰腺炎
呕吐在腹痛之后发生，转移性右下腹痛和右下腹阑尾部位固定压痛点和反跳痛	急性阑尾炎
突然腹痛、腹泻、便血、呕吐，伴中等程度发热，或突然腹痛后出现休克。粪便带有恶臭，呈紫红色血便。多有不洁饮食史	急性出血性坏死性肠炎

根据呕吐发生的时间、诱发因素判断病因

症状	可能的疾病
与进食密切相关	多为胃肠病变所致
吃了不洁食物迅即发生呕吐者	见于急性胃炎或食物中毒
晨起呕吐隔夜食物，其量较多者	提示幽门梗阻、胃潴留或十二指肠淤滞
食后不久即呕吐者	多为胃炎或幽门痉挛所致

续表

症状	可能的疾病
常于清晨发生呕吐	妊娠呕吐与酒精性胃炎
乘机、车、船发生呕吐者	常提示晕动病
精神受刺激后呕吐	多见于神经官能症
因嗅到不愉快气味或看到厌恶的食物而引起条件反射性呕吐	也属于神经官能症范畴
服药后呕吐	应考虑为药物反应

根据呕吐物的性状判断病因

症状	可能的疾病
呕吐物有大量黏液且混有食物	胃炎
呕吐物内含有血液。	可见于刺激性物质刺激胃黏膜或剧烈呕吐后，也可能来自口腔与鼻黏膜的出血
呕吐物呈咖啡色，混有食物残渣	多见于胃及十二指肠溃疡、肝硬化并发食管或胃底静脉曲张、胃癌和出血性胃炎等
呕吐物有酸臭味	见于幽门梗阻
呕吐物呈黄绿色稀薄液体，有时有粪臭味	肠梗阻
呕吐物中混有蛔虫	肠蛔虫病

根据呕吐的特点和伴随症状判断病因

症状	可能的疾病
呕吐常伴恶心，开始呕吐较重，但呕吐后即感舒适	急性胃炎或药物刺激引起
无恶心先兆，进食后可立即发生，呕吐不费力，每口吐出量不多，吐完后可再进食，营养状态无明显改变	神经官能性呕吐
呕吐呈喷射状，常无恶心先兆，吐后不感觉轻松	颅内高压所致
伴眩晕、眼球震颤者，见于前庭器官疾病。需要了解是否由硫酸链霉素、卡那霉素、新霉素或庆大霉素等药物引起	可能是美尼尔病、迷路炎等

续表

症状	可能的疾病
伴剧烈头痛者	见于颅内高压、高血压脑病、偏头痛、鼻窦炎、青光眼、屈光不正等
伴腹泻者	多见于急性胃肠炎或细菌性食物中毒、霍乱、各种原因的急性中毒、甲状腺危象等
伴剧烈腹痛	应考虑急性阑尾炎、急性胰腺炎、胆石症、急性肠梗阻等
恶心呕吐伴有发热、厌食、疲乏，甚至出现黄疸	应该警惕是否为病毒性肝炎，急性胆道感染、胆石症、胆道蛔虫、急性胰腺炎等，应及时就诊
正在应用某些药物如抗菌药物与抗癌药物等	呕吐可能与药物的副作用有关

胃灼热（Pyrosis）

症状表现和引起症状的原因

如果仅仅是胃灼热是不足为惧的，但是有很多人会将心脏病发作误认为是胃灼热，结果延误了及时治疗。如果你感到胃灼热不像以往任何一次，特别是伴有其他症状，如呼吸急促、左臂疼痛或流汗时，那么就有可能是心脏病发作的征兆，应及时就医确诊。

大多数的胃灼热不过是由于少量的胃酸回流进了食道造成的，这往往是因为贲门括约肌（LES）因故变松所致。食物不合你的胃口（尤以柑橘类、胡椒薄荷、巧克力、多脂和麻辣的食物为甚），或仅仅因为吃得太多（事实上，肥胖人群比瘦子更易患胃灼热，很可能是因为他们吃得过多的缘故），咖啡因、烟草和酒精等都是常见的发病原因。有些药和食物一起吃时也会导致胃灼热，而有些药，如阿司匹林，本身就对胃的伤害性很大。甚至腰带扎得太紧也会导致胃酸逆流。此外，胃灼热也是孕妇的常见症状。

如果烧心持续很长时间，并且不像是由你吃进去的东西引发的，那么它有可能是胃炎的症状，或者也有可能是裂孔疝的结果，也就是说胃的一小部分滑出了膈膜的开口处。

如何缓解症状

如果有迹象表明你得的不是胃灼热，必须立刻就医。如果服用非处方类抗酸药后 15 分钟仍不见起色，就应当就医检查。

如果你的胃灼热是习惯性的，或胃敏感到吃什么都想吐，那么你也应该去医院检查，医生会诊断你是否患了胃炎或裂孔疝。两者都可用药物进行治疗，有时候外科手术治疗也是必要的。如果你以前得过胃灼热，现在又复发了，可以采取以下的一些方法来改善不适症状。

家庭处理措施

- **垫高上身**

睡前吃东西可不好，但如果你必须吃的话，你可以将床头垫高 10～15 厘米，以防胃部不适。重力可以帮助防止胃酸流进食道，这个方法对于在妊娠末期的孕妇来说特别有效。顺便说一句，用垫高枕头的方法是没用的，因为它会使你的腹部弯曲，从而增加了对下食道括约肌的压力。屈膝睡，不要俯卧睡。

- **饭后不要立刻躺下**

如果你饭后短时间内就躺下，胃酸就会倒流进食道，刺激那里敏感的神经末梢，产生胃痛。睡前 2 小时最好也不要进食。

- **减肥**

过度肥胖产生的压力会让胃酸流向它不该去的地方。

- **穿宽松些**

因为紧身衣及系得太紧的腰带会将胃酸从胃部挤向食道，因此你应该把那些过紧的衣服都扔了。

可供选择的药物

- **服用抗酸药**

大多数抗酸药含有某种化学成分，可以很快吸收多余胃酸，很快消除胃灼热症状。可在饭后 30 分钟给予，以中和胃酸。

- **注意你的用药**

有一些药会刺激你的胃酸短时间内大量分泌。这些药包括阿司匹林、非类固醇类消炎止痛药、某些治疗心脏病和血压类药及治疗哮喘的药。仅仅是药物本身不太可能引起胃灼热，但如果你已经偶尔有过胃灼热症状，用药会令它发作得更频繁。

如果你的胃灼热反复发作，将你近期正在服用的所有处方药和非处方药都列一份清单，给医生看一看，也许他会建议调整某些用药。

饮食调理

● **注意饮食**

不要吃太快，戒掉富含油脂的食物和巧克力。不论是只吃其中一种还是一起吃，这两大健康杀手都会减弱负责打开及关闭胃囊的括约肌的控制力。避免食用高浓度糖分的食物或饮料，包括：糖浆、高淀粉类食物（如面包）。酸性食物或醋也会使胃灼热加剧，皆应尽量避免。

● **避免刺激性食物**

过冷或过热食物及辛辣食物，都会对胃部产生刺激，茶、咖啡会使食道括约肌松弛，并加剧胃酸的回流，所以均宜避免。

● **多吃蔬菜水果**

多吃富含β-胡萝卜素的蔬菜，及富含维生素C的水果，如胡萝卜、甘蓝、红椒、青椒、猕猴桃；此外，富含锌的食物亦可多食，如全谷类和水产品（如牡蛎）。

● **喝水**

喝3~4杯杏仁奶可以暂时中和胃酸，如果没有杏仁奶，喝杯水也可以，它可以暂时冲掉你食道上沾的胃酸。运动后要多喝水。

● **戒烟**

吸烟会增加胃酸分泌，并弱化食道末端的括约肌的控制力（而括约肌对防止胃酸逆流是很重要的）。

何时该去看医生

★ 当你持续受胃痛困扰时。
★ 当你突然感到强烈的胸痛时，要作为急症看待，立刻寻求医疗帮助。

打　嗝（Hiccup）

症状表现和引起症状的原因

当你酒足饭饱后正准备离开饭桌时，突然间打起嗝来，这实在是一件令人不快的事情。不过，假如你认识到这只是一种生理现象，也就不会那么太介意了。

打嗝有多种原因。一种是，随食物一起进入体内的空气在胃中达到一定的量，于是逆流回来，形成打嗝。因此，急匆匆地吃饭，边与人谈话边吃饭等情况下，都容易打嗝。当然这是很正常的生理现象，完全不必担心。咽下空气可能是打嗝的主要原因之一。食物过敏、牛奶过敏、胃酸不足也会引起打嗝。

另一种原因是，从胃中产生的气体不断向外排出。如果频繁地打嗝，就应考虑是否患了胃炎之类的病。这种情况下。应该检查一下自己的饮食生活，看看是否存在胃炎的隐患。

虽然打嗝本身是良性反应，但有时候当它们持续不停时，这就暗示了一个严重得多的医学问题。做过肠胃或背部手术的人都会经历打嗝特别多的一个艰难时期，另外有一些人手术后打嗝则是对麻醉剂的反应。

肾功能衰竭有可能引发持续或反复打嗝，其他的像胸部膈膜及食道或其附近的脓肿或瘤，都能引起类似病症。

也有医学工作者认为某些人打嗝是心理上的原因。这种情况就像是一些战士因为害怕打仗而患上了麻痹症。这些人为了避免一些令人不快的事而下意识地打嗝。

如何缓解症状

虽然打嗝算不上是健康问题，但是在公众场合打嗝总是有失颜面，以下方法可帮你控制失态。

家庭处理措施

● 深呼吸

你可以使自己的注意力不要集中在打嗝这件恼人的事上，可以通过做深呼吸来达到这一目的。这是人们通常用来治疗打嗝的方法。

● 吃饭时尽量少说话

虽然无证据表明闭着嘴咀嚼可以防止打嗝，但是细嚼慢咽总是有利于消化，能减少空气吞咽和减轻胃部不适感。如果已出现打嗝，可以尽量地憋气，在你觉得下一个嗝来临时，把食物吞下。如此 2 ~ 3 次，然后，深呼吸一下，接着再重复前述动作。

● 不要紧张

有些人紧张时好摆弄手指或用脚轻叩地面，而另一些人会不自觉地吞咽口水，这简直是在大口大口地吞咽空气。紧张时，应该寻找其他的发泄方式，可以站起来伸展伸展四肢或者沿着街区散散步。

● 弯腰喝水

打嗝时，倒一大杯水，身子向前弯，然后从杯子的另一边喝水，这方法颇有效。

● 憋气或吐气

尝试短暂地憋气，或做缓慢且稳定的吐气，你不妨试试这两种方法，看看哪一种对你有效。

● 抱膝压胸

抱紧双膝，用膝盖挤压胸部，或许可以起到止嗝的作用。

● 吹纸袋

将一个纸袋套在嘴上，用两手捏住袋口，弯腰憋气然后用力吹。

● **漱喉咙**

以稳定而均匀的节奏连续不断地喝一大杯水。这能帮你冲掉残存在喉咙底部的食物残渣，可能正是这些残渣刺激了那里的神经从而导致你打嗝。或者含一大口水，仰起头憋住气漱喉咙，然后吞下，如此反复。

● **冰敷**

在横膈膜处放冰袋冰敷，或许可以缓解症状。

● **吓打嗝的人一跳**

比如突然拍爆一个袋子或大叫一声，只要能让他们愣一下，就能止住他们打嗝。

● **贴一条线**

在西班牙人中流行这样一种治疗婴儿打嗝的方法：他们把一截红线或一片红布条贴在婴儿的前额中间靠近鼻梁的地方。对婴儿而言，只要有东西能分散他的注意力就能治好他的打嗝。

● **利诱**

开始打嗝时，拿出 10 元钱，将它放在桌子上，赌那个打嗝的人在下一分钟绝不可能再打嗝。屡试不爽的是，这个人可能再打不出一个真正的嗝。

● **进行测试**

如果你分析过导致打嗝的各种原因，仍然找不到线索，你可以去看医生，做海德堡测试。这种在门诊进行的快速测试法可检查患者的胃酸含量，胃酸过多会引起溃疡，胃酸过低则会影响消化，导致打嗝。

如果胃酸偏低，进餐前可添加一些盐酸片剂，大部分保健食品商店都有出售。

● **做个检查**

如果你打嗝异常频繁或持续格外长的时间，应该去医院接受 X 光检查，看看你的食道里是否有梗塞。如果打嗝不是由梗塞引起的，医生会依据他的诊断给你开一些药来止住你的打嗝。

饮食调理

● **不喝冒泡的饮料**

碳酸饮料口感不错，但喝下去以后打嗝的感觉却很糟糕。如果你宴会后得努力压制打嗝，倒不如选择不含碳酸的饮料。

● **拒绝搅拌类食品**

搅打制成的食品，如牛奶冰淇淋等搅打饮料，含有较多空气，也会导致打嗝。

● **咽一些刺激性的东西**

食用一些味道特别重的东西，它们的强刺激性会止住你的抽搐，比如试着舔一片柠檬或吞一茶匙醋。

● **用糖**

在你的舌苔上洒一些糖，然后吞下。或用一茶匙量的糖混同一点苦味酒咽下去。

● **检查食谱**

如果以上方法都无法有效抑制打嗝，就该考虑食物过敏、牛奶过敏了。检查一下你的饮食也可能会解决问题，最常见的过敏源包括：牛奶、鸡蛋、小麦、玉米、大豆、花生、柑橘类水果、可乐和巧克力。很多人患有食物过敏症，当他们放弃某些食物时，症状会神奇般消失。例如，如果你几天不喝牛奶，打嗝现象自然消失，你就知道原因了。牛奶必须多喝，如果打嗝症状持续不消失，你就得考虑寻找其他摄取钙的方法了。

何时该去看医生

★ 打嗝持续了一小时之久。
★ 一天几次或一周几天总是打嗝。
★ 感到胸口疼痛、胃灼热或是下咽困难。

胃　痛（Gastralgia）

症状表现和引起症状的原因

引发胃痛的最常见原因是肠胃正遭受溃疡的困扰，根据溃疡的症状，位置的不同，可以分为胃溃疡和十二指肠溃疡，饭前的胃疼多半是消化性的或十二指肠溃疡，而饭后的胃痛则可能是胃炎。

目前的医学研究结果还不能确定是什么导致了溃疡（一些证据表明它与一种生活在胃里的幽门螺旋杆菌有关），有些习惯，比如每天服用一定剂量的阿司匹林或喝太多的咖啡，都会使溃疡更严重。

当胃发生溃疡时，胃液的分泌就变得旺盛，如果胃中空空没有食物让胃液去消化时，它就会向胃壁侵蚀，引起疼痛的感觉。对这种情况如果放任不管，久而久之胃壁上会出现被胃液侵蚀的洞。胃溃疡有一个最简单的检查办法：俯卧，请别人帮忙按一下臀部两侧的窝，这个部位叫做“小野寺压痛点”，如果有疼痛感，那就是胃溃疡。

相反，饭后感到胃部丝丝拉拉的疼痛，这可能是胃炎。当然，胃溃疡并非饭后就一点也不痛，只是不像胃炎所表现的那么明显。胃炎与胃溃疡，是胃部的两大疾患，它们都与平常的饮食习惯有密切关系。暴饮暴食、不规律的生活、熬夜、精神压抑、烟酒过量等都会导致胃病。

食用刺激性的食物有时也会引起胃痛，比如辣椒、胡椒等。

肠综合征也会引发胃痛。这个时候肠胃系统没有溃疡，只是肠子在磨碎食物时出现了麻烦，并伴随有腹泻、便秘和胀气。在去浴室洗澡时疼痛可能会有所减轻，但疼痛会反复地发作。

食物中毒是另外一个引发胃痛的原因。你可能吃了放在冰箱好几天的鸡肉，你的肠子就会抗议。

气体也会引发胃痛。在咀嚼时吞咽下了空气，或消化食物过程中肠胃中积存了大量气体，比如豆子消化时产生的甲烷，也会损害到你的消化系统，导致不舒服，直到它通过打嗝或放屁释放出来。

另外，有许多消化疾病会引发突然的严重的腹部疼痛，这也是十分常见的。这些疾病包括肠炎、胆囊炎、阑尾炎、憩室炎和胰腺炎等。

如何缓解症状

对于明显的强烈的腹部疼痛需要立即去看医生。强烈的复发的胃痛是很严重的病症，应当进行药物治疗。

但对于轻微的短暂腹部不适，下面的方法可以试一下。

家庭处理措施

● **放松心情**

精神紧张是慢性胃炎的促进因素。情绪上的不安和急躁，容易引起胃黏膜障碍和胃机能障碍。所以应尽可能地避免情绪上的应激反应，解除紧张的情绪。平时做到遇事不怒，事中不急，急中不愁，保持心情舒畅，对胃炎的康复极有好处。

● **消除肠易激惹综合征**

肠易激惹综合征目前的致病机理还不是很清楚，要治好它可以试试下面的建议。

❖ **不要惊慌**

因为要查明肠易激惹综合征的原因是很艰难的，当医生在给你解释时你需要特别的耐心。

❖ **不要吸烟**

尼古丁会损害胃的内层，而且使得溃疡更加严重。

可供选择的药物

● **试用抗酸剂**

几乎所有的非处方药抗酸剂都能很好地中和过量的胃酸。（对于消除胃酸的其他建议，见泛酸和胃灼热）

● 服用抗生素

幽门螺旋杆菌会造成胃炎及其他消化道的毛病，服用两个星期的抗生素，就可以打败这些细菌。幽门螺旋杆菌可以由检验血液、唾液测得。

● 抗菌

如果有持续的腹痛和腹泻症状，你需要使用处方抗菌药物帮助消灭驻扎在肠胃里的细菌。

● 避免使用太多的阿司匹林

研究表明，过多地使用阿司匹林，里面的活性成分——水杨酸会使胃的内层遭到磨损，从而导致胃出血。如果因为患感冒或头痛，服用了2～3片的阿司匹林，那就够了。但是如果把它当做每天的必用品，用了3个多月，那就会弄出问题。可以让医生或药剂师给你推荐一些不会刺激胃的替代药品。

● 补充营养素

维生素 B_{12}，用量依产品说明，慢性胃炎有可能由于维生素 B_{12} 缺乏而引起贫血。

维生素E每天400IU，渐增。锌每天50～80毫克，它们能增加黏蛋白的产生，保护胃黏膜及止痛。

维生素A乳剂或胶囊，用量50000IU，一个月后降至25000IU。保护胃黏膜，帮助复原。

● 用药

如果你患有持续的肠易激惹综合征，可以向医生要一些止痉挛的药，在严重的时候服用，通过使肠肌肉放松来防止它发作。

饮食调理

● 少食刺激性食物

辛辣的食物，像墨西哥食物，或酸的爽口菜、泡菜等，不会引起溃疡，但它们会使已经发作的溃疡更严重。溃疡组织很敏感，当你吃辛辣的或酸性的食物时会更容易受到伤害。辛辣的食物也会引起肠易激惹综合征。

● 用姜止痛

姜是印第安人拿来治疗肠胃不适、胃肠胀气和关节炎等发炎毛病的传统药方。姜粉可达到使胃平静的作用。每次服用的分量约在半茶匙到一茶匙间（1～2克），如有必要，可以每天服用。

● 喝茶

沏好的茶里有一种单宁酸的物质，能明显地去除体内的某些细菌或引起胃痛的化学物质，特别是当你还伴随有腹泻症状的时候更有效。

● 喝点牛奶

在溃疡发作时喝1杯脱脂乳会很快使疼痛减轻。牛奶的作用就如同抗酸剂，当它到了胃里，会使酸中和，疼痛便会消除。但是这一方法要谨慎使用，有些人在溃疡发作时喝了牛奶会感觉疼痛更加剧烈，杏仁奶是一个不错的选择。

● 少喝咖啡

没有确实的证据表明喜欢喝咖啡的人会得溃疡，但是咖啡会使溃疡恶化。一般来说，溃疡患者使用咖啡因要有节制，每天仅用2～3杯含有咖啡因的饮料就足够了。

● 保健药膳

❖ 花生米浸泡30分钟后捣烂，加牛奶200毫升，煮开待凉，加蜂蜜30毫升，每晚睡前服用，常服不限。
❖ 蜂蜜100克，隔水蒸熟，每天2次饭前服，两个月为一疗程。饮食期间禁用酒精饮料及辛辣刺激食物。
❖ 鲜藕洗净，切去一端藕节，注入蜂蜜仍盖上，用牙签固定，蒸熟后饮汤吃藕。另取藕一节，切碎后加适量水，煎汤服用。对溃疡病出血者有效，但宜凉服。
❖ 新鲜卷心菜洗净捣烂绞汁，每天取汁200克左右，略温热，饭前饮2杯，亦可加适量麦芽糖，每天2次，10天为一疗程。
❖ 蛋壳炽黄，研细末过筛，饭前服3克，每日服2～3次。蛋壳含碳酸钙93%、碳酸镁10%、磷酸镁0.5%、有机物5%，有制酸、止痛、收敛的作用。
❖ 新鲜马兰头根30克，水煎服，每日1剂。

● 补充纤维素

蔬菜和所有的谷物都饱含纤维素，不但帮助消除便秘，而且可以改善肠易激惹综合征。除此之外，可以考虑用一些非处方药物来补充纤维（如葡萄糖甘露醇、洋车前子、有氧堆体清肠齐等），将药物粉末加进果汁当中即可，这些药品大都可在药店和超市里买到。

● 少食用脂肪

含脂肪过多的食物也与肠易激惹综合征联系在一起。尽量少食用油脂，尤其是动物性脂肪。

● 排除问题食物

一些肠胃病学家相信肠易激惹综合征可能是由于对某些食物过敏引起的。你可以试着排除一些食物，查明是否是食物过敏引起了此问题。牛奶、鸡蛋、小麦、玉米、黄豆、花生、柑橘、巧克力，这些东西都是容易造成过敏反应的最常见的食物。在要排除的食物中，每次要避免食用一组食物，仔细观察你的症状。如果你的症状消失了，你就发现了病因。

何时该去看医生

★ 突然的严重的腹痛，疼痛持续 3 天以上。
★ 血或胶冻样黑色便和体重减轻。
★ 腹部疼痛反复发作和腹泻、恶心、吐血。

饭后腹胀（Gastrectasia）

症状表现和引起症状的原因

腹胀是一种常见症状，我们常在韩剧里看到馋嘴的小丫头吃多了，揉着肚子喊噎着了。

当然腹胀的原因决不只限于吃撑着，另外一个常见原因有可能是乳糖不耐。有些人的胃不能消化乳糖，即使是吃少量的乳制品也会感到胀气、胃堵、不舒坦。医生把这种进食乳制品后的腹胀不适现象称做乳糖不耐症。

大多数成年人在不同程度上都有这个问题。随着年龄增长，人体乳糖酶分泌量会下降，没有了乳糖酶，未消化的乳糖和气体会导致胃部胀气。

一些难消化的食物，如豆类、坚果、水果、燕麦片、大麦、蜂蜜和酵母等也会引起胃部胀气。

食物过敏也会导致胃胀，不过它是人体免疫系统的一种反应，其显著征兆是伴随出现疹子和流鼻涕。

如果你的消化系统比较敏感，肠子就会排斥牛奶、豆类和其他一些食物。肠部神经会对以上食物或饮品反应过火，引发大肠壁肌肉痉挛，随之发生食物蠕动不畅，出现便秘。肠内食物开始发酵生成气体，最后加剧腹胀。

进食速度过快时，咽下的空气也会加重肠道负担，形成胀气。

但如果稍一进食就产生饱胀感，则是患有胃部疾病的一个危险信号。

在这种情况下，要认识到造成胃部不正常可能性最大的是患有胃炎或胃下垂。如若是患有慢性胃炎，那么就会因为胃病而降低食欲不思饮食；如果是胃下垂，则会感到胃部被向下拖拉，尽管没有大量进食也会觉得腹内膨胀，从而产生饱胀感。

如果任这种病症发展下去，那么最可怕的结果则会导致恶性癌。我们大家都知道，整个胃如同一个皮口袋，胃壁极容易被癌细胞侵蚀。当你感到饥饿时，稍一进食就感到腹内似乎装满了东西，而这种胃癌在没有发病之前则没有使你能够觉察出来的征兆，所以一旦发病就会变得一发不可收拾。

另外，如若同时伴有贫血及明显消瘦，就应立即去医院接受诊断。持续腹胀伴随疼痛则可能预示你患有消化系统疾病，包括肠梗塞、憩室炎、阑尾炎、胆结石、溃疡或肿瘤等。

如何缓解症状

以下方法可帮助你治疗腹胀，减轻症状。

家庭处理措施

● **细嚼慢咽**

快速进餐时，很容易摄入较多的空气。细嚼慢咽时吸入的空气较少而且唾液会充分润湿食品，这样食物在进入内脏前便可以被唾液中含有的酶分解。

● **饭后散步**

散步不仅可以促进肠蠕动，还可以促进激素分泌帮助消化。

● **就医**

腹胀也是一些严重消化系统疾病的信号，如果自助疗法无效，应请医生全面诊断。

可供选择的药物

● **服木炭片**

活性炭能有效地排除过多的气体，在你感到不适时，立即服用 5 粒。但你若正服用其他药物，则需注意，木炭粒除了吸收气体，也会吸收药物成分。同时，切勿每天使用，因为木炭的吸收力强，能吸收有用的营养素。

● **缓解胀气的药物**

胃部胀气可用胰脏酵素，肠子胀气可用微量矿物质，制酸剂对排气及胀气均无效。当气体产生过多时，可用新鲜柠檬榨成汁加 1.14 公升的温水，当做灌肠剂，以平衡体内的 pH 值。如果体内排气仍持续数日，可用双歧乳杆菌灌肠剂，它可在数小时内解除问题。

● **月经前不适症的处理**

女性经期前腹部会聚积大量液体，补充维生素 B、钙、镁的女性较少出现上述不适感。

饮食调理

● **适量摄取高纤维食品**

虽然高纤维食品有利于健康，但有些高纤维的蔬菜和水果可能会增加排气。如果你想在饮食中增加纤维用量以维持健康，应从少量开始，使肠子逐渐适应，这样可以减少胀气。小麦淀粉也会引起胀气，因此可改吃更适合人体的稻米和土豆。也可以每天喝一大勺混合果汁，但对于有些人，它也会引起胀气。

● **服用嗜酸菌**

消化不良型胀气可用嗜酸菌来改善，因为缺乏这些良性菌是最常见的消化不良因素。有胶囊或粉末配方可供选用。对乳品过敏者，可改用不含牛乳的制剂。

● 选择不含乳糖的牛奶

不能因为奶制品引起胀气而对它们退避三舍。可以选择不含乳糖的牛奶或者酸奶，或者在乳制品中添加液体乳糖酶。很多超市和保健食品商店都有这种奶和消化酶出售。酸奶和罗马诺干酪乳糖含量低，可以放心食用。

● 应避免的食物

胀气的主要原因是消化系统无法吸收某类碳水化合物，豆类容易引起胀气，甘蓝菜、绿花椰菜、洋葱、白花椰菜、全麦面粉、白萝卜、香蕉等也容易产生胀气。

● 禁食过冷过烫食物

进食过冷过烫食物时，你可能会不知不觉吸入空气。另外含气体的饮料和口香糖也会使你吸入空气，因此要远离它们。

● 禁食刺激性食物

咖啡、巧克力都会过分刺激肠道，肥肉也不易消化，引起痉挛，最终导致肠部胀气。

● 不宜搭配的食物

食物搭配不良会带来消化问题，例如，蛋白质与淀粉就不是好搭档，蔬菜与水果也是不佳的组合，牛奶不宜与三餐同时用，糖不要与蛋白质或淀粉合用。

● 记录食谱

不同人群对某些食品的反应也不同，你可以识别并记录自己有过敏反应的食物，以便于少食或禁食。

家庭小验方

● 喝香草茶

薄荷、洋甘菊和茴香茶也有显著疗效，这些药草可缓解胀气。另外，炒大麦也是很好的助消化剂，你可以加到香草茶里配合饮用，效果也很不错。

● 喝醋

用一汤匙纯的苹果醋加一杯水，在正餐时啜饮，有助消化。也可以早晨起床时先喝一杯柠檬水，它也有治疗及清血的作用。

● 喝米汤

米汤及大麦粥对胀气、排气及胃灼热等毛病有效。用5份的水加1份的米（谷子或大麦），煮沸10分钟。盖上锅盖再慢炖50分钟。过滤，冷却后，一天喝数次。

何时该去看医生

★ 原因不明的胀气现象持续3天以上。

★ 伴随有腹部疼痛。

放 屁（Break Wind）

症状表现和引起症状的原因

如果你正在和女朋友约会，在浪漫的烛光下却突然感到小腹气急，此时多半你会后悔晚餐不该吃那么多烤洋葱。

吃了很多洋葱、萝卜和蔬菜，那么你的消化系统就会生产出一定量的气体，而这是对健康有益的。因为像大豆、燕麦和萝卜、红薯这类食物含有大量难以被人体消化的碳水化合物——纤维，这些碳水化合物正好能为寄宿在你肠胃中的微小细菌提供养分，当这些细菌分解碳水化合物时，一些气体就会被释放出来，如氢气、二氧化碳、氮和甲烷，而这些气体无处可去，只能被排出体外。

如果发现自己排出的气体特别难闻，也不必担心，这不过意味着有一定的甲烷气体（一种气味难闻的气体）在消化过程中被分解出来。暴饮暴食和消化不良常常是导致过多排气的主要原因。其实，一定量的气胀是很正常的，那些刚采用健康食谱的人往往有不必要的担心，觉得自己的气胀过多。

一般说来，肠子活跃易产生气体。但是，如果总是不停地放臭屁，就要对其加以留心了。肠内长有肿瘤的人，就非常爱放腐肉般臭味很强的屁。总之，放出的屁没什么气味是最好不过啦。

话又说回来了，造成放臭屁之源的气体，主要是蛋白质在肠内分解时所产生的。所以讲，肉类食物摄取得愈多，放出的屁气味就愈大。另外，吃大蒜、洋葱、韭菜、萝卜等富含刺激性气味的食物也会排出令人尴尬的臭屁。不过这都是正常的生理现象，大可不必在意。

此外上了年纪的人，肠内的细菌就变成了发酵的臭气体排出体外，所以对此也不必大惊小怪。

的确还有一些情况会产生过多的气胀，这包括胃溃疡、胃炎、胆结石、过敏性肠道综合征（表现为胃痛、气胀、消化困难和肠运动紊乱）、乳糖过敏（无法消化牛奶）和食物过敏等，同时咀嚼时吞进太多空气也会令你感到腹胀。

如何缓解症状

如果你并无胃肠疼痛的症状只是希望把气体排出来，可以试试以下方法。

家庭处理措施

● **细嚼慢咽**

少食多餐、不暴饮暴食会减少胃里的活性菌数量，从而也就减少了气体的产生。

● **服活性炭**

在大多数保健食品店都能买到的活性炭是一种中和物。它含有一种成分可以防止气体产生，在饭前比在饭后吃效果好，你必须自己亲自实验过才能确定。但它很有效。不要连续服用，除非你得到医生指导。

● **做记录**

如果你对自己过多的排气感到担忧，可以就这个问题做个记录：记下每次气胀的时间和之前吃过的食物。如果发现其中有规律可循，几天内不要吃其中一种食物，看看情况是否有所改善。

● **就医**

如果你的气胀伴有腹痛或体重减轻，也许你的病情已到了需要治疗的地步，比如炎症或胆结石，应该及时就医。

饮食调理

● **饮用香草饮料**

在水中加入 1 ~2 滴胡椒薄荷、桂皮或姜汁的混合液，它长期以来一直是治疗气胀的家庭方法，这种方法已经沿袭了很多年了，可能是因为汁液中的某些化学成分放松了食管的肌肉，令阻在体内的气体得以逸出。在保健食品店中你都可以买到这类汁液。

● **不要减少纤维摄入量**

为了提高饮食的健康指数，吃了苹果、杏子、香蕉、李子、大豆、甘蓝菜、卷心菜、芹菜、茄子、洋葱、土豆、小萝卜等，你会发现自己的排气次数比原先预计的要多。但不要因为这些小小的问题就放弃摄入这些重要的健康食品，气胀总是免不了的，当你的消化系统习惯了消化纤维后，气胀自然会减少。

● **少吃会引起气胀的食物**

虽然你并不想牺牲营养，但有一些食物确实会比其他食品催生更多的气体，它们中的许多并不是必需的营养类产品，比如蚕豆、硬面包圈、糖、玉米条、水果汁、胶类甜点、全麦薄饼、油酥点心、椒盐卷饼、爆米花、薯条和麦芽等，可以少吃。

● **避免乳糖**

如果你对乳糖过敏，那么就很难消化牛奶中的糖分，在这种情况下，你应当尝试特殊的抗乳糖过敏的产品，它们含有一种特殊的酶，可以消解乳糖。不过，你可以增加酸奶和干奶酪的摄入量。酸奶里含有有益的乳酸菌，可以帮助消化。干奶酪乳糖含量都很低。

● **怎样煮豆子**

如果你喜欢吃豆子，又不希望胀气，这里教你一个解决办法。豆类在水中似乎会流失大部分产生气体的物质。研究显示，浸泡豆子 12 小时，或用湿纸巾覆盖 24 小时，可以大幅度地降低产生气体的化合物含量。用压力锅煮后，再浸泡 30 分钟，更可以减少 90% 的此类化合物。

何时该去看医生

★ 你感到胀气、胃痛或腹痛超过 3 天。

★ 胀气，且原因不明地体重减轻。

★ 如果腹痛比以往任何一次都严重，应立即就医。

食欲不振（Inappetence）

症状表现和引起症状的原因

暂时的无食欲通常不值得大惊小怪，但如果食欲不振超过几周，或者你通常喜爱的饮食也令你反胃，那就要注意了。

食欲不振是很多疾病的普遍症状，不过一般问题不大。

几乎所有传染病患者都会食欲不振，更严重的病例有肺结核、甲亢、心脏病、肺病、肝病等。很多癌症的最初症状就是食欲不振，同时伴随有味觉灵敏度下降。

食欲不振是身体抵御导致康复进程缓慢的食物摄取行为的外在表现。

疾病并非抑制食欲的唯一原因，有时你服用的处方药也可能引起食欲不振。红霉素等抗生素就会抑制味蕾，影响食物消化，延长饭后饱胀感。一种减肥的常规药安非他明也会抑制饥饿感。

镇痛药和抗关节炎类药会刺激胃膜，令人反胃。洋地黄制剂（一种强心剂）和利尿剂（用于治疗尿潴留和高血压）也会抑制食欲。

营养不良也能破坏健康良好的食欲。特别是老年人，因为微量元素锌摄入不足可以导致味蕾麻痹。

年龄老化也会影响胃口。老年人新陈代谢缓慢，肌肉衰退，疾病缠身，行动不便。更严重的是，味觉减退，胃分泌减少，所有这些都导致食欲不振。

有时生活中的一些事情也会影响食欲。如果你最近开始参加某项体育锻炼，当身体自我调整以满足新的需求时，食欲会减退。

心理健康通常对食欲有重大影响。长时间地劳累后，美餐一顿有助于解乏，但短期的压力通常会抑制食欲，心情沮丧也会影响食欲。厌食症是促使人们，特别是年轻女性们几乎完全拒绝进食的一种失调症。

如何缓解症状

短期食欲不振不用担心，但是如果你已记不清最后一次想吃东西的时间，这就需要治疗恢复了。以下是需要注意的一些细节。

家庭处理措施

● 知道何谓正常食欲

究竟何谓健康的食欲呢？饮食量必须能维持正常体重。假如你食欲良好，应该会均衡摄入各种食物，只对烤鸭有强烈食欲是不健康的。如果你必须强迫自己不断进食，这也不是好兆头。

● 寻求专业帮助

厌食症往往会自愈，有些患者需要住院治疗。厌食症比较难治，治疗需要从心理和营养两方面入手。也有可能进行强制性点滴注射或插胃管输入营养液治疗。

● 就医

假如你已经两周莫名其妙地食欲不振，那就得看医生了。治疗前必须进行体检。你可能会发现你所需要做的仅仅是吃点抗生素消除轻微的身体炎症。

● 观察精神状况

心情郁闷时，抗抑郁药物可激发食欲。一旦精神恢复正常，你会发现自己又有胃口了。

● 查看药品

向医生询问你常服的药品，包括处方药和非处方药，可以替换掉那些抑制食欲的药品。

饮食调理

● 想吃什么就吃什么

如果食物失去吸引力，可尝试换换口味。选择开胃的食物随心所欲地吃，如果你只想吃冰淇淋，尽管放开肚皮去吃。如果吃冰淇淋是唯一能补充你体能的食品，尽管吃好了，这一招能令你心情舒畅。

● 少食多餐

少食多餐，可以减轻胃部负担，保持良好的食欲。

● 多饮水

如果你开始一项新的体育锻炼，补充水分是最重要的。脱水会导致食欲不振。运动前后须各饮 1 杯水，另外，保证每天饮用 6 ~ 8 杯的水。

● 补充营养素

维生素可以促进新陈代谢。每天摄入适当的维生素和矿物质可刺激食欲。如果你因摄入不够而营养不良的话，额外补充营养品当然是有利的。

- ❖ 综合维生素和矿物质（高效复合物），含维生素 A 以及钙、镁，各种营养素均需要大量摄取。

- ❖ 维生素B群，它是增加食欲之重要维生素。
- ❖ 锌及铜，锌增强对食物的味觉，铜用以平衡锌。老年人补锌常可刺激食欲。你可以咨询医生锌的摄入量是否合适。
- ❖ 啤酒酵母，刚开始1/2茶匙，然后渐增。富含营养素——尤其是维生素B群，能改善食欲。
- ❖ 蛋白质补充品，两餐之间服用，用于建造及修补组织，是一种食欲促进剂。

● 能增进食欲的家庭药膳

❖ 补益鸡

老肥鸡1只（约2500克），人参10克，小茴香15克，蜀椒（花椒）6克，酱油、甜酒各30毫升。老肥鸡去毛及肠杂，洗净备用。将人参切片，蜀椒研末，与小茴香、甜酒拌匀，酱油可根据自己的口味和鸡的大小增减其量，但不宜太咸。将拌好的药料填入鸡肚内，放瓦钵中，隔水蒸至熟烂；或放水在砂锅中煮烂即可。以少吃多餐为宜。

可以补气健脾，温中暖胃。适用于气虚脾胃不和所致的气短无力，食欲不振，胃腹胀痛等症，或病后体弱的人。

❖ 薯面萝卜饺

红薯粉500克，熟猪油80克，白萝卜500克，猪肉、鱼肉各150克，葱花50克，姜末15克，精盐、酱油、味精、料酒、植物油、湿淀粉、辣椒粉各少许，清水160毫升。

铝锅坐火上，放160毫升清水，放入熟猪油煮沸，倒入红薯粉中（事先筛过），烫匀，揉成面团。白萝卜去皮，洗净，剁成碎末，放入炒锅中，加植物油、酱油、精盐、味精、葱花炒入味，放湿淀粉勾芡出锅。鱼肉、猪肉分别切成指甲大的薄片，拌入料酒、姜末、酱油、精盐、味精，稍加腌渍。将红薯面团搓成长条，分成8克重的剂子若干块，用刀拍压成皮，放上白萝卜馅，1片鱼肉，1片猪肉，包成饺子，放在铺好湿屉布的蒸笼中，用旺火蒸15分钟，出笼装盘。将辣椒粉拌入酱油，分盛小碟，随红薯面萝卜饺一块上桌，蘸着食用。

可以补中和血，益气生津，宽肠胃，通便。适用于神倦食少，口渴便秘，温热黄疸，完谷不化等症。

❖ 消滞汤

鲜山楂20克，鲜萝卜30克，鲜青橘皮6克，冰糖适量。将鲜山楂、鲜萝卜、鲜青橘皮洗净、切丝，共入锅加水适量，用旺火烧开后改用文火煨半小时，然后用干净纱布过滤，弃渣取汁后，加入冰糖继续煮沸即成。每次20～30毫升，每日3次，连饮3日为1个疗程。可以健脾行气，开胃，助消化，散结消滞。

❖ 麦芽茶

麦芽（大、小麦芽均可）10克，绿茶1克。将麦芽用冷水快速洗净，倒入小钢精锅中，加水半碗，用中火烧沸后，立即冲入预先放好茶叶的杯中，加盖，5分钟后可饮。以后均用沸水冲服，随冲随饮，饮淡为止。此茶疏肝理气，开胃消食。适用于肝郁气滞，两胁胀痛，食欲不振者，对身体肥胖的患者尤为相宜。患者体质虚弱慎用，或将用量减半饮服。孕妇及哺乳期妇女忌用。

● 天然药草

要想刺激食欲，可尝试使用猫薄荷、茴香子、姜、人参、柯拉树、木瓜叶、薄荷叶等植物。

何时该去看医生

★ 你已两个多星期没食欲了。
★ 经常有疲劳感，味觉灵敏度改变或身体某部位出现疼痛。

食欲过盛（Hyperphagia）

症状表现和引起症状的原因

你一直在吃东西，甚至在上床躺下之后还想来块巧克力饼干。

食欲旺盛是身体健康的证明，但如果是无论吃多少都吃不饱，或是刚刚吃过马上就觉得饿，每天都要吃好多次，那就说明身体的某些部位出现了异常。

首先应考虑到的是精神方面的原因。某种欲望不能得到满足时，往往会导致食欲旺盛。当今许多大胖子，都有这方面的原因。所以，如果并没有生病却食欲异常旺盛，那就应该找一找是否存在焦躁不安之类的原因。郁闷、压力和季节性的激动都可能是引诱食欲的原因。这些患有SAD的人在冬天因为接受日照比较少而变得易怒和郁闷。

其次必须考虑到的是糖尿病。患了糖尿病的人，身体中糖分不足，不断需要补充，所以食欲旺盛。糖尿病初期患者，这种情况尤其明显。

此外，甲状腺机能亢进也会引起食欲异常旺盛。患这种病的人，身体新陈代谢异常亢进，就好像一直以百米冲刺的速度迅跑一样，所以无论吃多少也不会发胖。

而且一些营养物质的缺乏也会导致贪食症，比如说缺铁。女性比男性要更容易渴望吃某一种东西，这种对食物的疯狂有可能是基于每个月生理期的改变产生的。

作呕和怀孕开始就是相伴着的，女性的消化系统只能容忍某种食物。她更会吃一些她觉得特别舒服好吃的东西。

总之，食欲异常亢进是身体失调的信号，值得充分注意。

如何缓解症状

大多数情况下，贪食症是暂时的，而且会自己消失。但是如果想要抑制住食欲，这里有一些办法。

家庭处理措施

● **转移注意力**

当感觉到乏味和压力的时候，就会有贪食症的倾向。找一个爱好，读一本好书或者做一些运动，不仅让你不想大吃东西，而且会燃烧体内多余的热量。

● **列表找出原因**

给贪食征做记录，几个月后便能找出是否有它自身的规律。知道了这个真正的原因，就可以在月经前的两天有意识地控制自己的贪食欲望。

● **不要长时间看电视**

电视可以说是贪食的又一个诱因，当你长时间坐在电视机前的时候，你很难控制住自己不吃零食，结果是你不停地吃，而活动却越来越少，随着体重的飙升，你懊恼不已却仍然很难自控，结果为了自我安慰，你更加频繁地吃零食，进而陷入恶性循环中而难以自拔。

● **寻求帮助**

如果认为贪食症已经失去控制了，那么要去医院做一些专业的医学检查。如果家庭有糖尿病或者高血压史，让医生测试血压和葡萄糖水平，控制这些疾病将会帮助减少贪食症发生的概率。

饮食调理

● **饮食有规律**

进食有规律而且营养均衡。如果正在节食，不要让自己饿到什么都想吃的程度，因为到了这个地步，就什么都会吃了。

● **补充各种维生素**

不论是否在节食，每日多种维生素的摄入量应该达到确保身体所需要的水平。在控制贪食症上维生素 B 尤其重要。其他还有维生素 C、复合维他命和矿物质补充剂等。

● **补充铁**

如果你每个月经期前后食欲旺盛，可能是由于经期导致的缺铁，适当地补充铁质可以缓解症状，补铁的方法有很多，如药店里出售的营养补充剂，还有食物中的肝、鱼类、瘦肉、豆类等，同时，使用纯铁锅炒菜也是一个不错的补铁方法。

● **避免高热量高脂肪食物**

食欲旺盛的人多半偏好甜食和油炸、肉类食物，可是这类食物对你的健康是有害无益的。吃一些富含高纤维低糖的食物，如蔬菜水果、粗粮鱼肉等。尽量禁食糖类和高脂肪食物。

何时该去看医生

★ 食欲异常旺盛，可是却总是很快就饿。
★ 伴有头晕、冒虚汗、手发抖等症状。

医学小知识

食欲异常和可能的疾病

症状	可能的疾病
食欲旺盛，容易饥饿，但身体却反而消瘦，并兼有口渴、多饮、多尿等症状	可能是糖尿病
食欲亢进，体重却明显减轻，并伴有疲倦、乏力、怕热、易出汗、易激动、心情急躁、面部潮红、眼球突出等	要警惕甲亢
患有高血压的老年人出现头晕、疲倦、食欲旺盛的症状时要警惕脑血管病变，动脉硬化会导致控制食欲的下丘脑中枢缺血、缺氧，进而导致食欲亢进	脑血管病变
情绪低落，总想吃东西，体重迅速上升	贪食症

腹　泻（Diarrhea）

症状表现和引起症状的原因

腹泻的发作往往不分时间、地点、场合地袭来。外出中突然感到腹痛或内急，一边揩着冷汗一边寻找厕所的经历恐怕不少人都经历过。

腹泻时大便呈水状，急性腹泻主要是由于食物中毒及暴饮暴食，肠胃功能弱不能很好地吸收水分等因素造成的。一般这种情况下，常伴有恶心、呕吐等症状。但呕吐并不是坏事，呕吐本身能起到把有害物质排出体外的重要作用，关键是呕吐时不要过分克制。另外，患感冒也会引起腹泻，而这时腹泻、恶心的症状常常会持续一两天。这是感染了感冒病毒引起的，一般情况下，控制住感冒也就控制住了腹泻。

如果被寄生虫或者病毒感染的话，机体就会让肠子分泌水分，直到病菌被杀死。一般来说，这个原因引起的腹泻不会持续超过一周，但是也有例外。

而过敏性肠炎，则是由于大肠过敏导致的疾病。直肠本来就是一处极为敏感的区域，如果这里出现异常的话，就要一天跑几次厕所。过敏性肠炎不仅是腹泻，而且相反还会便秘，有时是两种情况交替出现，至于病因，目前尚不清楚，但是患有这种疾病的人，多见于神经质的人。另外，如果胃里缺少能消化牛奶中糖分的消化酶，会导致乳糖排斥症。患有这种疾病的人不能吸收的水分在肠子里会持续积累，从而造成腹泻。

问题严重的是，如果腹泻时便中带血，就应想到是否得了溃疡性肠炎、赤痢或恶性肿瘤。如果是滑溜溜的黏血便，最好尽快请医生化验。

另外，还有一些人饭后随即感到腹痛有便意，这与其说是一种正常的胃、肠反应，毋宁说是“快肠”的证明。

引起腹泻的原因有很多，如果腹泻一周之后还没有结束，那就需要去医院检查了。

如何缓解症状

最好的办法还是想方设法地熬过腹泻。这里有一些方法可以让你舒服一些，试试吧。

家庭处理措施

● 多喝水

即使是不很严重的腹泻也会引起脱水，而且脱水还经常造成虚弱和头晕眼花。在腹泻的时候喝纯净水能够防止脱水，但是运动性饮料比纯净水还要好，因为它们含有对人体有好处的重要的营养成分，如葡萄糖和钾，补液盐是个好选择。很多人都有一种误解，认为喝的水越多，他们上厕所的次数就越多，其实这是不正确的。你必须要补充体内流失的那些水分。

● 避免引起腹泻的过敏原

如果不是感染性的腹泻，那么就可以去除一些引起腹泻的食物。比如说你患的是乳糖腹泻，那么就从你的食谱中剔除牛奶就可以解决问题了。

● 不要匆忙服药

除非是病毒或细菌感染引起的腹泻，或者严重腹泻产生并发症，普通的腹泻并不需要服药治疗，它的症状一般不会超过 48 小时。所以，至少两天以内，勿用药物止住腹泻，因为腹泻是体内排除毒素的方式。今天，当病人发生急性腹泻时，医生多不鼓励使用止泻剂，除非他急需控制情况。否则，让它排出可能比较有利，也能加速复原。

● 服用木炭片

每小时4粒木炭片与水服用，直到情况好转。晚间服用。千万勿与其他维生素或药物合用。

● 注意自己服用的药物

把所有现在服用的处方药和非处方药都列出来，给医生看，让医生告诉你可能是哪一个引起的腹泻。比如制酸剂就是最常引起腹泻的药物。为了避免与胃灼热相关的腹泻，建议使用仅含氢氧化铝的制酸剂。除了制酸剂，抗生素、奎尼丁、秋水仙素（抗痛风药）等药也可能引起腹泻。

饮食调理

● 要坚持吃东西

但是不要大吃大喝，尽量吃一些清淡的饭菜。最好吃香蕉、肉汤和面包。若吃这些东西胃也能受得了的话，那可以吃一些固体的清淡的饭菜，比如说鸡肉、鱼肉。

● 不喝咖啡

因为咖啡因会刺激大肠，恶化腹泻。在腹泻的时候，应该尽量避免那些咖啡因含量很高的食物，比如咖啡、茶。另外，咖啡因还会增加排尿的次数，加剧脱水状况。

● 吃一些酸乳酪

可以吃一些含乳酸菌的酸奶来制止腹泻。生活中的例子说明，酸奶可以平衡大肠里的细菌，而且还可能减轻乳糖排斥症。虽然有研究者反对这个做法，但是现实中这个方法却是比较有效的。

● 试试胡萝卜汁

它是治疗幼儿腹泻的最佳物质。胡萝卜汁可补充下痢流失的电解质及矿物质，促进复原；同时，应该继续喂奶，若幼儿的腹泻严重，则停止一天不喂牛奶。在下痢的几天后可以服用一些酸奶，它能补充肠内的良性菌，一天约90cc就足够了。你还可以给一岁以上的宝宝喝鸡汤或牛肉汤，鸡汤里的盐分对某些小孩有益，因为咸汤使他们想喝东西。

● 每天喝3碗米汤

米汤有益于治疗腹泻。用3杯水加半杯糙米煮45分钟，过滤后，每天喝3碗。同时，吃米饭也可帮助粪便成形，并提供维生素B。

● 补充营养素

- ❖ 补充矿物质，服用海带粉胶囊，每天5粒，或食用海带汤以补充矿物质。每天服用100毫克钾以补充流失的钾。
- ❖ 钙加维生素D，每天1500毫克。补充流失的钙质，帮助粪便成形。每天400IU维生素D，帮助钙吸收。

❖ 维生素 B 群加维生素 B_1 及烟碱素及叶酸，维生素 B 群加维生素 B_1 每天 200 毫克，2 周。烟碱素及叶酸每天 50 毫克。由于吸收不良，或许有必要请医师注射维生素 B。维生素 E，每天 400～1000IU，可保护结肠壁细胞膜。

● **保健药膳**

❖ **山药羊肉粥**

用羊肉 250 克，鲜山药 500 克，煮烂入糯米 250 克，加水适量煮粥食。每日早晚服用。可以补脾止泻，补气暖胃。治脾肾阳虚型胃肠炎。注意此粥偏温，阴虚阳亢者不宜服用。

❖ **鸡蛋花糖水**

每次用干鸡蛋花 30 克，白糖适量，清水二碗半煮至半碗，去渣饮用。可清热解毒，利湿止泻。治急性肠炎腹泻。

❖ **山药粳米粥**

用鲜山药 120 克（或干品 60 克），粳米 100 克。同煮为粥。早晚食之。可健脾止泻。治脾胃虚弱型胃肠炎。本方对脾虚泄泻，慢性久痢有肯定疗效。

❖ **烧熟蒜瓣**

取蒜瓣若干，放火上烧熟，然后蘸上白糖，每次吃 2～3 瓣，每日早、中、晚二次，吃后三天即见效，五六天腹泻痊愈。大蒜还是一种提高人体免疫力的佳品，可以多食。

❖ **熟吃苹果**

把洗净的苹果放入碗中隔水蒸软即可，吃时去掉外皮，一日 3～5 次。对于提高人体的抵抗能力具有奇效，对小儿腹泻初起效果最佳。

❖ **大蒜粥**

用紫皮大蒜 30 克，粳米 100 克。先将大蒜去皮，放沸水中煮 1 分钟捞出，然后取淘洗干净的粳米，放入煮蒜水中煮成稀粥，再将蒜放入粥内，煮 10 分钟左右即成。早晚餐温热食。具有下气止痢的功效。

● **忌口**

在发热、腹痛、腹泻明显时，应禁食；痢疾患者急性期忌食甜食、豆类、豆制品、鲜牛奶和汽水；禁食冰冷生凉的饮料或食物以及刺激性食物和油炸类食物。

● **天然药草**

如果偶尔发生腹泻，可尝试黑莓根、洋甘菊茶、覆盆子叶。也可在苹果酱、香蕉、凤梨或木瓜汁中加入药用植物。每天服用 2～3 次番椒胶囊或番椒叶茶。姜茶对痉挛及腹痛有益。滑榆树皮也不错，每 8 盎司水配 6 粒胶囊或 3 茶匙滑榆树皮粉。

何时该去看医生

★ 腹泻一周以上。
★ 体重减轻。

医学小知识

腹泻与可能的疾病

症状	可能的疾病
大便呈稀水样	见于消化不良或肠滴虫所致的腹泻
同时有黏液、脓血	应考虑急性肠炎
大便水样似米汤，并急促有压迫感，甚至腿足抽搐，肉削目陷，有脱水状态	多为“霍乱症”，也可见于砷中毒
大便溏薄，受寒，多吃冷食，喜吃油腻滑肠之物，常使大便变软或溏薄	慢性结肠炎
若大便稀溏，每日天未亮时泄泻	多为肾阳虚，俗称“五更泻”
大便为食糜样，因肠道蠕动亢进或分泌增加所致	可见于感染或非感染性腹泻
大便呈黏液状：正常的粪便有时有极少量黏液。若黏液大量出现，常见于肠炎、痢疾和血吸虫病等。不同部位发病，大便中黏液存在的形式也不同	若黏液均匀地混在粪便中，可见于小肠发炎；若黏液多附着于粪便表面，则见于大肠病变
大便呈冻状，常于腹部绞痛后排出黏冻状、细带状物	过敏性结肠炎。此外，部分慢性菌痢者也可排出冻状大便
大便呈脓性及脓血状	常见于痢疾、溃疡性结肠炎、结肠或直肠癌
呈稀果酱样	阿米巴痢疾
大便呈细条、扁平带状：经常排细条、扁平带状便，说明直肠或肛门狭窄，多见于直肠肿瘤。大便一侧有沟纹，标志直肠肛门有赘生物，应警惕直肠癌	直肠肿瘤
如在坚硬的粪便表面附有少量黏冻	痉挛性便秘的特征

续表

症状	可能的疾病
排便习惯改变：健康人的排便习惯应有规律（以每个人长期来的习惯为准）。如原为每2日排便一次，近期突改为每日一次，便秘和腹泻交替出现并有“里急后重”，排便不畅的感觉	应警惕大肠癌
排便前感到腹痛，并有肠部肿块隆起：正常人排便前有便意，但无腹胀或痛感。如长期有腹胀、近期排便前有腹痛，并做声。左下腹有块物隆起，排气或排便后腹痛和腹块消失，或排便后仍有便意，严重的表现为里急后重感	多由于肛管直肠炎症或肿瘤浸润肛管和低位直肠癌所致
排便时出血并有剧烈腹痛，甚至出现休克现象者	应想到患肠系膜血管阻塞、出血性坏死性肠炎、缺血性“结肠炎”、肠套叠等病的可能性

此外，大便的性状还可帮助医生推断病变的部位。如

大便稀薄如水状	多为小肠腹泻
大便如粥样或稀泥状	多来自回盲部病变
大便含大量泡沫	多为小肠消化不良
大便如干粥样	多为结肠病变
大便中含新鲜脓血，量不多，且里急后重明显者	多来源于直肠或乙状结肠
大便中含大量黏液而无血迹	多因慢性功能性结肠病变引起

大便异常（Stool Thundering）

健康人的大便呈棕黄色，这是因为正常人的大便中夹杂着一种胆红素的关系。大便颜色的变化与疾病的关系十分密切。

中医认为：正常人每日大便一次，其便硬而不燥，润而不清，臭而不秽，以色黄为正。虚寒之症便呈溏泻腥臭；实热之症便呈燥结酸臭。色老黄者为热；色白者为脾虚；色红如桃酱者为血热；色黑如胶漆者为淤积等。现代医学也十分重视大便的性状、颜色、气味等，把大便检查作为三大常规检查之一。

因此，大便就像一面“镜子”，反映着消化道各个脏器的功能情况，并为诊断疾病提供有力的证据。

大便呈黑色

症状表现和引起症状的原因

大便变黑往往是由于食物造成的，如吃过多的肉类、动物血、肝脏、菠菜、红苋菜、口服铁剂、铋剂、活性炭等，粪便常呈黑色，这个不需要特别关注。

还有一种很大的可能性，就是你的大便因为带血而呈黑色。带血的大便很可能是一种严重的消化系统疾病的警告信号。

黑色大便如马路上柏油色，故又称柏油样便，是常见的一种上消化道出血便。它包括十二指肠溃疡、胃溃疡、胃窦炎、胃黏膜脱垂、肝硬化时的食道胃底静脉曲张破裂出血等。但是，首先应和食物造成的黑便加以区别。除询问病史外，可用水将黑便冲散，若显出血色，即为消化道出血；而食物与药物所致的黑便，粪便黑而不亮，用水冲也不见血色。常常经过素食二三天后或停服药后，大便颜色就可转为黄褐色。

下面我们就带血大便的真相和怎样处理加以介绍。

医学小知识

便潜血试验

在消化系统疾病中，出血是常见症状之一。大便潜血试验是一项悠久的检查方法，它能为医生诊断消化系统某些疾病提供可靠信息。

据医学统计，溃疡病的活动期大便潜血者占50%。专家们认为，如果溃疡病经保守治疗一个半月以上，大便潜血丝毫不见好转，要怀疑是否有肿瘤存在。消化道肿瘤，包括食道癌、胃癌、大肠癌的出血，占全部消化道出血的20%。患有大肠癌的病人十有八九出血；胃癌进行期有40%的人潜血阳性；食管癌病人中，约有1/4是潜血阳性。

检查大便潜血是从粪便内取材，只要消化道出血2～4毫升，大便潜血就可能阳性。能使大便潜血试验阳性的疾病较多，除溃疡病、消化道肿瘤外，还可见于食管炎、食管与胃底静脉曲张破裂、胆道疾患、肠结核、结肠息肉、肛裂、肛瘘、痔疮、白血病、血友病、再生障碍性贫血、败血症、血吸虫病、维生素C与K缺乏症，等等。

当然，大便潜血试验也有缺点，有时会出现以假乱真的现象。如服用硫酸亚铁、枸橼酸亚铁等铁剂，吃各种禽、畜类的肉、血及富含叶绿素的蔬菜，牙龈出血咽下等，都可出现假阳性，因此，在试验前3天应忌口。

为了排除假阳性，大便潜血试验的检查次数越多，辅助诊断价值越大。

大便带血

症状表现和引起症状的原因

最常见的大便或马桶里带血的原因是痔疮或肛裂造成的。痔疮是一种膨胀的小组织，它本来是位于直肠里面，但会在你意想不到的地方冒出来，即使是一次轻微的擦拭或抓挠都能使它出血。肛裂就是肛门周围的皮肤破裂，也是由于抓挠造成的。

如果服用大量的阿司匹林或者一些其他的减轻关节炎的不含类固醇的抗炎症的药物，可能都会看见大便里面有血。因为这些药物会刺激胃和小肠，甚至会导致溃疡，可能你没有什么不舒服的感觉，但有时会出血。

炎症性的肠病，不明原因的消化紊乱也会导致大便带血。这种疾病会伴随有疼痛感。

带血的大便也会意味着你的肛门里长有息肉或癌症性的肿瘤，尽管这种可能性很小。多数小的息肉一开始并没有任何迹象，但是到了一定大小的时候，就会出血。如果息肉离肛门上部还很远，血就会在大便的表面，而且也可能和大便混合在一起。

憩室病也是造成大便带血的另一个原因。憩室病是肛门壁上一个小点，它有时候会出血。当它发作出血的时候不能忽视。

此外，另有一种情况是正常人进食过量的咖啡、巧克力、可可、樱桃、桑葚等也可出现暗红色大便。这要同上面的疾病区别开来。

如何缓解症状

对付大便出血的第一防卫措施就是：尽快就医检查。

下面是你应该注意的事情。

家庭处理措施

- **多补充液体**

改善由于便秘或痔疮而导致大便出血最容易的办法就是多喝液体的东西。实际上，每天喝 6 ~ 8 杯的液体，比如果汁或者水，都会防止便秘。（防止便秘的更多提示见 233 页）

- **改变用药**

如果你在服用阿司匹林或者一些其他的治疗关节炎的抗炎症止痛药，你要跟医生讨论一下你的用药。

- **补充一些纤维素**

经常便秘的人最容易出现肛裂和出血，而饮食中缺乏纤维素是导致便秘的一个重要原因。因此，平时注意多吃一些富含纤维素的粗粮和蔬菜水果，对预防便秘促进肠蠕动非常有益。

● **适度地运动**

运动是改善便秘的最佳途径之一，在饮食调理的同时，辅以运动会收到事半功倍的效果。

● **就医检查**

医生会使用光导纤维观察你肛门里是什么可能引起问题。

何时该去看医生

★ 任何时候发现大便带血都要去看医生。

医学小知识

便血与可能的疾病

症状	可能的疾病
呈暗红色或柏油状，便血伴泛酸，上腹部有烧灼感、疼痛，服用解痉止酸药常能奏效。但是，当病程短而无节律性、抗溃疡药物治疗不佳时，应警惕胃癌的可能	胃或十二指肠溃疡的便血
暗红色血便，因血液和粪便均匀地混合呈暗红色，又称为果酱色	常见于阿米巴痢疾、结肠息肉和结肠肿瘤
鲜红色血便常见于下消化道出血。大便外层沾有鲜血，量少，并伴剧痛，便后疼痛消失，便血量较少，多只在便纸上发现	多为肛裂
若血色鲜红，量多少不一或呈血块，附在粪便外层，与粪便不相混，用水可将血液或血块冲走的。痔出血的另一特点是，常在便后滴出或射出少量鲜血，稍后自行停止。多在大便秘结时发生	有内痔出血的可能
大便时无不适感，粪质正常，血常附于粪块表面或是便后滴血，多见于儿童	息肉的便血

续表

症状	可能的疾病
便血表现为持续性、慢性带黏液血便，和粪便混在一起，而且便意频频，有时却只解出一些血或黏液而无粪便。（直肠癌的血便中常混有糜烂组织。结肠癌的血便特点为鲜血，量少，伴有大量黏液或脓液）	大肠癌癌肿离肛门越远，便血发生率就越低，直肠癌约 80% 有便血，盲肠癌则为 30%，而右半结肠癌则多数表现为只有通过化验检查才能测得的潜血试验阳性
淡红色像洗肉水样大便，这种大便最多见于夏季因食了某些被嗜盐菌污染的腌制品	常见的有沙门菌感染引起的腹泻
便血一般呈暗红色，有时也呈鲜红色，且常伴有皮肤或其他器官出血现象	某些特殊性疾病，如血小板减少性紫癜、再生障碍性贫血、白血病、流行性出血热等，由于凝血机制障碍，亦可导致便血

此外，便血量的多少，也常常作为鉴别各种疾病出血的一种依据。例如，少量便血，多来源于直肠、乙状结肠或降结肠疾病，如痔、溃疡、息肉与癌，也见之于肠套叠等；中等便血，多见之于肠系膜及门静脉血栓形成；大量便血，应考虑来自上消化道或急性出血性坏死性肠炎、肠伤寒等疾病。

大便灰白

症状表现和引起症状的原因

当你吃了大量的苹果酱、米饭或其他颜色浅的食物时，会导致大便一天或更久呈现灰白色。如果你发现一个多星期还是灰白色，就可能有其他问题。

白色或灰白色说明胆汁的排泄受到了障碍，提示胆道梗阻，有胆结石、胆道肿瘤或胰头癌的可能。此外，灰白色粪便还可见于钡餐造影后，这并非疾病所致，属生理性粪便。

在健康的肠子里，绿色的胆汁会从肝脏流进肠子。一到那儿，胆汁就帮助消化脂肪。会增加你大便的颜色。如果大便不是深颜色，那么说明适当数量的胆汁没有到达肠子。胆结石可能堵塞了胆汁输送管，迫使胆汁进入血流。

由肝炎病毒引起的肝病，也会引起大便灰白并伴随强烈的疼痛。胰腺障碍也与大便灰白有关。

如何缓解症状

刚看到大便灰白不要恐慌。如果连续几天你的大便呈灰白色，尿是黑色，就要去看医生。这不是你自己能处理的问题，需要一系列消化系统的检查测试才能帮助准确地发现问题。

何时该去看医生

- ★ 感到腹部疼痛。
- ★ 发现皮肤上有微黄色的脱落物或眼睛发黄。
- ★ 体重减轻。

医学小知识

大便颜色异常与可能的疾病

症状	可能的疾病
白色或灰白色	提示胆道梗阻，有胆结石、胆道肿瘤或胰头癌的可能
白色淘米水样（粪便呈米泔水样无粪质的白色混浊液体），量多	常见于霍乱
白色油脂状，量多，并有恶臭	常见于胰源性腹泻或吸收不良综合征
白色黏液状	提示可能为慢性肠炎、肠息肉和肿瘤
深黄色	多见于溶血性黄疸，即红细胞大量破坏所产生的黄疸。常伴有溶血性贫血，可由红细胞先天性缺陷、溶血性细菌感染、恶性疟疾、配错血型的输血、某些化学药品或毒素的中毒、各种免疫反应（包括自体免疫）等引起
绿色呈水样或糊状，有酸臭味、多泡沫	多见于消化不良、肠道功能失调等疾病。若绿便中混有脓液，则是急性肠炎或菌痢的表现
腹部大手术后或接受广泛抗菌素治疗的病人，如突然出现带腥臭味的暗绿色水样便，并有灰白色片状半透明蛋清样伪膜	提示可能是金黄色葡萄球菌肠炎。此外，吃了大量含叶绿素的食物，或肠内酸性度过高，也会使粪便变成绿色

便 秘（Constipation）

症状表现和引起症状的原因

许多人对便秘的理解存在误区，觉得每天都得排便才是健康的。但事实上，排便的需求因人而异，对某些人，一天排三次可能是正常的；对另一些人，一周三次或许就足够了。其实许多人患的是心理上的便秘，他们自认为有便秘，但其实并没有。

绝大多数的便秘产生于快节奏的现代生活方式，如饮食过于精细，缺乏足够的纤维素及饮水过少、生活压力、缺乏运动、排便不及时等；它也可能是某种药物的副作用，如铁质补充剂、止痛剂、兴奋剂等；高热或久病之后，及老年人津液不足也可出现大便干结；妇女怀孕期间也会发生便秘，老人和妇女是便秘的多发人群。

持续的慢性便秘会带来许多病变，包括痔疮、胀气、失眠、头痛、口臭、静脉曲张、肥胖、消化不良、憩室炎、盲肠炎、疝气、大肠癌等。而糖尿病、帕金森病、多发性硬化症、抑郁症等也会产生便秘的症状。

还有一些源于消化系统的问题，从一些由于刺激了肠道引起的并发症到一些比较严重的疾病，比如说大肠癌、大肠炎等都会引发便秘。如果患有结肠无力，那么很可能会几天才排便一次，因为这种病使得结肠不能正常蠕动。

全身性疾病也会使肠肌松弛、排便无力，如尿毒症、糖尿病、甲状腺功能低下。而腹内肿物也会压迫肠道导致便秘，如卵巢囊肿、子宫肌瘤、腹腔肿瘤等。此外，血卟啉病及铅中毒引起肠肌痉挛，亦可导致便秘。应用吗啡类药、抗胆碱能药、钙通道阻滞剂、神经阻滞药、镇静剂、抗抑郁药以及含钙、铅的制酸剂等也会使肠肌松弛引起便秘。

大便干结、呈颗粒如羊粪状，中医认为这多为内热，或津液不足之故。大便坚硬，不易排出，则主要因手术后肠粘连、腹内肿瘤、肠套叠、肠痉挛等引起。

如何缓解症状

如果没有腹部不适的话，可以按照以下的方法来自我治疗。

家庭处理措施

● **谨慎使用通便剂**

你是不是一周用一次泻药来帮助排便呢？一定要小心，因为这个会伤害到肠子。从长远角度来看，长期使用泻药是最不好的一件事情。如果服用过多这类化学产品，你的肠子将产生依赖性，结果使便秘更严重。

● 养成运动的习惯

因为运动可以通过促进肠胃蠕动来防止便秘。每天运动半小时以上对你的健康大有好处。

● 养成良好的生活习惯

每天按时排便是一个良好的生活习惯，一个人应从儿童期就开始培养，他将终身受益。现代忙碌的生活使许多人习惯于有时间时才上厕所，而不是依照体内的反应，结果长期的忍便逐渐导致便秘。现在就改变你不良的排便习惯还不迟，饭后是最好的如厕时间，因为胃中的食物会促进肠蠕动，你不妨在每餐饭后，坐马桶 10 分钟，即使没有便意也如此。坚持一个月甚至几个月，你会得到应有的回报。

● 放松心情

当你紧张或压力过大时，你会嘴巴发干，心跳加速，你的肠子也会停上蠕动，其实这是一种对抗或逃生的机制。如果你感到压力，不妨试着放松自己，听些节奏轻快的音乐。

● 勿用力过度

使劲解便不是明智之举，可能引起痔疮及肛门破裂，这不仅疼痛，而且也因窄化肛门，使便秘更严重。用力过度也会提高你的血压及减缓心跳。尤其是年长的便秘患者，如果患有心脑血管疾病甚至会带来严重后果。

● 尽可能避免药物因素

某些药物也能引起便秘，它们能阻止体内推动排便的化学物质的生成。这些药物包括降血压药、抗组胺剂或止痛药。如果正在服用非处方药，停用一段时间看看是否会有改善。

● 试试灌肠剂

比较顽固的便秘只能使用一些药物，比如甘油灌肠剂，这些药物可以促进肠子的蠕动。使用这些药剂时要遵医嘱。

● 安全的天然通便剂

药店出售的天然通便剂里的主要成分通常是磨碎的车前子，这是一种超级浓缩的纤维，它不会让使用者上瘾，通常可安全使用，甚至可长期服用。然而，服用这类通便剂时，必须搭配大量的水（详读使用说明），以免它们黏着在肠内。

你也可以自己动手配制，将 2 份车前子、一份亚麻子及一份燕麦麸混合，一起研磨，可制成超高纤维的混合物。用水将此混合物调成糊状，每晚临睡前服用 1 ~2 匙。李子（干梅）也是最佳的天然通便剂之一。

● 小心某些药用植物

治疗便秘的药用植物还有芦荟汁、番泻叶、大黄、洋鼠李皮等，这些产品都很有效，但得小心服用，某些药用植物制成的通便剂，和化学通便剂一样，不宜过度使用。

● **注意**

如果使用天然纤维及药草通便剂均无法改善便秘，你可能有肌肉不协调的毛病。通常，当肠上半部的肌肉收缩，下半部则松弛；当下半部肌肉仍紧缩呈痉挛状而无法放松时，表示肌肉有问题。

● **按摩腹部**

按摩腹部可以帮助肠蠕动，有助于预防便秘出现。平卧，用手掌围绕肚脐按顺时针按摩数分钟，然后再按逆时针方向按摩。每天早上起床前和晚上入睡前进行，每次 10～20 分钟。长期坚持效果显著。另外，压迫气海穴可以减轻由便秘导致的腹痛，该点在脐下 3 指。用食指尽力向内按压，然后缓慢地深吸气放松并呼气。

● **就医**

如果你的饮食正常，而且也确定没有服用什么特殊的药物，但还是便秘的话，那么你就要去看医生了。医生会给你做一些检查来找出真正的原因从而对症下药。

饮食调理

● **多摄取纤维素**

纤维素在体内扮演着海绵的角色，可以加速排便。同时还能稳定排便的次数。每日摄入 25 克纤维素就可以。如果每天都食用 25 克左右的水果蔬菜，那么你将得到更多的纤维素。

● **富含纤维素的食物**

麸谷类富含纤维素，如燕麦、玉米等，薯类食品包括山芋、芋头、山药，其所含膳食纤维较米谷更多，而且还富含胡萝卜素、维生素等，有益营养。当然也不可无限制摄入，一般每日以不超过 500 克为宜。在植物性食物中，含较多纤维素的有菌藻类（海带）、芝麻、豆类等。蔬菜中纤维量较高的依次为蒜苗、金针菜、茭白、苦瓜、韭菜、冬笋、菠菜、芹菜、丝瓜、藕、莴笋等。瓜果类中纤维素含量较高的依次为枣子、柿子、葡萄、鸭梨、苹果、香蕉等。

● **多喝水**

不论你喝水还是果汁，每天要摄入 6～8 杯的水来防止便秘。大量摄取水分是软化粪便并促其通过结肠所必要的。成人每天至少需要喝 6 杯水，8 杯更好。

● **补铁勿过量**

虽然铁是一种很重要的矿物质，但是铁过量也容易导致便秘。除非是遵医嘱，你应该通过摄取多种维生素，而不是仅仅地摄入单纯的铁，来满足人体对铁的需求。

● **服用嗜酸菌**

持续使用通便剂将使小肠内的细菌被消除，并造成慢性便秘。如果你经常使用通便剂，需服用嗜酸菌，以补充良性的共生菌。

● 注意某些食品

某些食物可能使一些人便秘，但对其他人则毫无影响或恰好相反。例如，牛奶可能使某些人严重便秘，但却使其他人下痢。如果你的便秘是由结肠痉挛引起的，应该避免那些容易造成排气的食物，例如豆类、白花椰菜、甘蓝菜。如果你的便秘严重疼痛，你可能患有结肠痉挛。

● 应避免的食物

要避免会刺激肠胃的食物，如辛辣刺激食物、油炸食品等。少吃精制面粉或糖类制品。

● 早起一杯水

这是一个古老的秘方，每天早晨醒来时，你可以喝一大杯淡盐水，加点柠檬汁更好。它对清洁结肠预防便秘很有效。

● 喝一勺植物油

每天睡前喝一小勺植物油也许有用，植物油最好选用橄榄油、葡萄子油或麻油，它们不仅通便润肠，还有很好的保健作用。

● 补充营养素

❖ 芦荟汁，早晚各1/2杯。有治疗、清洁肠胃功效，也软化粪便。

❖ 苹果果胶，每天500毫克。纤维素来源，帮助解决便秘。

❖ 维生素D加钙及镁，用量分别为每天400毫克、1500毫克和750毫克。可以预防结肠癌。

❖ 维生素E，餐前400IU。帮助结肠复原。

● 保健药膳

❖ 五仁粥

芝麻、松子仁、核桃仁、桃仁（去皮、尖，炒）、甜杏仁各10克，粳米200克，白糖适量。将五仁混合碾碎，入粳米共煮成稀粥。食用时，加白糖。每日早晚服用。它具有滋养肝肾，润燥滑肠的功效，适用于中老年气血亏虚引起的习惯性便秘症。

❖ 姜汁猪血菠菜

菠菜300克，姜25克，猪血100克，酱油15毫升，香油3毫升，精盐2克，醋、味精、花椒油各少许。将菠菜带根洗净，切成约5厘米长的段，于滚开水中焯2分钟后取出，沥去水分，装盘抖散。猪血洗净切片后先入热油锅爆炒，熟后取出与菠菜混匀。姜去皮，洗净后捣烂取汁。待菠菜、猪血凉后加入姜汁和其他调料即可，佐餐食。能生津补血，降血压，通肠利便。适用于老年性便秘、痔疮、高血压及酒精中毒等症。

❖ 芝麻糊

黑芝麻50克，核桃仁50克，共捣烂用蜂蜜调匀，每日早晚各服一匙，温开水送服。治疗便秘。

● **天然药草茶**

下列植物有助解决便秘：千叶玫瑰、决明子、金印草、大麦草汁或小麦草汁等。用它们泡茶可以缓解便秘。

何时该去看医生

★ 长时间没有排便而引起了不舒服。
★ 排便的习惯突然改变了。
★ 腹部疼痛或者呕吐。

医学小知识

便秘与可能的疾病

症状	可能的疾病
便秘伴呕吐、腹胀、肠绞痛	可能为各种原因引起的肠梗阻
便秘伴腹胀、腹痛，左下腹可触摸到包块	应注意结肠肿瘤
排便习惯改变，便秘和腹泻交替，并出现里急后重排便不畅的感觉，出现粪便变细或混有血液时	应警惕直肠癌
粪块状如羊粪	常为结肠痉挛或结肠过敏所致
便秘与腹泻交替，伴有腹痛、发热、消瘦	应注意肠结核、溃疡性结肠炎、肠易激惹综合征

肛门出血（Anus Bleeding）

症状表现和引起症状的原因

虽然肛门出血提醒你得去看医生，但通常它只是身体在告诉你患上了痔疮。

肛门内有大量的静脉血管，如果其中的某一段发炎或排便用力过度使其肿胀垂落，便形成了痔疮。痔疮是造成肛门出血的最常见原因。

肛裂、溃疡性大肠炎或息肉也会流血。肛门出血也可能和消化道有关。因此无论出现任何形式的肛门出血，及时就医检查是非常重要的。

几乎 99% 的肛门出血都是由痔疮诱发的，也有更严重的病例。不过普通人很难分辨什么类型的出血是严重的。

如何缓解症状

如果血色鲜红，属于便后出血，而且有痔疮史，那么你可尝试下述方法控制它。即使这些简单的治疗有效，你仍需告诉医生病情发展情况。

家庭处理措施

● **改善便秘的状况**

如果你有痔疮，治疗便秘是预防肛门出血最有效的措施，注意你的饮食和生活起居，具体措施参见便秘一节。

● **选择好的手纸**

痔疮患者应该使用比较高级的双层手纸。使用廉价手纸易擦破肛门四周皮肤，引起出血。你应该选择柔软的手纸轻拭皮肤，不要用大力摩擦。

● **使用润滑油**

排便前，可在肛门内塞入胶状凡士林润滑剂，这样有助于顺畅排便。

饮食调理

● **注意饮食**

仔细咀嚼食物，要知道你吃下的一切即使消化不了也会从肛门排出。虽然并不常见，但一旦吞下了骨头，在通过肛门时，它会刺痛、割伤皮肤，引起出血。

● **多饮水**

每天需饮用 6 ~8 杯水。水有助于顺利排便。排便时用力越大，肛门出血的概率就越高。

● **增加高纤维食品摄入量**

水果、蔬菜、豆类和谷类等富含纤维的食品能像水一样，使大便松软，减少排便时对肛门的张力。同时，血管压力减轻也有利于防止出血。

● **补充铁质**

长期痔疮出血可引致铁质不足，因而贫血。富含铁的食物有肝（孕妇忌吃）、豆类、坚果和深绿色蔬菜。鲜果富含维生素 C，能帮助铁的吸收。

何时该去看医生

★ 血呈深红色或绛紫色。
★ 排血便。
★ 大便呈焦油状，呈黑色或铁锈色。
★ 患者年龄超过 50 岁。
★ 患者有结肠癌或直肠癌家族病史。

医学小知识

便血与可能的疾病

症状	可能的疾病
常是鲜红的，不与粪便相混而附于粪块表面。也可表现为大便前后的滴血，严重时呈喷射状，多在大便秘结时发生	痔疮的便血
便血量较少，多只在便纸上发现。大便时可伴有肛门剧痛，以至患者不敢大便	肛裂的便血
大便时无不适感，粪质正常，血常附于粪块表面或是便后滴血，多见于儿童	息肉的便血
表现为持续性、慢性带黏液血便，和粪便混在一起，而且便意频频，有时却只解出一些血或黏液而无粪便。癌肿离肛门越远，便血发生率就越低，直肠癌约 80% 有便血，盲肠癌则为 30%	大肠癌便血

肛门瘙痒（Anus Itch）

症状表现和引起症状的原因

肛门瘙痒通常是由于排泄物或分泌物刺激肛门区神经末梢引起的。但是致使肛门瘙痒的原因很多，确定其真正原因较不容易。

痔疮、蛲虫、肛裂、肛门疣或对卫生低、食品等过敏都有可能是引发肛门瘙痒的原因。

肛门瘙痒也会由真菌感染引起，这一点在糖尿病患者中尤为常见，也成为糖尿病征兆之一。

在极少数病例中，肛门瘙痒是脓肿、息肉或性病的征兆。

如何缓解症状

对于使用护肤品或非处方药膏处理肛门瘙痒应持谨慎态度，这样做可能会适得其反。以下建议可帮你解除烦恼。

家庭处理措施

● 穿纯棉内裤

化纤内裤透气性较差，容易滋生皮疹和瘙痒，穿纯棉布内裤可以透气吸汗，有效保持下身干爽，预防和缓解瘙痒。

● 驱除蛲虫

蛲虫容易感染孩子们，它们夜间从患者体内爬出在肛门附近交配产卵，带来恼人的肛门瘙痒。医生会开处方使用抗寄生虫药治疗，但你需要用开水洗烫被褥以防再次感染。

● 检查药物

一些药会引起肛门瘙痒。例如，抗生素经常会杀死肛门内可以对抗致痒酵母菌的有益菌。所以应该询问医生你服的药是否引起副作用。

● 吹干下体

洗澡或游泳后，用吹风机缓慢地彻底地吹干下身，能有效防止疼痒。

● 裸体日光浴

太阳紫外线会预防并缓解肛门出现瘙痒和疼痛感，并晒干皮肤。裸体日光浴能使平时接触不到阳光的身体部位充分接受紫外线照射。当然，你应该使用防晒护肤品，并逐渐延长日光浴时间。

● 不要忧虑

如果你感觉焦虑或压力很大，则可能会患上肛门瘙痒。练瑜伽能缓解压力，逐步放松或锻炼可能会令人摆脱瘙痒。

● 冲洗时不要用力擦拭下身

良好的卫生对于预防瘙痒很关键，尽量在大便后使用温水、中性香皂和柔软毛巾清洗下身。冲洗后拭干，不要使劲擦干。

● 使用洁净的卫生纸

坚持使用洁净、双层柔软的卫生纸，不要选择花哨的纸张。那些含香水的纸张会刺激皮肤。

饮食调理

● 禁食柑橘类水果和辛辣食品

医生们也不太确定原因，但柑橘类水果，像橘子、柚子、桑葚和辛辣食品，如咖喱粉和辣椒等都会产生刺激性分泌物。从食谱中剔除以上食品也许能解决这些问题。

● 少喝咖啡

咖啡豆中含有难消化的油脂，当油脂排出体外时会刺激肝门附近的皮肤。每天只喝 1 ~2 杯的咖啡利于预防和缓解肛门瘙痒。

何时该去看医生

★ 你感觉直肠处有包块。
★ 你是糖尿病患者。
★ 你在服用类固醇类药物。
★ 你的孩子抱怨肛门处瘙痒。

肛门疼痛（Anus Ache）

症状表现和引起症状的原因

肛门疼痛可能是痔疮发炎造成的，另一种常见原因是肛裂。

另外，有些人会出现直肠肌痉挛，这些痉挛多出现在夜间，随着青少年年龄增长，痉挛疼痛会逐渐减轻。

肛门疼痛还可能是脓肿病变或直肠下垂的信号，直肠下垂多发生在有数次生育史的年轻女性身上。

如何缓解症状

以下几种简便方法可帮你迅速摆脱肛门疼痛。

家庭处理措施

● 坐浴

下身浸泡在43℃～46℃温水中，水深8～17厘米，每天1次，每次15分钟可缓解疼痛。用温水浸泡过的毛巾敷在患处也是理想的选择。

● 提肛运动

通常做提肛运动能治疗几种类型的便秘，也能锻炼肛门处的肌肉，预防痔疮。通常的锻炼次数应保持一天4次，每次10秒钟。

● 合理适当地运动

运动是有助于排便规律的一种重要方法。当你肛门疼痛时，你应尽量避免举重这类给肛门处肌肉增加拉力的运动。游泳不错，因为它不负重。网球和慢跑也可以。总之，你该注意避免下蹲或其他增加肛门肌肉张力的运动。

可供选择的药物

● 药物止痛

使用含有苯坐卡因的非处方药膏涂抹患处可减轻刺痛感。

● 试一下泻药

如果你的便秘经常发生，医生会推荐通便类的泻药，使粪便变得稀软易于排出体外。排泄顺利能减轻疼痛。

饮食调理

● 饮水

为预防便秘或肛门疼痛，每天饮 6～8 杯水是必需的。如果不摄入足够的水，大便会过于干燥，排出体外时，巨大的张力会增大患肛裂和痔疮的可能性。

● 多食富含纤维类食物

在饮食中添加更多的生瓜果、绿叶多的蔬菜、全麦面包和谷类食物等以提高纤维摄入量。纤维素利于排便，并且在肠道排泄时减轻对血管的挤压。

何时该去看医生

★ 直肠出血。
★ 肛门处肿胀。
★ 疼痛持续 2～3 天以上。
★ 发热。
★ 排便习惯改变，如慢性腹泻或便秘交替。

肛门隆肿（Anus Turgescence）

症状表现和引起症状的原因

肛门隆肿通常由痔疮引起。久坐、久站、劳累等使人体长时间处于一种固定体位，会影响血液循环，使盆腔内血流缓慢和腹内脏器充血，引起痔静脉过度充盈、曲张、隆起、静脉壁张力下降而引起肛门隆肿导致痔疮。若运动不足，肠蠕动减慢，习惯性便秘，从而压迫静脉，使局部充血和血液回流障碍，引起痔静脉内压升高，静脉壁抵抗力降低，也可导致痔疮发病率增高。

如何缓解症状

多数时候，肛门肿块会在两三天后逐渐消退。下述方法可帮助你加快愈合速度或预防肿块的出现。

家庭处理措施

● 冷敷热敷

有时冰块很合适。冰块对急性隆肿很有效，热敷对慢性肿块更有效。将碎冰

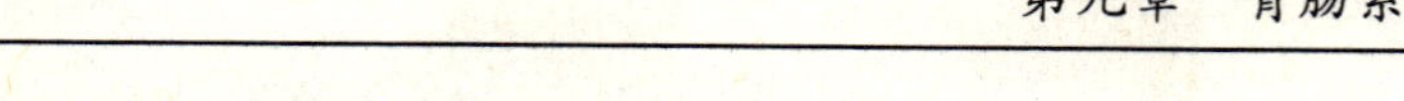

放进橡胶手套敷在患处也是不错的方法。

● **坐浴消肿**

将下身浸泡在43℃～46℃温水中，水深8～17厘米，每天3次，每次15分钟会有助于消肿。双腿尽量放松伸到浴盆两侧，以便使水充分接触患处。

● **自己配药**

用软布浸透等量的甘油和榛果调和汁敷在患处保持1小时，甘油有助于消肿，榛果是很好的收敛剂，有镇痛作用。两者都是多数药店能够买到的非处方外用药。

● **不要在如厕时看杂志**

边大便边阅读心爱的书刊报纸也许是一种享受，但它会给肛门肌肉增加不必要的负担，使你易患痔疮。

● **自我按摩**

可以用自我按摩的方法改善肛门局部血液循环。方法有两种：一种是临睡前用手自我按摩尾骨尖的长强穴，每次约5分钟，可以疏通经络，改善肛门血液循环；另一种方法是用意念，有意识地向上收缩肛门，早晚各1次，每次做30次，这是一种内按摩的方法，有运化瘀血、锻炼肛门括约肌、升提中气的作用。经常运用，可以改善痔静脉回流，对于痔疮的预防和自我治疗均有一定的作用。

可供选择的药物

● **涂抹氢化可的松软膏**

外用氢化可的松软膏有消肿功效，只要正确使用，它安全有效。但是，不要过量使用，应该选用浓度较低的氢化可的松软膏，并且遵循指导使用。

饮食调理

● **食用高纤维食物**

排便时张力过大会导致出现隆肿。食用富含纤维类食品，如豆类、燕麦、水果、蔬菜、全谷食物及糙米等，燕麦富含可溶性纤维，能令肠道活动有致，粪便因而变得柔软，尤其有助于治疗便秘；另外还应每天至少喝两公升水。

何时该去看医生

★ 肛门出血。
★ 肛门处出现剧痛。
★ 患者出现发热。
★ 肿疮不痛，但在近2周内，持续不消并逐渐增大。

第十章 妇科问题

痛 经（Dysmenorrhea）

症状表现和引起症状的原因

为什么女性每月的周期会伴有各式各样的不舒服？医学研究者发现女性有种荷尔蒙叫前列腺素，这种激素可帮助收缩子宫，使其内膜脱落。只有子宫收缩时才会产生经血，而这一收缩过程便会产生痛经。幸运的是大多数痛经都不太厉害。50%以上的女性在开始行经的头几年内都会有程度不等的痛经情况。

痛经可以分两种，一种是妇女生殖器查不到什么毛病的痛经，称为原发性痛经。常见于青春期未婚妇女，症状多开始于来月经后1～2年。其特征是从行经前1～2天或来潮的第一天开始痛经，以后逐渐好转。疼痛部位多限于下腹部，有时窜到上腹部、腰部或会阴、肛门，严重的可伴发恶心、呕吐。有时也有膜性痛经，这是指来月经时，子宫内膜成片脱落，不易从子宫颈口流出而引起的疼痛。原发性痛经病因尚未完全清楚，可能与精神紧张及神经过敏、子宫痉挛或经血不畅（包括宫颈管狭窄等）、内分泌失调、前列腺素增多等有关。它常在婚后或一次足月分娩后显著好转，甚至消失。

另一种继发性痛经是指生殖器官有器质性病变，如子宫内膜异位症、盆腔炎、附件炎等引起的下腹部疼痛。子宫内膜异位是由于原本只应长在子宫里的内膜组织却出现在盆腔内其他的地方，原因至今仍无人能解。由于这种异位的组织对激素的作用产生反应，才造成每次经期中伴随而来的剧烈疼痛。经由性行为传染的疾病如盆腔炎等也变得极为普遍。这种慢性疾病通常都会造成经痛或是加剧经痛的程度。而子宫异位——不论是子宫的位置太过前倾或是后倾——也会造成痛经。另外有几种卵巢方面的疾病，包括良性的囊肿在内，都会因为经期中激素的分泌发生变化而引起痛经。

装在子宫内的各种避孕器常常与剧烈的痛经有关，原因可能是这些避孕器引起轻微的骨盆发炎而导致痛经的。当平时有服用避孕药习惯的妇女为了怀孕而停止用药时，在最初的几个月月经来潮时，都会发生比一般正常情况下更为严重的痛经。这也是由于激素的作用导致的。

如果你经血过多且有血块，那就要考虑是不是子宫肌瘤，子宫肌瘤是子宫壁上的良性肌肉瘤，它会干扰子宫收缩的动作，造成患者的不适。有时流产过后也会导致痛经。当然，经期着凉，剧烈运动等也可能导致程度不同的痛经。

如何缓解症状

如果你每月都会痛经，那么怎么才能除去烦恼呢，下面的一些方法也许能帮你减轻一些疼痛。

家庭处理措施

● **热敷**

疼痛的腹部对热的感觉良好，用热水瓶或热水袋热敷可以加速血液循环使其流通到子宫，从而减轻体内的化学反应带来的疼痛。泡个热水澡或用热水袋敷上15分钟，或者可用市面上出售的膏药涂在腹部，按摩使其产生热量。（提醒：不要同时使用热水袋和药膏，两者合用会产生强烈的灼烧感）你也可用喝一些热饮料来温暖肚子，例如清汤或是菜汤等。

● **试试生物反馈**

如果你不想用药物来治愈痛经，让你的医生推荐你去见位心理学家，让他们训练你的生物反馈能力。

在生物反馈中，一个监视器会告诉你什么时候肌肉紧张，什么时候放松。慢慢地你就会懂得如何“创造”放松的肌肉。在月经期间接受一两天的训练，掌握减轻痛经的方法，下一次月经时，你就可以用来控制痛经了。

● **游泳**

运动不仅可以释放你体内自然的止痛药——内啡肽。还可以让你忘记疼痛。如果你有痛经，所有你可以做的事中最有效，最无副作用的是游泳。当然应避免在行经期去游泳。

● **放松肌肉**

你还可以做些轻柔的运动，放松肌肉来减轻疼痛。

仰面平躺，膝盖弓起，双脚平平着地，双臂伸展在身体两侧，手心向下，轻轻地抬起腹部，再放下。持续几分钟。抬起腹部时，做短且快的呼吸（快速的深呼吸会让你发晕）。然后，在腹部放一本大且重的软皮书，慢慢地用鼻子呼吸，让腹部和胸腔充满空气，托起书本，数到5时，慢慢放下来，收缩腹部肌肉，数到5时放开。持续深呼吸几分钟。书本的压力可以帮助减轻腹部的痉挛。

● **多活动**

不要放弃日常的活动。如果你站起来，到处走走，会让你忘记疼痛，将你的注意力分散开去。

● **放松**

焦虑可增加30%的疼痛，因此做些轻松、舒适的事情来减轻病情。茶、热牛奶或是巧克力都可以给你带来舒畅。

● **勿穿紧身裤**

不少女性在月经期时会选择穿紧身内衣，她们认为这样不但可以免除侧漏的尴尬，还能在一定程度上缓解腹痛，其实这样是不科学的，女性在经期最好选择稍宽松的内衣。

研究表明，很大一部分妇科疾病是由穿紧身内衣造成的。导致子宫内膜异位症的原因之一就是经血逆流到腹腔引起内膜异位，导致痛经和不孕。

如果女性常穿紧身内衣，尤其在月经期，易使经血流出不畅，而且在脱穿时还会使盆腹腔压力突变，很容易造成经血逆流，最终出现经期腰疼、腹痛症状，甚至导致不孕症。

● **让爱抚伤**

痛经会伴有骨盆肿胀和沉重感，达到性高潮可消除这种不舒服感，因为性高潮时，子宫收缩时也会收缩膨胀的血管。快要行经前，尝试一下爱的疗法，也许可以帮助你减轻随后的不适。

● **指压疗法**

足部含有一些指压点，被认为与骨盆部位的脉络相连。在脚踝两边的凹陷处的子宫与卵巢区，皆有指压点。轻轻地用拇指与其他指尖捏足后，循着跟腱而上按压，直至小腿肌。右脚做完，换左脚，各指压数分钟。

● **练习瑜伽**

瑜伽也有缓和的作用。举例如下：弯膝跪下，坐在脚跟上。前额贴地，双臂靠着身体两侧伸直。保持这种姿势，直到感到不舒服为止。

可供选择的药物

● **服用止痛药**

虽然行经时产生的前列腺素是正常自然的，有些女性对其却很敏感。你可以服用一些止痛药来制止前列腺素。越早吃药，效果越好，在第一次阵痛时就要和着食物将药吃下去。通常在经期的第一二天都要吃些止痛药。止痛药主要有前列腺素合成酶抑制剂，如消炎痛、布洛芬等。

● **服用阿司匹林**

在所有平服痛经的药物中，阿司匹林是较好的选择。如果你确定会痛经，而且明天就会行经，那么睡前吃片阿司匹林吧！

● **用黄体酮乳液止痛**

黄体酮有抑制雌激素的作用，可避免子宫受到太多的刺激。但黄体酮只有在你的卵巢排卵的时候，才会制造出来。现有一种外用式乳液较为安全，可透过皮肤，释放出天然的黄体酮。

可从你经期第 12～26 天之间（从来经的第一天算起），每天用 15～20 毫克黄体酮，然后就停用直到下一个月再开始。只要将乳液涂在皮肤表面，可涂的部位包括头部、上胸部、腹部、手臂和大腿内侧。涂抹的范围可以尽量广泛，然后改擦其他部位。通常要观察 2～3 个月才能见到效果，并请注意在经期来的前一天就停止使用，让经血能正常排出。

如果行经期间的疼痛严重，你可能需要比较高的剂量。从第 15 ~ 26 天，每天用 30 ~ 40 毫克，大约一个月会用掉 2 盎司瓶装的半瓶。几个月之后，若症状稍微减轻，再将剂量降低。

饮食调理

● 饮食调节痛经

如果因为子宫偏寒而痛经，往往伴有月经量少、经期延迟的问题，且月经来时子宫会严重收缩疼痛，排经较不顺畅。此类女性可以在来月经时吃点巧克力，喝姜汤、红糖水缓解不适。如果因为子宫偏热，盆腔大量充血而造成痛经，比较安全的方法是吃一些较为寒凉的食物，如清淡的果蔬等。

● 补充维生素 B

维生素 B_6 有减少疼痛的效果，如果你的饮食中缺乏维生素 B 族，你血液中的雌激素就会上升。研究显示，维生素 B_6 还有助于减轻经前症候群、过敏反应和其他症状。通常维生素 B_6 的剂量是一天 50 ~ 150 毫克，请避免服用过量，否则可能会引发神经系统方面的毛病。

全麦、豆类、香蕉和核果类中都有许多天然的维生素 B_6，这些食物一旦经过精制，就会失去维生素 B_6 和所含的纤维，所以应尽量避免精制食品。

● 补充维生素 E

维生素 E 有维持生殖器官正常机能和肌肉代谢的作用，其含量高的食物有谷胚、麦胚、蛋黄、豆、硬果、叶菜、花生油、香油等，痛经患者应多吃些此类食物。

● 摄取必须的脂肪酸

Ω－3 脂肪酸有助于降低雌激素。事实上，饮食平衡，而且摄取足量 Ω－3 脂肪酸的妇女，痛经的情形都不严重。因为脂肪酸具有抗炎的作用，并抑制前列腺素产生。

● 吃“低压力”食品可改善痛经

有营养专家把食物分成“高压力食物”和“低压力食物”两大类，认为前者容易引发或加重痛经，而后者则可缓解痛经。低压力食物包括有：豆类及豆制品、芹菜、黄瓜、番茄、蒜头、洋葱、芥菜、马铃薯、菠菜、萝卜、花椰菜、甘蓝、莴苣、胡瓜、小米、大麦、玉米、芝麻、核桃、杏仁、苹果、香蕉、梨、葡萄、橄榄油、葵花子油、鱼类以及各种应时水果等。易患痛经的妇女在经期前要多吃这些“低压力食品”。它们会帮助降低你的雌激素水平，从而减轻痛经。

“高压力食品”包括有：奶油、冰淇淋、蛋、牛奶、酒、糖、牛肉、猪肉、羊肉及面粉制品、咖啡、红茶、巧克力等一些高热量、高脂肪、高蛋白类食品。它们会使体内的雌激素水平上升，从而加重痛经。

● 有益的食物

在日常的饮食中你可以根据痛经的不同表现，辨证分别给予温通、顺气、化瘀、补虚的食品。

❖ 寒凝气滞、形寒怕冷者，应吃些温经散寒的食品，如羊肉、狗肉、雀肉、雀蛋、海马、栗子、荔枝、红糖、生姜、小茴香、花椒、胡椒等。
❖ 气滞血瘀者，应吃些活血通气的食物，如芹菜、荠菜、菠菜、香葱、香菜、空心菜、生姜、胡萝卜、枳实、橘子、橘皮、佛手、香蕉、苹果等。
❖ 身体虚弱、气血不足者，宜吃些补气、补血、补肾之品，如老母鸡、乌骨鸡、鸡血、猪瘦肉、猪肝、猪血、牛肝、羊肉、鹿血、蛋、奶、鱼、鳝鱼、鳖肉、海参、鲨鱼、核桃仁、荔枝、桂圆、大枣、桑葚、枸杞子、山药等。

● **检查钙含量**

研究表明，钙可以减轻痛经，每天摄取1300毫克或以上的女性痛经减少。她们不仅减少了疼痛，同时水分流失少，心情开朗了，精力集中了。一杯低脂酸奶便可给你400毫克的钙，一杯低脂牛奶的钙含量也达到了300毫克。

● **减少钙质的流失**

在补充钙质的同时，减少钙质的流失同样重要。因为我们吸收的大部分钙质最后都排出体外了。60%～70%经过消化道的钙质没被吸收，而少量被吸收的钙质，最后也随尿排出；所以，应该将重点放在如何减少钙质的流失上。

动物性蛋白会增加钙质的流失，如果不吃动物性蛋白，流失的钙质就会减少一半。以下方法可以减低钙质的流失：不吃过量的盐和糖；一天喝不超过两杯咖啡；不抽烟；禁酒，假使你在月经期间容易出现水肿，则酒精将加重此问题；多摄取维生素D或其他维生素，多晒太阳（可以形成维生素D）。

● **喝加蜂蜜的热牛奶**

每晚睡前喝一杯加一勺蜂蜜的热牛奶，即可缓解甚至消除痛经之苦。因为这得益于两种矿物质——钾和镁(牛奶含钾多，而蜂蜜乃镁的“富矿”)。研究表明，钾对于神经冲动的传导、血液的凝固过程以及人体所有细胞的机能都极为重要，它能缓和情绪、抑制疼痛、防止感染，并减少经期失血量；镁能帮助大脑中神经冲动传导、具有神经激素作用的活性物质维持在正常水平。在月经后期，镁元素还能起到心理调节作用，有助于身体放松，消除紧张心理，减轻压力。

● **喝香草茶**

玫瑰花、月季花各9克，红花3克。将它们以沸水闷泡10分钟即可。每日1剂，随时温服，连服数日，以在行经前几日服用为宜。此茶活血调经，理气止痛。适用于气滞血瘀型痛经，对月经量少、腹胀痛、闭经等症亦有效。

● **温中止痛汤**

用姜24克，红枣30克，花椒9克。将姜、红枣洗净，姜切薄片，同花椒一起置锅内加适量水，以小火煎成1碗汤汁即成。热服，每日2次。此汤温中止痛。适用于寒性痛经症。阴虚火旺者忌服。

● **保健药膳**

乌鸡一只，当归60克，葱、八角茴香各5克，精盐、料酒各适量。将乌鸡、当归洗净，乌鸡切 2 厘米见方块。将当归及八角茴香装入纱布袋。砂锅内加清水 1000 毫升，放入鸡块、葱、精盐、料酒及纱布袋，汤开后改用文火再煮 90 分钟即可，佐餐食用。此汤养血补血，调经止痛。

何时该去看医生

★ 痛经让你不能正常工作、学习或活动。
★ 伴有恶心、头痛、腹泻和呕吐等症状。
★ 流血过多或有血块。
★ 成年后突然痛经。
★ 阿司匹林或其他镇痛药一点没效用时。
★ 刚开始行经，且头几次就异常疼痛。
★ 已错过经期，突然出现大量流血和腹痛。
★ 在月经前或性交时感觉腹部锐痛。

医学小知识

危险的痛经信号

止痛片也无法缓解的剧烈痛经

痛经突然变得剧烈而难以缓解通常是子宫内膜异位症的危险信号，也就是部分子宫内膜脱落出子宫。另外在性生活中或者在平时做出弯腰动作时如果出现剧痛也有可能是这种病症引起的。

月经量急剧增多

这种状况可能代表你体内生长了子宫纤维瘤。这是一种生长在子宫壁上的良性肿瘤，通常对人体无害，但是由它引起的经血量增多会导致贫血，这种肿瘤也有微小的可能会引起子宫内血管堵塞或者转为恶性肿瘤。

大量流血并伴有强烈痛经

这两种症状同时出现可能代表你得了盆腔炎（PID），这是一种通常由衣原体细菌引发的生殖系统感染。盆腔炎的另一种征兆是性交后出血，如果不及时诊治，盆腔炎很容易引起不孕症。

突发性的剧烈骨盆疼痛

剧烈的下腹部疼痛可能是由于卵巢包囊破裂引起的（宫外孕）。这种破裂引起的剧痛通常由下腹部一侧开始，并迅速扩散到整个下腹部，这种疼痛和痛经相比完全不是一种感觉。

经血过多（Catamenia Nimiety）

症状表现和引起症状的原因

如果你一小时就需要换一次卫生巾，那你可能是经血过多了。暴饮或过多的运动都可能造成经血过多。精神过度紧张、环境改变、营养不良以及代谢紊乱等因素也会引起的功能性子宫出血。经血长期过多会引起贫血，应查明原因，进行治疗。

青春期的少女以月经量过多较为常见。其主要原因是在青春发育期，卵巢功能尚未完全成熟，这时候的月经一部分属于无排卵性的。没有排卵就没有黄体，没有黄体就缺少孕酮。因此，子宫内膜只能处于增殖期而不能达到完善的分泌期，以致子宫内膜脱落不完全而影响子宫的收缩，造成经血过多。此种情况如不引起注意，久而久之，可出现面色苍白、乏力、头晕等贫血症状，也应就医治疗。

引起经血过多的一个最主要原因是多囊卵巢综合征。主要表现为女性体内雄激素水平增高，继而引起多毛、痤疮和肥胖等问题。在乳晕或脐下有比汗毛长的毛发，哪怕只有一根，就有诊断的意义。痤疮也是由于雄激素活性增强，刺激毛囊皮脂腺分泌，引起细菌感染造成的。多囊卵巢综合征还可能诱发不育、子宫内膜癌，同时还会引起一系列的代谢疾病。治疗多囊卵巢综合征主要采用药物治疗，但是用药一定要在妇科内分泌医师的指导下，以防止发生不良反应。

其他可能的原因还包括药物、感染、凝血功能异常、息肉以及子宫肌瘤（子宫内的良性瘤），还有一个很罕见的情况是，经血过多是子宫内膜癌的征兆。

如果经期一向十分规律，却突然出现阴道大量出血，则可能是已经怀孕了却不自知，此时的出血是由于自然流产所引起的。

如何缓解症状

如果经血过多，并且经过医生诊治，那么下面的这些方法可以起到辅助治疗的效果。

家庭处理措施

● **积极治疗**

本病治疗，除注意休息，增加营养外，一般都用凝血及止血剂，或用激素治疗。严重时则需刮宫止血，但止血效果并不满意，而且激素治疗抑制排卵，停药后易于复发。目前有用前列腺素合成酶抑制剂治疗，可降低月经量30%～40%，但作用较短暂，副作用多，停药后也易复发。

● **放轻松**

舒缓自己的情绪，减轻压力对改善经血过多有较好的效果。

● **消除贫血**

对一些女性来说，经血过多会造成几天的轻微贫血。这种情况下，医生会给你一些避孕药来规范血流量，为什么避孕药会有用呢？因为在月经期的前半时期，卵巢只产生了雌激素，这种激素会让子宫内膜加厚，经期时流量就多。当服用了含有雌激素和孕酮的避孕药时，内膜就不会很厚，血流也就少了。

● **切除生长物**

如果你确诊为息肉或子宫肌瘤，医生会建议你切除这些生长物。根据它们的大小和位置，可采用腹部手术或一种新的手术子宫探测术。做子宫探测时，用带有手术器械的光学纤维穿过子宫颈切除生长物。一般做过这种手术的75%的女性都能彻底治愈。

另一种手术——子宫内膜切除术是去除了所有的子宫内膜。50%～80%做过这种手术的女性会因此而绝经。

● **不可捶打腰和背**

经期常有腰酸背痛，许多人喜欢采用捶打腰背方法，来缓解腰背酸痛，其实这种捶打腰背的做法往往适得其反。这是因为捶打腰背后，会使盆腔更加充血和血流加快，导致月经过多，经期延长，反而使腰酸背痛更加严重。同时，由于妇女在月经期全身和局部的抵抗力降低，不利于经期子宫内膜剥脱后创面的修复愈合，也容易引起感染而患急、慢性妇科疾病。

● **不可拔牙**

恐怕很少有牙医在拔牙前，会询问你是否在经期，但你自己一定要知道，不能在经期拔牙！否则，不仅拔牙时出血量增多，拔牙后嘴里也会长时间留有血腥味，影响食欲，导致经期营养不良。这是因为月经期间，子宫内膜释放出较多的组织激活物质，将血液中的纤维蛋白质溶解酶原激活为具有抗凝血作用的纤维蛋白溶解酶，同时体内的血小板数目也减少，因此身体凝血能力降低，止血时间延长。

可供选择的药物

● **抗炎药物**

如果具体原因没找到的话，非类固醇消炎药可以改善经血过多的症状。医生也会给你开甲灭酸，让你在经期时1日服用3次。

● **补充维生素**

最普通的方法就是补充大量的维生素C，维生素C可以帮助强健子宫内毛细血管，因而减少血流量。建议从经前开始每天服用1000～2000毫克的维生素C，一直到月经结束。维生素B_{12}和叶酸对改善血液质量都很重要，铁也是血红蛋白所需要的。

饮食调理

● 增加营养

因为月经来潮后每月要损失一定量的血液，所以要适当增加营养，如蛋白质、维生素及铁、钙等。经期应多吃一点鸡蛋、瘦肉、鱼、豆制品及新鲜蔬菜、水果等。

● 经期应避免的食物

❖ **生冷类：**即中医所说的寒性食物，如梨、香蕉、荸荠、石耳、苦瓜、地耳等。这些食物大多有清热解毒、滋阴降火的功效，在平时食用，都是有益于人体的，但在月经期却应尽量不吃或少吃这些食品，否则容易造成痛经，月经不调等症状。

❖ **辛辣类：**如肉桂、花椒、丁香、胡椒等。这类食品都是作料，在平时，菜中放一些辣椒等可使菜的味道变得更好。可是，在月经期的妇女却不宜食用这些辛辣刺激性食品，否则容易导致痛经、经血过多等症。

❖ **影响性功能的食品：**菱角、茭白、冬瓜、芥蓝、蕨菜、兔肉、黑木耳、大麻仁。

● 勿吃油炸食品

油炸食品也是经期女性的一大禁忌。因为受体内分泌的黄体酮影响，经期女性皮脂分泌增多，皮肤油腻，同时毛细管扩张，皮肤变得敏感。此时进食油炸食品，会增加肌肤负担，容易出现粉刺、痤疮、毛囊炎，还有黑眼圈。另外，由于经期脂肪和水的代谢减慢，此时吃油炸食品，脂肪还容易在体内囤积。

● 勿饮浓茶

经期应适当多饮白开水，不宜饮浓茶。因为浓茶含咖啡因较高，能刺激神经和心血管，容易导致痛经、经期延长或出血过多。同时茶中的鞣酸在肠道与食物中的铁结合，会产生沉淀，影响铁质吸收，引起贫血。此外，经期最好不饮酒、吸烟、吃刺激性强的食物。

● 补血药膳

❖ **阿胶**

每次服 3 克。阿胶具有养血生津的功效。

❖ **豆豉羊肉粥**

羊肉 100 克，豆豉 50 克，生姜 15 克，粳米 100 克，食盐少许。羊肉洗净，切小块，生姜切片，4 味同煮为粥，至肉烂、粥熟即可。可于经前 7 天服用。此方具有温中补血的作用。主治月经后期不调。

❖ **红糖木耳**

黑木耳 20 克，红糖 60 克。将木耳洗净，用水煮沸至熟，加红糖拌食，一次吃完，血渐止，再以木耳、红糖各 6 克拌食即愈。主治崩中漏下，血崩不止症。具有补肝益肾，滋阴养血之功。

● 香草茶

选玫瑰花蕾8～10克，益母草8～10克，将原料放入茶壶中，加水500毫升。加盖煮8～10分钟，倒入杯中饮用即可。玫瑰益母草茶可以活血顺气，调养月经。

何时该去看医生

★ 经血突然增多。
★ 以前没有血块的现象，突然有很多血块。
★ 经血过多，但却没有月经前的征兆，如乳房胀痛，腹部肿胀或是强烈的食欲。
★ 两次月经之间会有流血的情况。
★ 两次月经相隔时间达到了45～50天之多。
★ 经期体温升高，甚至发高烧者，应考虑患子宫内膜炎的可能。
★ 经血中出现肝脏样块状物，且大于小指者，应疑有子宫肌瘤等严重疾病存在。
★ 正常经血呈暗红色，含有陈旧性血液、黏液和脱落的子宫内膜（呈碎块状）。若经血颜色淡茶褐色，或气味发生变化者，应及早诊治。

月经紊乱（Catamenia Turbulence）

症状表现和引起症状的原因

一般来说，压力是经期不规律的重要原因。无论是何种压力都会导致人体停止分泌孕酮，正是这种激素促使女性排卵和来经。

当然，压力并不是唯一的原因。在青少年时期，控制排卵和经血的机体还不成熟，因此月经不来是很正常的。有些医学工作者认为，女子到了20岁，她们的经期才会正常。

经期不规律在45岁以后即将绝经时也是常见的。虽然你仍会行经，但会发现30多天才会来月经。

减肥与身体过胖也会影响荷尔蒙的分泌，影响正常的经期。其他饮食的原因如长期食素也会对经期产生影响。另外，疾病也是其中的一个原因，包括生殖系统感染，子宫息肉或肌瘤，癌症和子宫结构异常等。

当然，如果因为子宫、卵巢不正常或全身性疾病，引起月经量过少，这种情况也不正常，也应及时就医。

目前，避孕措施中，用宫内节育器者有85%左右，放宫内节育器后出现月经过多、经期延长、月经周期缩短，或不规则阴道流血者，约占10%～15%。其原因是大小不合适的内节育器可能压迫子宫内膜引起局部少许组织坏死，以及炎症反应所致。

另一方面，据研究，宫内节育器可以激活子宫内膜组织内的纤维蛋白溶酶，而这种被激活的纤维蛋白溶酶，是不利于局部凝血功能的。所以，纤维蛋白溶酶活性增强，可能是放环后月经增多，不规则阴道流血的原因。

如何缓解症状

虽然经期不规律很常见，但如果持续几个月都不规则，你就应该去询问一下医生，医生也许会给你下列的选择。

家庭处理措施

● 消除感染

如果经期不规律并伴有疼痛，发烧，那你可能有生殖系统感染的症状，医生会给你一些消炎的药物。

● 调整生理周期

如果你是在20～40岁之间，而且已经持续3个月以上月经紊乱，医生可能会让你服用3个月的孕酮类药。这种药物可以模拟排卵时得到孕酮的功能。此后，你的生理周期就会正常了。

● 对症治疗

如果是由于宫内节育器引起的月经不调，医生在排除各种内科出血性疾病及肝脏病之后，可施以止血及消炎治疗，如用维生素C、维生素K、云南白药及止血敏等止血，同时，服乙酰螺旋霉素或甲硝唑、头孢拉定等消炎。如治疗两个月左右不愈，则应考虑取出宫内节育器。另外，要注意的是，在取环同时，要做一个诊断性刮宫，这样可以将坏死的、有炎症的子宫内膜组织全部消除，达到迅速、彻底止血的目的。同时，刮出的子宫内膜要送病理检查。

● 保持精神愉快

长期的精神压抑、生闷气或遭受重大精神刺激和心理创伤，都可导致月经失调或痛经、闭经。应避免精神刺激和情绪波动，经期出现的容易疲倦、嗜睡、情绪不稳定、易怒或易忧郁等现象，均属正常，不必过分紧张。

缓解精神压力，可从事一些全身运动，如游泳，跑步，每周进行1至2次，每次30分钟。还可以多食用一些有减压作用的菜肴，如香蕉、卷心菜、土豆、虾、巧克力、火腿、玉米、西红柿等。

● 每周至少做爱一次

医学专家发现，规律的性生活能调经。这是因为，性生活能让女性从伴侣身上获得有益的信息素，从而影响自身的内分泌状况。而性生活越规律，她们体内的雄激素分泌水平就越恒定，相关的生理反应，如月经周期，也就越稳定。

具体说来，每周做爱一次，就能把月经周期调节到29.5天，并且这是保持女性生育能力和内分泌健康的最佳周期。如果性爱频率低于每周一次，则效果欠佳，甚至还不如完全不做爱；而高于这个频率，只要适度，也有利于女性生理健康。

● **注意卫生，预防感染**

注意外生殖器的卫生清洁。月经期绝对不能性交。注意保暖，避免寒冷刺激，避免过劳。经血量多者忌食红糖。内裤要柔软、棉质，通风透气性能良好，要勤洗勤换，换洗的内裤要放在阳光下晒干。

● **经期应防寒**

据研究，妇女经期受寒冷刺激，会使盆腔内的血管过分收缩，可引起月经过少，甚至闭经。因此，妇女日常生活应有规律，避免劳累过度，尤其是经期要防寒避湿。

● **不要过度节食**

有关专家研究表明，少女的脂肪至少占体重的17%，方可发生月经初潮，体内脂肪至少达到体重22%，才能维持正常的月经周期。过度节食，由于机体能量摄入不足，造成体内大量脂肪和蛋白质被耗用，致使雌激素合成障碍而明显缺乏，影响月经来潮，甚至经量稀少或闭经。因此，追求身材苗条的女性，切不可盲目节食。

● **勿K歌**

经期女性，声带的毛细血管也充血，管壁变得较为脆弱。此时长时间或高声K歌，可能由于声带紧张并高速振动而导致声带毛细血管破裂，声音沙哑，甚至可能对声带造成永久性伤害，如嗓音变低或变粗等。专业医师特别提醒，女性从月经来潮前两天开始就应该注意不要长时间或高声唱歌。

● **根除息肉和肌瘤**

如果子宫肌瘤阻碍了你的月经周期，医生首先会调节荷尔蒙的失调。

如果是因为息肉，就可以简单的在医院里去除就行了。医生会对那些引起过多失血的子宫肌瘤或结构异常的问题进行手术（包括子宫内膜切除手术），在严重的情况下，医生也会使用子宫切除手术，切掉子宫。

● **进行锻炼**

月经期间适当参加体育活动，可以调节大脑皮层的兴奋和抑制过程，改善人体的机能，对月经周期的顺利度过是有裨益的。同时体育运动能促进血液循环，改善盆腔生殖器的血液供应。运动对腹肌、盆腔肌交替收缩和舒张有作用，可对子宫起到轻柔的按摩作用，有利于经血的排出。

● **锻炼时的注意事项**

月经期毕竟是女性的特殊时期。在月经期间，盆腔充血明显，机体抵抗力较低，人也容易感到疲乏，所以，女性在月经期从事体育活动时，要注意选择一些平时经常参加并且已经适应了的运动项目，如慢跑、体操、瑜伽、打乒乓球、气功等。对于剧烈的、震动大的运动，如跳高、跳远、投掷、短跑等，应避免参加，也不宜做俯卧撑，举哑铃等加大腹压的锻炼，不能参加跳水、游泳等水中运动。

进行活动时，要注意缩短运动时间，减慢速度，降低运动量，并注意运动后的放松。可以洗一个淋浴，但不要洗盆浴，以免引起盆腔感染，也不要洗冷水澡，以免血管收缩，诱发月经失调。月经期不宜进行精神高度紧张的竞赛，以免引起月经功能性失调。

● 勿贪凉

经期要防寒避湿，避免淋雨、涉水、游泳、喝冷饮等，尤其要防止下半身受凉，注意保暖。不妨在食谱中添加大葱、豆类、南瓜、大蒜、生姜、栗子、橘子等食物；另外，辣椒、胡椒等调料及炖牛肉、鸡肉高汤，都对这种情况引起的月经不调有一定作用。

● 小心电磁波

各种家用电器和电子设备在使用过程中均会产生不同的电磁波，这些电磁波长期作用于人体会对女性的内分泌和生殖机能产生坏影响，导致内分泌紊乱，月经失调。

因此日常操作电脑时，要做好防护。在手机上装个免持听筒对话器是比较安全的选择。当然，最好不要长时间使用手机。少用微波炉，冰箱不宜放在卧室里。讲究电器的科学使用，尽量避免多种电器同时开启使用，持续使用时间不可过长，次数不宜过频。

多吃一些胡萝卜、豆芽、西红柿、瘦肉、动物肝脏等富含维生素 A、C 和蛋白质的食物，经常喝些绿茶，都能有效预防和减轻电磁污染对人体的危害。

● 预防便秘

便秘可能会引起女性月经紊乱。直肠内大便过度充盈后，子宫颈会被向前推移，子宫体则向后倾斜。如果长时间反复发生子宫后倾，阔韧带内的静脉就会受压而不畅通，子宫壁会发生充血，并失去弹性。若子宫长久保持在后倾位置，就会发生腰痛、月经紊乱。

❖ 取麻油、蜂蜜各一匙，搅拌后服用，可滋润肠胃、促进肠胃蠕动。每日早起空腹喝一碗或两碗热菜汤，对治便秘有显著疗效。

❖ 杜仲茶是便秘者的上好饮品，可解除便秘、减少脂肪。每天早晚或饭后喝柠檬汁，能增进肠胃消化，减肥并有软便功效。

❖ 核桃、酸奶、青梅干都是润肠通便的零食；少食用咖啡和多吃香蕉也能起到促进排便的作用，但过量食用会弄巧成拙。

● 勿滥用抗生素

滥用或经常大量使用抗生素，对女性而言可致月经失调、不排卵、闭经，这可能是药物抑制和伤害了人自身的抵抗力，导致了机体功能障碍。因此，不要随便服用抗生素。

● 月经不规律要及时验孕

女性恐惧月经，还因为她们常常遭遇非经期出血的打扰。有过性经历的女性只要出现月经不规律，都要及时验孕。

在排除怀孕可能后，如果仍有月经周期太短的问题，如两周就出现一次，可能是女性贫血体虚，最好服用中药来帮助控制；若周期太长，如超过1.5～2个月，或者干脆不来，可能是女性不孕，应检查是否激素分泌出了问题。

导致异常出血，还可能与月经期有性行为，或者性行为过激有关。月经期过性生活容易导致女性生殖器感染，应当避免。

饮食调理

● 改变饮食习惯

研究表明长期食素会使女性经期紊乱的发病概率比普通人高4倍，这是因为饮食中高含量的纤维降低了雌激素的含量。

如果你是一个素食主义者，建议你做相关的检查。如果雌激素含量过低，医生会建议你改变饮食习惯或用药物来进行补充。

● 不宜吃刺激性食物

尽量不吃生冷、酸辣等刺激性食物，多饮开水，保持大便通畅。血热者经期前宜多食新鲜水果和蔬菜，忌食葱蒜韭姜等刺激运火之物。气血虚者平时必须增加营养，如牛奶、鸡蛋、豆浆、猪肝、菠菜、猪肉、鸡肉、羊肉等，忌食生冷瓜果。

● 勿吃油炸食品

油炸食品也是经期女性的一大禁忌。因为受体内分泌的黄体酮影响，经期女性皮脂分泌增多，皮肤油腻，同时毛细血管扩张，皮肤变得敏感。此时进食油炸食品，会增加肌肤负担，容易出现粉刺、痤疮、毛囊炎，还有黑眼圈。另外，由于经期脂肪和水的代谢减慢，此时吃油炸食品，脂肪还容易在体内囤积。

● 多吃丝瓜

中国的草药书籍中记载，丝瓜性平味甘，有通经络、行血脉、凉血解毒的功效。古人认为老丝瓜筋络贯穿，类似人体的经络，故可借老丝瓜之气来导引人体的经络，使经络通畅、气血通顺，月经自然也通顺了。丝瓜可以烹饪成各种美味的菜肴，同时丝瓜络、丝瓜子和老丝瓜也是宝哦。

服用方法：

- ❖ 用丝瓜络1个，加水1碗煎服，常喝可调理月经不顺。
- ❖ 把丝瓜子烘干，加水1碗煎服，水开后加入少量红糖，冲黄酒温服。早晚各1次，对调理月经不顺有效。
- ❖ 老丝瓜1个，烧干后研成细末，每次服9克，盐开水调服。可治疗月经过多。

● 饮食调理

- ❖ 月经时常早来的人，应少吃辛香料，少吃肉，少吃葱、洋葱、青椒，多吃青菜。

- 若月经总是迟来，宜少吃冷食多吃肉。经期第一、二天最好吃姜炒鸡肝或猪肝，多食用补血的食品。
- 月经前烦躁不安、便秘、腰痛者，宜大量摄食促进肠蠕动及代谢之物，如生青菜、豆腐等，以调节身体之不均状态。
- 月经来潮中，可摄食动物肝脏等，以维持体内热量。此时，甜食可多吃，油性食物及生冷食物皆不宜多吃。月经后容易眩晕、贫血者，在经前可摄取姜、葱、辛香料等；在经后宜多吃小鱼以及多筋的肉类、猪牛肚等，以增强食欲，恢复体力。

● 戒酒烟

烟雾中的某些成分和酒精可以干扰与月经有关的生理过程，引起月经不调。在吸烟和过量饮酒的女性中，有25%～32%的人因月经不调而到医院诊治。每天吸烟1包以上或饮高度白酒100毫克以上的女性中，月经不调者是不吸烟不喝酒妇女的3倍。更严重的是，为了制造出分解酶来帮助分解酒精，肝脏负担明显加重，因此此期间饮酒会对肝脏造成比平日严重的伤害，引发肝脏机能障碍的可能性增大。你可以适量补充维生素C。维生素C能够减轻吸烟对身体的危害，可服用一些药片，或多吃橘子、橙子、猕猴桃等水果。

● 食疗药膳

❖ 黑木耳红枣茶

黑木耳30克，红枣20枚，黑木耳红枣共煮汤服之。每日1次，连服。功能补中益气，养血止血。主治气虚型月经出血过多。

❖ 浓茶红糖饮

茶叶、红糖各适量。煮浓茶一碗，去渣，放红糖溶化后饮。每日一次。功能清热、调经。主治月经先期量多。

❖ 山楂红糖饮

生山楂肉50克，红糖40克。山楂水煎去渣，冲入红糖，热饮。非妊娠者多服几次，经血亦可自下。功能活血调经，主治妇女经期错乱。

❖ 茴香酒

小茴香、青皮各15克，黄酒250克，将小茴香、青皮洗净，入酒内浸泡3天，即可饮用。每次15～30克，每日2次，如不耐酒者，可以醋代之。功能疏肝理气。主治经期先期先后不定、经色正常、无块行而不畅、乳房及小腹胀痛等症。

❖ 山楂红花酒

山楂30克，红花15克，白酒250克，将上药入酒中浸泡1周。每次45～30克，每日2次，视酒量大小，不醉为度。功能活血化淤。主治经来量少、紫黑有块、腹痛、血块排出后痛减。注意忌食生冷勿受寒凉。

● 当归羊肉汤

当归羊肉汤可以治疗女性因为气血虚弱而引起的月经延后，常吃非常有益。

准备羊肉 250 克，当归 18 克，生姜 15 克，盐少许。

将羊肉洗净后，放入汤锅中，加水。先开大火烧开，再转小火慢慢炖 2 小时，待羊肉煮烂，加入盐。将羊肉捞起后，把当归、生姜放入汤中，再煎 1 小时后即可关火。月经后食用，吃肉喝汤，每天 1 次，连服 5 天。此药膳味道鲜美，香醇好喝，有补血调经的功效。适合体质虚弱的女性。对于头晕、心悸、经量少、经色淡、舌淡苔少、脉细无力的月经延后女性，效果良好。

● 玫瑰香草茶

选玫瑰花蕾 8～10 克，益母草 8～10 克，将原料放入茶壶中水 500 毫升。加盖煮 8～10 分钟。倒入杯中饮用即可。玫瑰益母草茶可以活血顺气，调养月经。

何时该去看医生

★ 两次经期之间或性交后会流血。

★ 经血过多或是持续 10 天流血不止。

★ 经期推迟 1 个多星期或整月没有来潮。

★ 经期不规律并伴有发热。

★ 痛经，镇痛药已经没有效用。

医学小知识

经期延长与可能的疾病

（1）血液病如血小板减少性紫癜、再生障碍性贫血等，常伴月经来潮，出现严重子宫出血，经期延长。其他如慢性贫血、慢性肝炎、肝硬化、肾炎等，也可使血管壁脆弱，通透性增加造成出血。

（2）盆腔炎症、子宫内息肉、子宫内膜炎等均因子宫内血液循环不良、退化坏死或盆腔淤血等引起月经过多和经期延长。

（3）慢性子宫肥大症（子宫肌炎）因盆腔淤血，卵巢雌激素持续增高，使子宫肌层肥厚，引起月经过多和经期过长。

（4）子宫肌瘤尤其是子宫黏膜下肌瘤，因子宫腔面积扩大，于是收缩异常，可致月经过多和经期过长。

（5）子宫功能失调性出血，如无排卵性功能失调性子宫出血症和子宫内膜不规则脱落，均因内分泌功能障碍而引起经期延长。

（6）子宫内膜异位症常因影响子宫肌层收缩或因内膜增强而导致月经过多或经期延长。

（7）放置节育器也易引起经期过长。

衡量月经是否正常的4个指标

周期：每个女人的周期都不尽相同，从21天到35天不等都算正常，关键是是否准时。定期性生活（如每周一次）可以帮助你梳理荷尔蒙，对月经的规律有很大的帮助。

血量：女性在月经期间失去的血量应该在85克之内，持续3～7天。出血量最多的时候集中在前3天内（占总失血量的90%）。

血块：月经期排出的血块是什么？医生的解释是：如果经血被阻塞在同一个区域而没有及时排出，囤积5～10分钟就会形成血块。血块通常在早晨刚起床或者久坐之后。

月经不再来：不来月经首先要排除怀孕的可能。如果不是怀孕，就要检讨你的生活方式：旅行、压力、剧烈运动、减肥过度以及气候变化等都会影响月经周期。荷尔蒙和甲状腺的失衡也会导致月经周期的延长。另外，患有多囊卵巢囊肿（PCOS）或者长期服用黄体酮类口服避孕药也会使月经周期变长。

白带异常（Leucorrhea Abnormity）

症状表现和引起症状的原因

白带是女性阴道分泌物，它由阴道黏膜渗出物、宫颈腺体和子宫内膜的分泌物混合而成。正常女性的白带是一种无气味，微酸性的白色糊状黏稠物，具有湿润阴道、排泄废物、抑制病原菌生长的作用，属于正常生理现象。健康妇女白带增多与体内雌激素水平增高成正比。如排卵期或妊娠期白带增多，在子宫内膜生长过长的情况下，或应用雌激素药物后均可出现类似的白带增多。

但是如果你的分泌物感觉不正常将会怎样呢？如果伴有发痒又将如何呢？你可能会有阴道感染，那才是要担心的真正原因。

一种最常见的阴道感染是白色假丝酵母感染或念珠菌感染，常见的是酵母感染。典型的酵母感染的分泌物呈奶酪色，并伴有剧烈的瘙痒。有时酵母感染是由于治疗体内其他感染而服用抗生素造成的。

细菌感染（一些是两性之间交叉感染）是由于一些微生物造成的，比如加德纳菌、衣原体或淋病，通常还伴有腥臭味的黄色分泌物。除有分泌物之外，还会有瘙痒、灼烧感。

一种湿的、泡沫状的、绿黄色分泌物是滴虫病的症状，这种感染通常在配偶间反复发作。尽管35年前它是一种最常见的阴道感染，但现在相对来说很稀少。

如何缓解症状

有时候你会同时有两种类型的感染，每一种都需要正确的匹配用药。医生会取分泌物标本，并放在显微镜下进行检查诊断。

对于导致发痒的阴道感染，可以采用以下方法来做辅助治疗。

家庭处理措施

- **日常护理**

平常最好少用卫生护垫，在个人卫生方面，最好的方式就是穿棉质透气的内裤，如厕后一定要擦干净。如果使用卫生护垫也要记得经常更换，因为多加了一片护垫在内裤里，经常会使得阴道的温度提高，更容易滋生细菌。经常保持外阴清洁、干燥，不与他人共用浴巾、浴盆，患病期间用过的浴巾、内裤等均应煮沸消毒。

- **多做骨盆运动**

下腹部的运动也可以有效改善子宫的血液循环，对于女性经期的顺畅或是排卵的正常与否都很有帮助。

- **共同治疗**

滴虫在夫妇之间可相互传染，如女方发现有滴虫时，男方亦应检查，如为阳性应同时治疗。反复发作者，应检查丈夫的小便及前列腺液。治疗期间避免性交，并保持外阴清洁，每日清洗 1～2 次，内裤、毛巾等均应煮沸消毒至少 15 分钟。

- **不要冲洗**

冲洗是一种不当的处理方法，因为冲洗不但会使感染物或冲洗后的残留物通过子宫颈进入子宫，而且能够改变阴道里的酸碱平衡，导致细菌大量繁殖，引起盆腔炎等疾病。

- **勿涂抹粉**

尽管会感觉好点，但是使用爽身粉去弄干分泌物也是不可以的。一段时间后，这种微粒会从阴道，进到子宫，最后到达卵巢，而这些积淀物正是引发卵巢癌的因素之一。

- **依靠避孕套**

医生很难准确地找到多数细菌性阴道感染的原因，但频繁的与多个性伴侣性交无疑是因素之一。坚持使用避孕套可以防止多种感染之间的交叉感染，即使是采取了保护措施也还是应该等到感染完全消除以后才适宜性交。

可供选择的药物

- **滴虫性阴道炎的药物治疗**

滴虫性阴道炎的治疗有局部治疗和全身治疗，目前以全身治疗为主，用法是灭滴灵口服，每次200~250mg，每日3次，7~10天为一疗程，连用2~3个疗程。对顽固性的滴虫性阴道炎，可在全身治疗的同时，进行阴道局部治疗，即灭滴灵（或灭滴刚、滴维净）每次1片，塞入阴道后穹窿，每日或隔日一次，10次为一疗程。放药前用0.5%~1%的醋酸或乳酸或1：5000高锰酸钾溶液冲洗阴道。灭滴灵可致胎儿畸形，故孕妇禁用。

● 霉菌性阴道炎的治疗

霉菌性阴道炎的治疗以局部治疗为主。硼酸粉600mg，置胶囊内，每晚阴道放置，5天为一疗程，或克霉唑100mg，每晚阴道放置，7天为一疗程，酮康唑200mg，口服，一日2次，5天为一疗程。

● 细菌性阴道炎的治疗

可用增效联磺片，每次服2片，每日3次；或先锋V号，每次1克，每日2~3次，7天为一个疗程。

● 老年性阴道炎的治疗

局部用0.5%醋酸或1：5000高锰酸钾溶液冲洗阴道，每日1次，7~10天为一疗程。久治不愈者可给予雌激素治疗，方法是乙酚片剂或栓剂0.25~0.5mg，每晚阴道塞入，疗程1~2周。

饮食调理

● 避免凉性的食物

平日饮食可以避开一些较凉性的食物，如白菜、绿茶、白萝卜、瓜类、橘子等。饮食以清淡而富于营养的食物为宜，忌辛辣、烟、酒等刺激性食品和调味品。

● 有益的食物

可治疗白带病的食品较多，如韭菜、芹菜、淮山药、扁豆、小米、白果、豆腐、淡菜、向日葵、螃蟹、莲子、荞麦、蚕豆、核桃等。一般应对症配方，辩证施食。摄入含乳酸菌的酸乳酪，有可能减少复发性阴道炎的发生。

● 食疗药膳

❖ 脾虚型

（1）山药莲子汤：将山药、去皮和心的莲子、薏苡仁各30g，洗净后下锅，加水500ml，用小火煮熟，即可食用。每天1剂，分2次服，5~7天为1个疗程。

（2）扁豆山药糯米粥：扁豆15g、淮山药30g、糯米60g，洗净后下锅，加水700ml，煮熟后小火熬粥。每天1剂分服，7天为1个疗程。

❖ 肾虚型

（1）淡菜煮韭菜：将生油15克倒入锅内烧熟，速倒入韭菜120克，炒拌，然后投入洗净的淡菜60克，加水350毫升，煮至淡菜熟透，放入适量黄酒和调味料，即可服用。每天1剂，7天为1个疗程。

（2）莲子枸杞酿猪肠：将莲子、枸杞子各30克，浸润洗净，用鸡蛋2

个拌匀，加适量调味后，灌入洗净的猪肠内，两端用线扎紧，放入锅中加清水煮熟，切成片后服食。每天 1 剂，10 天为 1 个疗程。

❖ **湿毒型**

（1）芹菜汤：将芹菜叶 250 克洗净，放锅中加水 700 毫升烧煮，不宜久煎，沸后即可，酌情加少量调味品。每天 1 剂，分 2～3 次服食，10 天为 1 个疗程。

（2）冰糖炖冬瓜子：冬瓜子 30 克洗净后捣成粗末，与冰糖 30 克同放碗中，冲入开水 300 毫升，用小火隔水炖熟，每天 2 次，7 天为 1 个疗程。

（3）银杏豆浆饮：银杏 10 枚，去壳后捣碎，冲豆浆 300 毫升，隔水炖煮 1 小时后饮用。每天 1 次，7 天为 1 个疗程。

● **小偏方**

对于症状轻微的带下症患者，也可选用民间的一些验方治疗：

❖ 白果 10 枚，捣碎，用煮沸的豆浆冲服，每日 1 次。

❖ 白扁豆花 15 克煎服，每日 1 次。

何时该去看医生

★ 阴道分泌物并伴有严重发痒。
★ 分泌物呈奶酪色，黄色或绿色。
★ 分泌物有强烈的腥臭或酵母的臭味。

医学小知识

白带异常与可能的疾病

症状	可能的疾病
无色透明黏性白带与鸡蛋清相似，或稍有混浊，但除白带增多外，很少有其他症状	多见于慢性宫颈炎、颈管炎以及应用雌激素后
泡沫性白带，除了白带增多外，往往伴有外阴、阴道的瘙痒，倘再有化脓性细菌合并感染，则白带为黄脓样，且有泡沫	多数是由于滴虫性阴道炎引起
白带中混有豆渣样白色块状物，有时这种白色物质粘附在阴道壁上，不易脱下。常伴有奇痒，糖尿病患者特别容易患此病	这是真菌性阴道炎的表现

续表

症状	可能的疾病
脓性白带。白带色黄或黄绿，多有臭味，炎症渗出物、脓细胞、坏死的上皮细胞等，加上细菌的作用，使白带呈现上述改变	为生殖器官发生感染所致。脓性白带常见于滴虫性阴道炎、慢性宫颈炎、子宫内膜炎或宫腔积脓、老年性阴道炎等
白带内混有血液	出现这种白带，应警惕患恶性肿瘤的可能，如宫颈癌、宫体癌等。有些良性病变也可出现这种白带，如宫颈息肉、黏膜下肌瘤、老年性阴道炎、重度慢性宫颈炎及宫内节育器所引起的不良反应
黄色水样白带	多见于宫颈癌、宫体癌、子宫黏膜下肌瘤等，它是病变组织变性坏死所致，量较多
黄色黏液性白带	见于宫颈糜烂、慢性宫颈炎等，它是轻度感染引起的
白色黏液性白带性状与正常时相同，量增多	这种白带见于使用雌激素之后或盆腔充血时，它是宫颈腺体和阴道黏膜分泌增多引起的

阴道干涩（Cunt Dry）

症状表现和引起症状的原因

许多妇女不管什么年龄都会不时地碰到阴道干涩的问题。但不管怎样，干涩的阴道会感觉不舒服，会使得性交变得很痛苦。

女人的阴道润滑度各不相同，正常范围较广。液体本身是清澈的，相对来说没有气味。除了你被性唤醒时，大部分时间你不会太多注意到阴道内的液体，但是当它缺乏时，你会开始感觉到很不舒适。

阴道干涩有多种原因。比如说，阴道对刺激性强的碱性肥皂起反应，或者你对香料或染料过敏也会引起阴道干涩。当你接近更年期时，降低的雌激素水平也会导致阴道干涩。还有一些皮肤疾病也会影响到阴道润滑。

如何缓解症状

下面是怎样使阴道恢复润滑的方法。

家庭处理措施

- **避免过敏物**

如果干涩是由某些物质过敏引起的，你可能必需仔细鉴别，准确地找到过敏源。两种常见的过敏源是洗衣房清洁剂和卫生纸上的芳香剂和染色剂。

不要使用有设计图案的有香味的纸，用松软的，白色的，无香味的纸取而代之。你也可以换用白色的棉质内衣裤。

- **选择合适的肥皂**

阴道在生物学上有自己的控制细菌的方法，主要是靠保持自然的酸性水平（pH 值为 4 ~4.5）来达到这个目的。所以适宜清洁外阴的肥皂应该是油脂性的、无刺激性、不含染料、无碱性并且 pH 值呈中性。

- **在阴道抹润滑剂**

如果你仰躺在床上，分泌物会汇聚到阴道后面，很难使性交过程舒适。可以在性交前，弄点润滑剂涂到干燥的阴道表面。

- **试用健康的代替品**

如果干涩只是偶然的，在性交时使用水性润滑剂是个不错的选择。避免使用凡士林和油，它们会堵住毛孔，而且如果你使用避孕套，油性产品就会深入到阴道深处。

- **让医生检查**

有多种皮肤疾病会导致阴道干涩。可以就医检查，并用乳膏或抗菌药物治疗。

- **伴侣的帮助**

性交对抑制更年期阴道组织变干，变薄有重要帮助。所以更年期保持正常的性交是有益的，你可以多用点润滑剂来帮助你们顺利进行。

- **向医生询问荷尔蒙的问题**

如果你到了更年期，阴道干涩无法补救，你需要同医生讨论是否要进行荷尔蒙置换疗法。

更年期后的阴道组织会干涩、变薄、脆弱。可以通过口服雌激素来缓解，也可以通过涂抹阴道乳脂达到。

何时该去看医生

★ 阴道干涩并伴有发痒。

外阴瘙痒（Pudendum Itch）

症状表现和引起症状的原因

外阴瘙痒是妇科最常见的症状之一，多由外阴、阴道和一些全身性疾病引起。外阴瘙痒常发生在阴道内，大阴唇外侧，阴阜、阴蒂和小阴唇、会阴有痒的感觉，并可扩散到肛门附近。是局限性瘙痒症的一种。往往奇痒难忍，常以夜间为甚，在月经期或吃刺激性食物后加重。外阴瘙痒常表现为阵发性，也有一些为持续性，长期瘙痒会引起溃破、红肿或继发感染。因长期搔抓，局部可浸润、肥厚及色素沉着。瘙痒严重时，使人坐卧不宁，影响工作、学习、生活和睡眠。

引起外阴瘙痒的常见原因有：

外界刺激。内裤太紧、内裤摩擦、卫生巾的刺激都可引起瘙痒。外阴及阴道内用药引起过敏，以及经常用肥皂洗外阴等均可导致外阴瘙痒。有时避孕药亦可引起瘙痒。外阴瘙痒常伴有肛门瘙痒，后者与外痔、长期大小便失禁、肛瘘、肛裂、肛门排泄物及粪便残迹的刺激有关。

外阴局部病变。寻常疣、疱疹、湿疹、尖锐湿疣、外阴鳞状上皮、外阴白斑、细胞增生及硬化性苔癣、阴虱、疥疮等。

阴道疾病。念珠菌阴道炎、滴虫性阴道炎、老年性阴道炎、淋菌性阴道炎、支原体、衣原体感染等。

不良卫生习惯。没有养成天天清洁外阴的习惯或接触一些有刺激性的物品，穿着透气性差的化纤内裤，或内裤不清洁。

全身性疾病。全身性疾病主要是糖尿病、贫血、白血病、红细胞增多症、皮肤病、肝胆疾病（如黄疸）、肾脏疾病、淋巴瘤等。除全身瘙痒外，常伴有外阴瘙痒。据统计，500 例糖尿病病患者中 3.4% 有局限性瘙痒，以外阴瘙痒为主。

精神因素。如忧虑、忧郁、紧张、烦躁时常自觉外阴瘙痒，越抓越痒。

饮食因素。食物中缺乏铁、核黄素、维生素 A、维生素 E、脂肪等，使外阴皮肤干燥、脱屑、瘙痒。

特发性外阴瘙痒症。原因不明，与情绪干扰或某些轻微刺激有关。

阴道痒也可以仅仅是当女人接近更年期的时候阴道组织变薄的象征。

如何缓解症状

让我们一起来看看怎样做一些抚慰性的工作来排除这种可恶的痒。

家庭处理措施

- **注意穿着**

穿着宽松、透气的全棉内裤，勤洗、勤换、勤晾晒，保持外阴清洁干燥，保持卧具清洁卫生。

● **注意外阴清洁**

平时应准备专用洗具，做到“一人、一盆、一巾、一水”，先将小方巾置入水盆煮沸15分钟，晾温后使用，清洗外阴前应剪短指甲、清洁双手，洗毕将用具清洁晾晒。

● **注意你的饮食**

不宜食用辛辣、刺激性食物，戒烟限酒，避免使用有刺激性的香皂、肥皂、沐浴液。切忌搔抓，瘙痒难忍时可转移注意力，如听音乐、看电视、户外活动等。

● **注意经期卫生**

注意月经期卫生，使用合格的卫生巾。治疗期间避免性生活，必要时，夫妻双方同时接受治疗。

● **防止交叉感染**

如果是滴虫性阴道炎等传染性疾病，则所用衣物、床单、被罩应单独使用和洗涤，防止家庭内传播，尤其应保护女婴或女童不受感染。

● **使用避孕套**

避孕套可以有效地防止在性交时被传染疾病。如果你在用完避孕套时会出现一阵阵的阴道痒，那很有可能是因为你对避孕套胶乳橡皮，粉末外衣或者润滑油过敏。

建议你试一下这种简单的家庭测试。从避孕套的内部切一小块放在手臂上，从外部取一块放在另外一只手臂上。并放置48小时，保持这块地方干燥。如果两只手臂有反应，你是对橡胶过敏。如果仅仅是放有避孕套内壁的手臂发痒或起皮疹，那说明你对这种粉末过敏。如果是放有其避孕套外壁的手臂有反应，那么你是对这种润滑物过敏。

● **询问医生**

需要让医生帮你查明是哪种类型的感染导致你发痒。如果过去你被诊断有过酵母感染，而且有类似特有症状，让医生开药治疗。

滴虫病需要用抗菌的药物治疗，细菌感染要用抗菌药（比如磺胺）治疗。如果你对磺胺过敏，用一种非处方药优碘抗菌剂可以代替它。

一定要让医生测试看看是否有乳突淋瘤病毒，这种病毒会引发生殖器疣，是一种重要的经常被忽视的造成阴道瘙痒的原因之一。

● **寻求一些更年期症状处理的办法**

如果你接近更年期，向医生询问一些由于阴道内变化导致发痒的治疗方法。荷尔蒙替代疗法是一种选择，你也可以向医生要些荷尔蒙软膏擦阴道。

● **勿用沐浴液清洁阴部**

经期阴部容易产生异味，尤其在夏季，但在洗澡时顺便用沐浴液、肥皂清洁阴部，或用热水反复清洗阴部都是不够健康的，反而容易引发阴部感染，导致瘙痒病症。因为平日女性阴道内是略酸性环境，能抑制细菌生长，但行经期间阴道会偏碱性，对细菌的抵抗力降低，易受感染，如果不使用专业的阴道清洁液或用热水反复清洗更会导致碱性增加。因此，清洗阴部需要选择专业的阴部清洗液，尤其在经期。

● 勿搔抓

瘙痒时，不能搔抓或热水烫洗。没有出现感染症状时，不宜用高锰酸钾溶液清洗。

● 不要冲洗和用粉末

冲洗不仅对减轻阴道发痒或阴道炎没有帮助，还是危险的。冲洗会使感染性物质进入到子宫，会导致盆腔发炎。

使用爽身粉也是不可取的。一段时间后，这些微粒会聚集在卵巢附近，增加了卵巢癌的危险。

● 将阴道吹干

酵母需要潮湿的环境才能生存，可以在淋浴后，将吹风机设定为凉风，离阴道处保持 15～20 厘米的距离，将阴道吹干。

● 硼酸坐浴

硼酸坐浴可以很好地防止酵母感染。每月月经周期后，在盆中放入 15 厘米深的水，加进 3 汤勺硼酸，然后坐进去保持 5～10 分钟，酵母就会被杀死。

● 精油坐浴止痒

取香蜂草精油 2 滴 + 茶树精油 2 滴 + 芝麻油 5 毫升，混合均匀。准备 37℃～38℃的热水，倒入调配好的精油，搅匀后坐入水中浸泡 10～15 分钟即可。杀菌消炎，且能达到快速止痒的目的。

● 盐水坐浴止痒

将半杯盐倒入温水的盆里溶解。在浴盆内，将你的手指伸入你的阴道里以便使温盐水进入，然后将你的手指移开休息 10～15 分钟。连续 2～3 个晚上坐在浴缸里将会使这种痒的感觉减轻，这种方法适用于症状不太严重的人群。

● 进行过敏测试

如果你持续有酵母感染的症状，你可能会是对坎迪德酵母菌过敏，让医生给你进行过敏测试。

● 芳香精油止痒

用月桂精油一滴 + 绿花白千层精油一滴 + 芝麻油 5 毫升，混合均匀。涂抹于阴道口即可，一日可数次。具有快速杀菌能力，对细菌霉菌性阴道瘙痒有疗效。

● 预防

任何阴道的刺激物都会给酵母感染铺平道路。因此要避免阴道接触化学刺激物，包括香料、有色卫生纸、染色的内衣裤、除臭剂和商业性交润滑剂。注意卫生，避免使用公用浴盆及坐厕，防止不洁性交。

为防止酵母发作，建议用无气味的清洁剂洗衣服，避免使用织物软化剂，穿宽松的棉制衣服，白色的棉制内衣裤，不要穿紧身衣。保持外阴清洁、干燥，勤换洗内裤。

可供选择的药物

● **基本的处方药**

如果你清楚自己经常患酵母感染，那么让医生给你开抗酵母的药物，医生一般会给你开抗生素进行治疗。

● **药物治疗**

用炉甘石洗剂、2% 苯海拉明软膏或 0.5% ~1% 氢化可的松冷霜等涂搽外阴部，每日 2 次。老年患者可在医生指导下口服己烯雌酚 0.25 ~0.5 毫克，每日一次，或局部涂 0.25% 己烯雌酚软膏。

● **补充维生素 C**

每天服用 2 次 500 毫克维生素 C，维生素 C 可以增加阴道的酸性，创造一个不利于酵母生长的环境。

饮食调理

● **避免含有酵母的饮食**

如果测试证明你确实有酵母感染，可以通过避免食用含有酵母和霉菌的食物、饮料来防止对坎迪德酵母的过敏反应，至少要大约 6 个月后无过敏现象时才能停止治疗。要当心下面这些酵母和霉菌的肇事者：面包、比萨、百吉饼、油炸圈饼、啤酒、葡萄酒、苹果酒、发霉的奶酪、泡菜、葡萄、干果仁、哈密瓜、蘑菇、酵母精、从酵母中提取的维生素、熏肉、火腿、鱼和剩饭菜，等等。

● **少用糖**

糖会滋生酵母菌，提高阴道内酵母菌感染的风险，所以要少食用高糖食物。

● **饮用酸奶**

研究表明，每天喝一杯含有活性乳酸菌的酸奶，嗜酸的习惯会让你减少酵母感染的可能性。

家庭小验方

● **家用妙方**

❖ 取决明子 30 克，煮沸 15 分钟，坐浴，每次 15 ~20 分钟，10 日为一个疗程。可治湿热型外阴瘙痒。

❖ 取黄连 12 克，水煎后擦洗阴部。

❖ 取大蒜 30 克，煎水外洗患处，一日数次。

- 取土获苓200克，煎水后热熏患处。
- 取鸦胆子15克，加水浓煎，熏洗患处，每天早晚各一次。

何时该去看医生

★ 这种瘙痒的感觉如果持续3天以上，而且情况变的越来越糟。

医学小知识

外阴瘙痒和可能的疾病

症状	可能的疾病
外阴、阴道瘙痒、外阴潮红、伴豆渣样白带，有异味，搔抓后可引起外阴皮炎湿疹性改变	霉菌性阴道炎
外阴、阴道瘙痒，有泡沫样白带，常伴有特殊异味，搔抓后同样外阴部皮炎湿疹性改变。做阴道分泌物涂片检查可与上面的病样区别开	阴道毛滴虫病
以奇痒为主要症状，伴有外阴皮肤发白	慢性外阴营养不良
阴虱常贴伏于皮肤表面或附于阴毛根部，阴虱卵呈灰白色、针头大小。阴虱的叮咬及其毒汁、排泄物可导致皮肤发痒、可产生脱屑，并继发湿疹样改变和毛囊炎	阴虱

性交后出血（Coition Bleeding）

症状表现和引起症状的原因

虽然过于频繁或粗暴的性交偶尔会导致出血，但阴道感染是更主要的原因。常见的感染有滴虫性阴道炎和霉菌性阴道炎。由于滴虫或霉菌等病原体对阴道壁和宫颈组织的侵袭，以致其表现为高度水肿。滴虫性阴道炎的阴道壁可见有散在性出血点或草莓状突起；而霉菌性阴道炎的阴道壁则为糜烂面或浅表溃疡。此外，绝经后的老年妇女易发生细菌感染而致老年性阴道炎，其阴道壁及宫颈表面发生水肿和散在性小出血点，或者溃疡形成。这种性交出血多伴有性交疼痛。

约半数以上的女性患有宫颈炎，她们性交后出现点滴出血、白带带血状况，需要格外注意。子宫颈糜烂是慢性宫颈炎最为常见的表现形式，宫颈糜烂部位的细胞极易脱落而变薄，故有的宫颈糜烂也可发生性交出血，特别是中度和重度宫颈糜烂的患者。现代医学研究证明，宫颈癌的发生与宫颈糜烂关系十分密切，因此宫颈糜烂应采取必要的治疗措施，以防患宫颈癌。

子宫颈息肉多为舌状，约葵花子大小，常突出于宫颈口外，数目单个或多个，质柔软，为亮红色。息肉顶端组织疏松，血管丰富。有些息肉发生水肿、坏疽和感染时，外观与早期宫颈癌相似，容易引起性交出血。尿道肉阜是生长在女性尿道口的一种良性的息肉样组织，颜色鲜红，质脆软，稍触碰也可引起出血。

老年妇女在绝经后，可出现阴道萎缩，皱纹消失而缺少弹性，阴道干涩等。如性交时不用润滑剂则可导致阴道壁擦伤，性交出血及性交疼痛。

子宫黏膜下肌瘤也会造成出血，本来生长在子宫腔的黏膜下肌瘤，由于子宫收缩将其排挤下降，瘤蒂逐渐被拉长，最终从宫颈口脱出到阴道内。细长的病带供给肌瘤的血液较差，使肌瘤容易发生感染。当性交时肌瘤受冲击，加重损伤而发生出血。子宫纤维瘤极少是恶性的，但因为症状极容易与其他原因造成的阴道出血混淆，所以也应加以区分注意。

应该引起重视的是，性交出血常常是早期子宫颈癌的危险信号，这是由于癌变的宫颈细胞组织糜烂变脆，加之病变部位血液供应良好，故当宫颈受到直接碰撞时就会破裂引起出血。

其他出血原因还有如遇到月经异常，认为月经已经干净，结果过早性交以致在性刺激下引起子宫收缩，宫腔内残留的血液便从阴道排出。另外，有少数妇女恰值排卵期出血等。这类出血，如做妇科检查，其阴道和宫颈无异常发现，则应考虑以上可能。另外，服用阿司匹林、抗凝剂和避孕药品也会引起性交后出血。

如何缓解症状

当发生性交出血以后，你可以采取以下措施来应急，并请医生帮您彻底弄清出血原因。

家庭处理措施

● **不要清洗**

性交后出血只是一种征兆，不需要讳医，因此去看医生前不要冲洗下身，让医生看到病源是很重要的。

● **检查药方**

有时避孕药会造成子宫内膜较薄，从而引起性生活后出血，漏服或延服避孕药也会带来上述问题。这只能算小麻烦，危害并不大，医生会更改处方，根除出血。

● **治疗感染**

宫颈炎是性交后出血的最常见病因，它经常引起出血，不仅限于性生活以后。通常来说，这并不危险，使用抗生素药膏就可治愈（抗生素也可用于治疗有出血现象的阴道炎)。对于慢性感染者，医生会建议施行简单的外科烧灼手术。

● **清除衣原体**

如果医生诊断为衣原体感染，可使用抗生素。

● **去除息肉**

子宫颈部的良性息肉由于性交摩擦会出现出血，医生会建议手术治疗，它属于小手术。当发现宫颈细胞涂片出现异常时，医生会建议进行冷冻手术或烧灼手术治疗。

何时该去看医生

★ 非经期时性交后出血。

绝经后出血（Climacteric Bleeding）

症状表现和引起症状的原因

更年期最大的变化就是每月的月经期结束了，然而，这并不意味着你的经期突然停止了。女人在进入绝经期后头几年月经周期不规则是常事。

绝经后出血有多种原因。雌激素减少可能造成阴道壁变薄，很可能会引起出血。子宫内的肿瘤生长更有可能导致出血。

你可能会担心出血是癌症的标志，这当然有可能，但子宫癌若发现得早有很高的治愈率。因为出血是早期的警告标志，早期治疗可能会有95%的治愈率。

在20世纪40年代，绝经后出血中60%～80%为恶性肿瘤，其中3/4为宫颈癌。而近几十年来的调查结果为：良性疾病占60%～80%，恶性肿瘤占20%～40%左右。其中多数为子宫内膜癌，宫颈癌及卵巢癌次之。其他良性病因还有老年性阴道炎、宫颈糜烂或息肉、子宫内膜息肉、良性的卵巢囊肿、子宫肌瘤等。使用雌激素后亦可引起绝经后出血。

绝经后出血应立即到医院检查，尤其是肥胖妇女，绝经10年以上，有多次阴道出血，而且淋漓不止达1个月以上的更应高度怀疑癌瘤的可能性。

绝经后妇女体内雌激素水平低落，阴道黏膜变薄，性交时易发生浅层擦伤。由于阴道由酸性环境转变为碱性环境，抵抗力低下，外界细菌容易侵入而引起阴道炎、宫颈炎或子宫内膜炎，严重时可因宫颈管堵塞而形成宫腔积脓。在生殖道有炎症的情况下，绝经后妇女可有少量阴道流血，并伴有黄色脓性白带。宫腔积脓时可出现发热及下腹痛症状。

内分泌原因亦可引起绝经后出血，这种情况多见于近期绝经的妇女。阴道流血似月经样，按时停止，但无规律可循。如果多方面检查皆未找到病因时，可怀疑卵巢内是否有一些残留的卵泡，由于某种不明的原因呈一过性的发育所致，亦可能由于从脂肪等周围组织转换来的雌酮作用于子宫内膜所致。此时只需观察处理，一般情况下出血会自行停止。

最为罕见的情况是绝经后出血反复出现，各方面检查都找不到原因，如果患者能耐受并愿意手术，不妨作剖腹探查及子宫卵巢全部切除术，以防后患。

如何缓解症状

幸运的是，有多种多样的治疗和诊断方法可以医治绝经后出血。子宫内的息肉或纤维瘤可以通过外科手术去除掉，可用抗生素治疗感染，而且雌激素可以帮助治愈阴道组织。

家庭处理措施

● **接受检查**

你应该尽快去医院查找出血的部位和原因，接受治疗。这些检查包括普通的妇科检查，即检视阴道黏膜和宫颈，炎症、创伤都不难发现，妇科触诊可估计子宫大小及是否有卵巢肿物。

要做一次宫颈细胞涂片，排除子宫颈癌的存在，必要时要进行阴道镜检或活体组织病理检查。要做诊断性刮宫，取得子宫内膜并检查，以确定有无子宫内膜癌。要做一次阴道涂片或取血，做雌激素水平检测，看是否有雌激素影响。要向医生交代是否使用过雌激素药物，以供医生考虑。

怀疑宫腔积脓时，应多次探宫腔，解除宫颈管的梗阻，使脓汁充分引流出来。雌激素有利于增强生殖道黏膜的抵抗力，可同时适当选用。

● **记下治疗周期**

如果你在接受荷尔蒙替换疗法，你必须记下周期，每半年看一次医生，一定要问清医生出血的原因。

● **预防宫颈癌**

宫颈息肉和囊肿也可能会引起绝经后的出血症状。生殖性疣可在宫颈上形成扁平、良性的息肉，它是由人类乳头瘤病毒引起，其中包含学多亚型，其中几种与宫颈癌的发病率升高有关。宫颈息肉常常在感染后产生，你可以在性交时使用隔膜保护宫颈或用避孕套来保护自己避免病毒侵袭。也可以用手术治愈，尽可能地去除宫颈息肉。

● **不要抽烟**

戒烟也可以帮助保持子宫健康，许多研究表明吸烟与子宫癌有着密切的联系。

何时该去看医生

★ 你在绝经后有轻微的或大量的出血。

★ 你在接受荷尔蒙置换疗法，但不是在医生告诉你的周期中出血。

非经期少量出血（A few Bleeding）

症状表现和引起症状的原因

有5%的女性会随着排卵的发生出现少量的阴道出血——细微的血斑，无害的血斑大多出现在生理周期的中间时段，通常血斑会伴有腹部左边或右边的疼痛（然而许多女性因很少排卵，造成子宫内膜太厚，因而不时会有小范围内的组织剥落产生血斑），这种与排卵伴随发生的非经期少量出血，一般不需要治疗。

非经期出血现象如果和排卵无关，那就有其他各种不同的原因，包括阴道、膀胱、宫颈或子宫内膜的感染，还有息肉、宫颈发育不正常、宫颈异常细胞、癌症、怀孕并发症以及误用避孕药或荷尔蒙失调，等等。

如何缓解症状

如果出现非经期少量出血现象，你应该采取以下措施。

家庭处理措施

● **理清原因**

医生将会给你做一个彻底的全身检查，从外部到内部的阴道膜或宫颈，如果需要，可做组织切片检查。

● **调节荷尔蒙**

你有必要每天测量体温，看看是不是在排卵。如果缺少排卵是血斑的原因，医生就会给你服用避孕药或孕酮来调节荷尔蒙。

虽然避孕药是治疗这种血斑的常见药，但是对一些女性，避孕药同样也是产生血斑的原因。如果是这种情况，请医生更改合适的处方。

● **治疗感染**

如果是因为阴道或膀胱感染而引起的血斑，请医生开一些消炎性药物治疗便可。

● **保护宫颈**

宫颈息肉和囊肿也可能会引起非经期出血。宫颈息肉常常在感染后产生，你可以在性交时使用隔膜保护宫颈或用避孕套来保护自己避免病毒侵袭。也可以用手术治愈，尽可能地去除宫颈息肉。

何时该去看医生

★ 在预期的经期内只有血斑，而没有流血，那么你可能是怀孕了。

★ 持续3个月的毫无原因的血斑。

★ 出现血斑时伴有发热和盆腔疼。

性交疼痛（Coition Ache）

症状表现和引起症状的原因

“今晚不行，亲爱的。”你从未想过自己会如此频繁地说这句话。并不是因为这几天你的欲求下降，而是因为做爱令你感到疼痛——但你却不清楚原因。

很多时候疼痛仅仅是由于不习惯的交合体位造成的，如果只是因为新体位而引起的刺痛，不用担心——只要你在下次检查时，对医生提一下就可以了。

有时候身体构造也会在交合时引起疼痛——阴道干燥或阴道开口太小（或太紧）。

情绪因素也很重要，如果性交过于粗暴或情绪过于紧张，就会造成阴道湿润不够从而导致疼痛。

如果主要是在插入时引起疼痛，那么最常见的原因就是外阴或外阴唇发炎或感染。如果是在阴茎抽送时感到疼痛，问题大概是出在阴道炎上。

盆腔炎、膀胱或尿道感染也是交合疼痛的可能原因。

如何缓解症状

交合疼痛不会对你的健康有什么损害，但也决不应敷衍了事，以下的方法能重新帮你找回做爱的乐趣。

家庭处理措施

- **用熟悉的体位**

你不需要在卧室里玩杂技，体位上的微妙改变都会对做爱产生影响。最好的体位是可以由女方控制抽送速度的姿势，不论她在上面还是你们并排躺着。找一个令你们双方都舒服的体位，不论是在生理构造上，还是心理上。如果你找不到完全不疼的体位，告诉医生哪种体位让你最痛，哪种最轻，这些信息可以让医生帮你找到问题根源。

- **放松，不要粗暴**

如果你的阴道肌肉一直紧张，无法顺利交合，就延长温柔的前戏时间。通常你敏感的身体会反映出情绪上的紧张——比如害怕疼痛或者怀孕，或者不愿意做爱。不要勉强进行房事，如果你一直对此感到紧张就去和医生谈谈你的情况。做爱不一定包括性交，你们可以事先花一小时进行温柔放松的爱抚，比如互相梳理头发。

- **润滑干燥处**

当你进入更年期以后，阴道组织变薄变干是一个很常见的问题，不过有好几种解决方法。如果你只是偶尔觉得干燥，可以用水状润滑剂。如果问题是慢性的，你就该和医生讨论一下是否需要雌性激素替代疗法。

● **防止膀胱感染**

如果在交合及排尿时都有烧灼感，那么极有可能你患了尿道感染。医生可以给你做检查，在确诊是尿道感染后会开出合适的治疗方案。但最重要的部分——如何避免交叉感染——就要看你自己的了。每隔一定的时间，大约3～4小时，就要排尿，否则你的膀胱就会扩张，因积尿而发炎，并发生细菌感染。

● **治疗疱疹**

如果造成你疼痛的原因是疱疹病毒，你应当避免房事直至痊愈为止。虽然疱疹需要进行长期治疗，但它们仍是可以好转甚至治愈的。在这段痛苦的时间里你最应当注意的就是避免在发病高峰期同房，而且每次都要用安全套。

何时该去看医生

★ 交合时常常疼痛。
★ 疼痛已妨碍了你和对方享受性的乐趣。
★ 疼痛源自骨盆深处，而且很剧烈。
★ 疼痛伴有阴道瘙痒、分泌物或阴道干燥。
★ 同时排尿时有烧灼感。

盆腔痛（Pelvis Ache）

症状表现和引起症状的原因

让人难过的是，孕育胎儿的女性子宫同时也是细菌生长的温床，子宫内的细菌感染会引起盆腔痛。

尿道感染（UTIS）同样也会引起男女的盆腔痛。女性最易患上尿道感染，但是男性也会有盆腔痛而且症状同女性没有很大的差别。

另一个引起盆腔痛的原因是盆腔炎（PID），即输卵管的炎症，性传播疾病是引起PID的主要原因。但是其他一些感染也会引起这种疾病。研究人员发现，分娩、流产、宫内节育器放置后，患盆腔炎的机会相对增加。其他还有扩张术、刮宫术、冲洗都有可能引起感染。

有些情况下，只要你说出疼痛的位置和情况，医生便可指出原因。如果是PID，那么盆腔两侧都会疼痛，如果是卵巢囊肿引起的突然疼痛则是偏于一侧。

子宫内膜异位即子宫内膜生长到子宫外，也会引起慢性的盆腔痛，同时还会导致痛经和性交时疼痛，宫外孕也会引起盆腔痛。

如果患上了阑尾炎，你首先会丧失胃口，然后发展成肚脐周围的疼痛，再到腹部右下角的疼痛。

但是并不是所有盆腔痛都有严重的原因。如果在行经期中，女性有微微的盆腔痛是不用担心的，许多女性在行经中都会有这种自然且无害的疼痛。

如何缓解症状

幸运的是盆腔痛有办法可救，首先就是让你的医生给你做个全身检查。

家庭处理措施

● 治疗感染

如果医生检查出是尿道感染（UTIS），他会给你开些抗菌类药物。治愈尿道感染需要很长的时间，而且尿频会更加严重。切记，性交后排尿有利于预防尿道感染。

● 药物治疗子宫内膜异位

根据疼痛程度和生成范围的不同，治疗子宫内膜异位的方法也各异。简单点的只需用些避孕药便可止痛，也可以用处方药剂促性腺激素释放激素（GnRH），这种药可缩小子宫多余生长的组织，造成暂时的绝经，但只能使用6个月左右。

如果药物不能止痛，医生就会给你做腹腔镜检查手术。这种手术是将带有激光仪器的光纤透镜由腹部插入，然后烧灼掉引起麻烦的组织。有些情况下医生也会用子宫切除术将子宫全部切除，但这是最后的选择。

● 治疗盆腔炎（PID）

PID 可能增加女性不育或宫外孕的危险。PID 的治疗通常要口服抗生素，严重的情况下要静脉注射抗生素。

对于反复发生的 PID，你自己可以控制，下列方法可以帮助你。

● 戒烟

你可以帮助自己的第一件事就是戒烟。几乎每个人都知道吸烟会导致肺癌和喉癌，却很少有人意识到吸烟也会引发膀胱癌、胰腺癌和宫颈癌，同时研究人员还发现吸烟和 PID 也有关系。

● 不要冲洗

冲洗阴道会将细菌带进子宫或破坏阴道正常的酸碱平衡，从而导致 PID，阴道自己完全有能力用自己的分泌物来杀菌。

● 意识到危险

既然性传播疾病是引起 PID 的主要原因，性交时采取保护措施就至关重要。一夫一妻制是最安全的，增加性伴侣就是增加患 PID 的危险。

● 保护自己

机械的或化学的保护措施都能有效地预防 PID，这些措施包括乳胶避孕套，子宫帽和杀精子剂。

在流产的 2 ~3 周这段时间内，不要坐浴、游泳，也不要进行性交，否则容易造成感染。

● **不要忽视感染**

及时治疗阴道感染对预防 PID 有重要的作用。如果医生诊断出感染是性传播类疾病，那么让你的性伴侣也要接受治疗。

可供选择的药物

● **使用止痛药**

如果盆腔疼是由卵巢囊肿破裂引起的，你就需要开些处方药来止痛，很少有囊肿破裂流血过多而需要手术的情况。医生也会给你开些异丁本乙酸类的止痛药来治疗其他原因引起的盆腔痛。

● **补充维生素**

补充维生素 A、维生素 C 以及复合维生素 B 可以增强机体免疫系统，加速康复。

何时该去看医生

★ 盆腔突然剧烈地疼痛。
★ 持续 2 天以上或反复性的盆腔痛。
★ 小便时疼痛，尿频，恶心，呕吐或腹泻。
★ 你有身孕时。
★ 食欲不振并伴有盆腔痛。
★ 过去曾患性传播疾病或有多个性伴侣。

性冷淡（Libido Loss）

症状表现和引起症状的原因

你最后一次在床上发热是因为空调坏了，熄灯后能让你重新开灯的原因是因为电话响了。

也许你的配偶要求的床上运动要比你多，你也许配合但却不是真正想要也不会从中得到快乐。是否你出了什么问题呢？

性学专家不愿玩数字游戏去讨论性交次数有多少次才是正常的性交，他们更注重为了让夫妻保持健康的关系应该怎样做。

如果每个月你只有 1 ~2 次的性生活或者更少，那么你的性欲就属于低的，但是谁又能说什么样的欲望水平才是比较好的呢？

性学专家认为，只有当性欲低下导致了问题，我们才能把它列为问题。性欲低下成为问题只是在两个人关系的框架内来定义的，当个人和其性伴侣在欲求上不和谐，或者是他们认为他们的性欲不振不合常情时，这便有了问题。

每个人都会经历性欲的高峰期和低谷期，性欲的退却，有很多原因，例如童年不快的经历，日子窘迫，严重的疾病，或是太多的压力和性生活次数太少等。时常地激素分泌不协调或药品都会破坏性欲。但当然，性欲和性功能还是有差别的，你可能也会被激起并有性高潮，但却没有任何兴趣（这就是为什么向你的医生或性学专家咨询一些专业建议的必要性，如果你长时间存在这样的问题）。

如果你的性欲长时间低下，并且你觉得你是出了什么问题，你该做些什么呢？

如何缓解症状

性欲是胃口的问题，要想帮助一个人从一些东西中得到品味或让他们认识到他们的确存在追求美好东西的欲望是非常困难的。你可以呈上一盘很有诱惑力的甜点，但这却帮不了那些不想吃或是拒绝享受美味的人。

如下是性学专家的建议，也许可以帮你开发出你的性欲，给你的生活带来欢乐。

家庭处理措施

- **寻找新鲜感**

对于许多夫妻，性生活的兴奋度就像每天洗盘子一样，因为他们一直在重复同样的东西。读些关于性方面的杂志，尝试一些新的姿势或方法，这样会给性生活带来新鲜感。

- **触摸**

那些性欲低下的人通常很不愿意向他们的伴侣表达情感，他们也许会认为他们的动作会引来嘲笑或在做爱中引来争吵，但是他们不知道触摸的减少让他们的伴侣毫无性趣可言。

鼓励他们保持感情的表露，例如吻对方的脸颊和嘴唇，肩膀和手臂上无意的触摸，或是抚摸头发等。双方都需要表现出他们的相互关心和在意，但要注意这些感情的表达绝不是在发出性的信号。

- **看些成人读物**

你不必戴上太阳镜穿上风衣鬼祟的钻进一家成人店，你只须读一些成人读物或性学专家的辅导读物。许多生活类杂志都有这方面的专栏，解答一些生活中常见的问题。

- **咨询专家**

你还可以咨询这方面的专家，他们会根据你的状况向你提供有益的建议和改善方法。你只需细心体会并身体力行，相信会改善你和另一半的状况。

● **喝一点红酒**

红酒予人神秘感觉，有的时候，一小杯红酒就可以唤起性的欲望，如果你的另一半对做爱兴味索然，你不妨点起一只蜡烛，在柔和的烛光里共进一顿浪漫的烛光晚餐。但不要一次喝太多，两杯到肚已可以很放松，最重要的是用大酒杯盛酒，只要轻轻摇晃，酒香便会四溢出来，即使酒不醉人，人亦会自醉，气氛顿时变得非常浪漫。

● **搽一点香水**

香气有刺激感官功能的作用，许多人会受某种香气蛊惑而产生幻想，有些人对某种香气相当执著。人类的嗅觉器官与分泌各种荷尔蒙的脑下垂体有直接的相关性，也就是说，某种气味将直接影响性行为。最广为人知的催情香氛是麝香，另一种动物性物质称为西贝特；此外，龙涎香也是自古以来极重要的春药香。所以当你想让自已或伴侣更投入时，不妨选用有这些成分的香氛。

● **穴位按摩**

仰卧，用手掌顺、逆时针按摩小腹部，各 30 次。点按气海、关元、足三里、三阴交穴各 1 分钟。俯卧位，用一指禅按肾俞、心俞、肝俞、命门穴各 2 分钟。掌揉左或右侧背部京门穴下方 5～10 分钟。再仰卧，以两手四指自内上方阴廉、五星穴处，自上而下揉捏，经阴包至膝下阴陵泉穴处止，反复 3～5 遍。

● **性敏感部位按摩**

性敏感部位是指能够激起性欲与性兴奋的体表带或穴位。它包括性敏感带和敏感点。女子的性欲敏感带如耳朵、颈部、大腿内侧、腋下、乳房、乳头等部位最敏感，其敏感点有“会阴”、“会阳”、“京门”等穴。按摩性敏感带时，男方宜缓慢轻揉，使之有一种舒坦的感觉；按摩敏感点时，可用指头掌面按压，以柔济刚，达到激发起女方性欲的效果。总之以女方体验到一种快乐、舒适感为原则。每天按摩 1 次即可。

● **加强耻尾肌的锻炼**

集中精力收缩尿道、直肠和阴道括约肌来锻炼性肌，可治疗性冷淡。耻尾肌也是促进性爱的肌肉。性肌的强度和弹性对保证女人分娩时顺产和性交时增强性反应以及泌尿系统功能至关重要。锻炼性肌的方法很简单，在排尿、平卧硬板床，甚至看电视、织毛衣时，屏气收缩尿道、直肠和阴道括约肌 100～200 次，然后放松，即可使性肌逐渐强壮起来。

饮食调理

● **催情的食物**

有许多食物具有催情和滋阴壮阳的功效，牡蛎、韭菜、胡萝卜、羊肉、雀肉、田螺、河虾、甲鱼、鹿鞭、蜂王浆等都具有补肾催情的功效。

❖ 韭菜可温肾助阳，活血散淤，理气降逆，又称“起阳草”，既可让他亢奋，又能提高耐久力。

- ❖ 生蚝是海鲜中的一种，据说有助于合成男性荷尔蒙，有催情的作用。其他如龙虾、海胆、海参、鱼卵、虾卵、贝壳类、海藻类等也不错。
- ❖ 人参中所富含的植物性荷尔蒙可提升脱氢外雄固酮（简称 DHEA）的含量，并增加精子的制造量和性活动频率。
- ❖ 古罗马人经常用罗勒做菜，充当催情药，它强烈的气味，被公认对催情有很大的帮助。而薄荷除了能纾缓神经、补充体力外，西方人认为还有催情的作用。
- ❖ 蜂王浆有提高性功能，抗老防衰的作用。咖啡因对性爱有一定的影响，因为它会对交感和副交感神经产生直接影响。不过专家同时也指出这种作用也是适量有益，摄取过量，反倒会对性产生负面作用。

● 喝一点水

如果感到口渴时，不妨先饮少量温热的开水。如果在夜晚进行性生活，喝点奶制品比较合适，因为奶制品有镇静催眠的作用。如果性生活是在清晨进行，为了解除困乏，最好喝点糖分较高的饮料，以便能迅速燃烧供能，纯果汁饮料就比较合适，因为它们含有丰富的维生素 C、矿物质、果糖，热量较高，而且含有丰富的钾，可以补充大量出汗后缺失的钾。

● 补充营养素

维生素 B 群、维生素 E、锌都是生殖腺所必需的。L－苯丙胺酸及酪胺酸空腹时，与维生素 B_6 及维生素 C 同时服用。

● 保健药膳

- ❖ 蜗牛肉 50 克，加花椒、酒、姜烹制食用。
- ❖ 蜂王浆 40 克，蜂蜜 500 克，混匀。每次 15 毫升，每日 1～2 次。不能用沸水冲调。
- ❖ 麻雀肉适量，加调料烹制食用，每次 5 只。
- ❖ 枸杞 30 克，羊肾 1 只，羊肉 60 克，葱白、食盐适量，粳米 80 克。将羊肾、羊肉洗净切碎后，混合其他物同煮粥服用，5～7 天为一个疗程。适用于肾阳虚型性冷淡者。

家庭小验方

● 鹿角酒

鹿角胶适量，加黄酒浸软蒸服。每次 15～30 克，每日 2 次。用于无欲念、下元虚冷者。

● 淫羊海马茶

淫羊藿 15 克，水煎，再冲服海马末 5 克，每日 2 次，以有效为度。

子宫脱垂（Uterus Prolapse）

症状表现和引起症状的原因

多年来，地球引力，生小孩，还有更年期组织变薄会使韧带和容纳骨盆器官的肌肉变弱。当器官开始向下垂吊时，这种状况称之为下垂。它是一个渐进的过程，尽管阴道里有突起让你感到惊慌，但那并不危险。它只是非常不舒服，会影响性交。

子宫开始从内向外突出，而且依据下垂的位置和程度，膀胱、直肠和子宫可能会一起伸出。最常见的是阴道的前壁突出，这种感觉有点像阴道口处有个鸡蛋在那里。这种突出会有拳头那么大，甚至柚子般大小。

有时下垂会使得你在打喷嚏、大笑或咳嗽时难以憋住尿，而且如果直肠也随着下垂，你会有排便的麻烦。

如何缓解症状

对于下垂问题有多种解决办法，医生会帮你决定哪种更适合你。

家庭处理措施

● **预防为主**

轻度的子宫下垂，如果没有明显症状，应以预防保健为主。如避免持续增加腹部压力的动作。生产完的妈妈，宜做些产后运动，以恢复肌力。停经后的妇女，宜适度补充女性荷尔蒙，来防止恶化。

● **多食用一些高纤维食物**

尽管不会纠正下垂的状况，但食用含有高纤维的食物会使大便松软，有利于肠子移动起来更容易。食用多种水果和蔬菜，可以补充人体必需的纤维。

● **多上洗手间**

如果你让膀胱保持是空的，就是有下垂的压力它也很少有可能渗漏，甚至不是内急时也经常提醒自己小便。

● **不管它**

如果你的下垂状况较轻微，不会导致较大问题的话，正确的做法是不用管它。跟你的医生谈谈。

● **修复基础组织**

医生会建议你对于下垂状况采取手术，它会牵涉修复阴道前壁和后壁。如果牵扯到子宫，医生会推荐使用从阴道进行的子宫切除术，可以不用进行腹部的切割而将子宫除去。

● **带子宫套**

如果你不选择手术，医生会给你子宫套——一种像塑料的或橡皮隔膜的器械，带在阴道内部包住塌陷的结构。子宫套必须每几个月换一下，尽管可能会导致阴道宫颈的发臭和小块溃烂，但使用还是安全的。

● **推拿按摩**

治疗子宫下垂的原则是调理脾肾，补气升提。

1. 患者坐或卧位，医者立其侧，以食、中指相叠按揉头部的百会穴，先顺时针，后逆时针方向各72次。

2. 患者仰卧，医者以单手掌、指提拿中极穴处肌肉10遍。

3. 以掌根自耻骨向上行按推法10次，力量要柔和，可使下腹有向上收缩的感觉。

4. 以掌根按于耻骨，向上用力施振颤法1分钟。再以指点按提托穴（关元穴旁开4寸处）、子宫穴（中极穴旁开3寸处）各1~3分钟。

5. 以指按揉三阴交、阴陵泉、足三里穴各1分钟。再以食、中指点按会阴穴且做振颤法1分钟。

6. 以指按揉脾俞、肾俞穴各1分钟。横擦穴位处，以热为度。

7. 轻度子宫脱垂者，每日可做自我推拿，每次揉百会穴100次，擦揉大椎穴50次，推拿肩井穴50次，揉关元穴100次，按压三阴交穴50次。

如果还伴有其他症状，还可以随症加减：

1. 子宫下垂伴食少体倦，肢软乏力者，采用基本手法加捏脊法：患者俯卧，医者立其侧，自长强穴起，沿脊柱正中以拇、食指捏拿肌肉，边捏拿边渐行向上至大椎穴止，操作10~15遍。

2. 子宫下垂伴头晕不适，心绪不宁者，采用基本手法加按揉合谷、神门、太冲穴各1分钟。

● **坐浴**

治疗过程中，可以配合坐浴法进行熏洗。即以中药枳壳50克、蛇床子50克，乌梅20克，黄柏30克，煎水熏洗，每日2次。

● **自我提升锻炼**

在进行完坐浴后，接着作自我按摩锻炼。

缩二阴法：患者持自然坐位，随吸气收缩腹，呼气放松，如此一紧一松，交替进行5~10分钟。

固脱法：患者俯卧，上肢平放头前，屈膝躬身，臀部上抬、下降，重复10~15次后，保持抬臀姿势5~10分钟。

何时该去看医生

★ 感觉阴道内有一种不同寻常的沉重和压力。

★ 感觉有什么东西正从你的阴道口伸出。

乳头分泌物（Mammilla Secretion）

症状表现和引起症状的原因

你在穿上胸衣或在做每月乳房检查时突然发现一二滴如奶水般的液体从乳头流出，你也许会十分的害怕，这是严重的疾病吗？

未必，许多情况下乳头有分泌物就像皮肤有油脂分泌一样的自然。就像皮肤的毛孔一样，通向乳头的导管自然会含有一些液体。乳头上的导管是为了将乳液引向乳头的，自然导管里有些液体并不是新鲜事，分泌物的颜色不同，有灰色，绿色，棕色或白色。

如果你挤压乳头便会有更多的液体流出，挤压或其他形式的压力就像婴儿的吮吸一般，会刺激催乳激素的分泌，这种激素可以让乳房分泌出乳液或其他液体。一位正在喂乳的母亲无须任何刺激，她的乳头就可以随时地流出乳汁，即使是婴儿啼哭也可以让母亲的乳头分泌出大量的乳汁。

但是研究表明不是喂乳期的女性，如果给她们的乳头以足够的刺激也会有分泌物流出。研究人员对大批女性的乳头用仪器进行吮吸，无论是年轻的还是年老的，已经不能生育的还是未怀孕的，乳头都会有分泌物。

事实上，任何乳房刺激都会造成乳头有分泌物，如冲澡，乳房X光照射，不合身的胸衣以及运动时衣服对乳房的摩擦。如果荷尔蒙水平发生改变也会导致分泌物的流出。女性服用避孕药，进入绝经期或是在进行荷尔蒙治疗法都会使荷尔蒙水平发生变化，同时抗抑郁和治血压病的药物也会引起乳头有分泌物。

如果分泌物很稠，呈黄棕色或呈脓状，可能是你的乳房受了感染；如果是澄清的水状或带有血丝那就可能是肿瘤，但大部分情况下都是良性瘤而不是恶性的。时刻注意分泌物的颜色、发生频率等是很重要的。

如何缓解症状

下列措施可以帮助你控制分泌物。

家庭处理措施

● 求医

如果你的乳头正分泌看起来不很正常的东西，告诉你的医生。如果是乳房感染，那么他会给你一些抗生素的。

● 穿上运动胸衣

如果有分泌物流出，要确保衣服不会摩擦到乳头特别是运动的时候。这种情况下不穿胸衣也是不可取的，你的衣服会摩擦乳头，这让情况更糟。

● **戴上防漏衬垫**

如果你处于哺乳期，那么可以在胸衣中装上吸水的衬垫以免乳汁渗漏出来引起窘状。

何时该去看医生

★ 分泌物呈黄清色，如水般的或带有血丝。
★ 单个或双乳不断地有分泌物流出。

乳房变化（Bubby Change）

症状表现和引起症状的原因

每一个女性都希望拥有永远坚挺、光滑、匀称的乳房，正如雕像维纳斯一样。然而，作为血肉之躯，女性的乳房在不断变化。

增肥或减肥以及女性荷尔蒙分泌变化会改变乳房大小，每次经期前，雌激素和黄体酮激增，会刺激乳房组织发育，胸部会膨胀、变得柔软而富有曲线。更年期来临，乳房则会失去弹性。

上述乳房变化是正常的，无须担忧。需要警惕的是乳房形状、肌理和手感发生突然、异样的改变。

乳房下垂或乳头出现微凹可能是由于年龄增长导致支撑乳房的韧性组织丧失弹性引起的，但也可能是由于组织中的肿瘤牵拉皮肤和乳头引起的。如果是肿瘤，通常在能触摸感觉到包块之前的很长一段时间，微凹便存在了。

如何缓解症状

下述方法可帮您判断哪些乳房变化需请医生诊治。

家庭处理措施

● **目测**

手放在臀部，赤裸着上身站在镜子前，缓慢转身，察看双乳大小是否一致，是否有凸起，皮肤是否有红斑或变色，毛孔是否变大、充血，乳头是否有黏液或黄色分泌物。

● **胳膊抬举至脑后**

该动作可以牵拉乳房组织，使肿块微凸或褶皱部位显而易见。面对镜子，双臂垂在两侧，然后高举过头，仔细观察每个乳房的外形和大小，有无肿起、凹陷或褶皱之处，乳头有无改变。再把两手手掌相对置胸下，用力作推的动作，这时乳房上的凹陷褶皱最易显露。最后用手掌支撑在髋部，往下压，使胸肌放松，再行观察。另外，站立时如发现两侧乳头不在一个水平线上，或某一侧乳头向上翘、向一边偏或向里回缩，也是可疑迹象。

● **淋浴时检查**

淋浴时水不断冲在身上，手指放平在乳房的每个部位处，并慢慢地滑过，以检查有无块状物、硬结或增厚的地方。用左手检查右侧乳房，用右手检查左侧乳房。你还可以抹上肥皂，双手平缓地滑过乳房可快速检查乳房的变化，确保抚摸从锁骨到腋下的整个乳房。

● **躺着检查**

去掉枕头，平卧在床上。检查左乳时在右肩下垫一个枕头。把左手枕在头下，使乳房组织较为均匀地分布在胸部。触摸时必须注意不要用拇指，因为一用拇指就有捏的动作，正常乳腺组织在抓捏时可以觉得有“肿块”，易产生错误的感觉。所以要用其他三或四个手指，把它们并拢、伸直，用各指的掌面轻柔地触摸。切忌重按，因为指端的触觉在轻轻接触时最为敏感，这样容易发现小的肿块。触摸时一般先把手放在乳房最外圈的时钟 12 点处，接着轻柔地转圈按摩，即按时针行走方向由 12 点移向 1 点、2 点、3 点……直到转回 12 点。然后，向乳头方向推进 3 厘米，再按时针行走的方向按摩，直到包括乳晕、乳头部分在内的全部乳房都摸到为止。一般检查完毕至少要按时针走动方向转 4 圈。查毕左乳用同样方法查右乳。

● **特殊体形的检查**

如果乳房较大，在平卧体位乳房仍垂在胸壁侧面时，乳房外侧部位的组织会重叠而影响满意的触摸。此时，可在检查乳房外侧时把身体稍侧向对侧，使乳房外侧平贴在胸壁上，就可检查得更清楚。正常的乳腺触摸时觉得柔软，触不到肿块或硬结，较瘦或乳房较小的妇女甚至可以触到突起的肋骨。所以手指的感觉是一个“空虚”的乳房。按摩时要注意是否有硬结或肿块，最后用拇指和食指轻轻挤压乳头，观察有无分泌物。如有分泌物，无论是清液或血性液体都应去医院检查。

● **查查淋巴结**

乳房自查后，再用伸直的手指，沿乳房外缘向上检查至腋窝顶部，触摸腋下有无肿大的淋巴结。

● **注意**

乳房触摸检查的时间宜在每次月经以后 1～3 天内，那时乳腺的生理变化处于低潮，乳腺组织相对较薄，检查结果较可靠。在月经来潮前乳房充血较多，乳腺组织较厚，最不宜进行检查。最好每次检查都规定在月经后的同一天，以使每次检查结果易于对照。每1～3 个月检查一次，不要超过半年，否则就失去了通过自我检查早期发现病变的重要意义了。

● **及时就医**

如果发现异常或者自己不确定，应立即去医院作进一步检查，明确诊断，及时治疗。

何时该去看医生

★ 发现异常肿块。

★ 乳头出现分泌物，乳房毛孔扩大、皮肤粗糙、有红斑、一侧乳房边沿出现凸起或凹陷。

乳房包块（Bubby Tumour）

症状表现和引起症状的原因

说起乳房，有不少被健康外衣掩盖的症状，如乳房过大、过小或者呈梨形、下垂等。当乳房看起来异样时，女性的感受也是异样的。

很多女性的乳房组织厚而有隆起，触摸起来感觉凹凸不平。对大多数女性来说，这是正常的。事实上，四十岁以上女性抱怨乳房有包块很常见。

经期来临前，乳房包块比平常明显。这是女性体内激素如雌激素、黄体酮和催乳激素分泌旺盛时期，这些激素刺激乳腺纤维组织发育。月经期间，过量的纤维组织会沉积，令您感觉乳房有肿块，它们通常被称做纤维囊性乳房疾病，但现在许多医生认为称之为疾病是错误的，毕竟它们是年长女性乳房组织的自然组成部分。

为什么一直在谈论正常的肿块呢？答案很简单，因为乳腺癌是以出现肿块为早期症状的（除非通过乳房 X 线照相术查明），当她们发现肿块时非常惊慌，其实绝大多数的肿块并不是癌。

那种摸起来像葡萄，突出时和普通包块一样，可移动的那种可能是囊肿。当乳液排泄不畅时就形成了这些液囊。这些包块可能会很疼，但它们不会引起癌症，而且它们会在特定的时间自动消失。

但对那种不能移动的摸起来硬如豆子的肿块要引起注意，它们很可能就是癌细胞。那种可移动的但硬如石头的肿块很可能是非癌性肿瘤，被称做纤维腺瘤。乳房组织中的不规则硬块很可能是由乳房受伤或是乳房表面疖子引起的。乳头附近的肿胀部位很可能属于乳腺管阻塞感染。

如何缓解症状

当发现包块时，不要妄加猜测。如果发现肿块或感觉其他乳房不正常状况，应请医生检查一下，以下事项需加以注意。

家庭处理措施

● **请专家指导**

熟悉自己乳房健康状况的最佳方法是第一次检查时请一位专业人士陪同完

成。当发现大而硬的包块时，医师和护士的指导能使很多女性摆脱惊慌，事实上，它也许只是肋骨尖部突出。

● **坚持每月记录**

这种记录会帮你记住上个月乳房的状况。

当经期过后，乳房变得不再触痛，包块较少时候，在这一周或10天内是乳房自查的最佳时间。如果你已停经或正在进行激素置换治疗，可以在每月的第一天进行乳房自查。无论选择哪种，坚持不懈是最重要的，只有这样，才能发现其中的变化。

● **平躺**

如果你平躺并将一只胳膊举过头顶，较小的肿块就比较容易被发现，特别是乳房较大时。利用另一只手的指肚紧紧压住乳房，从乳头部位由内向外做同心圆运动，检查必须毫无疏漏，包括乳头、乳晕部位，乳房往上直到锁骨和腋下区域都不要放过。减肥或增加体重期间，你可能会发现新包块。

● **乳房X线照相**

研究表明，乳房X线照片可以比你自己或医生早两年发现肿块。它检查出的包块有四分之三都属于组织囊肿或者钙淤积。建议女性40岁时可进行第一次乳房X线检查，40～50岁期间，每隔1～2年检查一次，50岁以后应坚持每年一次。

● **抽液检查**

如果是水疱样囊肿，医生会在门诊部使用注射针抽液，如果囊肿消失，它便不是癌性，大多数情况都是如此。

● **进一步诊断**

如果囊肿没有被吸尽，你可能会接受乳房X线或超声波检查以确定包块的形状和大小。医生可能会使用针或活组织检查抽取组织样品来分析乳腺细胞。活组织检查是诊断肿块的唯一权威方法。如果包块较小，医生会去除它，如果较大，医生会取出部分作为分析样本。如果发现癌细胞，医生和患者将必须决定采用乳房肿瘤切除术或是乳房切除术，前者切除包块及附近健康组织以及腋下淋巴结，后者须切除整个或部分乳房。

饮食调理

那么如何预防乳房包块呢？

通过限制雌激素过量分泌，你也许可以有效预防乳房肿块，以下窍门可供参考。

● **远离高脂肪食品**

高脂肪食品会刺激乳房生长，并会转化为雌激素，增加液体和盐分滞留，使囊肿恶化。建议以全谷类、水果和蔬菜为基础的膳食计划来预防乳房包块。

● **多食高纤维食物**

多食富含纤维类食品有助于吸收过量的雌激素并将之排出体外。如果雌激素大量滞留在体内，会刺激液体滞留，促进肿块生长。因此，理想的膳食应以全谷类、水果和蔬菜为主。

● **减肥**

尽量保持与身高相适应的理想体重。肥胖与血液中的类固醇激素过高密切相关，因此肥胖人群易患乳腺癌。

何时该去看医生

★ 发现一侧乳房出现异常包块，肿大、凸起或微凹现象。

医学小知识

常见乳房疾病与相关症状

❖ **乳腺纤维瘤**

它常发生于25岁以下的未婚女子中，这种肿瘤通常情况下是单个的出现在一侧乳房内，瘤体的形状呈卵圆形，大如桂圆，小如樱桃。触摸时有光滑感，质地硬实，边界清楚。其最大的特征是瘤体可在乳房内来回推动，常无疼痛感。有时也偶有多个瘤体出现在双侧乳房内。这种瘤绝大多数是良性的，极少数可发生恶变，故早期以手术治疗为宜。

❖ **乳腺囊肿**

这种病在女青年中多见。它容易发生在妊娠期或哺乳期。患病前，可能有过乳房外伤、碰撞等历史。囊肿呈球形，表面光滑，有弹性，与周围组织分界清楚。囊肿可以手术切除。

❖ **乳腺增生**

也叫乳腺囊性增生，该病好发于30~50岁的妇女，常同时或相继在两侧乳房内发生多个大小不一的肿块，呈圆形或不规则形。触摸时质地硬韧，如同摸橡皮块的感觉。它们常分散在整个乳房内，也可局限在乳房的一侧。肿物与周围组织分界不清，与皮肤不粘连，推挤时可移动，但常与乳腺组织一起移动。病人时常感到乳房胀痛，在月经来潮前3~4日更甚，月经一来，疼痛会觉减轻，但常不消失，摸到的肿物一般不易消退。乳腺囊性增生一般为良性，极少数恶变为癌。经过医生检查，如果为良性，可服中药治疗，同时密切观察其变化。

❖ **乳房结核**

在中年妇女中多见，病程进展缓慢。开始时有一个或几个肿块，与周围组织分界不清，逐渐和皮肤粘连，几个月后肿块软化，形成脓肿，以后脓肿破溃，排出脓液。乳房结核在没有软化前最好手术切除肿块。

❖ **乳腺癌**

多发生于中年以上的妇女。是最常见的恶性肿瘤，常发生在乳房外侧上方，即挨近腋窝的部位，用手触摸，感觉坚硬，但不光滑，开始很小，慢慢长大，待与乳房皮肤发生粘连后，将出现“酒窝”症状（皮肤表面出现凹陷）或“橘皮样改变”，这是比较晚期的显著的外观改变，自己可以看见。若患侧腋窝淋巴结肿大、质硬、有粘连，说明癌已转移。乳腺癌患者有三分之一有疼痛感觉，因此有无疼痛不是诊断的根据。乳腺癌早期发现，早手术，治愈率高。

乳房疼痛（Bubby Ache）

症状表现和引起症状的原因

青春期乳房胀痛是女孩子出现最早的乳房疼痛。一般 9 ~ 13 岁发生，先于月经初潮 2 ~ 3 年，这时女孩子乳房开始发育，首先是乳头隆起，乳头下的乳房组织发现约豌豆到蚕豆大的圆丘形硬结，有轻微胀痛。初潮后，随丰满的青春期乳房发育成熟而自行消退。

有些妇女在月经来潮前 4 ~ 5 天，常感到双侧乳房胀痛不适，有时疼痛可牵扯到双腋下，不敢触碰。体态消瘦的妇女甚至可摸到结状的肿块。这种情况是由于乳腺受到卵巢分泌的雌性激素的作用，出现组织充血水肿的缘故。随着月经的来潮，这些现象均会渐渐消失。此为生理现象，无须治疗。

有些女性乳房疼痛症状在更年期到来前 10 年最严重，因为这段时间女性荷尔蒙分泌变化明显。

无论女性年龄多大，精神压力过大或心态懒惰消极都会使不适感升级，而且，摄入过量的盐、脂肪和咖啡因也会增强不适感。

乳房疼痛出现两周也可能是怀孕的表现，当怀孕后 40 天左右，一些妇女由于胎盘、绒毛分泌大量雌激素、孕激素、催乳素，使乳腺增生，乳房增大而发生乳房胀痛不适，重者可持续整个孕期。一般不需治疗，胀痛可自行消失。

产后 3 ~ 7 天常可出现双乳胀满、疼痛和有硬结的现象。这主要是乳腺淋巴潴留、静脉充盈和间质水肿以及乳腺导管不畅所致。一般在乳汁畅流后，痛感多能消退。

有些女性人工流产后出现乳房胀痛并可触及肿块，这是由于妊娠突然中断，激素水平急骤下降，刚刚发育的乳腺突然停止生长，因而造成乳腺肿块及乳房疼痛，多在一两个月后逐渐好转。但有资料证实，人流对乳房引起的疼痛，还会造成持久的、潜在的危害。

另外，乳房疼痛也可能是急性乳腺炎的症状，它是由于细菌侵入乳腺组织而引起的急性化脓性感染。这种病常发生于产后 3～4 周的哺乳产妇，初产妇尤为多见。全身抵抗力下降、乳汁淤积和细菌感染是发病的主要原因。轻度感染者，仅有乳房胀痛，局部压痛，无明显肿块，伴有低热；较重感染者，有寒战、高热等全身症状。患侧乳房肿大，有搏动性疼痛，局部变硬，表面红肿，有压痛，腋下淋巴结肿大，并在短期内软化形成脓肿，表浅脓肿可自行向外穿破。颈部外伤或关节炎有时也会引起乳房疼痛。

如何缓解症状

如果你每月都经历乳房疼痛的煎熬，你不必等到更年期才自行解脱，以下事项会对你有益。

家庭处理措施

● **散步**

长期不运动会使乳房疼痛加剧。每天保持半小时到一小时的散步或骑车会使乳房疼痛大为改观。

● **选择合适胸罩**

运动甚至睡眠时佩戴有良好支托力的胸罩可有效呵护乳房组织。

● **给胸罩加衬垫**

在普通的胸罩里填充柔软的衬垫，它会将舒适的信息传递给大脑，让你忘却疼痛。

● **做胸部冷敷**

很多女性发现冰袋可镇痛。用布包裹冰袋放在胸部持续 10～15 分钟，看是否能缓解疼痛。

● **心理疗法**

简单的心理暗示活动能帮助你抑制紧张，排除烦恼，缓解疼痛。首先，选择舒适的椅子坐下，闭目做缓慢深呼吸。接着，全身肌肉放松，想象一下乳房浸在温暖的海水中。每次活动持续 10 分钟，如果有效，可经常练习。

可供选择的药物

● **服止疼剂**

月经来临前一周，每天 3 次，每次服用 2 片布洛芬或其他非处方消炎药片可以有效治疗乳房疼痛。

● **调节荷尔蒙**

如果你因接受荷尔蒙置换治疗而出现疼痛，可告诉医生，医生会采取延长疗程、使用小剂量黄体酮的方法来解决问题。

● **服用利尿剂或食品**

由撒尔沙植物和南非香叶木提取的利尿剂能预防积液。乳房肿胀并疼痛厉害时，可每日两次用温开水冲服两滴撒尔沙酊剂。大多数保健食品商店都有同类药茶出售，它们和撒尔沙酊剂效果类似。很多食物也有利尿功能，如欧芹、东瓜等。

● **补充多种维生素和矿物质**

日常补充维生素 A、复合维生素 B、维生素 C、碘和硒。试验表明，以上物质对治疗乳房疼痛和肿块有益，即使这些证据并不完全可靠，维生素 B 肯定有助于肝脏对雌激素的新陈代谢功能。

饮食调理

● **禁食黄油**

研究显示，低脂肪食谱会降低雌激素水平缓解乳房疼痛。当摄入脂肪只占人体热能总和的 20% 时，乳房疼痛会减轻。低脂肪食谱还会降低乳腺癌发病率。日常饮食中，你可以增加水果、蔬菜和谷类食品摄入量，少吃肉类和奶类。

● **多吃富含纤维类食物**

食谱中的纤维质可抑制雌激素过分刺激乳房组织，也有助于清除体内过多的雌激素。麦麸、谷类是纤维质的重要来源，蔬菜和水果，特别是不去皮的水果如梨、苹果和桃等也富含纤维质。

● **禁食咖啡**

有研究表明，一旦禁食咖啡，61% 患有乳房疼痛的女性患者都感到症状有所缓解。虽然该结果并不十分可信，但是少饮含咖啡因的饮料，如咖啡、茶和可乐等，肯定不是坏事。

● **禁食巧克力**

研究人员曾经跟踪调查 102 位女性，她们都曾摄入富含甲基黄嘌呤的巧克力、咖啡、茶等食品及阿司匹林、治疗感冒和哮喘的药物等。研究发现甲基黄嘌呤摄入最多的女性乳房疼痛症最严重。

● **减少盐的摄入量**

盐会加剧积液和疼痛感，少吃盐意味着远离加工过的食品，同时要看清商标，不要选择每份中含盐量高于 300 毫克的食品。

何时该去看医生

★ 乳房疼痛严重并持续 2 个月以上。

★ 您正接受激素置换治疗。

第十一章　男性问题

阴茎疼痛（Phallus Ache）

症状表现和引起症状的原因

阴茎疼痛有几种形式，大部分只是在勃起时才明显。

持久的阴茎增大，被称为阴茎持续勃起症。这种症状一开始跟正常的勃起一样，而且看上去也像，但实际上并非如此。阴茎持续勃起症通常是由于受到伤害或药物治疗的结果。一些糖尿病或镰刀细胞病患者易患阴茎持续勃起症。

某种伤害可能折断勃起的阴茎，导致阴茎疼痛，甚至引发阴茎持续勃起症。

在性交过程中勃起的阴茎没有插入阴道，而是对着女性的骨盆或大腿，致使阴茎破裂，阴茎也会变得发青、发紫。

阴茎受到伤害以后会非常疼痛，而且由于阴茎内动脉的裂口会造成太多的血涌进来但无法流出，会形成很大的压力，往往会引发尿道破裂及感染，非常危险。

阴茎在没有勃起时也可能受损，但这种突然的打击并不一定伤害得很重，或有东西砸到阴茎表面，虽然不一定会引发阴茎动脉受损，但有时会最终导致阳痿。

尿道感染或炎症也会引起阴茎疼痛。阴茎里的动脉会变硬，这种症状被称为杜彼唐氏挛缩症。

不管引发阴茎创伤的原因是什么，最终的结果往往是会患上阴茎硬结症，有时勃起的阴茎会痛苦地弯曲。这种弯曲在阴茎松弛时比较轻微，但是当勃起以后则会发生剧烈的弯曲以至于无法进行性交。有病例显示有的阴茎弯曲患者勃起时呈 90 度，还有呈 120 度弯曲或更大角度者。

如何缓解症状

治疗阴茎持续勃起症的障碍不是问题本身，而是人们对是否立刻寻求帮助的犹豫不决。过于持久的勃起非常危险，这会破坏影响阴茎勃起的组织，如果不在 4 小时内治疗，12 小时后这种损伤将不可挽回。对于持久的勃起，人人都会感到如此尴尬以至于一而再，再而三地耽误，希望能自动松泄下去，但是他们耽误的越久，就越有可能遭受永久的组织损伤。下面告诉你应该如何处理。

家庭处理措施

● **去急诊室**

克服你的尴尬和羞于启齿，赶紧去急诊室。立即治疗的治愈率往往是100%，而不进行治疗，阳痿的可能性为25%～75%。

● **不要自我治疗**

一些医学杂志建议很多阴茎持续勃起症的家庭补救方法，比如冷水浴，冰水灌汤剂，冷布敷等等，实际上任何一种方法都是毫无帮助的，耽搁时间只会增加永久伤害的可能性。

● **注射治疗**

如果持久的阴茎勃起是由于药物或血液不能排出阴茎造成的，医生可能会给阴茎注射压缩血管的药剂。

● **冷敷**

如果阴茎受伤裂痕较小，伴有少许出血，无泌尿道感染，医生会让你带冰袋回家冷敷，并避免性交直到阴茎治愈为止。

● **寻求减少入侵的治疗方案**

当阴茎内的动脉被撕裂，并不总是采取动手术的治疗方案，那样入侵和伤害较小。不过如果尿道破裂，则需要进行外科手术将汇聚在阴茎里的尿排除。

● **检查你的药物**

药物通过妨碍正常的血液流动而引发持续性勃起。一些抗抑郁剂，治头和背伤的药物，都有可能引发持续性勃起。不恰当地使用一些帮助阴茎勃起的药物也会引起痛苦的持久的勃起。一定要让医生知道当前你所服用的非处方和处方药。

● **等它消失**

阴茎硬结症会很痛苦，但并没必要一定要动手术将扭结从勃起的阴茎里取出来。在半数情况下，如果不是阴茎弯曲，疼痛会在一两年内消失。如果只是轻微的弯曲和疼痛不需要治疗，如果影响性交或疼痛严重，那么需要看医生。

● **超声疗法**

超声疗法可以恢复一些创伤组织的柔韧性，注射抗炎症的药物也会有所帮助。

● **将弯曲变直**

如果有必要手术，医生会切掉变硬的组织，并以更易弯曲的皮取而代之。在严重情况下，阴茎移植也是必要的。向医生咨询一下应该选择什么方案更好。

可供选择的药物

● **补充维生素 E**

服用高剂量的维生素 E，对治疗阴茎硬结症是有帮助的。

何时该去看医生

★ 阴茎勃起达一个小时或更长时间。
★ 你的阴茎遭受到损伤。
★ 勃起时阴茎弯曲。

阴茎分泌物（Phallus Secretion）

症状表现和引起症状的原因

阴茎有持续的分泌物是有很多原因的，但最有可能的是由性传播疾病引起的。分泌物有稠有稀，颜色由黄或绿到红各不同。

两种最常见的性病是淋病和衣原体感染，二者有相似的症状。衣原体使得阴茎头有分泌物流出并且小便时会有疼痛感，淋病也会引起小便疼痛。

与感染者性交后 2～5 天便会有症状出现，有的会到 14 天以后。性交感染衣原体后大约 1～4 周后便会有分泌物流出。

另外一种情况是尿道感染即尿道炎。前列腺炎也会使得阴茎有分泌物流出。这两种感染都会传染到性伴侣。

如何缓解症状

如果阴茎有分泌物流出，你务必要去征求医生的建议和治疗，但有些事你必须弄清楚。

家庭处理措施

● **避免传染**

如果你阴茎有分泌物，那么就应避免传染给别人。这就需要在完全治愈前，性生活一定要采取保护措施。

● **不要自己乱吃药**

翻遍药箱找药吃或吞下用来治牙齿的所有抗菌药是毫无用处的，在看医生之前，你做什么都没用，而且乱吃药还会导致症状发生变化，误导医生的诊断。

● **保持清洁**

你必须不时地用温水和中性香皂清洗阴茎，保持其清洁，这只是基本的卫生措施（但去医生诊所之前，不要清洗，因为医生要检查分泌物）。

● **打热线或上网咨询**

许多城市都设置了热线服务，替人们解决生殖方面的问题。许多医疗网站也可提供咨询帮助。

可供选择的药物

● **抗菌药物**

只有抗菌药才可以消除分泌物。强力霉素用于淋病和衣原体，其他的消炎药可用于尿道炎或前列腺炎等疾病。

何时该去看医生

★ 任何不寻常的分泌物都应该就医检查。

生殖器瘙痒（Genitals Itch）

症状表现和引起症状的原因

摩擦和真菌是生殖器瘙痒的两种基本诱因。皮肤之间的相互摩擦会引起局部体温升高和流汗，从而引发过敏、发痒和发红，爱穿紧身裤、活动量大或过度肥胖的人尤其易受影响。

一开始，痒处只是生殖器上的一些小红点，但逐渐就会发展成更为严重的炎症、结痂，然后脱落，或者在脱皮的患处会出现一触即痛的湿性斑点。

由真菌引起的瘙痒一般会在皮肤上产生鱼鳞状有清晰环状边缘的斑，医学上称之为股癣。真菌引起的股癣多发生于夏季，真菌很像蠕虫，喜欢在潮湿的地方生长，但并非只有真菌感染才会引起股癣。

阴部奇痒也可能是由疥疮或阴虱引起的。对男性而言，瘙痒也可能是衣原体感染的最初迹象。无论是对男性还是女性，严重的瘙痒如同疼痛一样，都可能是疱疹的前期症状。

如何缓解症状

可以在去药店购买了相关药物后在家里进行治疗，但仅限于在患处发炎及感染之前使用。如果情况严重的话就要去医生处开专门的处方药止痒，以下方法可以帮助你在瘙痒尚未变成严重问题之前就解决它。

家庭处理措施

● **保持清洁**

汗渍会滋生大量细菌，从而引起或进一步刺激生殖器瘙痒。如果你在工作或运动时出汗了，一定要尽快洗澡，如果不是在家中洗澡，记得要带一套干净的换洗衣服。

● 保持干燥、宽松

洗完澡后一定要彻底擦干身体，如有必要，可以用调在低挡的吹风机吹干下身。不要穿太紧身或不合身的衣物把自己勒得紧紧的，它们会与你两腿间的皮肤产生摩擦，而且不利于空气流通。试试裸身，脱掉衣服，让患处暴露在空气中，从而有利于它保持干燥。

● 使用爽身粉

想减少走动时自然产生的摩擦，你可以尝试在身上扑上爽身粉，它可以起到缓冲剂的效果，从而减少擦伤。

软膏会让你好过些，非处方类的软膏止痒效果很明显，但要想选出最有效的治疗产品，搞清楚病因是很重要的。擦伤可能因为使用抗菌类药物而恶化，因为那些制剂在减轻摩擦方面并无用处。含有锌氧化物或氧化可的松的软膏，可以有效治愈由擦伤引起的发痒。另一方面，如果你因菌类感染引起外阴瘙痒，可选择含有霉康唑或克霉唑的软膏。应该在刚一开始发痒时就使用这些软膏。

● 使用冰块

如果你已患了生殖器瘙痒，冰敷可以让奇痒的皮肤好过一些。你可以用毛巾包一些冰块，或用凉自来水将一块浴巾打湿冷敷阴部。只是要确保冷敷后还要擦干身体。

● 注意休息

在你的皮肤痊愈之前，尽量少走动，走路会产生更多的摩擦。

● 浸泡消炎

治疗龟头包皮炎局部可用 1：5000 的高锰酸钾浴液浸泡龟头，早晚各一次，或用棉签沾 1：1000 的新洁尔灭轻拭渗液或脓液，注意不要用各种油膏和粉剂，否则反而易加重病情。全身反应重者可加用抗生素治疗。对一般治疗效果不明显者，应注意特殊致病微生物的诊治。分泌物中查到链球菌者应局部给予制霉菌素或克霉唑。分泌物中检出滴虫者应给予灭滴灵口服。疑有性病时，应于分泌物中检查淋病双球菌，并注意与硬性下疳、软性下疳相鉴别。

● 如何摆脱讨厌的瘙痒

治疗股癣时，由于阴茎处皮肤薄嫩，不可用刺激性过强的药物，一般可外用克霉唑软膏，效果较好。若其他部位也有癣则应同时治疗，以免复发。

如果进行股癣治疗后发现没有什么疗效，或是下身的瘙痒强烈得让你想不顾一切地抓挠，你的外阴有可能寄生了阴虱或疥癣，这两种都是很常见的致病源。

● 消灭螨虫

疥疮是一种用显微镜才能看到的螨虫引起的，它们在皮肤里挖洞，不仅感染外阴，也可以感染你身体的其他部位——胸、腰、腋下、手。除了令患处发痒，它们还会伤害皮肤引起感染。很多疥疮病例都是和身上寄生有疥螨的人做近距离接触——不一定非得是性行为——而被传染上，只有处方药可以彻底消除它们，但不止是外阴，整个身体都要用药擦。

● **赶走虱子**

和疥螨相比较，阴虱要大得多，用肉眼就可以看见它们。如果身上生了阴虱，你很快就能发现它们，它们看上去就像白色的皮屑或头皮屑，但会动。你如果不幸患了阴虱，那就应该做彻底的大扫除，被褥、床单、内衣必须用高温清洗杀虫。你可能必须剃掉阴毛以利于根除滋生地，然后涂抹杀虫药膏。如果用非处方药一周内不怎么见效，就去医生处开处方药。

● **勿抓挠烫洗**

阴囊湿疹不是癣，故不应按癣用硫磺酒、癣药水、大蒜等治疗。本病最忌搔抓、揉搓、摩擦、烫洗等。凡热水、肥皂、盐水、碱水均不宜应用。只要注意不搔抓、不刺激皮肤，大多数患者症状可较快好转。

可供选择的药物

● **补充维生素**

核黄素缺乏性阴囊炎是由于常年食用精白米、精白面、多次搓洗米，食青菜切碎泡洗或者长期腹泻、便秘、食欲不振、挑食、偏食等引起。只要服用一周的核黄素片，症状便会明显好转，在改变饮食习惯或胃肠功能正常后，病情也会迅速缓解，但营养状态差时又会复发。

饮食调理

● **忌食辛辣食品**

阴囊湿疹不是性传播疾病，本身不具传染性。患者多由嗜食辛辣，或穿化纤内衣，阴囊潮湿多汗下体透气性差所致。因此应当穿纯棉内衣，忌食辛辣食品，保持心情舒畅，睡眠充足，坚持治疗，可提高疗效，减少或减轻阴囊湿疹的复发。

另可参见“阴茎疼痛”、“外阴瘙痒”。

何时该去看医生

★ 瘙痒持续超过一周以上，且没有好转的迹象。
★ 瘙痒伴有发红、溃疡或分泌物。
★ 瘙痒之后产生水疱或溃疡。
★ 生殖器奇痒难忍，并且有向身体其他部位扩散的趋势。

医学小知识

生殖器瘙痒与可能的疾病

症状	可能的疾病
发病初期可见龟头和包皮表面水肿、充血，尿道口周围发红并出现创面、糜烂，并可发展成浅表的溃疡，有脓性分泌物流出，病人自觉阴茎头处发痒或有灼热感，随后疼痛。溃烂后可流脓、味臭。严重者还会有乏力、低热、腹股沟淋巴结肿大及压痛。这是一种发病率最高的龟头包皮疾病。患者几乎都有包茎或包皮过长	龟头包皮炎
表现为龟头黏膜红斑、局部水肿、表面光滑、边缘轻度脱屑，并可有丘疹和小脓疱向周围扩大形成龟头糜烂。反复发作的念珠菌性龟头炎，可引起包皮干裂、纤维化和龟头硬化性改变	霉菌感染的念珠菌性龟头炎
阴囊皮肤上出现红斑、丘疹、水泡、糜烂、渗出、结痂等多种病征，病人自己感觉灼热和瘙痒。常由于用力搔抓，热水洗烫而出现急性肿胀或糜烂。此病病程较长，反复发作而使皮肤变厚、粗糙、色素沉着	阴囊湿疹
阴囊皮肤出现环状红斑，上有脱屑，有剧烈的痒感。病人多同时患有足癣（俗称脚气）或手癣，并常在阴囊对侧的大腿皮肤上、臀部也有同样的病征	股癣
阴囊皮肤的某一部位反复出现圆形水肿性红斑，边缘清楚，有灼热感并伴瘙痒感，常在误服药以后数小时内出现，停药后一周左右渐渐消退，有时留有暗紫色斑，如再次误服同类药可反复发作	固定性药疹
阴囊皮肤上出现黄豆大小的结节，在此之前手指缝内、手腕、腰部、下腹部先发生散在丘疹及水泡，多在夜间出现剧痒	疥疮
此病与情绪密切相关，当情绪波动时，阴囊部位剧烈瘙痒，抓后皮肤出现丘疹，慢慢联成一片，皮肤增厚、变硬	阴囊神经性皮炎
开始时阴囊微红发亮，以后在阴囊缝两侧发生淡红色斑片，上面黏着鳞屑，不久可出现多个黄豆大小的扁平丘疹，有不同程度的痒感，常合并出现口角炎、舌炎等	核黄素缺乏性阴囊炎

续表

症状	可能的疾病
潜伏期为1~5周，典型症状为尿道刺痒，伴有尿急、尿痛、排尿困难、尿频、尿道口有少量的黏液分泌物，有时有痂膜封口或裤裆污染，50%的不典型症状，伴有30%~40%的病人毫无症状，10%~20%的患者合并有淋菌性尿道炎，非淋治疗处理不当，可并发附睾炎，前列腺炎等	非淋菌性尿道炎
急性期的最早症状为尿道口红肿、发痒及轻微肿痛，继而有稀薄黏液流出，引起排尿不适。24小时后症状加剧，红肿发展到整个阴茎头及部分尿道，分泌物由稀薄转为深黄色的脓液，出现尿频、尿痛、排尿困难、行动不便，阴茎常有痛性勃起。少数病例有微热及疲乏症状。两侧腹股沟淋巴结可红肿疼痛，甚至化脓。一周后，症状可逐渐减轻，阴茎头和尿道口红肿消退，分泌物变为稀薄黏液或消失。一个月后症状可完全消失，但是晨间尿道口尚有微量黏液或尿道口被粘着	淋病
由人类乳头瘤病毒感染引起的一种增生性性传播疾病，多由不洁性交引起，好发于男性阴茎、龟头、冠状沟，女性阴唇、宫颈、肛门等处，初起为淡红色丘疹，渐次增大增多，融合成乳头状、菜花状增生物，可有痒感、灼痛和恶臭，也可无任何症状，少数可过度增生成为巨大尖锐湿疣，甚至可发展成癌。乳头瘤病毒抗原检查多呈阳性	尖锐湿疣
潜伏期2~7天。患部先有烧灼感，原发损害是一个或多个小而瘙痒的红小丘疹，迅速变成小疱。3~5天后，小疱糜烂或溃疡、结痂，有疼痛。发病时及发病前夕可有全身症状，包括发热、全身不适、颈项强直、头痛，在骶椎2~4节段出现感觉异常。皮肤损害可单发也可融合。男性的位于龟头、冠状沟、阴囊、尿道口或阴茎体。肛门的直接损害可无自觉症状或伴有痒感、排脓以及里急后重感。一般所有原发生殖器疱疹均可伴有淋巴结肿大、压痛、经1~2个月才缓慢消退	生殖器疱疹

生殖器丘疹（Genitals Papula）

症状表现和引起症状的原因

身体其他地方的皮肤易患的皮肤病，从疹子到过敏性反应，再到擦伤和丘疹，生殖器处的皮肤也难以幸免。但因为生殖器的功能及其所处的位置，那里的皮肤和我们身体别处的皮肤又有所不同。由于那里的皮肤组织非常敏感，并布满神经末梢，一些如果在别处常常被忽略的小感染却会给生殖器造成不小的麻烦。

男性生殖器上最常罹患的小丘疹如珍珠状阴茎丘疹，患者龟头上会长出一排或几个针尖大的细珠状丘疹，皮疹小米粒大小，与周围皮肤颜色相似，不痛不痒，一般常被忽视。珍珠状阴茎丘疹的病因不详，其结构是正常的结缔组织增生，不需要治疗，对健康和阴茎的生理功能没有任何影响。

不论是只出现一颗，还是菜花状的一堆，疣的发病率很高，然后你就会常常在身上发现它的踪迹。生殖器疣有的是扁平的，有的是凸起的，有肉色的、白色的，也有灰色的，而且有大有小。虽然通常是无痛的，但一旦你感染了已知的60种疣状病毒中的任何一种，都无法根治，而且很容易复发。

另一种比较常见的是生殖器疱疹，潜伏期2～7天。患部先有烧灼感，原发损害是一个或多个小而瘙痒的红小丘疹，迅速变成小疱。3～5天后，小疱糜烂或溃疡、结痂，有疼痛。发病时及发病前夕可有全身症状，包括发热、全身不适、颈项强直、头痛，在骶椎2～4节段出现感觉异常。皮肤损害可单发也可融合。男性位于龟头、冠状沟、阴囊、尿道口或阴茎体。肛门的直接损害可无自觉症状或伴有痒感、排脓以及里急后重感。一般所有原发生殖器疱疹均可伴有淋巴结肿大、压痛，经1～2个月才缓慢消退。

其他的如龟头白斑、增殖性红斑，多在龟头处出现，目前无特效疗法，但常可不治自愈。但由于龟头白斑与包皮垢慢性刺激有关，而白斑又有恶变的可能，因此有包茎或包皮过长的龟头生白斑者均应尽早环切包皮。而增殖性红斑也可能癌变。

与荨麻疹一样，龟头对食物、药物或昆虫叮咬也会引起的急性过敏反应，引起血管性水肿，本病可仅发生在龟头，也可与荨麻疹同时发生。儿童易患龟头水肿，表现为龟头处包皮高度水肿而发亮，如同大水泡。但不影响排尿。本病常常于夜间发生，痒感不显著，也无全身不适，可于数日后自行消退。而服用磺胺类、巴比妥类、解热止痛药后在龟头处出现一个圆形或椭圆形的斑块，则为固定性药疹，严重者中央迅速发展为水疱，破溃后形成湿烂面，经十多日才能愈合，且多遗有色素沉着，须经数月至一年才能逐渐消退。以后，患者每服该致敏药物，患处皮疹就会复发，而且面积会越来越大。

有一种突起比较少见，那就是皮角，在龟头上长出火柴棒或筷子粗细的牛角状凸起，是一种癌前病变。而绒毛状乳头状瘤是生长在冠状沟边缘的粟粒样肿物，阴茎勃起时突起尤为明显，较硬。平时无疼痛等不适，但在性生活时可损伤女方阴道黏膜。

其他如股癣、牛皮癣、霉菌等也都会侵犯阴茎，在阴茎上引起瘙痒和小疙瘩。而发生于龟头上的结核疹常会被误诊为粉刺、毛囊炎或囊肿。

另外，由于性行为而引起的性传播疾病有传染性软疣、尖锐湿疣、腹股沟肉芽肿、梅毒等。

如何缓解症状

以下是针对一些常见问题的一般处理方法。

家庭处理措施

● **及时治疗疣**

不要寄希望于非处方药。你必须赶在生殖器疣扩散之前及时就医。你在药店买的非处方药不能去除生殖器疣，而且它们对皮肤的刺激太大。

女士请当心，除了难看且容易传染给他人之外，生殖器疣并不会真正对男性健康构成威胁。但它们却会提高女性患宫颈癌的概率。由于女性无法注意到阴道内的疣，使得这种威胁更加严重。因此，这也是女性应当每年做常规盆腔检查的原因之一。

治疗方法为局部切除。应该指出的是，患有龟头皮角的病人应尽早求医，千万不要不好意思或试图自己去除，以免加重病情，或者延误诊治，导致严重后果。

● **预防药疹**

固定药疹的预防重于治疗。患者应牢记自己过敏的药物，在看医生时应主动说明，并且绝不能再用那些药物。一旦发病应立即停服致敏药物，轻者可外用抗菌素软膏，内服苯海拉明治疗。重者应及早就医，请医生诊治。

● **不要挤掉丘疹**

生殖器上的丘疹不能挤掉，决不要用过氧化苯醯类的成药去治疗生殖器丘疹，它会令你的生殖器皮肤过敏，痛痒得要死。

让医生来处理，医生一般会为生殖器丘疹开一些温和的外用药或抗生素，或者用热敷布包扎患处，待脓腔形成再切开患处排脓。

● **当心软疣**

有时在生殖器上会生一种痤疮状的皮肤病，称之为“传染性软疣”，这种微粉红色的、亮晶晶的、光滑的软疣因其中心有凹口，很容易同丘疹区分开来。软疣有很强的传染性，所以不要碰触它，一个小小的外科手术就可以治好。治疗可用锐利的刮匙刮除，再涂碘酒或石炭酸，并压迫止血；也可用冷冻疗法。

● **得了皮疹要耐心**

生殖器上的这些皮疹是由常见的接触性皮炎引起的。你可以试试以下方法。

但是如果一周后还不见效，你就该考虑去医生那里看一看了。如果出现了疼痛或水肿症状，必须立刻就医。

● **断绝过敏源**

想确定你患的皮疹究竟是不是接触性皮炎，唯一的方法是通过排除法确定过敏源，不要碰那些可能令你皮肤过敏的新产品或布料，新的洗涤料或浴皂，可能会令过敏反应加剧。

● **选择合适的避孕套**

胶乳避孕套是一种较为隐蔽的接触性皮炎过敏源，它们可能引发一种很疼的红色皮疹，你可以试着换用羊皮避孕套，但应当注意的是：只有胶乳避孕套才能最有效地防止感染艾滋病毒。

● **当心梅毒**

梅毒这种性传播疾病经常被称为超级伪装者，因为它在不同阶段呈现出不同症状，或鳞状皮疹或红色皮疹，如果你的性行为安全，那么你的皮疹基本上应该是良性的。如果怀疑是梅毒的话，应当立刻就医。

何时该去看医生

★ 生殖器或附近的皮肤长疹子或变色超过一个星期。
★ 生殖器上任何地方出现凸起或丘疹症状。

医学小知识

生殖器丘疹与可能的疾病

症状	可能的疾病
龟头上长出一排或几个针尖大的细珠状丘疹，皮疹小米粒大小，与周围皮肤颜色相似，不痛不痒，其结构是正常的结缔组织增生	珍珠状阴茎丘疹
潜伏期2~7天。患部先有烧灼感，原发损害是一个或多个小而瘙痒的红小丘疹，迅速变成小疱。3~5天后，小疱糜烂或溃疡、结痂，有疼痛。发病时及发病前夕可有全身症状，包括发热、全身不适、颈项强直、头痛，在骶椎2~4节段出现感觉异常。皮肤损害可单发也可融合。男性的位于龟头、冠状沟、阴囊、尿道口或阴茎体。肛门的直接损害可无自觉症状或伴有痒感、排脓以及里急后重感。一般所有原发生殖器疱疹均可伴有淋巴结肿大、压痛，经1~2个月才缓慢消退	生殖器疱疹

续表

症状	可能的疾病
常发生于龟头，表现为淡红色小疙瘩（丘疹），不痛不痒，进展很慢。有时破溃，形成小的圆形溃疡，无脓液，可逐渐结疤而愈。有时可合并皮肤结核疹，表现为四肢、背部、头颈出现多处皮疹，易误诊为粉刺、毛囊炎或囊肿。皮疹此起彼落，可自行吸收，但每个皮疹一般约20～30天才能自愈	生殖器结核疹
龟头处可出现形状不一的白斑，有的全白，有的较白，不痛不痒，表面光滑不伴有其他皮疹，其周围的色素常较正常肤色加深	龟头白斑
龟头处出现单个或数个红斑，可为圆形、环形或不规则形，边界清晰，略高而硬，表面光亮。有时可有糜烂、结痂或乳头样增生	增殖性红斑
表现为龟头处包皮高度水肿而发亮，如同大水泡。但不影响排尿。本病常常于夜间发生，痒感不显著，也无全身不适，可于数日后自行消退	血管性水肿
常因口服磺胺类、巴比妥类、解热止痛药后，于服药的1日内，甚至数分钟突然发病。表现为龟头处出现一个圆形或椭圆形的斑块，大小不定，中央呈紫红色肿胀，周围色红，局部可有痒或灼热感。严重者中央迅速发展为水疱，破溃后形成湿烂面，经十多日才能愈合，且多遗有色素沉着，须经数月至一年才能逐渐消退	固定性药疹
由一种叫做念珠菌的霉菌引起，一般发生于已切除包皮的病人，其龟头红色发亮，表面有小脓疱或小丘疹	霉菌性龟头炎
霉菌感染起源于多见于臀部和大腿上内侧，但也常侵犯阴茎。初起为小丘诊（小疙瘩），奇痒，然后扩大形成边缘呈环状凸起，中央平坦的圆形或多形性皮损，常见脱屑。	股癣
可仅发生在阴茎而其他部位没有，所以不易识别，表现为在阴茎头部有边缘清楚的红斑丘疹，没有一般牛皮癣所特有的银白色鳞屑，若长在阴茎干上可有鳞屑	牛皮癣
龟头上长出火柴棒或筷子粗细的牛角状凸起，呈褐色或棕灰色，质地坚硬	皮角
在冠状沟边缘有粟粒样肿物，呈粉红色乳头状突起，排列成行；阴茎勃起时突起尤为明显，较硬。平时无疼痛等不适	绒毛状乳头状瘤
常在性接触后3周～8个月发病，病变位于阴茎头、冠状沟、包皮系带、尿道口等处，呈柔软乳头状肉疙瘩，呈灰白、淡黄或粉红色，触之易出血。可以是单个，也可以密集成簇，有点像菜花样。可有痒感、灼痛和恶臭，也可无任何症状，少数可过度增生成为巨大尖锐湿疣	尖锐湿疣

续表

症状	可能的疾病
初为单个或多个皮下结节，与皮肤黏膜粘连，破溃形成溃疡引起肉芽肿，表面清洁，有鲜红肉芽，边界清楚，不痛，80%肉芽肿呈增生性肉芽组织，但较软，牛肉色，易出血。基底干燥或湿润，上有膜样渗出物，轻度压痛。边缘下垂呈卷边状。因自行扩大和自行接种，溃疡变大，有卫星损害，无色素改变。分泌物臭。原发疹与卫星疹可融合成斑块性肉芽肿。边缘呈弧形。局部淋巴腺常肿大	腹股沟肉芽肿
多发生于性接触后2~7周，出现一种3~6毫米直径的半球形丘疹，中央微凹，犹如脐窝。若挤压丘疹，可挤出白色乳酪样物质	传染性软疣
初起呈小的炎性丘疹，迅速变成脓疱，破溃后形成圆形或卵圆形表浅溃疡，性质柔软、疼痛明显，直径约数毫米至2cm，边缘不整齐，呈穿凿性，周围有炎性红晕，溃疡底部覆以灰黄色坏死性脓苔和脓性分泌物，易出血。数目最初1~2个，可因自身接种，周围可出现2~5个成簇的卫星状溃疡。男性好发于阴茎冠状沟、包皮、龟头、肛门。约有半数患者可发生腹股沟淋巴结炎，男性多见，女性很少发生，以左侧为多，常为单侧性，约为指腹大，表面红肿热痛，有波动，可形成单腔脓肿，易破溃，流出黏稠脓汁称“鱼口”，愈后遗留瘢痕	软下疳
主要症状为硬下疳，大部分发生于生殖器部位，男性多在阴茎包皮、冠状沟、系带或阴茎头上，同性恋男性常见于肛门、肛管或直肠。硬下疳出现在性交后2~4周，开始时为一丘疹或米粒大小红斑，以后隆起，形成豆大至指头大硬结，多为单发，很快破溃糜烂，有浆液性渗出，渗出液内含大量梅毒螺旋体，故传染性较强。硬下疳的特点是：（1）触诊有软骨样硬度；（2）无疼及压痛（无继发感染时）；（3）损害数目通常仅一个；（4）损害表面清洁；（5）不经治疗，经3~4周自然消失，不留痕迹或留有轻度萎缩性疤痕	梅毒

生殖器溃疡（Genitals Canker）

症状表现和引起症状的原因

如果你的生殖器上长了水泡，事情就复杂了，它一旦痛起来就会让人受不了，并且要过很长时间才能痊愈，而且如果处理得不好的话，很容易复发。由于生殖器水疱几乎无一例外是由性传播疾病引起的，它不仅是对你自身健康的威胁，也对和你关系密切的人产生威胁。

想搞清楚你的生殖器溃疡究竟是不是疱疹或梅毒，唯一的方法是让你的医生给你验个血，即使是对经过专业训练的人来说，仅凭肉眼也很难看出渗出性皮疹、水疱同严重的股癣的区别，所以需要仔细诊断。

如何缓解症状

血液和活体检查是确诊生殖器溃疡的唯一方法。而要治疗它，只能依靠细菌培养和处方药。但你可以采取一些步骤以协助治疗，以下是专家的一些建议。

家庭处理措施

● **不要自己乱用药**

不要乱翻朋友或家里的药箱，试图自己治疗生殖器溃疡，这是最笨的方法。不要想当然地以为服一些消炎药就能治好这个病，医生确诊时必须进行血液和活体检查，而抗生素和其他药物会干扰检查结果。

● **越拖好得越慢**

你越是讳疾忌医，溃疡就越难诊断，越难治愈，所以立刻去看医生。

● **安全第一**

防止生殖器溃疡的最好方法是相互只拥有对方这么一个未感染性病的性伴侣。另外较为安全的方法包括限制性伴侣数量，并知道对方的性病史。

● **做好保护措施**

有些性传播疾病，即使当溃疡尚未显现时也能交叉感染。如果对性交的安全性有一丝怀疑，也一定要使用避孕套，但避孕套只能保护它套到的部分，身体的其他部分仍有感染的风险。

何时该去看医生

★ 只要生殖器上出现了水疱或溃疡，不论是否疼痛。
★ 溃疡伴有盆腔炎或肿胀，头痛或发热。

包皮问题（Foreskin Question）

症状表现和引起症状的原因

因为细菌和真菌在温暖潮湿的包皮里容易繁殖，所以，没有动过包皮手术的男性比那些做了包皮手术的人患肾炎和膀胱炎的可能性要高 10 倍。

包皮的清洁是最重要的。不论清洗得多么小心和频繁，它还是会让你对泌尿的不便更加怀疑。到现在为止还没有数据能够表明，讲究卫生比做包皮手术还能降低感染并发症的可能性。周期性的感染会产生导致包皮失去弹性的组织疤痕。

包皮过长还会把龟头包裹起来，阻碍正常排尿，这就是平常所说的包茎。如果在龟头后面或者上面的包皮过紧的话，龟头会开始肿胀而且包皮也不能回到正常的位置。这样的现象叫做嵌顿包茎，这是一个紧急事故，而且会有危险。

如何缓解症状

下面是医生的一些建议。

家庭处理措施

- **一定要保持清洁**

不论是否能降低感染的可能性，都应该尽量保持包皮的清洁。像清洗身体其他部位一样清洗阴茎，轻轻把包皮往回缩然后用香皂和温水清洗里面和旁边，然后再仔细地擦干。如果出现红肿发炎的感染症状，可以请医生给开一些抗生素。

- **别强行拉动包皮**

在清洗和发生性行为的时候，别尝试着强行打开包皮或者是把它拉到龟头的后面。当男性阴茎勃起的时候，包皮会自然地往回缩。如果是男孩子，在2~3岁之前包皮不会往回缩露出龟头。

如果包皮不能回到原来的位置，一定要立即去看医生。做包皮手术就可以使它缩到龟头后面。

- **考虑做手术**

并不是所有的医生都会建议做包皮手术，但是很多人都意识到了手术的好处，能避免的风险要大得多。包皮手术才是能真正降低阴茎癌风险的唯一方法。

越来越多的男性在中年的时候来做这个手术。这不能完全避免患阴茎癌的风险，不过可以让风险小一点。如果你想在手术中同时治愈感染、龟头外伤、流血和排尿不正常，那么要和医生讨论一下。

何时该去看医生

★ 已经拉回了包皮，但是很紧以至于不能回到最初的地方，而且龟头也还是肿胀。

★ 包皮太紧了不能正常小便了。

睾丸疼痛（Testicle Ache）

症状表现和引起症状的原因

发生睾丸疼痛的可能疾病取决于你有多大。当成年男性发生睾丸疼痛时，可能患有附睾炎，附睾内细菌感染，这个时候可以看到阴囊里面睾丸后面的细管会卷起。不仅阴囊会因此受到伤害，而且你也可能会感到附睾肿胀或有隆起。

小孩或少年患有睾丸疼痛可能是遭受了睾丸扭转的疾病，事实上是在旋转时睾丸将其自身勒死所致。这一病症几乎都是发生在小孩身上，但一般都不太严重。如果是严重的状况就需要手术治疗。

睾丸疼痛也可能是由腮腺炎引起的。另外，它也会有间接的原因，比如背部神经收缩，肾结石或精索静脉曲张等。

如何缓解症状

如果你的睾丸因扭转而被精索缠住，那么在器官由于缺血坏死前只有 4 ~ 6 个小时的时间。因此有剧烈的阴囊疼痛时需要立即去看医生，如果不在几小时内纠正的话就会失去睾丸。

家庭处理措施

● 看抬高是否会减轻

一个简单的测试可以查明原因。抬高肿胀的阴囊，或在臀部下面放一个枕头，或穿件运动保护罩，或改变位置可能会暂时减轻附睾炎的痛苦，但会加剧转矩的折磨，患有转矩的男性可能会感觉恶心或呕吐。

● 让医生旋转它

内科医生会试图不用手术将精索拆开。但是这样太痛苦了，通常手术是必要的。医生会展开睾丸，然后缝上。如果不用手术解开的话，医生仍然需要进行手术使睾丸附着在阴囊里面。

● 使用冷敷来缓解

如果医生发现了睾丸转矩或附睾炎时而觉得没必要手术，但当它仍然痛苦时，建议使用冰敷，抬高阴囊和使用镇痛药物几周，尽管多数疼痛会在 2 ~ 3 天之内自然平息下去，也要坚持下去。你可以使用运动员用的支撑物或在臀部下面垫上一个枕头来抬高阴囊。如果疼痛还在继续的话，有必要进行外科手术。

● 细菌引起的疼痛

如果附睾炎使得你的私处痛苦，你可以节省点不用去手术室，但是一定要去医务室。任何细菌只要感染了泌尿系统，往往会导致睾丸疼痛。一旦被感染，阴囊里会冒出一个肿块，阴囊会发红，摸上去会发热。你可能会有小便困难或你可能会注意到阴茎里有东西排出。

附睾炎不会像转矩一样需要医疗急救，但是疼痛足以驱使你赶紧去医务室。除了按规定使用抗生素外，下面是内科医生的一些建议。

● 休息

卧床休息，抬起阴囊来减轻痛苦。

● **洗澡**

在浴缸里使用温热的水来减轻肿胀和疼痛，并刺激血液流动。

● **用冰敷**

用冰敷也会帮助减轻肿胀和炎症。

● **取得一些支撑**

如果是腮腺炎引起的睾丸疼痛的话，用运动员的皮带将其包扎，并且歇息几天，也可以用冰敷治疗。

何时该去看医生

★ 睾丸或阴囊疼痛并伴随有下面任何一种症状：肿胀、反胃、呕吐、腹痛、发红、影响排尿或小便困难。

睾丸肿大（Testicle Tumescence）

症状表现和引起症状的原因

即使发生了肿胀或肿大，睾丸本身不会改变，因为最常见的肿胀不是睾丸，而是包围着睾丸的囊。对于原因医生还不清楚，囊仅仅是毫无痛苦地充满液体，导致肿胀的被称为阴囊积水。

有时阴囊里的血管会膨胀，导致甚至可能都认不出来的肿胀。这种疾病的医学术语是精索静脉曲张。如果你患有精索静脉曲张，你会感到阴囊有一种沉重感或拖曳感。

阴囊肿胀也可能是由于感染引起的，尽管由于细菌侵入引发的肿胀可能会痛苦。睾丸里出现肿胀可能是附睾炎，但一定要查看以排除癌症。

如何缓解症状

如果必要的话，只有手术才可以治愈各种原因引起的睾丸或阴囊的肿胀。对于阴囊积水，一些医生会排去里面的液体，但多数泌尿科医师会推荐进行手术来减轻这个问题。精索静脉曲张不会妨碍正常的性生活，但会影响你生育孩子的能力。多数男性不需要治疗，只有在你有生育性问题或睾丸不舒服时才需要手术。

你的睾丸健康不是完全掌握在泌尿科医师手里，有一些关键性的事情你可以做到。

家庭处理措施

● **检查你的睾丸**

从13~14岁开始，男性应该检查你的睾丸，每月至少1次。它可以帮助鉴定阴囊积水或精索静脉曲张，但最重要的是，它是最早发觉睾丸癌的关键。

100000个男性当中只有2个可能患有睾丸癌，癌症本身首先表现为小的肿块或变硬的地方，在15~35岁的男性中间都会有患癌症的可能。好消息就是如果发觉得够早的话，它可以治愈，实际上治愈率接近100%。

在洗澡时阴囊更加柔顺和放松的时候检查。用大拇指和前三个手指滚动每个睾丸，感觉是否有隆起坚硬或其他不规则形状。除了附睾，你应当只感觉得到睾丸平滑的表面，一定要注意有无任何疼痛或沉重感。

也见“睾丸疼痛”。

何时该去看医生

★ 在睾丸的表面感觉到有隆起或突出。
★ 你的睾丸和阴囊看上去或感觉比正常情况下肿胀或大些。

精液带血（Semen Hemo）

症状表现和引起症状的原因

不管是以红色的纤细的线状出现，还是将你整个射出的精液染成了锈蚀的褐色，通常精液中的血是无害的，而且会自动消失。

精液中带血是很普通的事，通常是良性的，多数情况下找不到原因，甚至找到了原因也通常不是危险的医学问题。

换句话说，带血的精液几乎并不严重（或者，许多人起先认为是癌症的迹象），轻微的感染有时也会使精液带血。特别是老年男人，这通常是前列腺或其他泌尿系统出问题的标志，多数情况下，血会在3周内消失。

如何缓解症状

下面是医生的建议。

家庭处理措施

● **不要用阿司匹林**

除非开有处方，不然不要使用冲淡血液或防止凝结的药物。不要服用阿司匹林，因为它会让你更容易出血。如果你不清楚现在使用的药物是否属于这个范畴，一定要问医生或药剂师。

● **寻求药物帮助**

如果 3 周后仍可看见精液里带血，如果你射精或小便时感到疼痛，如果你有 50 多岁了，这就需要看医生了。无论是轻微的感染还是前列腺炎，处方通常都是抗生素。

● **就医**

请医生用很小的光学设备检查你的膀胱和尿道。如果血液继续有，很有可能你长有瘤或息肉。

● **不必担心做爱**

没必要害怕做爱，精液带血不会伤害你和你的伴侣。

何时该去看医生

★ 你的精液里有血 3 次以上。
★ 带血的精液伴有生殖器和肛门之间的疼痛，或尿频、尿急。
★ 你 50 岁以上。

第十二章 泌尿系统问题

多 尿（Diuresis）

症状表现和引起症状的原因

一个晚上你需要起夜 N 多次，白天也是频频跑厕所，你开始担心自己的肾是不是出了问题。确实，如果排尿超出了正常的范围，你就有必要好好检查一下。

一般来说，人体每天需要排出 1000 ~ 2000 毫升的尿，如果你不能排出那么多尿，尿液里就会有太多废物，这样会伤害膀胱的内壁，从而导致肾结石或膀胱在未装满尿时也会收缩。然而，正常人如 24 小时尿量超过 2500 毫升，则可能是多尿了。

多尿常常伴随一些症状：如多尿伴有烦渴多饮、排低比重尿，见于尿崩症；多尿伴有多饮多食和消瘦，见于糖尿病；多尿伴有高血压、低血钾和周期性麻痹，见于原发性醛固酮增多症；多尿伴有酸中毒、骨痛和肌麻痹，见于肾小管性酸中毒；少尿数天后出现多尿，可见于急性肾小管坏死恢复期；多尿伴神经症症状，可能为精神性多饮。

多尿分为生理性多尿和病理性多尿两种类型。

生理性多尿常见于大量饮水、寒冷刺激、饮酒、饮茶、输液、服用利尿剂或进食有利尿作用的食物后。病理性多尿常见于糖尿病、尿崩症等疾病。

糖尿病是一种比较常见的内分泌代谢病。多见于 40 岁以上喜食甜食而肥胖的人，其特点是多饮、多尿、多食，由于多尿失水，因此饮水也多。他们 24 小时排出的尿量一般为 3000 ~ 4000 毫升，偶尔可达 10000 毫升以上，排尿次数可多达每日 20 余次。造成多尿是由于胰腺制造的胰岛素不足，血糖升高，水电解质代谢紊乱而出现多尿，高浓度的葡萄糖从尿中排出，要带走大量的水分，使尿量增加，临床上血糖越高，尿量也越多。

尿崩症是由下丘脑垂体后叶功能减退、血管升压素（抗利尿激素）分泌减少引起的一种疾病，本病多见于青少年。其特点是多尿、尿比重降低，烦渴多饮。一昼夜尿量可达 4000 ~ 6000 毫升，甚至 10000 毫升，限制饮水，尿量并不减少，并能出现口渴思饮、全身乏力、头痛等失水症状，如给予足量饮水，症状可暂时缓解。尿比重大多在 1.006 ~ 1.000，肾功能检查正常。

此外，多尿还可见于患肾炎时尿浓缩功能障碍及黏液性水肿、肢端肥大症、脑或脊髓肿瘤等疾病。

值得注意的是，还有一种多尿，并不是因为糖尿病或脑瘤等疾病引起，而往往是因精神创伤所致，这在医学上称之为“精神性烦渴、多尿症状群”的一种功能性疾病。这种病人与尿崩症的主要不同处在于他们的尿比重和渗透压在限制饮水量之后可见明显增高，同时尿量也明显减少，而注射垂体后叶素却无明显效果。这种病以心理治疗为主，常可不药而愈。

一些处方药，像治高血压的利尿剂，也会导致排出比正常情况下更多的尿液。

如何缓解症状

如果自觉排尿过多，你需要试一下这些方法。

家庭处理措施

● **测一下排尿量**

第一步需要测一下尿液的排出量，将 24 小时内排出的尿液用量筒或量杯测量一下。你要准确地记录，同时要记下什么时候喝水了，什么时候尿尿。

● **要去看医生**

如果一天排出 6000 毫升或更多的尿，你要去检查一下是否患有糖尿病。

● **定时去洗手间**

每次排出太多的尿是不是很少去洗手间造成的？如果习惯抵制住去排尿，就会使膀胱的容积增大，也会导致膀胱感染，最糟糕的情形是，你的膀胱变得非常大而且变形，使它失去收缩的能力。要保持膀胱不会增大容积，定时去排尿，每隔 3 ~ 4 个小时就去排尿，不管你是否有排尿的欲望。（也见尿失禁）

饮食调理

● **多尿的饮食治疗原则**

补充足够的水分及因多尿而排出过多的电解质如钾盐等，多尿期发生低血钾时，除了补充钾盐外，还要多吃含钾水果，如柑橘类；有酸中毒时，多食碱性高的食物，如牛奶、骨头汤等。热量供给 8000 焦/日以上，蛋白质 30 ~ 40 克/日。

● **不要大吃大喝**

如果每天排出 5000 ~ 6000 毫升的尿液，试着只喝这个量一半的水。每天排出多于 2000 毫升的尿液就应该引起你的注意，当排出更多的尿液时不一定会导致尿失禁，但可能会促成失禁。

● **限大量饮水**

大量饮水可增加多尿，往往加重病情。

● **限高盐摄入**

盲目给以高盐可使病人病状加重，不利于病人康复。

● **忌辛辣刺激的食物**

辛辣刺激可引起尿量增加，故忌用辣椒、芥末等；忌酒、西瓜、赤小豆等食品。

● **家庭药膳**

❖ **核桃仁炒韭菜**

用核桃仁60克，韭菜150克，加麻油炒熟，可置少许食盐佐膳。适用于肾虚阳痿、腰膝冷痛、夜尿增多。

❖ **河蚌汤**

河蚌三只，取其肉，切碎炖熟，温服，每次三茶匙，约15毫升。

❖ **乌龟鸡汤**

乌龟500克，小公鸡肉适量，共炖熟食之。适用于老年尿多、小儿遗尿、夜尿增多。

● **小偏方**

❖ 葵花根250克或野蔷薇花根皮20克，水煎随意服，对小儿消渴症有效。

❖ 山芋藤150克，煎水150毫升，适量服。

❖ 冬瓜皮霜，每次用一粒蚕豆大小，开水冲服。

❖ 每日早晚各食生栗子1～2枚，细嚼慢咽，久之有效。适用于老年肾亏、小便频数、腰腿无力。

何时该去看医生

★ 你已经没喝东西了，但仍然有很多的尿。

★ 一天的尿量超过3000毫升。

尿　频（Urination Frequently）

症状表现和引起症状的原因

尿频会因人而异，甚至每天都不一样。肾和膀胱受到刺激是导致尿频最常见的原因，咖啡因和酒精排在最前面，那是因为它们是天然的利尿剂，使你的身体比正常情况下更快地产生尿液。某些药物，比如治疗高血压的利尿剂，也会迫使身体产生更多的尿液。

正常人日间排尿4～5次，夜间排尿0～2次；每次尿量约300～500毫升。如一天排尿在10次以上，严重时半小时至1小时，甚至几分钟即要排尿一次，这就是尿频。

尿频可能是生理性的，也可能是病理性的。生理性的，如饮水过多、天气寒冷，以及吃了大量芦笋、琼脂食品或喝了很多利尿饮料，如红茶、咖啡、汽水等，可以发生尿频，这些都是正常现象。病理性的，常见的原因有以下几种：膀胱本身或膀胱周围脏器的病变刺激膀胱壁，引起尿频。前者最为常见的是膀胱炎，其次是膀胱结核、膀胱结石、膀胱肿瘤等疾病。后者多见于输卵管炎、盆腔炎、前列腺炎等疾病；膀胱患结核病，或者长了瘤和有了结石以后，使膀胱的容量减少引起尿频。膀胱周围的组织（如直肠、子宫等盆腔器官）长了肿瘤会压迫膀胱，缩小膀胱容量而引起尿频；因前列腺肥大、尿道狭窄、尿道结石等阻塞尿流（使每次排尿不能排尽膀胱的尿液，稍增加些尿液便有尿意）而引起尿频；神经质的人、更年期妇女、癔病以及植物神经失调的人也会发生尿频。神经性尿频，每隔 20 ~ 30 分钟排尿一次，尿色清亮。

此外，妇女妊娠时由于子宫体积的逐渐增大而压迫膀胱，也可发生尿频现象。

尿道感染会刺激肾、膀胱或尿道，导致你频繁地去洗手间。肾炎，一种潜在的严重的肾疾病，也会导致尿频。一种被称为间质的膀胱炎会导致尿道不舒服，造成尿频。

妇女比男性更容易感染这些疾病，造成腹部或背部疼痛或排尿时有灼烧感。男性前列腺感染也会导致类似症状。糖尿病患者也会排尿频繁。泌尿系统的任何障碍（像肾或膀胱里的结石）都会使你不得不频繁地去排尿。老年男性的这个问题尤为突出：前列腺增大会挤压尿道，夜间当躺下时就会堵塞导致尿频。

如果你夜间排尿更多，部分原因是由于衰老。老化的身体将体内的尿转移到夜间排放。老年人夜间排出三分之二的尿，白天排的只有三分之一，这与年轻时正好相反。老人的肾小管因变性、萎缩或扩张，导致浓缩尿液的功能减退，大量的水分排出体外，便出现了多尿、夜尿。引起老人夜尿频繁的原因很多，以往只知道为前列腺增生、糖尿病、慢性肾盂肾炎、冠心病、精神性多尿等所引起，但最新的研究表明，最常见的原因应是肾小动脉硬化症。此病大多发生于 50 岁以上，长期患高血压病者。

显然尿频的原因是多方面的，需要仔细分析检查，以免误诊。

如何缓解症状

如果你去洗手间时没有感觉疼痛、灼烧或不舒服，则不用太担心尿频的原因。反之，你需要去看医生和选择一些方法来缓解尿频。

家庭处理措施

● 应针对病因进行治疗

如果是炎症引起，则以抗感染为主。包皮过长可行手术，单纯饮水量过多者适当控制饮水量等。除此之外，要注意局部清洁卫生，勤洗澡换衣。

● 不要过多喝水

任何事情都不能走极端，喝水也是这样。在某种程度上来说，一天喝上 8 杯水有点夸张。多喝点水能排除体内的毒素，但喝得过多并不一定是好事，可能会导致水中毒。

● 进行膀胱的训练

先试着忍耐15分钟再去排尿。大约一周后，忍耐时间再长一点，再多忍15分钟。接下来的几周或几个星期，继续延长有尿意与去排尿的时间，直到每隔3或4小时再去洗手间。但不要打破你的忍耐纪录，长年的连续几个小时的抑制排尿可能会导致膀胱感染和尿失禁。

● 不要在下午用药

如果你正在服用利尿剂，频繁地去洗手间扰乱了你的睡眠，让医生变更一下用药的时间安排。许多药物会刺激尿道，向医生问一下是否需要换用其他药物。

● 检查你的前列腺

如果你过了40岁，有可能是前列腺增大影响到尿液的排放。你该去看泌尿科医师，对症的药物可以帮助减轻你的症状。必要时需做手术。

● 搓腰眼治尿频

腰眼位居带脉（即环绕腰的经脉）之中，也是肾脏所在部位，它喜暖畏寒。用手掌搓腰之后，势必发热，这样不仅温暖了腰眼，而且可以增强肾脏机能，疏通带脉，持之以恒，还可防治腰肾病。

搓腰眼的方法如下：晚上临睡前，坐在床上，双脚下垂，宽衣解带，舌抵上腭，调匀呼吸，收腹提肛，两手对搓发热后，紧按腰眼，用力上下搓120次，次数越多越好。

● 治疗尿频的穴位及刺激方法

仰卧，如下述方式触摸腹部，以寻穴道。由肚脐往下触摸，可得知在阴毛生长处，或在阴毛之中有一块骨，称为“耻骨”。从耻骨上缘到肚脐之间五等分，耻骨上缘起1/5处即为中极穴。按摩此穴对生殖器官的疾病极为有效，对尿道炎、膀胱炎、夜尿症、阳痿也有效。排尿情况差时，也可促进排尿的效果。

最简单的刺激方法是指压，但因有人在指压时会有不适感的情形。此时，请以手掌轻轻按摩或用刷子擦揉。还有，为提高效果，也请一起指压肾俞、次髎、关元、涌泉等穴。

● 治疗儿童精神性尿频

首先应该弄明白病因是什么，其次才是行为治疗，也就是“憋尿训练”。其实“憋尿”和“尿频”应根据尿量而定，只有把膀胱撑满（400毫升以上）才算憋尿，至于200～300毫升，不过是膀胱正常的储尿量，也是膀胱有效收缩所必需的。因为膀胱要胀到一定程度（200毫升以上），排尿才会有力，否则尿量过少（膀胱不够胀），反而会造成排尿的细弱、无力和余尿感，并激发下一次尿意，从而形成一个恶性循环。因此，“憋尿训练”就是要用“憋尿”来控制尿意，以增加膀胱储尿量，但要以不超过膀胱容量400毫升为原则。当然，“400

毫升”是无法去测量的，所以父母要通过观察孩子每次排尿的多少、尿液排出时的速度，来判定该让孩子憋尿到何种程度。

● 甩手治疗老年尿频

甩手健身法的具体做法：站立，两脚分开与肩同宽。全身自然放松，两手自然下垂，然后以肩为支点，手掌为力点，两手掌心向后，手腕用力向后甩，前虚后实，向前不超过脚面。每甩一次时，两脚掌着地并且脚趾同时用力在地上一抓，大小腿肌肉用力缩，肛门也用力提缩一下。甩手时吸气，放松时呼气，要求呼吸轻、缓、匀、长，腹部起落应自然、轻柔，勿故意用力。甩手次数，一般由开始的200～300次，逐步增加到500～1000次为宜，年老体弱者，可量力而行。

● 双手拍后腰可治尿频

方法是每天晚上睡觉前，用左右手掌拍打左右侧后腰部，有节奏地拍打150～200下。

饮食调理

● 禁忌食品

忌食发物。发物有使炎症、发热病情加重的作用，并使尿频加重，故不宜食之，如公鸡肉、羊肉、雀肉、雀蛋、鲫鱼、海鳗、韭菜、南瓜、芫荽等。

忌食胀气之物。泌尿系感染常出现小腹胀痛之感，而腹部胀满往往又加重这个症状，使排尿更加困难，故胀气之物不可多食，如牛奶、土豆、黄豆及豆制品、红薯、蚕豆、五香豆等。

忌食助长湿热之品。本病为湿热太盛之病，凡助长湿热的食物都能使病情加剧，如酒类（包括白酒、黄酒、葡萄酒、酒酿等）、糖类（水果糖、奶糖、冰淇淋、果汁等）和含大量脂肪的食品如肥肉、炸猪排、炸牛排及各种油炸食物，都能助长湿热而阻滞气化，导致诸症发展，而使尿频加重。

忌食辛辣刺激之物。泌尿系感染对辛辣刺激之品的反应使尿道刺激症状加重，排尿困难，有的甚至引起尿道口红肿，这与辛辣之品性热属阳有关，辛辣之品进入人体后会使炎症部位充血肿痛，使临床症状加重。

另外，海鳗、鳝鱼等各种无鳞鱼也属腥发之物，可使炎症加剧，故也必须禁食。此外，凡中老年人尿频者还应忌吃瓠子、赤小豆、白茅根、田螺、蚌肉等性质寒凉又有利水作用的食物。

● 治疗老年人尿频的药膳

❖ 香菇炖红枣

陈香菇、红枣、冰糖各10克，鸡蛋2个打碎去壳，置于容器内蒸熟，每日早餐吃1次，连续一周可消除多尿症状。

❖ 红枣姜汤

取红枣30个洗净，干姜3片，加适量水放入锅内用文火把枣煮烂，加入红糖15克，1次服完。每日或隔日服1次，连服10次，对尿频有较好的疗效。

❖ **韭菜粥**

取新鲜韭菜60克洗净切段备用。先用适量水将大米100克煮成粥，然后放入切成段的韭菜、熟油、精盐同煮，熟后温热服食，每日2~3次，有温补肾阳、固精之功效，可治疗肾阳虚、遗尿和尿频。

❖ **黑鱼汤**

生黑鱼一尾，约250~500克，加少量瘦猪肉，用常法煲汤饮用，每日一次。

❖ **核桃仁**

核桃煨熟或核桃仁蒸熟，临睡时食核桃2个或吃核桃仁30克。每晚睡前吃5~6个核桃，食后非常见效。

❖ **乌龟汤**

乌龟肉500克，小公鸡肉适量，共炖熟食用。也可以用野鸡肉100克，冬虫夏草15克，煮汤服用。

❖ **芡实莲子汤**

每次用莲子肉50~75克，芡实75~100克，猪瘦肉100~200克，同入砂锅内加水适量煎煮，分1~2次连汤带药全部吃完。每日一剂，一般3~5剂可愈。

以上方法适用于老年人肾虚阳衰而导致的尿频，可任选一方，坚持食用一段时间疗效佳。

● 民间治疗尿频验方

❖ **果仁茶**

枸杞20粒、葡萄干20粒、桂圆肉2个、干杏仁2个、核桃仁2个，用开水冲泡，喝水吃所泡的食物。

此方是以补肾益气为主，几味药材均为子实类，具有较好的补肾功效。如枸杞能够滋肾益精，核桃可以补肾益气，桂圆具有养血的作用，杏仁可通畅肺气，而中医讲究肺气先通，上下都可通畅。中医治疗尿频分为湿浊下注、气滞血淤、肾气匮虚几种情况，建议你最好先去医院分清病因，再服用验方。

❖ **药蛋**

取鲜鸡蛋一个，轻轻打开一小孔，装入胡椒5~10粒（捣碎），摇匀，用一小块薄纸贴住封口，再用数张红蓖麻叶裹住扎牢，或用多层纸以水浸透把蛋裹住，投入火灰中煨熟，取出后去蛋壳，将蛋和胡椒一起吃完。每日吃一个药蛋，一般连吃2~3个可愈。

注意：上二方对糖尿病多尿者无效。治疗期间，忌食生冷、酸辣食物。

❖ **葱白敷脐**

葱白适量，炒热用布包好，热敷脐下。用于小儿尿频。

❖ **大麦茶**

大麦120克，水煎去渣，加入生姜汁、蜂蜜各适量拌匀服食，每日服3次。

❖ **鹿茸酒**

阳痿，小便频数。用嫩鹿茸一两（去毛切片），加山药末一两，装布袋内，放入酒坛7天，然后开始饮服，每服一杯。一天服三次。同时将酒中的鹿茸焙干，作丸服。

❖ **韭菜子**

韭菜子6克，水、酒各半。韭菜子研末，水酒各半调服，小儿酌减。主治尿频。

❖ **蛤蚧**

蛤蚧2只（去头、足、鳞）、黄酒500毫升。浸泡7日后服，每次1~2汤匙，每日2次。主治尿频。外感风寒咳喘忌服。

何时该去看医生

★ 尽管没有喝水但还是频繁地去卫生间。
★ 尿频还伴随有经常想尿尿的欲望。
★ 排尿时有疼痛或灼烧感。

尿 急（Urination Urge）

症状表现和引起症状的原因

尿急可是件让人狼狈的事，尤其是在公车上，相信每个人偶尔都会碰到此类尴尬。不过如果一天之内你出现频繁的尿急，就有点不妙了。一般来说，尿急常与尿频、尿痛同时发生。这大多是由于膀胱、尿道及前列腺急性炎症或膀胱容量显著缩小所致，有时还与精神因素有关系。

有时，你摄取的食物会刺激你的膀胱。像酒精、咖啡、茶会刺激膀胱，一些利尿的药物也会刺激排尿，压力或焦虑也会刺激神经网络使你想去洗手间。

泌尿系统的感染会刺激肾、膀胱、尿道、阴道或前列腺，给你非得要去洗手间的感觉。感染也会导致撒尿时有灼烧感和尿不尽的感觉。

便秘也会阻塞尿的流出。膀胱和直肠是邻居，有时你有欲望必须去撒尿，但来自大便的压力会阻挡住尿的排出。孕妇也会由于胎儿的长大造成对膀胱的挤压出现尿频和尿急。

肾结石、膀胱结石和前列腺增大都会阻塞尿道里尿的排放，因为有东西阻塞，所以膀胱里的尿液不能完全排出，那意味着膀胱会很快地填满。如果这些疾病不治疗的话，排尿会变得很困难，还会导致尿失禁。

如何缓解症状

如果你总有这种想排尿的欲望，下面这些提示也许会有帮助。

家庭处理措施

● **放松**

如果没有其他伴随症状，当你很想去排尿的时候可以试试放松疗法。因为膀胱是一种需要排空以便收缩的肌肉，你需要放松来克服这种欲望。当有欲望的时候，坐下来，闭上眼睛，做深呼吸。注意不要放松负责防止尿液溢出的骨盆肌肉。可以使用任何一种你最喜爱的放松技巧，多数病人都可以克制这种撒尿的欲望。这种技巧对由于压力引发的尿急很管用。

● **老年妇女治疗尿急的方法**

随着女性年龄增长，膀胱负责控制液体流出的括约肌的力量有减弱倾向。另外，老年妇女对膀胱的感觉敏感度降低，这意味着她们在排尿之前没有预警，才有尿急现象产生。治疗方法有：1. 膀胱训练疗法，增强神经系统对排尿的控制能力，降低膀胱的敏感性，扭转异常的排尿习惯。2. 配合药物治疗，例如：采用消炎解痉、止痛、镇静、碱化尿液和利尿等。3. 适当服用小剂量雌激素治疗，也显良效。

● **抗感染**

服用两天抗生素，会去除导致你想去洗手间的任何感染。将你的问题告诉医生，让医生给你检查一下或做个尿液测试。

饮食调理

● **检查你的食物**

记录一下你吃过什么，什么时候撒尿的，可能会发现是什么食物或饮料激起了你的欲望。然后可以从饮食当中减少或去除这些刺激物。

● **治疗尿急家庭小偏方**

❖ **西瓜皮白茅根汤**

干燥西瓜皮 30 克、鲜白茅根 60 克煎水服用，可减轻尿频、尿急、尿痛等症状，收到利尿消肿的效果。

❖ **老头草治尿频尿急**

先将采集的老头草（数量不限）洗净，放入白铁锅内，添上适量的凉水煮沸以后，打进一个红皮鸡蛋，待鸡蛋煮熟之后，将老头草捞出。先吃鸡蛋后喝汤。日喝三次，一般一周内即可见效。

❖ **竹节草治尿急**

农历五月节前（平时也行）采摘竹节草，去根洗净，带叶剪成 1 寸段，阴干或晒干，抓一大把煎熬，去渣饮水，15 ~ 20 天见效。

何时该去看医生

★ 尽管有强烈的欲望，但排出的尿很少或根本没有尿出来。
★ 伴有尿频、灼烧感、疼痛或不适。

尿灼热（Urination Burning）

症状表现和引起症状的原因

通常的原因是尿道感染。有五分之一的妇女每年至少有一次尿道感染，其中有15%的人一年会有三次尿道感染。尿道感染十分常见，在感染性疾病中，它的发病率仅次于呼吸道感染，居第二位。女性由于解剖与生理上的原因，更易患尿道感染（如新婚夫妇性生活不洁，常会造成女方尿道、膀胱细菌感染发炎）。尿道感染的特征是尿频、尿急、尿痛。急性尿道感染可伴有发热、寒战、腰痛。慢性尿道感染可见低热、腰酸、轻度浮肿。尿液混浊，尿的臭味很重。有以上症状，就基本上可确诊为尿道感染。但是，引起尿道感染的原因很多，医生还要根据病情作一系列化验与检查才能明确诊断。

男性的尿道要长些，而且前列腺会分泌抗细菌的物质，提供了抗感染的屏障。对于男性，排尿时有灼烧感表明有性疾病，比如淋病或衣原体感染。前列腺发炎（前列腺炎）也会导致灼烧感。

许多其他的因素也会导致或加重撒尿时的灼烧感，这些可能的刺激物包括辛辣食物、咖啡、茶、酒精、酸的食物和饮料、卫生物品中的化学物和性交时的外伤。酵母感染也会导致撒尿时有灼烧感。

如何缓解症状

依据这些病因，有几点方法可以去除撒尿时的灼烧感。

家庭处理措施

● **彻底治疗**

如果发现是泌尿系感染，要在足够的疗程内足量用药，不可以掉以轻心。间断治疗或过早停药，就有可能长期不愈转为慢性。一般在症状完全消失，尿液检查恢复正常后，还要继续用药3～5天，停药后每星期复查一次尿液，连续3次以上未见异常方可认为基本治愈。

● **寻找慢性病因**

慢性病人要查找长期不愈的原因，看看是否存在尿道梗阻或其他感染性疾病，尤其是尿道口的感染性疾病；是否有导致机体抵抗力降低的慢性消耗性疾病，如糖尿病、肝病、肿瘤、结核病、其他肾脏病等；是否近段时间内还在服用免疫抑制药物，如强的松、昆明山海棠及抗肿瘤药物等；是否违背医嘱用药不正规等等。然后有针对性地预防和治疗，争取早日康复。

● 长期追踪观察

慢性泌尿系感染的彻底治愈是长期的事情，应追踪观察。如在停药后6～9周内症状再现，应视为重新感染或原病复发，要再连续用药半年左右。停药后的半年里仍要每月复查尿液，有复发征象立即治疗，避免病情演化至最后成为尿毒症等。

● 保持外阴清洁

女婴在大小便后应及时更换尿布，洗涤会阴和臀部，所用尿布必须干净清洁。一岁以后的孩子，不论男女，都不应再穿开裆裤，不要就地而坐，以免外阴和尿道感染；成人应每日清洗外阴一次，勤换内裤，大便后擦拭肛门，应从前向后，避免将肛门污物带到尿道口；禁用坐浴，如果坐在浴盆内洗澡，污水容易浸入尿道，引起感染，因女性尿道短而宽，尿道口与阴道、肛门靠近，尤应注意。

● 注意性生活卫生

泌尿系感染的发病原因中，性生活卫生习惯不良较为常见，男女一方外阴或阴道、尿道的病菌极容易传给对方，也容易自身感染。因此性生活前，应清洗外生殖器。如果使用避孕工具，应将避孕工具清洗或消毒。性交前后，都应排尿一次。此外，戒除手淫，尤其是用器物手淫，防止尿道感染和损伤。性交会刺激尿道或产生细菌，性交排尿后，用手握淋喷头冲洗或在水里加进一汤勺左右的苏打坐浴。

● 不要憋尿

有尿意时，及时排尿，不要憋尿，每晚临睡前，排空膀胱；怀孕5个月以上的妇女睡觉时以左侧、右侧卧位为宜，免得子宫压迫输尿管，引起尿流不畅；积极治疗引起尿道梗阻的疾病，如泌尿系结石、肿瘤、前列腺增生、包茎、肾下垂、瘢痕狭窄、泌尿系统先天性畸形等。

● 清除入侵病菌

积极治疗感染性疾病，如扁桃体炎、皮肤囊肿或外伤感染、胆囊炎、盆腔炎、阑尾炎、前列腺炎、龋齿、鼻窦炎等。要足量用药，彻底治愈，防止病菌通过血液、淋巴道等进入泌尿系，同时杀灭已经侵入泌尿道的病菌。多喝开水，增加尿量，使尿液不断地冲洗泌尿道，尽快排出细菌和毒素，保持泌尿道清洁。

● 去看医生

如果一天后还有灼烧感，你就需要去看医生。如果你是第一次经历这种灼烧感，需要提供尿液样本给医生检查细菌。医生通过尿液检查，看是否是酵母感染或是性交叉感染疾病。如果是男性的话，要做前列腺的检查。

抗生素、苏打和水可以去除此问题，但是如果会持续或复发，需要做更多的测试。

● **女性憋尿危害大**

经常憋尿是一种有损健康的不良习惯。要知道，憋尿对女性造成的危害比男性更大。

女性由于腹腔内器官结构较复杂，女性的泌尿系统比男性更容易遭受病菌侵袭。憋尿会影响膀胱功能，造成尿道感染，出现频尿、血尿、解尿困难、尿灼热、余尿感、下腹不适或疼痛等症状；憋尿还会对生殖器官产生许多不利影响。因为，女性内生殖器官与膀胱“同居”于盆腔内，关系“紧密”，子宫位于膀胱后面。憋尿使膀胱充盈，充盈的膀胱便会压迫子宫，使子宫向后倾斜。如经常憋尿，子宫后倾则难以复位，当膀胱严重压迫子宫，会妨碍经血流出，可导致严重的痛经症状。

● **减轻疼痛**

尿道感染时撒尿或让尿接触到感染的皮肤，就像将盐撒在敞开的伤口上。要减轻疼痛，可以试着撒尿时坐在一盆温水里或站在淋浴下面。

● **远离化学物**

无论是肥皂还是卫生用品都会导致刺激，泡沫浴、灌注法、装饰物和带香味的卫生纸巾都含有化学物，会刺激你的尿道或周围的皮肤。

● **穿干爽的内衣**

在夏季，不要穿湿的浴衣，它会刺激阴道酵母或细菌感染。建议女性多带上一套浴衣，游泳后换上干的衣服。

● **动静适宜**

加强体育锻炼，增强体质，是预防发生泌尿系感染的重要方面。一旦感染，在发热、尿化验异常的急性期，应卧床休息。恢复期就要参加适度的体力活动，避免体质虚弱，长期不愈。活动的方式可因人而异，但不能过度疲劳。

饮食调理

● **多饮水**

刚有灼烧的感觉时，喝 400 ~ 500 毫升的水，然后再将一汤勺的碳酸钠溶解在 100 ~ 150 毫升的水里，也喝下去。在接下来的 6 ~ 8 小时内每小时喝 400 ~ 500 毫升的水。你所做的就是冲淡尿道里的细菌，迫使自己撒尿，而不是留在体内延长感染。通常，这些水分足以冲掉细菌。

● **避免刺激性食物**

许多食物和饮料会刺激尿道，导致或加重灼烧感，这些包括酒精、咖啡、茶、果汁、巧克力、碳酸饮料、所有的柑橘类水果、西红柿、红辣椒、辛辣食物、醋、天门冬氨酰苯丙氨酸甲酯和糖，甚至脱去咖啡因的咖啡也是刺激物。

从你的饮食当中去除这些食物，大约在 10 天内可以减轻灼烧感或其他尿道不适，一旦灼烧感没了，你可以一次加回一点到饭菜里，看看是哪种物质引发了此问题。在你这样做的时候，一整天只喝1000毫升左右的水。

● 饮食酸碱调节

大多数抗生素在碱性尿液中的抗菌作用强，如磺胺、氨基甙类；但也有少数抗生素如四环素、呋喃丹啶，在酸性环境中抗菌作用强。因此，在药物治疗的同时，应注意调节饮食的酸碱度。碱性食物有豆腐、豆类、莴苣、萝卜、土豆及瓜果等；酸性食物有猪肉、牛肉、羊肉、鸡、鲤鱼、米面及啤酒等。

● 饮食调养原则

多饮水，每天1500～2000毫升以上。饮水可增加尿量，对感染的泌尿道有冲洗和清洁作用；宜吃清淡、富含水分的食物，忌食韭菜、葱、蒜、胡椒、生姜等辛辣的刺激性食品；多吃各种蔬菜、水果，因其含有丰富的维生素C和胡萝卜素等，有利于炎症消退和泌尿道上皮细胞的修复；选择有清热解毒、利尿通淋功效的食物，如菊花、荠菜、马兰头、冬瓜等；忌食温热性食物，如羊肉、狗肉、兔肉和其他油腻食物，以免炎症加剧；忌烟酒。

● 食疗药膳

❖ 绿豆芽汁

取绿豆芽500克洗净，绞取汁。白糖适量调味饮服。每日1剂，分3次服，连服3～5天。此方适于尿道感染尿频、尿急、尿痛者。素体虚寒、形寒、肢冷者不宜多食。

❖ 凉拌莴苣丝

用鲜莴苣250克，食盐适量。将鲜莴苣去皮，用冷开水洗净，切丝、食盐调拌即可。随量食用或佐餐。此方清热利尿，适应于泌尿系感染属膀胱湿热者，症见尿频、尿急、尿痛、小便短赤。

❖ 清炒绿豆芽

取绿豆芽250克，将绿豆芽洗净起油锅炒熟，加盐调味即可，随量食用或佐餐。此方清热利湿，适用于尿道感染属膀胱湿热者，症见小便灼热不利或尿频涩痛。

❖ 苋菜汤

用冬苋菜已结子的老根50克，生甘草10克。将冬苋菜根、甘草洗净，加水煎成1000毫升代茶饮。1日多次饮，连服1周见效。此方适用于尿道感染之小便涩痛。

❖ 淡菜汤

取淡菜10克，加萝卜或冬瓜、荠菜、芹菜均为100克，任选一种。淡菜加少量水先煮熟，然后加入上述任何一种配料同煮，可加调料作为菜肴随意吃。此方适应腰酸、小便余沥。对肾盂肾炎、肾虚者较好。

❖ 黄花菜汤

用黄花菜60克，白糖适量。黄花菜、白糖，加水两碗，煎成1碗。每日 1 次，连服 1 周。此方适应尿道感染之小便短赤、腰酸。

❖ **豆沙羹**

用大红枣、红糖、红小豆、核桃仁、花生米各 3 两（红小豆、花生米先用温水泡两小时），加水过三寸左右，用不锈钢锅或压力锅煮 30 分钟成豆沙状，装碗盖好。每天早、晚空腹各服 1 ~2 匙。

何时该去看医生

★ 试用自救的方法后，灼烧还持续 24 个小时。

★ 除了灼烧外，频繁地撒尿，感觉突然想尿尿或有类似流感的症状，发烧、冷或背部疼痛。

医学小知识

观察尿的性状来辨别疾病

尿的性状	可能的疾病
看泡沫	尿中泡沫长时间不消失，提示可能为蛋白尿，这是由于尿中有蛋白质，表面张力变大，使尿中泡沫不易消失。遇此情况，应去医院化验。尿中蛋白增高最常见于肾炎，也可见于肝脏病。肝脏病的尿液，冒出黄色泡沫，残留时间很长
看透明度	排出的尿呈混浊状，静止后均匀沉淀多半为盐类尿，除与饮食有关外，注意是否伴有沙粒状物，如有的话，那就是结石。尿呈脓样混浊，多半有絮状物，称脓尿，是泌尿系统感染的征象
闻气味	如果新排出的尿液即有氨味，说明尿在体内已被分解，是膀胱炎或尿潴留的表现
尿液带有苹果香味	多见于糖尿病酸中毒或饥饿时，这种尿液常可引诱蚂蚁汇聚
尿液带有腐败腥臭味	常见于膀胱炎及化脓性肾盂肾炎。患有膀胱结肠瘘的病人，尿中常带有粪臭味。当进食大蒜、葱头或带有特殊气味的药物时，尿中可带有这些物质的特殊气味

这里要注意的是辨别尿的气味应用新鲜尿液。尿液放置过久，由于细菌繁殖，尿素被分解后便产生氨味，会影响观察效果。

尿　血（Urine Bloody）

症状表现和引起症状的原因

在一看见尿里有血的时候就必须去看医生，虽然通常引发的原因并不是肿瘤。极端费力的锻炼（比如跑马拉松）会导致血尿。由于事故造成的肾受伤也会导致血尿。吃甜菜时会产生红色的尿，看上去像血一样。一些药物（比如非处方药轻泻剂中的酚酞）也会导致尿呈红色。另外泌尿系结核、肿瘤、结石、感染、外伤等都可能引起血尿。

血尿一般分为血尿和血红蛋白尿两类。血尿呈淡红或鲜红，有时像洗肉水样色，尿内含有大量的红血球，常见于泌尿系炎症，结石及肿瘤等，如各型肾炎、肾结核、急性膀胱炎、尿道炎及上述部位的结石、恶性肿瘤等。全身性疾病如白血病、猩红热、充血性心力衰竭等也常引起血尿。

血红蛋白尿：尿内无红血球或仅有少量红血球，主要为血红蛋白，故尿液清澈呈红葡萄酒状，常见于疟疾、蚕豆病、不合血型的输血、溶血性贫血、阵发性血红蛋白尿及腹腔出血。

血尿有时还可见到血块，可以伴有尿痛；无尿痛的尿血患者更应提高警惕，这有可能是泌尿道癌症，泌尿道癌可发生于肾、输尿管、膀胱、尿道等部位。由于膀胱是贮尿器官，接触尿液的时间长，因此与其他泌尿器官相比，最易发生癌变。膀胱癌的治愈率低，复发率高，其原因是膀胱癌或肾癌出现的血尿可时有时无，致使有些病人误以为疾病已“痊愈”。其实，这是一种假象，不少病人因此而放松警惕，以至延误诊断和治疗时机，导致癌症转入晚期。所以，中老年人如出现无痛性血尿时，应及时去医院作进一步检查，明确诊断，尽早治疗。

患有结石的尿血者小便会有中断现象，改变体位后，小便又可以继续排出；尿血还伴有尿急、尿频、尿涩或尿痛，有畏冷发热、疲乏无力、头晕恶心等全身症状时，可能并发其他感染。此外，像过敏性紫癜、流行性出血热和泌尿系统邻近器官，如阑尾、直肠、结肠、子宫、卵巢病变时也可引起血尿。

了解血尿发生的时间是全程血尿还是终末血尿或排尿开始有血液，对诊断病情非常重要。同时，还要注意观察是否伴有发热、腰痛、尿频、尿急、尿痛等症状。泌尿系结石，多为全血尿，终末血尿伴肾绞痛等。泌尿系感染：伴有全血尿，出现尿频、尿急、尿痛、腰酸痛。肾损伤：有外伤史，全血尿，腰痛等。

有一点必须注意的是，尿液呈红色，并不都是血尿，它还可能是因为服用药物或其他原因引起，例如服用泻药酚酞、大黄，抗结核药利福平，止痢药呋喃唑酮（痢特灵），以及驱虫药山道年等药物时，都会使尿液变红。另外，妇女在月经期间，由于尿液受经血的污染，也可为红色。

如何缓解症状

如果你尿血，需要去医院作明确的诊断，而且需要排除是肿瘤的可能。下面是去检查前你可以做的。

家庭处理措施

● **应对方法**

血尿病人，特别有肉眼血尿的病人，应该绝对卧床休息。如系泌尿系统结石引起的血尿伴肾绞痛，可在原地做蹦跳动作，通过上下震动，可促使结石排出，疼痛和血尿也随之减轻。

● **冷敷**

如果确定是肾脏、膀胱、尿道出血，在腰部、下腹部、会阴部放置冰袋或敷冷水毛巾，有利于止血，减轻、减缓出血。

● **去看医生**

因为要做一系列检查，你必须去看泌尿科医生。

● **检查一下你的尿液情况**

如果可能的话，在去看医生之前，注意你的尿液确切的颜色，尿液变色的时间。这可以对找到病源提供重要的线索。

烟状的或暗红色说明是感染或肾的问题。如果所有阶段的尿液都呈现血红色，可能是肾或膀胱的问题。如果最初的红色变得清澈，可能是男性的前列腺、尿道问题或女性的尿道问题。正常的尿液里带有血块或血丝表明是尿道或膀胱出血。

● **检查**

需要进行一系列的检查，直到医生找到出血的原因。医生会上上下下的检查，从肾到尿道。检查包括化验尿液，肾 X 光检查和膀胱镜检查等。

饮食调理

● **注意饮食**

血尿病人忌吃一切辛辣刺激性食品，少吃烤脍肥腻食品、海腥发物和温热性食物。注意吃一些有凉血、止血作用的食品，如马兰头、荠菜、鲜藕、荸荠、冬瓜、西瓜、蛤蛎、莲子、绿豆、赤豆等偏凉性食物。还可多吃苹果、梨、橘子等含维生素 C 较多的水果。

● **多喝水**

血尿病人必须大量饮水或吃西瓜等，以增加尿量，防止形成血块，阻塞尿道。

● **禁忌食品**

忌刺激性食物，如各种香料、胡椒、辣椒、咖喱、大葱、芥末等都是对肾脏有刺激的，能加重出血，应禁用。

虚证患者忌食破气之物，白萝卜、大头菜、萝卜干等有破气作用，食用后会加重虚证患者的气虚，加重出血。

血热患者忌食热性之物，除了上述辛辣刺激食品之外，牛肉、羊肉、狗肉、公鸡肉、麻雀、海马、虾、香菜（即芫荽）、荔枝、李子、杏子等，均属热性食物，食用后会加重血分之热，有碍于疾病的康复。

忌含有高嘌呤食物。芹菜、菠菜、菜花、花生、鸡汤、牛肉汤、鹅汤、猪头肉、沙丁鱼及动物内脏，这些食物中的嘌呤含量高，在代谢过程中会加重肾脏负担，不宜食用。

忌饮酒，各种酒及含酒精食品如醉蟹、醉鸡、酒酿和各种药酒等，各种含酒饮料，均有活血作用，喝了后会扩张血管，加快血行，导致出血量增加。

● **治疗血尿的食疗药膳**

❖ 鲜莲藕500克（切），冬瓜皮500克（切）。加水共煎，去渣。每日服1～2剂。主治尿血。

❖ 鲜旱莲草50克，红枣8枚，清水2碗，煎至一碗，去渣饮汤。

❖ 荠菜90克洗净，切碎，粳米90克，同煮粥。每日一剂，经常服食。

❖ 苋菜90克，洗净，切碎，瘦猪肉100克，同煮。吃菜肉喝汤。每日一剂。

❖ 鲜生地60克，大米100克。煮粥食用，适用于阴虚火旺的人。

❖ 白茅根30克，冰糖10克。水煎代茶饮。适用于妇科经行尿血

❖ 黄芪30克，人参15克，鸡一只。煮熟食用，适用于脾气虚的人。

❖ 用莲子50克，藕汁半杯。莲子煮熟后，用藕汁冲服。日服2次，对血尿有效。

● **小偏方**

❖ 韭菜根200克，洗净捣烂取汁服，每日2次，7～10日可愈。

❖ 金针菜煎汤代茶频饮。

❖ 玉米须30克，荠菜花15克，白茅根18克，水煎去渣，一日2次分服。

❖ 甘蔗、白藕各500克，洗净，切碎取汁，二液合并分2次服完，每天一剂。

❖ 取鲜芹菜适量，捣烂绞汁，每次一小碗，空腹冲服，连用5～7天，可治血尿。

❖ 用茅根、干姜等量，加蜜一匙，水2杯，煎成一杯服下，一天服一次。治疗劳伤尿血。

何时该去看医生

★ 任何时候发现尿液有红色或含有红色血丝、血块，都应及时去医院。

医学小知识

血尿的症状与可能的疾病

血尿的原因非常复杂，有上百种疾病可以引起血尿，要正确诊断并不那么容易。不过，只要仔细观察，一般人也能根据排血尿时伴随的症状和出血的先后，色泽、形状等，初步判断病变的性质。

伴随的症状	可能的疾病
血尿伴有鼻出血、牙龈出血、皮肤出血	这可能是全身性出血疾病在作祟，如血小板减少、过敏性紫癜、血友病，甚至白血病等，尿血不过是全身出血的一种表现
血尿伴有发烧、关节肿痛、皮肤损害、多脏器的损伤时	可能为结缔组织性疾病，如全身性红斑狼疮、结节性多动脉炎等
血尿伴有高血压、浮肿、蛋白尿时	多为肾小球肾炎
血尿伴有腰腹部隐痛不适，尿急、尿频、尿痛	多为泌尿系统感染或结核
血尿伴有腰部胀痛或一侧腹部绞痛	以肾、输尿管结石的可能性最大，特别是痛得在床上辗转不安，多为输尿管结石
血尿伴有排尿不畅、费力、小便滴沥排出	在老年男性，多为前列腺肥大，在中年男性，则要考虑尿道狭窄、尿道结石或膀胱肿瘤
外伤后引起的血尿	不论是否直接伤害了外生殖器，一般多由泌尿系统损伤引起
剧烈运动或强体力劳动后出现的血尿	要考虑有肾下垂、泌尿系统结石或者运动性血尿的可能，在男性多为结石或运动性血尿，在女性多为肾下垂或结石
中老年人出现无痛性血尿，或者说没有任何症状出现的血尿	是泌尿系统肿瘤的重要信号，尤其应高度警惕。这是因为，泌尿道癌症好发于 40 ~ 60 岁，最早出现的症状就是无痛性血尿

出血的先后	可能的病变的位置
排尿开始时尿血，以后变得清晰	表示病变在前尿道
排尿开始清晰，结束时尿血	表示病变在后尿道与膀胱颈部
一次排尿从头至尾都见尿血	表示疾病在膀胱、输尿管或肾脏
间歇性全血尿，无痛	表示有可能是泌尿系肿瘤，如肾肿瘤等

血尿的颜色	可能的出血部位
血尿褐色或出现烟雾状色泽	出血部位在输尿管水平以上的可能性较大
血尿颜色淡红或鲜红	出血部位较低，有可能在膀胱

出血的形状	血尿性质
血尿中如混有血块，若是条索状或细丝状	出血部位可来自肾脏或输尿管
血块呈圆球形	出血估计在膀胱里面

发生症状的年龄	可能的疾病
小儿血尿，并伴有浮肿、高血压、蛋白尿、管型尿	以肾小球肾炎最常见
青少年及中年人血尿	以感染（女性多见）、结石、损伤、结核、肾炎、异物多见
只在显微镜下可见血尿	尿道炎及慢性前列腺炎引起
老年人血尿	以肿瘤、前列腺增生较为多见

尿液变色（Urine Turn Colors）

症状表现和引起症状的原因

正常尿液为浅黄色，可因饮水、出汗及活动量不同而深浅变化不等。当人体代谢异常或患某种疾病时，尿液的颜色会出现特殊改变。因此，尿色变化具有很重要的诊断价值。

临床上一般将异常尿液按颜色不同分成黄褐色、红色、乳白色、黑褐色及蓝绿色 5 种。黄褐色尿：常见于阻塞性黄疸，肝硬化，甲型肝类，砷、氯仿等中毒；红色尿（即血尿）：是临床上最常见也是原因较复杂的一种病理现象，可分为血尿和血红蛋白尿两种。乳白色尿：又称乳糜尿，常见于丝虫病及泌尿系泌脓性感染；黑褐色尿：常见于酚中毒及恶性黑色素瘤；蓝绿色尿：常见于使用美蓝或靛胭脂后。

浑浊的或乳白色的尿表明有膀胱感染或肾结石，难闻的气味可能伴随有感染。由于不良的血糖控制引起的糖尿病使得尿带有轻微的水果气味。你吃过芦笋后尿液也可能变绿而且有难闻的气味。一种通常治疗肺结核或葡萄状球菌感染的药，会使尿带上蓝色或绿色阴影。而且一些药物会使尿液带上特别的色调。

非常黄的尿液表明你脱水，没有喝足够的水。长期脱水，你的尿一直是深黄色（你可能认为你不口渴），这样会导致肾结石。如果你锻炼出了很多汗，当几个小时后撒尿时尿还会是深黄色，如果你刚喝过6瓶啤酒，尿液会非常清澈。

除上述病理现象外，食用胡萝卜或服用维生素 B_2、痢特灵、金霉素都可使尿液颜色加深。

如何缓解症状

正常的尿液应该是无色的或微黄色。你平时应该注意以下几点：

家庭处理措施

- **留意尿液颜色**

留意尿液的颜色，当它变成深黄色，那意味着身体排出了很浓的液体废物。你应该开始喝更多的果汁和水。

- **不要固定饮水量**

我们都听说过每天要喝8～10杯水。那是一个较不错的规定，但是每个人实际应摄入的水分因年龄、性别、运动、体重甚至天气的不同而不同，不要停留在数量上，如果你的尿很黄，你就需要多喝些水。

- **警惕红色尿**

红色的尿意味着尿里有血，这是异常警示，你需要看医生。

- **影响尿液颜色的药物**

可使尿液变成深黄色至棕色的药物：呋喃唑酮、呋喃妥因、磺胺类、恩醌类、氯喹、伯氨喹啉、扑虐喹啉、番泻叶等。

可使尿液呈黄色或橙黄色的药：黄连素、米帕平、复合维生素B、四环素、维生素 B_2、大黄、磺胺嘧啶、一粒丹、复方大黄片。

可使尿液呈红色的药：利福平、乙酰苯胺、苯妥英钠、氯丙嗪、酚酞、苯琥胺、奋乃静、氟奋乃静、水杨酸等。

可使尿液呈蓝色或者绿色的药：亚甲蓝、氨苯喋啶等。

可使尿液呈暗黑色的药：甲硝唑、甲基多巴、左旋多巴、奎宁、亚铁盐、山梨醇等。

由于正常用药而导致尿液颜色的改变，如无异常感觉，一般停药2～3天后就会自行消失，所以不必看到尿液颜色改变而担心。应注意的是没有服用以上药物，而尿的颜色有变化时，应到医院去检查。

何时该去看医生

★ 尿呈红色或含有红色血丝。

★ 尿液浑浊或呈乳白色，发出难闻的气味。

医学小知识

尿液的颜色与可能的疾病

尿液的颜色	可能的疾病
无色尿	可能是糖尿病、慢性间质性肾炎、尿崩症的信号，当然，也可能是饮水太多的缘故，应注意鉴别
白色尿	白色尿常见于脓性尿、乳糜尿和盐类尿
脓性尿	是由严重泌尿道化脓感染引起的，尿液呈乳白色。 浓性尿常见于肾盂肾炎、膀胱炎、肾脓肿、尿道炎，或者严重的肾结核
乳糜尿	是丝虫病的主要症状之一，尿色白如牛奶。由于肠道吸收的乳糜液（脂肪皂化后的液体）不能从正常的淋巴管引流到血液循环中去，只能逆流至泌尿系统的淋巴管中，造成泌尿系统中淋巴管内压增高，曲张而破裂使乳糜液溢入尿液中，而出现乳糜尿。乳糜尿一般是阵发性的。乳糜尿中有红细胞时，叫做乳糜血尿。在患乳糜血尿病人的血和尿内，有时可找到微丝幼(即幼丝虫)
盐类尿	多发生于儿童。冬季常见，小便呈米汤样，多为尿中含有大量的磷酸盐或尿酸盐，放置后易沉淀，如把小便放在瓶内加热后会马上变清。盐类尿属正常生理现象，可不用药而愈，关键是要多饮白开水
黄色尿	指尿呈黄色或深黄色。其原因有：食胡萝卜，服核黄素、呋喃唑酮（痢特灵）、甲硝唑（灭滴灵）、大黄等中西药过程中，可出现尿液变黄的情况，一旦停止服用，随即消失，无须多虑。 常见的发热或有吐泻症状的病人因水分随汗液或粪便排出，尿就会浓缩减少，而尿色素没有改变，这样小便的颜色就显得很黄。 另一种小便黄得像浓茶，则不是由于上述原因，而是肝脏或胆囊有了病变。原来，胆汁向外排的道路通常有两条：一条从尿里出来，一条从肠道里出来。当肝脏或胆囊有病，胆汁到肠道的路被切断，就只能从尿里排出来，尿液里也因胆汁的含量增加而呈深黄色了。肝炎的早期，还没有出现黄疸，我们常常可以看到小便的颜色像浓茶似的，这往往是肝炎的一个信号。此外，黄色混浊的脓尿则是泌尿器官化脓的表现
蓝色尿	可见于霍乱、斑疹伤寒，以及原发性高血钙症、维生素 D 中毒。但是这种颜色的尿多与服药有关，非疾病所致。如服用利尿剂氨苯蝶啶，注射亚甲蓝（美蓝）或口服靛卡红、木馏油、水杨酸之后均可出现，停药即可消失。这种因服药而引起的蓝色尿属于正常现象，无须多虑
绿色尿	见于尿内有绿脓杆菌滋生时，或胆红素尿放置过久，氧化成胆绿素时
淡绿色尿	见于大量服用吲哚美辛（消炎痛）后

续表

尿液的颜色	可能的疾病
暗绿色尿	原因同蓝色尿
黑色尿	黑色尿比较少见，常常发生于急性血管内溶血的病人，如恶性疟疾病人，医学上称黑尿热，是恶性疟疾最严重的并发症之一。这种病人的血浆中有大量的游离氧、血红蛋白与定氧血红蛋白，随尿排出而造成尿呈暗红或黑色。另有少数病人服用左旋多巴、甲酚、苯肼等后，也会引起排黑尿，停药后即会消失。国外有资料报告，患阵发性肌红蛋白尿的病人，在运动后也会排出棕黑色尿，同时伴有肌肉无力，可逐渐发展为瘫痪。此外，黑尿还可见于酚中毒、黑色素瘤、尿黑酸病
棕褐色尿（如同酱油颜色）	可见于急性肾炎、急性黄疸型肝炎、肾脏挤压伤、大面积烧伤、溶血性贫血、错型输血，甚至剧烈的运动后，尿液也可似酱油色。有时睡眠起床后尿呈棕褐色，那是阵发性睡眠性血红蛋白尿病的特征。如果这种小便出现在吃青蚕豆以后，就要警惕蚕豆病。这种病人的红血球内缺乏一种叫葡糖－6－磷酸脱氢酶的物质，有一定的遗传性。所以当食蚕豆后即发生棕褐色尿，并有疲乏、头晕、恶心，皮肤、眼睛发黄。应及时送医院抢救，以防不测
红色尿	尿色变红，多半是尿中有红细胞，医学上称血尿。出血较少，只能在显微镜下查出红细胞的血尿叫镜下血尿。出血较多，能够用眼睛看出来的血尿叫做肉眼血尿。一般来说，健康人的尿中不含或有时含有微量红细胞（偶尔有1～2个），尿中经常出现红细胞，即使是极微量，也应加以注意。因为血尿常常是泌尿系统及其邻近器官或全身性疾病的一个信号。 ①血尿：尿呈洗肉水色，尿内含有大量的红血球。常见于泌尿系炎症，结石及肿瘤等，如各型肾炎、肾结核、急性膀胱炎、尿道炎及上述部位的结石、恶性肿瘤等。全身性疾病如白血病、猩红热、充血性心力衰竭等也常引起血尿。②血红蛋白尿：尿内无红血球或仅有少量红血球，主要为血红蛋白，故尿液清澈呈红葡萄酒状。常见于疟疾、蚕豆病、不合血型的输血、溶血性贫血、阵发性血红蛋白尿及腹腔出血

尿滴漏（Urine Dribbling）

症状表现和引起症状的原因

如果你尿急憋不住尿，或者尿完了还滴答不尽，就有可能是尿滴漏的症状。这些问题一般较多发生在老年人和怀孕妇女的身上。

衰老对男性和女性来说都是肌肉变弱的首要原因，分娩和进入更年期会增加女性失去对骨盆肌肉控制的可能。在这点上男性由于有前列腺占有微弱的优势，这个腺体，在膀胱的下面像个油炸饼圈包围着尿道，男性衰老时它会长大。如果增大是良性的，不会导致明显的障碍，前列腺只是轻微地挤压尿道。细菌感染导致的前列腺炎会出现尿滴漏，还会导致撒尿时有灼烧感和尿频。而长期炎症更会导致前列腺增生，使滴漏的问题更突出。

女性还有其他会导致滴漏的原因。有时小的囊（被称为憩室）长在女性的尿道壁上，这些口袋会聚集一些尿，后来才滴出来，憩室通常是无害的。但是如果泄漏过度或口袋变大，破裂或感染，那么憩室必须要通过手术切除。

如何缓解症状

在你去看医生之前试一下这些方法。

家庭处理措施

● **用手轻推一下**

男性应该学会挤出他们的尿。首先，无阻挡地撒尿，不要将阴茎放在裤子上方或有松紧带的短裤上方撒尿。尿完后，用一只手在阴囊后面轻挤一下，将剩余的尿从尿道里挤出来。

● **向后坐，坐宽点**

对于女性，撒尿时将腿分开些，可帮助防止尿液聚集在阴道或尿道里。前倾也有帮助。

● **锻炼**

锻炼可以帮助你加强骨盆肌肉，从而取得很好的控制能力，对增大的前列腺也有帮助。你可以试着收缩会阴部的那些肌肉，每天做几次。泌尿专家推荐你反复练习，直到每天能连续收缩这些肌肉 50 次。

何时该去看医生

★ 尿滴漏很难控制。
★ 感觉生殖器不适，有灼烧感或尿频。

尿失禁（Incontinence）

症状表现和引起症状的原因

尿失禁指尿液不受控制，自动经尿道流出。这种现象很常见，大约 30% 的妇女都有不同程度的尿失禁，其实很多都是在生过孩子或更年期后的妇女。失禁并不仅仅和年龄及孕史有关，男性患病概率虽小，但他们也会受此问题困扰，特别是在前列腺手术以后。

产生尿失禁常见的原因有：因膀胱过度充盈，引起尿失禁，如前列腺增生等疾病造成的尿潴留，随着膀胱内尿液积聚，使膀胱内压不断增加而超过尿道阻力时，尿液便可持续由尿道流出，临床上叫充溢性尿失禁；因尿道括约肌松弛，引起尿失禁。产妇和老年妇女尿道括约肌退行性病变、重症肌无力以及会阴手术、分娩等使括约肌损伤都可引起尿失禁。尿失禁常在负重、行走、咳嗽、大笑、打喷嚏等情况下发生，临床上称之为压力性尿失禁；因中枢神经损伤或病变引起尿失禁，如外伤后脊髓损伤使排尿的初级中枢与大脑皮质失去联系，或者支配膀胱的神经损伤与传导功能障碍等都会引起尿失禁；还有因先天性输尿管开口异位及膀胱瘘等引起尿失禁。

尿失禁大体可分为三类：一是压力性尿失禁，也就是说在你大笑、咳嗽、打喷嚏或伸懒腰时会偶尔排尿，这是因为膀胱颈易位，内部肌肉无法对它施加压力或是由于上了年纪、手术或生产导致肌肉松弛，无法正常工作。

另一种是尿急性尿失禁，膀胱产生了“自主性”，每当膀胱内积满尿液时，就会自行收缩排放，而无视个体意识的抗拒与否，中风、老年性痴呆症、长年由于膀胱结石用力排尿、前列腺增大及上了年纪都会导致这种失禁。

第三种情况是患了溢出性尿失禁，根本就失去了尿急的感觉，药疗或神经性疾病会令负责提醒你排尿的神经坏死。但你也可能因常年有憋尿的习惯而渐渐发展成溢出性尿失禁，这种情况常见于搬运工、卡车司机、教师和医生。当他们有时间上厕所时，却无法将尿排尽，因为膀胱已经失力了，而半满的膀胱会在短时间内再次蓄满，从而陷入恶性循环。

为了查明你为何无法控制排尿，医生往往从以下方面入手。谵妄（由上年纪或中风引起的神经方面问题）；感染（比如膀胱炎或性传播疾病）；萎缩性阴道炎（由于荷尔蒙不足引起的肌肉衰退）；心理问题（严重抑郁）；药理原因（一些处方药如利尿药、β 受体阻断剂、抗抑郁药及安眠药）；多尿（纯粹因为饮料喝多了或患有糖尿病）；可动性受限（你在到卫生间前就尿了出来）；便秘（严重的慢性便秘也会对排尿产生影响）。治疗失禁时，应当首先考虑这些因素。

如何缓解症状

失禁并非是上了年纪一定会得的毛病，也不是女性的既定命运，手术或尿布并非是唯一的解决方法。妥当的方法是去看医生，进行确诊治疗。以下有几个方法值得考虑。

家庭处理措施

● 尿失禁时的护理

在护理重病人、老年病人或瘫痪病人时，常会遇到病人排尿失去控制，尿液不由自主地流出。遇到这种情况，护理时首先要进行心理护理，消除病人羞涩和焦虑情绪。

指导病人的排尿训练，让其每天数次收缩和放松会阴部肌肉，每2~3小时送给便器以加强排尿训练效果。还可试用接尿器，男病人可置便器于外阴合适部位接取尿液，或采用阴茎套连接管置于贮尿的盐水瓶中。每天清洗外阴，接尿管每天更换，防止尿道感染。女病人则可采用橡胶接尿器接取尿液，必要时采用留置导尿。

● 尿失禁的注意事项

详细记录每天的饮食及大小便情形，以利医生追踪原因；克制水分摄取，尤其是睡前；避免酒精；避免咖啡因，咖啡因也是一种利尿剂；少喝葡萄柚汁；保持排便通畅；戒烟；减肥；排尿时尽量排光膀胱的尿液，然后站起来再坐下，微向前倾，再排一次；勿憋尿，一有尿意，应马上去排尿，最好在饭前、饭后及睡前，将尿液排尽；训练排尿习惯，先在短时间内固定去排尿，再慢慢延长，可有效改善尿失禁的问题；睡的地方离厕所不要太远，方便排尿；在打喷嚏、咳嗽、提重物或弹跳时，应紧缩括约肌，以免尿液外漏；有尿失禁的前兆，放松心情再缓步走向厕所排解。

● 老人压力性尿失禁自我训练

自我锻炼是一种简单易行而有效的治疗方法。其方法为：在安静休息时（坐位或卧位均可），集中自己的意念，有意识地使肛门和会阴的肌肉群一次一次地收缩、舒张。当肌肉收缩时，自己便会十分清楚地感觉到肛门向上提一下，一放松便感觉到肛门恢复到原来的松弛状态。有节律地重复收缩和舒张，使盆底肌群得到锻炼。每次可训练3~5分钟，每日锻炼次数不受限制，只要持之以恒，压力性尿失禁将能显著减少，甚至完全消失。

● 测量排出量

有时只需减少饮水量就能停止渗溢现象。如果不奏效，医生会建议你做一个至少24小时的排尿总量及密度的记录，你可以用一个2升的瓶子来测量尿的排出量。排尿量大，也就是4~5升，并不一定会导致失禁。

● 查看药箱

有很多药都会增加排尿量或让骨盆肌肉松弛以至无法控制排尿，这些药包括利尿药、钙通道阻滞剂、抗抑郁药、镇静药、某些血压类药和一些抗组胺药。对于老年人来说，这些都是失禁的常见诱因。

改在早晨而不是在临睡觉前服用治疗高血压的冲剂，它就不会让你失禁了。向医生咨询一下，是否在你的处方药和非处方药中有一些导致了你的失禁，以及能否用其他的药代替。通常都能用其他药替代那些和失禁有关的药。

● 凯格尔疗法

凯格尔疗法是治疗失禁的主要方法，而且长期以来被证明是行之有效的，如果方法恰当且坚持不懈，压力性尿失禁患者中的70%~90%可通过此疗法治愈或缓解症状。

当你上厕所时，有意识地收缩你想锻炼的肌肉以阻止排尿。一个普通的凯格尔疗程是每次在10秒钟内收缩（或夹紧）肌肉10次，每天3次。需要坚持不懈地进行8～12周才能见到成效。

但是，不要在你尿急时练习。在膀胱收缩排尿时进行凯格尔训练是很有害的，在这种情况下做这种练习，会减弱而不是增强膀胱的功能，这会令你的控制问题恶化。另外，确保在两次收缩之间肌肉充分放松，未能放松的肌肉无法在下次有效收缩。

● **定时上厕所**

在你想上厕所的时候就去，而不要等到尿急时再去。通常这样能够有效治愈（或至少是能对付）尿急性及溢出性尿失禁。你既能借此增大膀胱容量，又能迫使它定时排空。首先，做一个24小时的记录，关于你何时排尿、排量多少、上厕所的时间间隔、发生失禁的间隔有多长，也许是一小时或几个小时。你会发现几乎每次间隔长度都不同，所以应该选取间隔最短的时间，以此为标准，每隔同样的时间就去上厕所。

在1～2周内，不论你是否有需要，每隔相同的最短时间就去上厕所。如果你一直照着做，至少不会有任何失禁的问题。在通过凯格尔疗法增强你的骨盆肌肉时，也应当试着延长每2次排尿间的时间间隔，以间隔为3～4小时为目标，但开始时只要每一两周能延长5～10分钟就可以了。如果在此过程中溢出一点也没关系，严守你渐渐延长的时间表。这样做是为了能憋住尿，并控制住膀胱的收缩，使它能服从你个人的意志。

● **不要轻易手术**

除非是由膀胱颈易位引起的压力性尿失禁，否则不要用手术去解决问题。通过手术切开神经，将其连接到膀胱上，或用一节小肠增大膀胱容量是迫不得已时的选择。

● **看专家门诊**

最好去找泌尿科专家、妇科专家，让医生给些良好建议。

可供选择的药物

● **服用抗组胺剂**

不是很严重的压力性尿失禁可以用一些非处方药解决，它们可以收缩无法自主控制的肌肉，如尿道。但药效只会持续几小时，而且在你停止服药后药效就会消失。它们对膀胱颈易位所引起的压力性尿失禁无效，而且应当在医生批准的情况下才能长期用药，否则长期用药会给你带来其他健康问题或副作用。

家庭小验方

● **治老年尿失禁食疗方**

取新鲜鸡蛋2个，枸杞子20克，大枣4枚。共放入砂锅内加水煎煮。蛋熟后去壳，放回鸡蛋再煮片刻，吃蛋喝汤。隔日一次，连服3次即获显效。本方适用于年老肾虚之尿失禁。

何时该去看医生

★ 并未感到尿急却排尿了。
★ 无法自主排尿。

尿　床（Bed – Wetting）

症状表现和引起症状的原因

尿床显然不是孩子们的过错，他们也不希望母亲每天洗床单，也不是成心令父母难堪。几乎所有的孩子都尿过床，随着年龄增长一般会自然消失，而一些成年人的遗尿现象就需要治疗了，他们需要知道遗尿绝非自然现象。睡眠专家认为男孩中尿床的比女孩多。遗传因素在很大程度上决定了儿童是否会尿床以及尿床的年龄，如果父亲直到9岁还尿床，那么就没必要在孩子6岁仍然尿床的情况下匆忙去看医生了。

一般说来，宝宝在一岁或一岁半时，就开始能在夜间控制排尿了，尿床现象已大大减少。但有些孩子到了2岁甚至2岁半后，还只是能在白天控制排尿，晚上仍常常尿床，这依然是一种正常现象，大多数孩子3岁后夜间不再遗尿。遗尿症是指5岁以后每周至少有一次遗尿者，并不包含偶然一次的尿床。

引起尿床的原因很多，虽然有一些疾病可使孩子患遗尿症，但对于大多数尿床的孩子而言，尿床是一种机能性的问题，只要父母注意看护并去除生活中可能造成孩子尿床的因素，孩子尿床是可以纠正的。有一些孩子尿床有遗传因素，这种情况大多发生在男孩中，孩子的父亲小时候也往往尿床，这种情况引起的尿床，有时可到青春期才自愈。

引起尿床的疾病有：蛲虫症（虫体对尿道口的刺激）、尿道感染、肾脏疾患、尿道口局部炎症、脊柱裂、脊髓损伤、骶部神经功能障碍、癫痫、大脑发育不全、膀胱容积过小等等，但因病引起的遗尿只占很小的比例。绝大多数孩子的尿床与精神因素、卫生习惯、环境因素等有关。

精神因素有：孩子入睡前玩得太累或兴奋过度，孩子曾受了惊吓甚至是害怕尿床受到责骂等。

不良卫生习惯有：父母照顾不周，没有给孩子进行及时的排尿训练如长期使用一次性尿布，孩子对排尿的行为没有敏感的反应。孩子的内裤太紧、局部没有清洗而尿渍刺激等。

环境因素有：突然换新环境，气候变化如寒冷等。此外，孩子入睡前饮水过多，吃了西瓜等含水量多又有利尿作用的水果，父母在孩子夜间有便意时没有及时把尿等都会造成孩子尿床；孩子睡眠过沉也是原因之一，据有关人士对尿床的孩子进行脑电图观察，的确存在着此因素。只要找到原因有针对性地给予纠正，孩子尿床现象必将大大减少并最终不再尿床。

经常尿床的孩子往往胆小、敏感、易于兴奋或过于拘谨。所以，父母还应从培养孩子的性格入手，来纠正尿床现象。孩子尿床往往是有规律的，如经常发生在某一时间，通常是在上半夜，有时可一夜多次。父母应仔细观察孩子的尿床与什么因素有关，并加以着重解决。只要不是疾病因素引起的尿床，父母就不必过于担忧，父母要相信孩子能改正，这对孩子树立信心很重要。

对于 3 岁前的宝宝偶然一次的尿床是正常现象，父母不要对孩子尿床表现出过于忧虑和给过多指责，更不能训斥惩罚孩子，尊重孩子的人格，培养孩子的良好性格是纠正尿床的重要方法。如果孩子超过 3 岁后仍频频尿床，除生活上予以纠正外，可在医生指导下采用中西药物及针灸等方法治疗。

如何缓解症状

对待尿床的孩子，切忌打骂和羞辱性惩罚，那样只能使孩子精神更加紧张而加重尿床现象。应该解除孩子的心理负担，让孩子树立起信心，一旦孩子没有尿床要给予表扬和鼓励，孩子的尿床现象将会减少。

家庭处理措施

● 观察病情

充分了解遗尿发作特征，如时间、诱因，先兆等。严密观察发作时诱因，主要观察是否白天过度兴奋，玩耍是否太疲劳或者受到了惊吓，还是突然入托、搬家、转学、家中变故等。

● 服药

家长要督促检查孩子按时按量、准确无误服药，防止少服、漏服和多服；家长不可随便更换药物和剂量，无论是增加还是减少以及更换药物的品种，均应在医生指导下进行；应坚持较长时间的治疗，尿床完全控制后，才能考虑逐渐停药，切忌短期或突然停药，病程越长，剂量越大，停药越要缓慢。

● 注意孩子的个人卫生

生活中要加强孩子的个人卫生，内裤要天天换洗，尿湿后要及时更换。有的父母认为，让孩子穿湿裤子，孩子难受了下次就改了，但湿裤子的寒冷或腌渍刺激可能让孩子夜间又尿。孩子的卧具应干爽舒适。

● 减少不良刺激

睡前不要给孩子看惊险电视或讲恐怖故事，不要吓唬孩子。白天不要让孩子玩得太兴奋，孩子太疲劳时更要及时把尿以防孩子睡得沉而尿床。

● 心理护理

尿床是一种慢性病，再加上患者大部分又是孩子，躯体痛苦，自尊心会受到伤害，社会的偏见，严重影响孩子的身心健康，孩子常会感到紧张、焦虑、害怕、羞耻、情绪不稳等。作为家长应给予关心、帮助、爱护，使其有一个良好的有爱心的生活环境。如果家长不顾及孩子的自尊心，采用打骂、威胁、惩罚的手段，会使孩子更加委屈和忧郁，加重心理负担，症状不但不会减轻反会加重。对待遗尿的孩子，只能在安慰及鼓励的情况下进行治疗，这一点甚为重要，是治疗成功的先决条件。

● 注意事项

闹钟响后一定要叫醒孩子，而且要让孩子醒“透”；在醒“透”后让孩子去厕所小便，不管天气多冷，绝不可以尿在床边的便盆里，一定要去厕所小便，这样可促进建立起“到厕所去小便”的条件反射；妈妈或爸爸陪孩子去厕所，大人解小便让孩子听声音以诱导尿意，同时了解孩子是否已小便了；孩子尿完后，要让他们用力挤一下，这样会使膀胱彻底排空。

● 让孩子养成良好的排尿的习惯

孩子尿床排除病理现象，要使孩子养成良好的排尿的习惯，婴儿2个月时可以训练排尿习惯，睡前睡后，饭前饭后，出去回来要把尿，把尿妈妈要发一些声音，使孩子对排尿产生条件反射，以后妈妈一发声音孩子就有尿意，训练一段时间，白天就不用尿布，睡前尿一次，夜里把一次，夜里就不会尿床啦。多数孩子在2~3岁时就不再尿床了，有些孩子会晚些。孩子这种自然而然的成熟过程说明他们的膀胱容积增大和他对保持身体干燥的需要加强了。孩子偶尔尿一两次床是完全正常的，就是大孩子也会出现尿床的情况。不论你的孩子已经几岁了，都绝对不要因为他又尿床而羞辱或嘲弄他，这会严重伤害孩子的心灵。

● 合理的生活作息

应该使孩子的生活、饮食、起居有规律。避免孩子过度疲劳及精神紧张。最后能坚持睡午觉，以免夜间睡得太熟，不易被大人唤醒起床小便。

● 上床前要把小便排干净

要养成孩子每天睡前把小便彻底排干净的习惯，使膀胱里的尿液排空。

● 坚持行为治疗

设置日程表：从治疗第一天起，要求家长为患儿设置日程表，以便每天进行记录（可使用日历）。当尿床时，努力寻找可能导致尿床的因素，并记录在日程表上，如未按时睡眠、睡前过于兴奋、白天过于激动、傍晚液体摄入量太多等。当孩子不尿床时，便把五角星画在日程表上，并予以口头表扬或物质奖励。

● 建立条件反射

从治疗开始起，要求家长每天在孩子夜晚经常发生尿床的时间前半小时，将孩子及时唤醒，起床排尿。

● 膀胱功能锻炼

锻炼有助于增加膀胱容量和抑尿能力。督促孩子白天多饮水，尽量延长两次排尿的间隔时间，促使尿量增多，使膀胱容量逐渐增大。鼓励孩子在排尿中间中断排尿，数 1 至 10，然后再把尿排尽，以提高膀胱括约肌的控制能力。可鼓励孩子有尿意后推迟 10 ~ 30 分钟进卫生间。骨盆收缩运动也有助于更好地控制尿流，适当的时候可以请儿科医师教孩子做这些运动。

● 教孩子放松的技术

睡前给孩子按摩背部或让孩子听舒缓的音乐。据统计，80% 的尿床者都存在膀胱小、控制水平低或睡眠过沉的问题。告诉孩子膀胱的容量和控制能力可以通过训练增大。这个问题不可能一夜得到解决，但通过训练可以逐步改善。如果你或家人小时候有过尿床经历，仅仅让孩子知道他尊敬和喜爱的人也曾有过相同的经历就足以减轻他的思想负担了。鼓励孩子多喝水，向他解释这样可以增大膀胱的容量。如果孩子想小便，让他尽量多憋一些时间。

● 治疗诱发疾病

一些呼吸障碍类疾病，如：睡眠呼吸暂停，以及尿道感染也会引起遗尿。

很多长期遗尿的小孩子患有呼吸暂停症及较明显的上呼吸道堵塞。目前四分之三的病例证实切除扁桃腺可治愈遗尿。

睡眠呼吸暂停或呼吸障碍会妨碍人们进入深层睡眠状态，影响睡眠质量。只有在深层睡眠状态，垂体荷尔蒙才会分泌旺盛，其中一种抑制尿分泌的天然激素似乎能抑制遗尿。

喉部手术不仅可治疗遗尿症，对于有严重呼吸障碍的人也极其有效。

● 购买报警器

使用遗尿报警器可能仍然是防止尿床的最佳办法。但是只有孩子有自我控制能力并自愿配合时才有效，如果他们认为具有强迫性，该办法就无效了。

● 睡前控制饮水

虽然很多儿科医生和遗尿症专家都不赞成睡前控制饮水，但你不妨一试，因为它的确有效。

● 夏天是治疗尿床的最佳时间

夏天治疗尿床的效果优于其他季节，尤其对冬季高发的尿床、尿急、尿频，夏季是治疗的最佳时机。由于天气炎热，许多泌尿系统和神经系统的冬季多发病在夏季处于间歇期，在冬季症状凸现的，夏季会减轻或者暂时消失，随着季节的转换，它们还会卷土重来。这时万万不能认为情况好转而放松治疗，应该抓住时机，在高发季节之前做好治疗预防。

夏天是人生理机能最为活跃的季节，此时人的精力充沛，免疫力提高，抵御疾病的能力增强。由于皮肤水分蒸发量大，每天睡眠时间相对较短，因而尿床的症状表现减轻，这并不是自愈的象征。父母不要因天气的变化尿床症状的减轻，就动摇了治疗的决心，应抓住最佳治疗时机，为孩子治好遗尿。

● **治老年遗尿方法**

每天早晨睡醒后，先将尿排干净，平躺在床上：

① 用左手放在肚子上，右手扶在左手上，以逆时针揉肚子，手向上移时提肛、提肾。向下推时放松，不提肛、提肾，转50圈。

② 用右手顺时针揉肚子，左手扶在右手上转50圈，也是手向上时提肛、提肾，手向下放松。

③ 右手在下、左手在上，从上往下推肚子，双手先由腹部上端往下推，双手往上时提肛、提双肾，50下。一日做3次。

可供选择的药物

● **特殊时候药物治疗**

某些处方药，如丙咪嗪和DDAVP（一种人工垂体荷尔蒙）都能神奇地制止遗尿，但只在服药期间才有效。如果孩子去野营或去朋友家借宿，可使用它。

● **中医外治方法**

❖ 将韭菜捣碎拌雄黄，用纱布包着，贴在小孩肚脐眼上。多吃糯米也能见效。

❖ 生葱白一根，捣烂，每晚睡前敷肚脐，用布包好，次日晨揭去，连用3～5天，可治愈。

❖ 丁香3粒磨成粉末，与米饭调制成饼状。用法：将丁香饼贴放于孩子的肚脐眼上，外面用胶布封住固定好，以免掉落。

❖ 五倍子、肉桂各等分，研细末，以葱汁调和均匀，敷于脐部，纱布固定，每2日换1次。

❖ 生姜30克捣成泥状，炮附子6克，补骨脂12克，共研细末合为膏状，敷于脐上，外用纱布覆盖，胶布固定，3天换药1次，2～9次可愈。

❖ 川断、狗脊、女贞子各30克，党参、茯苓各20克，甘草5克，水煎足浴，先熏后洗，每次15～30分钟，每晚1次，可连用数晚。

饮食调理

● **注意饮食**

对经常尿床的孩子，晚饭要吃得淡一些，临睡前尽量少喝水和不要吃含水量多的水果。给予营养和容易消化的食物，不要过咸，少吃甜食和含高蛋白饮料。

● **调整饮食**

平时常给孩子准备一些具有补肾缩尿的食物，如羊肉、狗肉、虾、雀肉、龟肉、田鸡、狗肾、鸡肠、猪脊骨、茼蒿菜等；健脾补肾的药粥，如山药、芡实、莲子、薏米、金樱子等，亦可变换食用，且持之以恒。饮食不宜过咸或过甜，忌食生冷，晚餐少吃汤粥、饮料及高蛋白食物。晚饭菜中少放盐，少喝水，少喝汤。临睡前不要喝水（夏天除外），也不宜吃西瓜、橘子、生梨等水果及牛奶，以减少夜间膀胱的贮尿量。

● **疗效食品**

- ❖ 糯米有抑止排尿的作用，所以，可以在睡前让孩子吃 1 ~2 个糯米做的糕点。
- ❖ 把萝卜的皮烤到有些焦黄后让孩子吃也有效。中型的红萝卜一根可分为 3 次食用。
- ❖ 去掉皮上的毛并干燥过后的枇杷叶 2 ~4 克煎汁后，在吃饭前的一个钟头让小孩子饮用亦具功效。

● **少吃有利尿作用的食物**

冬瓜具有相当强的利尿作用，所以尿床的小孩不宜食用。橘子吃多了会使身体生冷、多尿，常常是造成夜间尿床的原因。此外，小黄瓜、薏仁、黄豆、红豆都是利尿作用很强的食物，要注意不要让小孩吃太多。对付夜间尿床症状最重要的是傍晚以后，不要让小孩摄取过多的水分。另外，平常也要注意让孩子少吃冰淇淋、果汁等对身体有生冷作用的食物。

● **用山芋做果冻可暖身**

山芋对体质虚弱造成的夜间尿床极有效果。可把山芋加入汤、粥中，或与鱼浆混合炸给孩子吃。或者用山芋做果冻，里面再加些银杏也可以。

材料（4 ~5 人份）：山芋 200 克，银杏 20 个，洋菜 1/2 条，龙眼干 20 个，蜂蜜 80 克，水 400 克。把山芋去皮，切成适当的大小后，放入蒸锅中蒸。蒸软后为使吃起来口感滑顺，再用研磨钵磨碎并用滤网过滤；把洋菜条浸在水中泡开，轻轻洗后放入二杯水的锅中，用中火煮溶；在煮开的洋菜中加入三大匙蜂蜜和山芋搅拌放入果冻凝结器；等洋菜快要冷却的时候，再度搅拌一次，让山芋和洋菜不要分开。等洋菜快凝结时，再把水煮过的银杏装饰在洋菜面上；将龙眼干用刚好漫过的水煮后过滤。然后加入一大匙的蜂蜜煮成糖浆的样子后，淋在前面做好的果冻上。

要注意的是：因为必须蒸煮，磨碎山芋，所以步骤会较花时间，银杏可以用经水煮过的。山芋果冻具有特殊的风味，极为可口。淋上龙眼肉做成的糖浆后更适合当孩子的甜点。

● **炒银杏是夜尿症的特效药**

炒过的银杏可以抑止排尿，是古来治疗夜尿症的特效药。但是，银杏如果生吃或吃太多会引起痉挛等中毒现象。所以一定要在炒锅中炒熟食用，每天不能吃超过 5 粒。

● **核桃汤可以提高肾脏机能**

核桃可以提高肾脏的机能，改善泌尿系统的症状。经常给尿床的孩子饮用核桃汤会有出人意料的效果。但容易上火、常流鼻血的孩子则不宜饮用。用研磨钵或果汁机将 30 克的核桃碾碎，加入热水。再加入一小匙的粗糖，搅拌均匀即可。

● 柿子的种子炒黑是古来的妙方

柿子的蒂及种子古来就是民间利用来治疗夜尿症的良药。将柿子的蒂15克加400克的水煎至水剩一半，或将柿子的种子放在炒锅中炒黑磨成粉状，做成汤汁一杯亦可。两者都是每日分三次，让孩子在空腹时饮用。

● 白萝卜的叶子煎汁可以增强体力

白萝卜整棵叶子常被用来治疗夜尿症。在春天可以采下它的叶子，切碎阴干贮存起来。每天的量约在3～10克，用180～270克的水煎至剩一半，每天饭前让孩子饮用。经常饮用有增强体力之功效。

● 遗尿小偏方

❖ 羊肉250克，大蒜15克，调料适量。将羊肉洗净，煮熟切片，大蒜捣碎，同放大盘内，加适量熟食油（或熟油辣椒）、酱油、精盐等拌匀食。本方适用于肾虚之遗尿。

❖ 白果（去壳及芯）10克，腐皮50克，白米适量。因白果仁的毒素，经煮沸较长时间就可挥发破坏，煮时最好用盖子上有孔透气的炊具（或将盖移开一条缝隙，勿盖紧），毒素则更易挥发散失。将白果、腐皮、白米同煮成稠粥，佐餐食。本方适用于脾肺气虚所致遗尿。

❖ 新鲜猪脬（膀胱）1～3个（按年龄大小定数量），炙黄芪20克，食盐适量。先将猪脬洗净，每个装入炙黄芪10克，适量食盐，用棉线扎紧膀胱口，加少量水用文火蒸烂，弃去黄芪，趁热令小儿一次或几次吃完肉、喝尽汤。如未愈，一周后可再服一剂，3剂为一疗程，80%的患儿可获痊愈。本方适用于小儿因脾肺气虚所致的遗尿。

❖ 乌龟肉250克，黑豆100克（泡发），猪脬一个，盐少许。将乌龟肉和黑豆装入猪脬中蒸熟吃，连吃3～5次。本方适用于小儿遗尿兼见腰疼者。

何时该去看医生

★ 7岁以后仍每天尿床。

★ 排尿时有疼痛感。

★ 打鼾时伴随有尿床现象。

第十三章　四肢关节症状

关节痛（Arthralgia）

症状表现和引起症状的原因

如果你觉得全身关节痛，又有轻微发烧的现象时，你可能患了某种滤过性病毒感染，比如流行性感冒。另一种情况是，感觉上全身都安然无恙，就只有某些关节会痛，比如说，腰部有时会痛一阵子，或是膝盖会像气象台似的向你预报老天将在什么时候下雨。此外，还有一种就是浑身不舒服，关节变形、发低烧、贫血、四肢无力。上述三种情形中的后两种，是罹患最常见的两种关节炎时发生在身上的症状。其中比较严重的要数类风湿性关节炎。

类风湿性关节炎会持续地关节痛、关节部位肿胀变形、贫血而且偶尔有轻微的发烧。然而它主要的特征则是随着疼痛而来的浑身不舒服，从这种特征可以辨识出它与其他关节炎的不同。这种病不仅会让病人感到疼痛，也会使患者的心情糟到极点。那是因为类风湿性关节炎属于一种自身免疫系统的疾病，它会影响到整个身体，甚至经常侵袭到心脏和肺部。

和类风湿性关节炎比较起来，骨关节炎虽然也会痛，却是一种完全不同的损耗性疾病，它是长时间小伤堆积引起的。长年的辛苦劳动和过度劳累（如持续打字或活动时长期保持一种姿势，如打高尔夫球、游泳或网球等）都会损伤关节软骨组织和骨头，造成关节受损（奇怪的是，运动不足也会引起同样的问题）。不过骨关节炎的关节变形的情况比较轻微，也不会侵害其他的器官，疼痛只局部发生在那些遭到侵犯的关节上。

造成慢性关节痛的原因有许多，如体内某个部位受到感染，细菌就会侵入相关的关节内，受到侵犯的关节会肿起来、疼痛，内部会积满脓。像乙型肝炎这类的病毒感染也会造成某些关节肿大及疼痛，但不会化脓。另外，由细菌引起的心内膜炎也会造成这种症状。

体内的化学物质也可能对关节造成刺激，比如过量的尿酸会引起痛风。差不多有 3/4 的痛风都发生在特定的关节上——脚部的大拇趾。约有 1/3 的牛皮癣患者会发生关节疼痛肿大的症状。

药物也会引起关节疼痛和肿胀。包括青霉素、口服避孕药、某些降血压的药剂、镇静剂、抗肺结核病的药，甚至是偶尔失眠时所服用的巴比妥酸盐等。所以，如果你的关节突然开始疼痛，却找不到任何明显的原因，这时就要想到原因

可能是自己正在服用的某种药物，

关节的受伤如碰撞也会引起疼痛，因为软骨或韧带受到了伤害。有时你所感觉到的疼痛是来自身体其他部位，例如健康膝盖会因为股关节炎而疼痛，或者腕管综合征引起的手腕炎症造成肩关节的疼痛。

其他引发关节痛的原因还包括出血性毛病、内分泌系统或神经系统出了问题，甚至肠道方面的疾病也会同时患有某些类型的关节炎。少数情况下一些癌症也会引发关节痛。

虽然造成关节病变的原因有许多种，但是一般都能凭借年龄、性别、发作部位、症状特征、各种运动对于症状的影响，是否有发烧或其他疾病同时发作，你正使用何种药物以及其他一些因素，而归纳判断出各种可能的致病原因。

如何缓解症状

处理关节痛最重要的是要让医生诊断清楚病因，以排除一些严重的感染和问题。

如果是因为骨关节炎造成的关节痛，医生会给你开些药物，注射或建议做些合适的运动；如果是因为痛风或风湿性关节炎，你就需要同时进行消炎治疗。

家庭处理措施

● **热敷**

疼痛越是慢性的，热疗越有效，因为热会使关节周围肌肉放松，特别是有湿度的热。将毛巾放进热水中捞出拧干，将其敷在关节上，再在上面放块干毛巾以保温，或者你也可用湿的热垫，将其敷在关节上 20～30 分钟。

● **冰疗**

如果你是最近受了伤或者疼痛是最近才出现的，就应该使用冰敷。用 1～5 磅的冰块或冻豆粒，将其裹在痛关节的周围。每次可以敷上 20 分钟。

● **休息**

如果只是一个部位疼痛如膝盖或脖子，借用支撑来达到休息的目的，比如将脚架起，放松一下。如果是很多部位都疼痛，你就需要在白天一小时内休息 15 分钟，活动 10 小时后要休息 1～2 个小时。

● **活动别过度**

如果关节周围的软组织出了问题，如滑囊炎和腱鞘炎，你可以活动肢体但不要用力，这样不会使这些组织紧张，因此不会有痛感。

每个关节有其自然的活动范围，听从你的身体，不要过度伸展，只是在正常的范围内锻炼。例如，如果肩膀痛，可以将手臂向后伸展，直到有痛感就收回。

● **有益的运动**

如果从低度强度的运动慢慢向中度强度改变，就不会感到痛。最好的选择就是游泳和水中散步。在齐胸的热水中快走是很好的方法，它能改善肌肉的伸展性。同时踩脚踏车，低强度的有氧舞蹈也很有用。如果因为条件限制，必须坐在椅子上，你也可以运动。放上快节奏的音乐，运动手臂直到流汗。

饮食调理

● 避免能引起过敏的食物

比如谷物、豆类、肉蛋类和奶制品，另外，茄属植物的果实据称其所含的生物碱会抑制形成软骨的胶原物质的合成。不过，究竟是哪一种食物引起过敏，你最好还是请教你的变态反应科医生。

● 选择素食

低脂、低蛋白的素食可缓解类风湿关节炎的疼痛和炎症。你还可以食用亚麻油、鱼油，它们都含有 ω-3 脂肪酸，对关节修复有益。

● 寻求帮助

对于患有关节炎和风湿病的人来说，有些工具可以帮助人们减轻疼痛，特别是在穿衣打扫卫生和做厨房工作时，例如特殊设计的门和把手、帮助系扣子的工具、长手柄的鞋拔子、长手柄梳子、柔软的鞋。你还可以使用手杖来减轻身体重量，减轻疼痛。

● 治疗

你可以让医生给你进行治疗，治疗手术可以通过提高关节血液输入来治愈关节周围的肌肉和韧带。医生们会帮助你做一些一定范围的活动，或是采用超声波帮助治疗，超声波可以深入受伤组织，达到很好的治疗效果。

可供选择的药物

● 服止痛药

混用 OTC 非处方类止痛药可以减轻关节炎痛，但是持续服用消炎药如阿司匹林和异丁苯丙酸类药会引发溃疡的危险。如果每天服用 4 片阿司匹林就可以减轻疼痛，你可以只服用两片阿司匹林，再服两片醋氨酚（对乙酰氨基酚）药片，这样可以减少进入胃里的消炎药量。醋氨酚虽然不能消炎，但却是很有效的止痛药且不会给胃造成负担。

● 服用抗抑郁药

医生可能会开些三环类止痛剂，也即三环抗抑郁药来解除肌肉痛。这些药物对于失眠症和风湿很有效。服用时要少剂量服用，不会产生依赖性。它不仅能减轻疼痛，提高睡眠质量并且可解决长期疼痛问题。

● 使用镇痛膏药

镇痛膏可以止痛活血，如果你的关节痛是由于劳累损伤，连续使用 3 天镇痛膏可以缓解疼痛。

● 服用维生素

维生素能缓解关节炎的症状，β 胡萝卜素对细胞有抗氧化作用，维生素 C、

B、E 和锌都有助于强化胶原合成及修复组织。

何时该去看医生

★ 毫无原因的严重关节痛。
★ 持续达一周多。
★ 关节红肿，发热，浮肿并且疼痛。
★ 阿司匹林，热敷或冷敷都不能解决问题。
★ 最近你关节受伤了，特别是剧烈的碰撞。

医学小知识

关节痛与可能的疾病

症状	可能的疾病
假使疼痛不适大多发生在手腕上	通常是风湿性关节炎的特性
如果膝盖和腰部的痛楚最为强烈	骨关节炎的标志
如果多处关节同时发生肿胀的情况，特别是手脚两个部位	可能是风湿性关节炎，但也有可能是赖透氏症候群。后者的情况是好几个地方的关节会痛和肿，同时会有眼睛发炎及尿道流脓的现象。赖透氏症候群是一种自体免疫不健全的疾病，通常会在年轻的男性身上发现，也可能是罹患某种性传染疾病时，所显出的一种异常反应现象
如果年龄低于 20 岁，被侵犯的关节不止一处，而且疼痛的感觉从一处关节很快地转到另一处关节上	应该是罹患急性风湿热了。假使在这个关节炎发生前不久，你曾有过喉咙痛的症状，则上述的诊断就更可确立了。一般而言，21 岁以上的人很少会罹患风湿热的
如果是年龄介于 20 ~ 45 岁之间的女性，身上不止一个部位的关节会发生僵硬、疼痛及肿胀的情形，而且还是对称发作	可能是罹患风湿性关节炎了。但是如果关节炎的症状是在 40 岁以后才发生的，那么就比较可能是骨关节炎

续表

症状	可能的疾病
如果只有脚部的大姆趾有红肿的现象，而且即使是最轻的触摸也会引起疼痛	那几乎可以确定是罹患痛风了。如果你一直在服用利尿剂，则以上的诊断可说是100%地肯定了。 如果上述的症状是发生在其他像膝盖或手肘等单独一处的关节上，那就可能是淋病引起的（如果最近有尿道流脓的现象或是其他的细菌感染情况时，特别有此可能）
如果腹泻和关节疼痛同时发生	可能是肠炎之类的疾病或是克隆氏症（局部性回肠炎）
什么时候关节变得肿胀而且一触即痛（敏感）	这个“什么时候”是很重要的。因为风湿性关节炎和骨关节炎二者都会使得关节肿胀而敏感（触摸就会痛），但是骨关节炎的症状是疼痛了几个星期或几个月之后才发生肿胀及敏感，而风湿性关节炎就没有这种情形
关节是否有对称发生病变的情形也可作为诊断的依据	风湿性关节炎会造成关节对称发病（一边的关节痛，则另一边也会痛），但骨关节炎的发作则没有一定的规则
如果运动会使疼痛加剧，而休息时疼痛便会减轻	这是骨关节炎的标志
如果症状在早上较为严重，然后随着白天时间的推移而渐趋好转	情形比较像是风湿性关节炎而不是骨关节炎
如果症状随着白天时光的消逝而愈加变坏	那就是骨关节炎了
如果关节疼痛时也有发烧的现象，而且患者是年轻人	可能是风湿热。出现这种症状也可能是关节受到痛风或是其他自体免疫系统的疾病所侵犯或感染，如红斑狼疮和莱姆病所引起的，这种疾病的典型症状是发烧、出疹子和关节疼痛

关节僵硬（Arthrosis Ankylosis）

症状表现和引起症状的原因

当你弯腰捡报纸、拿东西、在椅子上转身、端个茶杯或散步都成为不舒适的挑战时，你的关节看来是该上上油了。

许多时候，关节僵硬只是因为年龄大了的正常反应，不会是因为关节炎。帮助关节运动的韧带和肌腱由于长期使用已经失去弹性。而且随着年龄增长，帮助关节运动的起润滑作用的表层膜也变干变形，阻碍关节运动。

如果关节开始老化或劳损，你的身体就会形成自我保护的机制避免关节受到更多的伤害。关节周围的肌肉就会痉挛阻止关节运动，而这种痉挛则导致僵硬。

早晨起床后僵硬会更明显，一天中会慢慢地缓和起来。也许还会有浮肿出现，但大部分是因为受伤后僵硬并引起浮肿。

如果你卧床不起或一个冬天都躺在沙发上看电视，你的关节也会麻木僵硬，这是因为缺乏锻炼的缘故。被遗忘的旧伤也有可能在几年后让关节僵硬。新伤或过度用力也会带来僵硬。

较为少见的情况下，一些神经类或肌肉类的紊乱也会引起问题，虽然此种情况还有其他更为明显的症状。

如何缓解症状

如果僵硬很严重且是持续的，你需要请医生给你彻底地诊断。但不管原因是什么，下列方法可以帮助你多少缓解一些关节的僵硬。

家庭处理措施

● **热敷**

将毛巾放入热水中浸湿后用力拧干，在疼痛的关节上裹上这块湿热的毛巾，敷上 20 分钟即可，你也可以用一块额外的干毛巾盖在湿毛巾上以保存热量。或者用热敷袋。

● **按摩和针灸**

传统医学的按摩和针灸疗法可以缓解关节的僵硬。如果你自己在家实施按摩，可以在热敷后开始，轻柔地按摩僵硬的关节和周围的软组织，会很好的缓解症状。

● **活动肢体**

你可以轻轻运动全身，保持关节的灵活和韧性。运动时要注意幅度。只要你在正常的范围内，就不用担心，但千万不要过度伸展，每天尽可能地活动你的关节。有规律地锻炼是使关节灵活有力的最好方法，每周至少快走3次，每次20分钟。

可供选择的药物

● **服用消炎药**

如果感觉有关节僵硬，而且在早晨更严重，可以用OTC的消炎药物。早上5点钟起床后，用牛奶服下消炎药，8点钟出门时，你就会感觉好得多。或者夜间服两粒药片，药效会持续到早晨。

同时，这些药物可以减轻关节疼痛。但长期服用消炎药会导致胃部不适，因此可以用牛奶服药以缓和这种伤害。

参见上一节“关节痛”。

何时该去看医生

★ 僵硬持续6个月之久。
★ 碰撞后关节开始僵硬。
★ 早晨情况严重，渐渐地好转。

关节肿胀（Arthrosis Turgidity）

症状表现和引起症状的原因

如果你好不容易完成了累死人的大扫除，又或者你在公司郊游时想露一手，飞身接飞盘时摔了一跤扭伤了脚踝——结果就发现手腕或脚踝肿了起来。

现在你的关节虚肿疲软。新伤到的关节会肿起来是因为少量的内出血充胀了皮肤和周围组织。

然而，除了新伤外，还有一些原因也会令关节肿胀。关节的旧伤会因关节周围聚集的液体而肿胀发作起来。对一些人而言，以前伤过的关节会变得像晴雨表一样敏感，随天气的变化而肿胀。

关节炎是关节肿胀的另一常见原因。当你身上的任何一个部位关节肿胀（有时会疼痛）超过6周时，就很有可能是患了关节炎（即使没有明显的肿胀你也可能患上了关节炎）。

当一处关节不仅肿胀而且会在碰触时发红发热，那么它就是发炎了。细菌、病毒或真菌都可以通过皮肤的破损处进入，会损伤关节，导致感染。然而即使没有感染，关节炎或关节损伤也会令关节肿胀。

如何缓解症状

当关节受伤时，在24小时内如果关节的疼痛开始减轻，感觉关节的力量又重新恢复时，你就已经开始恢复了。与此同时，还有一些方法可以帮助你肿胀的关节恢复正常。

家庭处理措施

如果你有关节炎，那你无须每次关节肿胀时都去看医生。除非关节疼痛或肿胀的情况不同寻常或特别严重或伴有发热，否则只需在下次就医时顺便提醒一下即可。以下是平时关节肿胀时的处理方法。

● **热敷**

如果你有关节炎病史，热敷会比冷敷更有效，冷敷只是用在关节损伤时。

● **做伸展运动**

适当的伸展运动有利于保持你关节的性能良好。尽可能地伸展关节，向各个方向活动，保持运动关节但不要过度，而且在你这样做之前应当得到医生的首肯。

伸展运动会刺激肌肉运动，把由于关节炎所产生的有害垃圾碎屑压送到身体的淋巴系统里去，再由淋巴系统将它们带出体外。

● **冰敷**

对付肿胀的第一个方法就是冰敷。用塑料袋或毛巾裹住冰块，敷在伤处。一天3次，每次15～20分钟。

● **固定它**

你可以用在肿胀的手指上捆扎一根冰棒棍的方法固定它。将小棒一端紧贴你的指尖，另一端抵在你的手掌中，用胶带将手指包起来。至于肿胀的脚指头，可以将毗邻的脚趾当做夹板。只要将肿起来的脚趾和旁边的脚趾包在一起就可以了。

关于用夹板固定有一点要注意。在没让医生检查的情况下夹板最多只能绑一两天。如果你的夹板绑太长时间，就会令关节极其僵硬，医学上称之为屈曲挛缩。

● **用超声波治疗**

如果肿胀的情况一直持续，医生可能会推荐你去理疗医师处进行镇静超声治疗。超声波可以在无痛的情况下穿透关节周围的肿胀组织，改善关节周围的血液供应，加快康复进度。

● **小心处理感染**

如果是由感染导致的关节肿胀，医生会为你进行一个疗程的抗生素治疗。以下是在家自己治疗时应当注意的情况。

别用冰。用湿热的毛巾而不是冰块敷在感染的关节处。冰会令血管收缩，导致感染情况迟迟得不到改善。而热敷能扩张血管，从而令白细胞——身体内对抗感染的免疫细胞——可以抵达患处。有时用湿热的毛巾敷在伤处，可以催熟患处，令肿胀破皮流出。将毛巾浸泡于热水中，拧干后包在患处20分钟。

其他参见“关节痛”和“关节僵硬”。

何时该去看医生

★ 关节肿胀超过7天。
★ 关节肿胀的同时又红又热。
★ 同时伴有发热或冷战。
★ 你已经被诊断患有关节炎。
★ 如果关节溃破，立刻就医。

关节发炎（Arthritis）

症状表现和引起症状的原因

你的关节又红又肿，疼痛和僵硬让你坐卧不宁。关节里面像放了一个加热器，炽烧着你。

显然，这是关节发炎的缘故。最常见的关节炎是骨关节炎，这种关节炎会使骨关节长出细小的生长物。这种生长物会深入肌肉、肌腱和韧带的周围，产生令人烦恼的炎症。

痛风是另一种关节炎，这种灼热的炎症经常会出现在脚大拇趾上，并且可持续一个星期。炎症是因为晶体状的尿酸像玻璃碎片一样渗透到了关节里，如果身体不能将一种叫嘌呤的蛋白质和多余的尿酸新陈代谢掉，便会产生痛风。有些痛风是遗传的，也有一些是药物的副作用。

第三种是风湿性关节炎，这其实就是科学家称之为自体免疫性的疾病。免疫系统会自行攻击体内的炎症，然而，某种情况下，被袭击的那部分就是关节。例如狼疮就是一种能够引起关节炎症的自体免疫性疾病。

但是真正的感染也会引起关节发炎，例如，莱姆病即被蜱咬后感染细菌的疾病，就会引起很多部位发炎（经常是膝盖）。

如何缓解症状

检查清楚病因就是成功了一半。由受伤引发的炎症是很明显的，你摔倒后或碰了膝盖后，关节便疼痛不已。

除此之外，如果症状模糊不明，你就要去看医生，让他帮助找出病因。他可能会用针取些发炎关节的液体，通过检查找出病因。

关节炎是一种较严重的疾病，你需要和医生商量对策来根除疼痛。下面是几项建议：

家庭处理措施

减轻痛风带来的刺痛，你可以采用下列方法：

- **抬高患处**

抬高有炎症的关节，尽量多休息便可。一般情况下，痛风疼痛不会超出4～7天。

- **多喝水**

多喝水可以洗掉体内的尿酸，可以防止肾结石的发生。

- **包裹关节**

用柔韧的绷带包裹或用夹板可以缓解发炎关节的疼痛。让医生指导你如何去用绷带或夹板，并且弄明白多长时间内才可以去除。

- **用温水洗碗**

如果你患上了风湿性关节炎，请尽量用温水洗碗碟。因为温水不会刺激关节，让人觉得很舒服。

饮食调理

- **避免食用含嘌呤的食物**

许多情况下，痛风是可以用药物来控制的。但是，对于那些尿酸含[illegible]高的人来说，可以避免吃富含嘌呤的食物如动物内脏、芦笋、菠菜、干豆、贝壳类、一些海鲜如沙丁鱼和青鱼，这些食物都是引发痛风的祸首。为了进一步预防，你也可以让医生开一种叫别嘌呤醇的药，它可以减少体内尿酸的生成。

- **戒酒**

酒精能延缓尿酸的排泄，因此必须戒除。

- **多吃蔬菜**

蔬菜水果及碳水化合物可以抑制痛风的症状，据称樱桃可以治疗慢性痛风，草莓和其他的浆果也有帮助。

可供选择的药物

- **注意用药**

甲氨蝶呤和非类固醇类消炎药可以治疗类风湿性关节炎。但是会有导致胃溃疡的危险，因此要注意处方。如果你疼得走不了路了，医生会开些类固醇类药，这样可以在甲氨蝶呤起药效前减轻痛苦。

- **使用抗炎药**

抗炎药可以击垮痛风，而且这些药品都是短期药品。医生有时会开些诸如布洛芬、消炎痛或扶他林来治痛疼和炎症，最常用的还有秋水仙碱。如果情况严重，医生有可能给你注射或开出类固醇类消炎药。

● **检查其他药品**

你正在服用的另一些药品也会引发痛风，如一些利尿剂，它会让你的一些尿酸留在体内。让医生检查一下你的处方或非处方药，看看是否需要换药品。

● **对其他炎症的措施**

莱姆病可以通过静脉注射消炎药水，你可以在家里接受3～4周这样的治疗。

对于多肌痛可以用类固醇类药品，虽然你需要服用3～5年，但却很有效。

更严重的关节炎症情况例如脊椎炎、风湿性关节炎可以服用一些药品或进行适当的锻炼。

其他参见“关节痛”。

何时该去看医生

★ 关节发热、红肿、浮肿并且痛疼，而你却不知什么原因。
★ 非处方药如阿司匹林或异丁苯丙酸类药已经不能消除炎症。

颈部疼痛（Neck Ache）

症状表现和引起症状的原因

当我们长时间坐在电脑前打字或一觉醒来却发现脖子动不了时，我们会嚷嚷说脖子好痛。颈部之所以会常常疼痛及不适，是因为颈部特别容易受伤，经常处在弯曲、扭转及转动的状态，而且又要始终支撑着因长久进化变得又大又重的头部。那么造成颈部不适的原因有哪些呢？

落枕可能是造成颈痛的最常见原因，那些喜欢枕高枕头睡觉的人最容易颈痛，太高的枕头和长时间拙劣不当的睡觉姿势会扭伤和拉伤你的颈部肌肉，颈椎被迫长时间弯曲也会压迫椎间盘和神经。你会感觉好像有人抓住了你的颈后肌肉并且强力使劲地扭转，把它们纠成一个紧紧的结，这就是肌肉痉挛的症状。紧张、运动过度或是坐姿不良也会造成上述症状。

鞭动性伤害是一种十分特别的颈部伤害，它会使得肩膀、手臂及手部都出现疼痛的感觉。当你在车里遭到从后方来的强力撞击，致使颈部急速地前俯后仰，这时就会发生对颈椎的伤害。由于在这场意外中受到扭伤的椎间盘及椎骨压迫到分布在这个部位的神经，结果你就得花一段时间好好照料那疼痛不堪的颈部及肩部。

而发生在颈椎部的关节炎也会使颈部僵直而活动不易，转动颈部时会觉得不舒服。如类风湿性关节炎、颈椎结核等。除了颈部本身的疼痛外，颈椎部位的关节炎也会造成肩膀、手臂及双手的麻痹或刺痛。你可以自我检查一下：将你的下巴放在胸上，持续 1 ~2 分钟，然后转动下巴，将它移到肩膀的顶端，如果其中任何一个动作会再度导致疼痛、麻痹，那么从你颈部分布出去的神经正被挤压（压迫）着，通常是被患有关节炎的骨头给压着了。

颈椎病是老年人最易出现的一种退行性病变，当人到 40 岁左右时容易发生颈椎劳损。尤其是第五至第六颈椎及第四至第五颈椎间活动度较大，容易发生退行性改变。首先是颈椎间盘退变；其次是韧带、关节囊及骨质增生。颈部活动时，侧方突出的椎间盘和增生的骨刺可能刺激或压迫同侧的椎动脉及其壁上的交感神经纤维，引起各种症状。如头痛、头晕，特别在转头时加重，脖子僵硬、疼痛，上肢无力，手指麻木等。

一些颈椎本身的疾患：如颈椎肿瘤、先天性畸形、外伤或退化性滑脱等。这些疾病都可以产生神经压迫，造成颈肩痛。颈肩部肌肉、韧带劳损也是颈肩痛较为常见的原因，如棘上韧带炎、提肩胛肌劳损、斜方肌筋膜炎等，这些疾病都有特定的压痛部位，仔细检查可以鉴别。

神经血管压迫综合征：如肘管综合征、腕管综合征、胸腔出口综合征等，也会有颈肩部疼痛和上肢麻木的症状。

如果吞咽时会痛，且痛的部位不是在喉咙里，而是在喉咙前面，颈部外围的地方，那么很可能是甲状腺发炎引起的。这时，这个部位很容易一触即痛，同时会出现轻微的发烧症状和全身不适。甲状腺炎是一种自体免疫功能失常的现象，虽然腺体本身的疼痛只持续几天便消退了，但是甲状腺却常常因此而造成永久性的损坏。所以，即使在剧痛的症状已经消退后，仍必须去看医生。

当你吞咽或是碰触到喉咙时，感到喉咙外面会痛（痛在颈部两侧的任何一侧，可能摸到脉搏跳动的地方），那么你可能患了颈动脉痛——一种颈动脉发炎的现象。没有人知道颈动脉痛发生的原因。有可能是因自体免疫系统出了问题，也有可能是病毒的作用所引起的。

当你吞咽时感到喉咙会痛，而且可以在颈部摸到一些肿大的腺体（这里先前并没有这样的腺体存在），这些是淋巴结，当喉咙受感染时，颈部前面会有肿大的（淋巴）腺体；而头部或耳道受到感染、患传染性单核白细胞增多或是风疹，则会造成颈后淋巴腺肿大。

一般来说，会痛的腺体通常都是因感染引起的。而像血友病、淋巴瘤以及其他类型的癌症等病例发生的增大腺体，却是不会痛的；它们摸起来就像橡皮一样具有弹性，而且比那些遭受感染的腺体要硬。因此不管会不会痛，只要身上出现了原因不明，而无法在一两个星期内自行消退的肿大腺体时，一定要告知医生。

如何缓解症状

家庭处理措施

● 休息

放松情绪和休息是治疗颈部损伤的最好办法。同时还应保持正确的睡眠体位，因为一个良好的睡眠体位，既可以维持整个脊柱的生理曲度，又能够使患者感到舒适，达到使全身肌肉放松，很好地消除疲劳的目的。这种正确的睡眠体位是：胸、腰部保持自然曲度，双髋及双膝呈屈曲状，此时全身肌肉完全处于放松状态。最好采取侧卧或仰卧，不可俯卧。

● **选用合适的床铺**

你可以平躺在平板床（或比较硬的席梦思床垫）上，从颈椎病的预防和治疗的角度来看，如果床铺过于柔软，可造成由于人体重量压迫而形成中央低、四周高的状态。这样，不仅增加了腰背部卧侧肌肉的张力，而且也势必导致头颈部的体位相对升高。常年如此，就会导致局部肌肉韧带平衡失调，从而直接影响颈椎的生理曲度。

● **选用合适的枕头**

当然你不能用又高又硬的枕头，而应选择质地柔软、透气性好的枕头，以中间低两端高的元宝形为佳，高度以 8 ~ 15 公分为宜。因为这种形状可以利用中间的凹陷部来维持颈椎的生理曲度，也可以起到对头颈部相对制动与固定的作用，可减少头颈部在睡眠中的异常活动。

● **冷敷**

如果是睡落枕或扭伤颈部肌肉，冷敷是一个很好的办法。它可以减轻瘀伤和出血。

● **热敷**

将毛巾放入热水中浸湿后用力拧干，在疼痛的脖子上裹上这块湿热的毛巾，敷上 20 分钟即可，你也可以用一块额外的干毛巾盖在湿毛巾上以保存热量。或者用热敷袋。如果是扭伤脖子，必须等 72 小时后再热敷。

● **按摩**

按摩对颈部肌肉损伤和颈椎病都有很好的疗效，你可以按压合谷穴、曲池穴、天鼎穴，颈部肌肉要放松，充分按压各穴位 1 ~ 2 分钟。

● **理疗**

如果上述方法短期内都还不能减缓疼痛，你还可以求助物理疗法，它可以消除神经根及周围软组织的炎性水肿，改善脊髓、神经根及颈部的血液供应和营养状态，缓解颈部肌肉痉挛，并改善颈部软组织血液循环等。

● **牵引和颈托**

如果是颈椎病早期症状，牵引疗法可以限制颈椎活动，有利于组织充血、水肿的消退；解除颈部肌肉痉挛，从而减少对椎间盘的压力。颈托也是很好的辅助治疗工具，颈托可起到制动作用，保护颈椎，减少神经的磨损，减轻椎间关节创伤性反应，并有利于组织水肿的消退和巩固疗效，防止复发。

● **针灸**

针灸疗法是中华医学的宝贵遗产，对颈椎病的治疗疗效明显，而且简单、易行。针灸可以舒通经络，促进局部及周身血液循环；增强机体免疫力，促使疾病早日痊愈。

● **外敷疗法**

用祛风、活血、通络、止痛的中药，如当归、桂枝、红花、接骨木、路路通、川羌活各50克，五加皮、虎杖根、络石藤等各100克，放在布袋内用蒸笼蒸，待水烧开15分钟后取出来，置于颈部热敷30分钟。对于消除颈椎病患者的疼痛麻木等症状有较好的作用。

● **不要用耳朵和肩部夹电话**

这样您就不会扭伤颈部。应把手机用一只手拿住放在耳边：如果您愿意空着手，可以使用耳机或蓝牙设备，这可以在电子和电讯商店中买到。

● **保持正确的姿势**

开车时，不要靠在椅子上。坐正并垫上头或坐垫来保证您端坐和保持正确的姿势。

可供选择的药物

● **服用阿司匹林**

如果颈痛得厉害，你可以服用阿司匹林，一般症状在几天后就自动消失了。

何时该去看医生

★ 如果颈部疼痛还伴有肩膀、手臂及双手的麻痹或刺痛。
★ 颈部疼痛还伴有头痛、头晕、恶心、呕吐等症状。
★ 如果吞咽时会痛，且痛的部位不是在喉咙里，而是在喉咙前面，颈部外围的地方，同时出现轻微的发烧症状和全身不适。
★ 如果颈痛是出现在撞车之后，请立刻去看医生。

肩 痛（Shoulder Ache）

症状表现和引起症状的原因

你在周末和朋友打了一个下午的网球，或是用力拖动一箱装满书的箱子。不论是什么状况，急性肩痛都表示你的肩膀已经受伤了，而受伤正是造成肩膀疼痛的最常见原因。

我们的肩关节是一个较为复杂的关节，它的疼痛多半来源于过度活动造成的损伤，但有时我们也不能排除来自身体其他部位的信号：如心脏和胸部。

肩膀痛最常见的是环绕肩关节的肌腱出现炎症，它被称为肩周炎。通常是由使用过度造成的。当你扛木材或打高尔夫球时，肩膀上的肌腱便会摩擦骨头，从而导致刺激和疼痛。滑囊炎也是由于使用过度造成的。滑囊炎来临时会伴有肿胀，关节中的液囊会变软。

问题也可能发生在脊椎。当分布在肩膀部位的神经从脊椎发出时，受到罹患关节炎的骨骼或是突出鼓起的椎间盘挤压，这时你不仅会觉得颈部疼痛，而且神经末梢所在的肩部也会有痛的感觉。

心绞痛或是心脏病发作时，常会觉得胸骨后面有股压力、沉重感或是疼痛。但是，因为分布在整个胸部中的神经彼此距离太近，有时你反而会觉得疼痛的地方是在肩膀，而不是在胸部。另外，任何一边的肩膀会痛，都可能是横膈膜受到刺激引起的，横膈膜是分隔胸部及腹部的大片肌肉。

有些肩膀疼痛是偶然地发生的，摔跤可能会造成肩膀的错位引发疼痛。而风湿性关节引发的疼痛则是非常缓慢的，它会伴有其他关节的红肿和疼痛。

如何缓解症状

显然，任何由于摔跤或事故造成的疼痛都应该立即进行治疗。有些错位的肩膀应该由医生来矫治，有时较严重的伤害就要进行手术。

如果你的肩疼是由于使用过度造成的，下面的方法应该会有帮助。

家庭处理措施

● 变换方式

如果你从事自己喜爱的运动后肩膀疼痛，试着想出另外的办法让你的肩膀有个喘息的机会，避免任何可能造成肩膀疼痛问题的重复的运动。可是不要停止锻炼。举例来说，如果你打棒球娱乐，那么可以换骑几天自行车让你的肩膀能放松一下。

● 冰敷

如果有肩痛的迹象，用冰袋放在痛处，每天敷上几次，每次时间为 20 分钟以上。冰能使痛处麻木，并能减轻肿胀和红肿。

● 热敷

经过 3 天冰块治疗后，假如疼痛减轻，再用一块热毛巾敷在此处。一天弄上几次，每次 20～30 分钟。加热能加快血液循环，让受伤处愈合。每天用热水淋浴也很有帮助。

● 看医生

如果你几天后疼痛没有减轻，或者肩膀不断的受伤，可能是你该去看医的时候了。医生可能会建议用超声、类固醇治疗或进行手术。使用局部麻醉，并配以类固醇注射可以让症状减轻，大约一年的时间不会难受。这取决于事后你如何保养。如果跟从前一样，让肩膀受到刺激，这样不出几周疼痛又会困扰你。

有些人需要刮掉一些压在腱上的骨头。其他的需要用旋转护腕来修补。不管你受的是什么伤，让人治疗前务必要清楚至少有两种方案可供选择。

● **运动操**

如果你的肩膀疼痛经常复发，可能训练肩部肌肉和肌腱是一个不错的办法。可以试试这套运动操。如果你没有轻的哑铃，你可以用可乐罐或其他的什么罐子。

● **举重**

趴在一张牢固的桌子或床上，手臂下垂。手上握住一斤重的物体，且掌心朝外。保持手臂伸直，向上举起重物直至与眼睛齐平，重复 8 ~ 10 次。

● **耸肩**

手上握住一斤重的物体站好。向上竖直抬起肩膀到耳朵处数到 2，然后让肩膀还原。放松，并反复练习 8 ~ 12 次。

● **圆圈样摇摆**

身体前倾，朝向患侧，患侧手臂抓一重量较轻重物，画小圆圈，经过一段时间后，圆圈逐渐增大。

● **爬墙**

患侧肩膀朝墙，伸展伤臂将手扶墙。保持肘关节伸直，让您的手指沿墙向上"走"，直至肩关节伸展开并保持 10 秒。再将手指走回原处。重复 10 次，每次应尽量伸得更远。

● **仰卧抬肩**

仰面躺在床上，在头上紧握住双手（你的左手掌在上面，朝向头部；右手掌在下方。）用左手臂轻轻地拉住右手臂至左耳处。让右手臂稍微抵住，握住数到 2。放松并反复练习 8 ~ 12 次。然后换手臂（右手臂在上），反复练习。

● **起身**

坐在一张牢固的椅子边缘，双手抓住椅子扶手。试着从椅子上抬起身来。反复练习 8 ~ 12 次。

● **侧卧抬肩**

向左侧卧，用右边的肘靠着右肋，手臂弯曲至 90 度。右手握住一斤重的物体置于身前。现在，抬起手臂，将重物举得尽量高。数到 2 后放下。放松并反复 8 ~ 12 次。

● **两手抬肩**

站着，每只手都握住一斤重的物体。向外抬高你的手臂并一直旋转手掌。数到 2 放下。放松，并反复练习 8 ~ 12 次。

● **俯卧抬肩**

上半身趴在一张牢固的桌边上，健康的肩膀和手臂在桌上，患侧一边的手臂悬挂桌子外。手里握住一斤重的物体，抬起手直至与桌子一样高，放松，并反复练习 8～12 次。

● **手臂胸前交叉**

将患肢置于胸前，肘关节于胸骨前微弯。用另一只手，将肘关节压向胸前直至感觉肩关节伸展。

● **背后交叉双手**

两臂伸直在背后交叉相握，向后伸展双臂，至感觉肩关节伸展。反复 10 次。

● **抬臂过头**

将一只手臂举过头顶，肘关节弯曲位于耳朵上方，用另一只手轻拉弯曲的手臂至肩关节伸展。两臂轮流做 10 次。

可供选择的药物

● **试用非类固醇类抗炎药**

不含类固醇的消炎药虽不能治愈你的问题，但可以使之暂时减轻。有许多种类，在药房里有卖。

也见“关节红肿”、“关节痛”。

何时该去看医生

★ 你不能将手臂举过头部。
★ 你不能移动你的肩膀。
★ 肩膀痛经过两周的自我治疗没有缓解。

医学小知识

肩痛与可能的疾病

症状	可能的疾病
如果肩膀的疼痛是慢慢出现的，且在一般的情形下，疼痛的程度保持不变，但只要移动肩膀就会特别痛	这可能是局部性的关节炎引起的
如果肩膀突然觉得疼痛，转动脖子比移动肩膀更易加重疼痛，手臂和手部也同时有麻木刺痛的感觉	那么问题就是出在颈部

续表

症状	可能的疾病
如果疼痛集中在一点上，而且当手臂摆出某些姿势时，疼痛就会加剧。连把手穿进外套袖子里都觉费力、很辛苦	发炎或肌腱裂伤
疼痛从胸部的中央贯穿到背部，一直延伸到任何一侧的肩膀里，还可能辐射到双臂（通常是左肩、左臂及左手）、手、脖子，并伴有胸痛和挤压透不过气的感觉	问题出在心脏，可能是心绞痛
如果移动肩膀时疼痛不会增剧，而你也实在记不得什么时候你的颈部曾受过伤。同时也会出现腹痛、咳嗽、深呼吸时胸部感到一阵刺痛等症状	那么肩痛可能是受横膈膜牵连所引发的。如果疼痛的位置是在右肩部，而且由症状可确定应该是由横膈膜牵连所引起的，那么病因可能是胆囊发炎、肝肿大，或是肺部的疾病，这些疾病都可能会刺激横膈膜。如果痛的位置是在左肩，则常常是脾脏受伤，或是肺部有病引起的

手腕痛（Wrist Ache）

症状表现和引起症状的原因

你是一位出色的主妇，每天都把家里收拾得窗明几净，然而最近你却遇到了麻烦，你的手腕疼痛，你的手指伴有针刺般的感觉。洗完最后一只碗时，你的手腕感觉像断裂了一样。

在手腕里面有一个隧道，神经和肌腱在传到你的手和手指时会穿过这个狭窄的过道。如果你的手腕的肌腱被过度使用的话，它们会变得不舒服、发炎、肿胀。肌腱开始压迫神经，你感觉有刺痛感，紧接着疼痛减轻，然后手指麻木。你会感觉手失去力气。这种伤害被称为腕管综合征。

发炎的肌腱会潴留水分，从而导致夜间的不舒服感。睡觉时，当你的手臂放松，液体会出现循环困难，从而在这个地方积聚压力，一旦醒来活动手，就会减轻积液的压力和与此相关的疼痛感。你的手腕由于过度使用易受这种伤害，但是怀孕时的水分潴留也会导致组织肿胀和腕管综合征。

一些伤害，比如关节脱臼或损伤也会导致手腕疼痛。实际上，甚至可能摔裂手腕还不知道，疼痛和悸动仅后来才明显，而且你可能也注意到关节发出的咔嗒声和嘎嘎响。

如何缓解症状

如果是严重的损伤，当然应立即去看医生。下面是对付手腕疼痛的一些方法。

家庭处理措施

- **让你的手休息**

使你的手腕免受更进一步的损伤通常是治愈它的第一步。所以如果你确信为什么你的手腕开始疼痛，比如，你一直在整夜地敲电脑键盘。如果可能的话，更改你的工作习惯，时常休息一下。

- **使用夹板**

尽量使你的手和手腕保持直线，不要向上或向下弯曲。医生会让你带夹板，尽管许多人只是晚上带上。

- **冷敷**

在痛处用个冰袋会有帮助。在要放冰袋的皮肤处抹上矿物油。在油的上面放个湿毛巾，将冰袋放在毛巾上。为了隔离在冰袋上再加盖个毛巾。将冰袋放上10～20分钟，每隔5～10分钟检查一下你的皮肤。如果你的皮肤变白或变紫（说明有潜在的冻伤），立即拿去冰袋。

- **热敷**

热敷可以放松肌肉和肌腱，改善血液循环，促进愈合。但手腕刚刚受伤后不能热敷，必须等72小时后。

- **检查根源**

准确地弄清伤害在哪里，而且是否有神经损伤，医生会推荐肌电图（EMG）治疗。在此测试中，医生会通过带有电极的针插进肌肉，并看电针上的信号来检查受损处的肌肉的状况。这有助于查明哪里的神经受伤和受损的范围。这不是对每个人都必需的，如果你受伤位置不明显就需要测试一下。

- **考虑手术**

在患有严重的腕管综合征的情况下，需要用手术来减轻来自神经和血管的压力。这个手术一天之内就可完成。通常需要局部麻醉，医生在手腕和手掌上弄个切口，切开形成腕骨隧道的压迫的韧带，那样会减轻神经的压力。另一种手术的方法是用内诊镜——一种与你的小指差不多粗的管子来做的。在你的手腕和手掌上弄个小的切口，在管子的末端有个小刀，像弹簧的小折刀可以从手腕内部切断韧带。这种手术对减轻症状特别有效。

可供选择的药物

- **服用镇痛药**

为减轻疼痛，医生会开一些镇痛药，如阿司匹林、布洛芬、可的松霜、扶他林等。

- **注射**

如果疼痛得厉害，医生会直接注射可的松到腕沟以减轻疼痛和肿胀。

- **服用维生素**

维生素 C 对组织修复有益，维生素 B_6 和吡哆醇锌可以减轻组织炎症，加速血液循环，并轻度利尿。水果和蔬菜都是很好的维生素来源，适当减少蛋白质的摄入，因为它会抑制维生素 B_6 的吸收。

也见关节疼痛

何时该去看医生

★ 严重的腕关节疼痛持续一天以上。
★ 手感觉无力或麻木。
★ 你最近遭受了一次事故，你的手腕看上去变形了，而且你无法移动它。
★ 你能听见手腕里的咔嗒声，破裂声或嘎嘎响的声音。

胳膊痛（Arm Ache）

症状表现和引起症状的原因

胳膊是我们日常生活中最忙碌的肢体部位之一，你几乎一切事情都离不开它。但是它也有罢工的时候。胳膊疼痛原因众多，大多数可追溯到一点：肌肉疲劳。

如果疼的地方第一天很疼，第二天又好了一些，这就没什么问题，但是疼痛反反复复并没有什么确切的原因，这就可能是关节炎了。

如果疼痛渐渐加重，您的前臂或上臂就有可能骨折了。您或许以为骨折很容易感觉到，但是人们往往在不知不觉中发生骨折，例如，您碰了一下，或摔了一跤，直到加大运动量或挤压到伤处时您才突然感到痛。

胳膊痛有一个最常发生的疾病——网球肘，它就是一种“肌腱炎”，是肘部关节周围的肌腱组织发炎了（同样的状况也会发生在膝部关节里，一般以家庭主妇、操持家务者较容易罹患）。这个毛病是因为任何一种重复操作的动作而引起的，比如打网球时的发球动作，棒球投手的动作，或是工作中所做的一些动作等。但是下列各种状况也会造成同样的症状：拉伤、扭伤，还有关节炎（不管是骨关节炎、风湿性关节炎、儿童易患的风湿性热还是因肺结核病或淋病导致感染所造成的急遽肿胀）。

因滑囊炎（黏液囊炎）所引起的胳膊痛比较容易辨识，因为滑囊炎引起的肘部症状会有肘部发热、敏感（轻触就会痛）及疼痛而肿胀等症状，而罹患网球肘时，虽然手肘一样变得不中用，却没有这类的症状。

手臂剧痛也可能是弄伤了手腕造成的，最常见的是因打字、捶击或举重物等重复性动作造成的伤痛。随着时间的推移，手臂得不到休息，疼痛就会加剧，最后，肌肉组织张力超过限度，无法恢复。即使主要伤及腕部，但疼痛可一直传播到肘部。

上臂自身很难受伤，因为这部分肌肉很发达，直接导致上臂疼痛的一般是二头肌腱炎，即肩膀附近的肌腱被磨损或拉伤导致上臂处二头肌突发剧烈疼痛。

其他地方的疼痛也可导致上臂疼痛，比如肩部的肌腱在举重物时受伤可表现为上臂疼痛。左臂辐射状剧痛是心脏病发作的典型特征，它常常伴随有恶心、呼吸困难及胸痛等。

如何缓解症状

治疗手臂疼痛的方法具体依据疼痛的部位及程度而定，但也有一些经验的做法。

家庭处理措施

- **好好休息**

如果您疼得太厉害，而且手臂没有明显的损伤，建议采取最保守的方法：让您的双手什么也不干，休息几天。

- **尽量别再用力**

如果您不能做到完全休息，必须使用疼痛的手臂工作，您应该在工作中途多休息。寻找一个既不影响工作，又不至于承受痛苦的平衡点非常必要。忍着剧痛工作或运动是不明智的，因为疼痛本身就是一个警告。

- **抬高你的手臂**

休息时，把手举到大致与胸口同高，例如坐在长沙发上时，您可以把手臂搁在几个松软的枕头上。

- **冷敷**

用冰块反复擦拭受伤部位，直到患处皮肤失去知觉，但一次不要超过 4 分钟，同时防止皮肤变白，也可用湿毛巾包住冰袋，放在患处约 20 分钟，每 10 分钟观察一次皮肤。

- **热疗**

如果你的胳膊发炎，你可以去医生那儿进行理疗，深部热疗不仅可以减轻不适和炎症，而且可以松弛紧张的肌肉、神经和肌腱。

● 洗个桑拿

桑拿浴疗法可以放松肌肉和肌腱，改善血液循环，促进愈合。

● 按摩

按摩可以减轻胳膊痛，对疼痛区域的按摩可以刺激血液循环并松弛周围的肌肉，可以部分恢复关节的活动能力。

● 去看医生

如果试过所有方法仍不能止痛，您应该去看医生。进一步的治疗包括注射可的松来消肿，佩戴薄夹板，如果更严重，就要通过手术解决根本问题了。

可供选择的药物

● 服用止疼药

如果真的需要，可使用非处方止痛药如阿司匹林或布洛芬，服药时遵循说明书。

● 服用维生素

维生素 C、A、E 和锌可以帮助形成组织的胶原蛋白，并修复受损的肌腱和滑囊组织。柑橘类水果和胡萝卜等水果蔬菜都是很好的维生素来源。

也见“手腕疼痛”和“肩痛”。

何时该去看医生

- ★ 胳膊疼痛持续两天以上。
- ★ 工作或运动后疼痛加剧。
- ★ 患处失去知觉。
- ★ 胳膊肿胀或变形。
- ★ 胳膊无法活动或伸直。
- ★ 胳膊疼痛，伴随胸痛、气短，可能预示心脏病发作，要按急诊处理。

胳膊无力（Arm Atony）

症状表现和引起症状的原因

很多情况下，胳膊无力都是由某种内部神经受到挤压所致。位于脖子到手指之间的神经或血管会受到压迫，血液在受影响区域会流通不畅，而神经末梢则不能把信号完整地传给大脑，从而产生麻木和无力感。

神经损伤有很多种，如颈椎综合征（压迫处于脖子）、腕管综合征（压迫发生在手腕或手掌处）。它们存在共性：都与从手臂一直延伸到脖子下部的神经细胞或动脉有关。由于增生的颈椎间盘或发炎的肌腱压迫神经或血管，造成手臂疼痛麻木或无力。

另一种常被忽略的由压迫而产生的损伤是尺骨神经损伤。它发生在肘下部，即尺骨端的神经受损处，患者手部和肘部出现麻木和刺痛感，身体接触硬物常会引发这样的问题。对于骑自行车的人，有过类似问题，即手指失去知觉。作用于尺骨神经的车把压力过大时，会有患尺骨道综合征的危险。

这些损伤通常是由胳膊长期连续进行重复性动作诱发的，比如电工，经常连续不断使用起子和电线剥离器，肘腱极易受伤。过度使用肌腱、韧带和肌肉容易引发严重的炎症，出现肿胀并伤及附近神经。即使只伤到肘部、腕部和肩部，前臂或上臂也经常感觉无力。

运动过度或超强度运动带来的肌肉无力，休息几天后就会逐渐恢复，可如果还有其他症状，就应该去医院好好检查，像甲状腺机能亢进、狼疮、多发性硬化症和重症肌无力、多肌炎等都伴有肩臂部无力的症状。

如何缓解症状

治疗需要依照诊断结果进行。恢复臂力的方法可能简单到只需休息，也可能严重到必须手术。以下是相关的治疗知识。

家庭处理措施

● **请专家诊治**

如果是神经压迫，首要的是弄清程度是否严重。当症状持续时间较长时，医生会建议一些患者马上接受手术。但是一开始多采取保守治疗：休息，直到症状减退，上夹板或者注射可的松也能帮助消除炎症。

● **检查**

医生会检查受损神经的具体位置，其他测试能够确定胳膊对压力或温度的敏感度。医生也可能会测试您的握力，或是让您动一动上肢和关节以了解病情的轻重程度。

● **早治早预防**

理疗师会教您如何在工作或体育锻炼时不伤及胳膊。例如：骑车时采用低位坐姿或戴护垫手套能预防尺骨综合征，使用特制的软垫扶手可以减轻肘部压力，预防尺骨神经病。总之，治疗越早越好。受损神经最后可能会发展到无法治愈，造成永久性臂无力。

何时该去看医生

★ 胳膊失去感觉或者麻木持续几分钟。
★ 如果您的手臂不能动，应看急诊。
★ 您最近出过事故，手臂变形或者关节处间歇发出咔嚓声。

手指变形（Finger Distortion）

症状表现和引起症状的原因

手指关节嘎吱作响只是年纪大了的一个象征——骨关节炎随着年龄的增加是不可避免的。

骨关节炎经常被叫做磨损性关节炎，是常年损伤的结果。一般来说，虽然它会时不时地疼，但是这样的疼痛是不会影响你平常正常的活动的。

如果在你刚进入 30 岁的时候，你的手就感觉扭曲着非常疼的话，那么这就可能是你患有类风湿性关节炎的症状了——它是一种慢性病，是需要长期的不间断的药物治疗。当液体充满了由韧带连接的关节中时，关节就发炎红肿，从而使得韧带变僵直。渐渐地，韧带就会恶化到不能很好地固定连接关节。手指可能出现畸形，关节僵直使手指屈伸困难。一般来说，类风湿关节炎发病都是双手对称出现。女性患类风湿性关节炎的概率往往比男性要大 2～3 倍，一般是在 35～45 岁。但是原因至今还没有完全找出来。

如何缓解症状

在手指真正开始变形前，我们还是可以想办法制止它进一步发展，如果任其发展最终就只能手术解决了。下面就是一些可以帮你减轻病痛的方法。

家庭处理措施

● **轻微的锻炼**

如果你的手指已经开始僵硬，千万不要任其发展，你必须活动发炎的手指以防止僵硬，在炎症消退后，有规律的锻炼仍有必要。

● **使用夹板**

治疗僵硬的关节与锻炼相结合使用的还有夹板，它可以使关节逐步伸直。

● **理疗**

理疗有助于血液的循环，可以消除关节的肿胀和僵硬，促进炎症的消退。找治疗师帮你的手洗个石蜡澡。把手放到很热的石蜡中去，这样，你的手指关节能得到很好的热疗。洗热水澡也是很好的热疗方法。

● **考虑手术**

如果关节的变形已经严重到影响了双手的功能，不要绝望。手术能够恢复大部分的功能。医生能够恢复关节的机能，去掉那些刺激的组织，修复被破坏的肌腱，甚至可以置换缺损的关节组织。

可供选择的药物

● **使用消炎止痛药**

医生建议，如果是骨关节炎伤害的话，使用一些非处方的药来减轻疼痛。首先，可以尝试一下对乙酰氨基酚，然后服用一些阿司匹林或者布洛芬。

● **请医生开处方**

一系列的处方药都能够帮助控制由类风湿性关节炎引起的伤害。如非类固醇抗炎药，皮质类固醇激素，免疫抑制剂等。

另见“关节痛”。

何时该去看医生

★ 在你察觉出你的手指开始变形的时候就要立即去看医生。

医学小知识

手指疼痛变形与可能的疾病

症状	可能的疾病
患指屈伸障碍，尤以晨间为明显，多活动患指即好转；局部有压痛和硬结，按压患指的掌指关节屈面时，即产生压痛，并可触及硬结；严重时可产生弹响，即当患指活动时，肌腱通过狭窄部位的腱鞘而发出“咯咯”声，这种腱鞘炎，又名“弹响指”。当手触及硬结处，活动患指，这种弹响感觉更为清楚，有时并能看到患指有弹跳现象。有的患指屈而不伸或伸而不能屈，需用健手帮助才能屈伸运动，这种情况称闭锁现象。 如在体检中，可在远侧掌纹深处掌骨头上，摸到一豌豆大小的压痛结节。嘱病人伸屈患指，可感到在此结节下方，另有一结节在移动，并可感到弹响由此发生，即可诊断为屈肌腱腱鞘炎	屈肌腱腱鞘炎
在桡骨茎突处有疼痛和肿胀；拇指活动不便，以晨间为明显，偶尔有弹响。检查时桡骨茎突处压痛明显，有时可触及硬结，患者握拳拇指屈于手掌内，然后将拳被动地向小指侧倾斜，若在桡骨茎突处产生疼痛，表示有腱鞘炎存在。 如果是腕关节桡侧疼痛，提重时乏力，疼痛加重，可见到患侧桡骨茎突处有一轻微隆起。按之，有一豌豆大小的结节，压痛明显，即可诊断为桡骨茎突腱鞘炎	桡骨茎突腱鞘炎

续表

症状	可能的疾病
关节疼痛和肿胀，在手指的小关节先出现炎症，当一只手的某一个关节发炎时，对应的另一只手上的关节也会对称发炎。发炎的关节会肿大僵硬无法伸展，甚至很快发生畸形，有些患者还会在炎症附近的皮下出现坚硬的包块（结节）。在晨起时关节有僵硬感且持续1小时以上	类风湿性关节炎
一般发生在40岁以上的人群，关节会疼痛，锻炼会加重，晨起时会感到关节僵硬，当活动30分钟后症状会逐步消失。当关节损害严重时，关节不能活动，手指弯曲无法伸直，关节增粗	骨关节炎

肌肉疼痛（Sinew Ache）

症状表现和引起症状的原因

周六你花了一上午洗刷你的厨房，下午又陪你的孩子们踢足球，你感觉良好，虽然星期天你除了看电视就是逛街，你很轻松，但是周一的早晨，你却差点爬不起床，你的后背酸痛不已，浑身的肌肉都在向你抗议——让你知道它们不喜欢这样被对待。

当你观察一下肌肉内部，你就很容易明白为什么过度用力会造成这样大的伤害，一旦肌肉拉力超过了极限，肌肉纤维就会断裂。那些用力过度的肌肉都有成百条裂纹。

用力过度造成的损伤也不是唯一的原因，如果肌肉一直疼痛，特别是在肩膀、颈部和背上，你可能是患上了纤维肌痛，简单地说就是纤维组织内产生的疼痛。纤维肌痛会让你痛得晚上睡不好，白天也感到非常疲惫。

有些医生认为纤维肌痛是因为肌肉紧张，受伤或疾病而引起的。另外一些医生认为紧张焦虑和不活动的生活方式也起了很大的作用。一般女性患病多于男性。当你保持不动的状态——在椅子上坐上一天，肌肉就会紧张起来，积累下来便导致了疼痛，而且这还是个恶性循环：疼痛干扰了睡眠，因此起床后仍然乏力、僵直、酸痛，移动都很困难，从而肌肉仍保持紧张的状态。

如果你患上了纤维肌痛，按压颈部等地方的柔软部位会痛得让你跳起来。如果疼痛持续3个多月，特别是你已经40多岁了，那就可能被怀疑为纤维肌痛。

另外，一些肌肉酸痛也可能是病毒引起的（感冒病毒或带状疱疹病毒）或是服用了利尿剂等治疗高血压的药物。如果疼痛恶化则表明是甲状腺或关节炎方面的问题。

如何缓解症状

不管你的痛是近期的还是长期的，下面的方法可以帮助你：

家庭处理措施

● **RICE 疗法**

RICE 疗法即休息、冰疗法、按压和抬高。当运动过度造成了肌肉痛时，休息至少 48 小时。在休息过程中，用冰是最有效的消肿灵药。冰可以收缩毛细血管，消减疼痛，舒缓肌肉纤维。用薄布包裹着冰块放在酸痛地方 20 分钟。

如果疼痛位置是在手臂和腿上，你可以用有弹性的绑带压住受伤位置以免浮肿，然后抬起患肢超过心脏的位置。你可以躺下来用枕头支撑受伤的肢体。

● **热疗**

如果你的肌肉没有肿胀淤血，可以洗热水澡来解除酸痛，热气会改善受伤肌肉的血液循环，同时也会带走乳酸——肌肉分泌物等一些制造疼痛的物质。

如果你不能泡澡，那么就用热毛巾敷在疼痛位置 15 分钟左右。对于长久的疼痛，则需要长期的热疗。

● **按摩**

按摩会减轻疼痛。对疼痛肌肉的按摩可以增加体内自然止痛药的分泌。从而帮助恢复肌肉。如果疼痛加剧则要立即停止。

● **使用薄荷**

红花油、薄荷膏等刺激的膏油含有薄荷，可以使皮下产生温暖感觉，不能将这些膏剂放在热毛巾或绷带的下面，因为有可能会刺激皮肤组织，也不可以同时用两种不同的膏剂，因为会有灼烧感。你可以在按摩时用它们，轻轻地把它们涂在患处，然后轻揉患处。你会感觉热热的很舒服。

● **运动**

快走，或骑自行车出去遛遛，研究发现规律性地做一些有氧运动会使肌肉柔韧并且睡眠会很好，持续的动作也会增加肌肉中的氧气并增加内啡肽——体内天然止痛药的分泌。关键是要逐渐地适应运动。如果在运动的初期肌肉会痛，例如刚开始散步时小腿会痛，你要慢慢地克服，放慢速度但不要停下来。这样做你不会伤到任何肌肉。要把标准定在每周进行 3 次至少 20 分钟的运动。

● **舒展身体**

在上背和肩膀上典型的疼痛是由于长期伏案工作的原因。你需要不时地站起来，将双臂伸向天空，转动头部，记住伸展时要深呼吸，这样可以缓解压力，给肌肉充足的氧气。

● **养成良好的睡眠习惯**

患有纤维肌痛的人经常会因为疼痛而醒来，他们没有健康的睡眠。因为没有很好的睡眠，他们的生长荷尔蒙分泌能力就少，伤痛得不到治愈。平静的睡眠可以促进愈合。

保持卧室安静，灰暗，温度要比其他房子低 5 度以上，避免酒精、咖啡因或晚饭吃得过多。如果这些方法都不行，让医生给你开少量的抗抑郁药品。

可供选择的药物

- **服用阿司匹林**

服用阿司匹林等止痛药可在半小时左右就止住了痛。如果没有起色，那就去看医生吧。

何时该去看医生

★ 颈部、肩膀、胸部、后背疼痛得厉害。

★ 肌肉疼痛伴发热。

肌肉抽筋（Sinew Tic）

症状表现和引起症状的原因

肌肉抽筋对每个人都是一样的，无论你是田径运动明星还是只是走走路的平常人，也许你正在参加一场长途自行车大赛，或是悠闲地躺在湖边休息或是在床上睡得正香，突然肌肉痉挛，疼痛抓住你不放。

抽筋是由于肌肉正常的收缩或放松能力受到了阻碍，举个脚抽筋的例子吧：游泳时脚需要弯曲来推动前进，肌腱就会被过度地伸张，从脚到小腿的神经也过度兴奋。这时，神经系统的信号就会被弄乱，结果便是痉挛。肌肉得到的信息可能是收缩而不是放松。

过度地流汗也会导致肌肉抽筋绞痛，因为汗液带走了体内很多的矿物质，钾、钠、镁和钙。这些被称为电解质的矿物质可以传输信息到神经。通知神经控制肌肉的运动。体液的缺少打乱了电解质精细的平衡，神经信息得不到传送。

不像普通的肌肉抽筋会有突然的收缩，痉挛一般不能用伸展来缓解，如果背部发生痉挛，那你就动不了了。肌肉痉挛时，肌肉中心所有的纤维同时收缩，此时如果你突然去伸展僵化的肌肉，作为反击，肌肉纤维会收紧，形成保护性的夹板，防止背部受到更多的伤害。这样就形成了一个循环：收紧的纤维阻碍了流向肌肉的血液，造成了更多的疼痛，而这另加的疼痛引发了更为严重的紧张收缩。

颈部和背部的肌肉最容易痉挛，因为这些部位经常非常紧张，即使很小的压力都抵挡不住，凉风可以加剧因在电脑上工作或因为打网球而造成的僵硬，因为肌肉会因为寒冷而更加收紧。

颈部和背部突然痉挛且伴有麻木，刺痛和无力，说明脊椎盘受损或神经受伤。

如果你是因为过度使用肌肉而使得肌肉受伤，绞痛就会是连续地收缩或痉挛，抽筋和痉挛常常混合发作，但总的来说痉挛是指肌肉纤维将受伤的肌肉“封锁”保护了起来。

一些血液循环或新陈代谢有问题的人也会经历频繁的绞痛，这些问题包括缺钙、糖尿病、类风湿性关节炎和甲状腺病等。

如何缓解症状

下列方法可以帮助你减轻抽筋带来的痛苦，不管它的病因是什么。

家庭处理措施

● **揉捏法**

用一只手推拉舒展腿上的疼痛肌肉，另一只手进行揉捏。这种揉拉法可以恢复血液流动并能在短时间内舒缓紧张的肌肉。

● **脚趾向上，拉直腿部**

这种方法是解决在游泳时腿抽筋的最快的方法。用手抓住大脚趾，轻轻拉直抽筋的大腿。

● **躺下提膝**

躺下可以减轻已经受力的组织的压力。痉挛如果发生在背部，轻轻地将膝盖向下巴弯曲靠拢，然后保持姿势几分钟（直到疼痛消失），这种方法可以舒缓那些被拉短了的组织和纤维。

● **冷敷**

如果揉捏不能解决问题，用冰按摩则可以缓解疼痛。用冰块直接在酸痛地方画小圆圈可以在 5 分钟内麻木疼痛，而且，因为冰会收缩毛细血管，过后血管会大大张开，血液涌进受伤位置，加快愈合。但要确保冰在移动，否则会冻坏表面皮肤组织。

● **轻轻走动**

冰疗过后，慢慢地移动会帮助恢复血液循环，使肌肉纤维更快地恢复到常规的紧张和收缩。建议不要舒展太厉害，因为会加剧痉挛。

例如用冰擦过肩膀后，简单地在其能及的范围内运动，轻轻地将手臂伸到耳朵处，前后摆动手臂，或双臂交叉放在胸前。

● **热敷**

如果痉挛持续 3 天不放松，建议用热疗来处理疼痛部位，热敷会加速血液流动帮助伤口愈合，简单地用块热毛巾裹在痉挛位置，再用干毛巾盖住以免热气散发，每天要敷 5 次，每次 20 分钟。

● **按压穴位**

用手指按住上嘴唇的上部人中穴会让腿绞痛消失，同样拇指和食指之间的合谷穴也可以止痛。

● **按压痛结**

疼痛褪去后，肌肉内仍有痉挛的小结。建议用手指直接按压痉挛位置，这种方法会加速组织液体的流动，放松肌肉。如果直接按压没有效果，就去咨询医生。

● **多喝水**

如果你很劳累，浑身都在淌汗，这时突然大腿开始抽筋，请赶快喝水。如果补充水分的同时做些舒展运动，绞痛消失得会很快。

防止由于工作流汗过多而引起的抽筋的方法就是每隔 10 分钟喝上 3 或 4 口水。

● **避免吃太多的盐**

不管你在做什么，流汗时要尽量避免吃咸的东西或喝饮料。盐会把肌肉中的水分吸取到胃里。

● **带上运动饮料**

如果你将要进行长途的自行车赛，你需要一些富含钾和其他电解质的饮料。喝些运动饮料是个不错的主意。而且这些饮料中还含有葡萄糖，可以帮助电解质被吸收。

● **做支撑运动**

每天做 3 次腿部运动，坚持一周便可以治愈夜间腿抽筋。做这种运动时，要站离墙大约两英尺远，将手扶在墙上，慢慢地前倾，脚跟不能离地。保持这种姿势大约 10 秒，然后再放松 5 秒钟，继续做两次以上。

可供选择的药物

● **服用奎宁**

这种老方法是针对夜间腿抽筋者的。大概奎宁可以让神经不那么兴奋。许多情况下，可以在睡前服用奎宁或维生素 E 和钙，但这都需要提前向医生咨询。

● **服止痛药**

阿司匹林和其他非类固醇抗炎药是不用处方便可得到的最好的止痛药。

何时该去看医生

★ 劳累后或休息时肌肉经常绞痛。
★ 肌肉好像被打了结似的痉挛，而且持续 10 分钟没有缓解。
★ 一天发生好几次。
★ 疼痛和僵硬在 3 天内得不到缓解。
★ 如果背或颈部痉挛伴有麻木、无力、刺痛，则要立即去看医生。

静脉曲张（Varix）

症状表现和引起症状的原因

如果你的腿部像用3D划出的地图，你很可能患有静脉曲张。20%的成年人患有静脉曲张，大多数是妇女。

静脉壁薄弱可能来源于遗传，当静脉壁薄弱会使其弹性降低，静脉伸长，变粗。为了适应原有的正常空间，伸长的静脉就会弯曲和鼓起，静脉曲张就发生。静脉壁变薄影响到使血液流向心脏的每个静脉的小阀门。结果，当人站立时，静脉快速充盈，使变薄弯曲的静脉更加扩大。汇聚的血液也会淹没位于皮肤表面的微小的蜘蛛网似的小静脉，使静脉扩张加重。

静脉曲张不仅难看，而且感觉难受。在严重情况下，倒流的血液会使得长时间行走站立的腿感觉像是由铅铸的一样。你的腿也可能会在夜晚发痒或抽筋。

女性患静脉曲张的可能性是男性的4倍，可能是由于女性的荷尔蒙雌激素和黄体酮在某种程度上使得静脉壁变薄造成的。怀孕时它会初次登场，那时荷尔蒙急升增加了血的容积。静脉过度伸展，突出，可能再也无法皱缩回去。避孕丸和雌激素置换疗法也会导致静脉突出。

长久地坐或站，过度肥胖，便秘或紧身衣都会使这种问题更糟。如果不加以控制的话，这些紫色的崎岖不平的状况会随着年龄而增加，静脉会更进一步丧失弹性。

静脉曲张通常不是严重的健康问题的征兆。但如果腿部深处的静脉由于受伤而遭致损害，形成血液凝块，发炎或出现血液循环问题导致静脉炎则是一个例外。

如何缓解症状

如果你患有静脉曲张，除通过外科手术消除之外（是一种选择）你无法去除。但有多种办法可以用来减轻不舒服和窘迫感。

家庭处理措施

- **多摇动你的腿**

每天行走20分钟可以收缩小腿肌肉，帮助血液从静脉中流出。在长途驱车旅程中，每隔两个小时暂停一下，在车旁走走。上班时绕着桌子走几次。如果你一直坐在报告厅，将小腿肌肉收紧再放松，反复做几次。这样会使停滞的血液从静脉中出来。

- **把脚抬起**

每天将腿抬到与心脏齐平的位置约15分钟，会有助于血液回流到心脏。

● **穿上松下紧的弹力袜**

如果你的静脉肿胀，穿普通的弹力长袜会使状况更糟，它基本上跟止血带一样，会加剧静脉突出。相反，你应该穿逐渐紧身的长袜，在脚踝处最紧，越往腿上越宽松。

如果你睡觉时穿上直到早上，这袜子会帮助约束住静脉，驱使血液流回到心脏。而且，怀孕时穿上逐渐紧身的弹力长袜会防止静脉曲张的发生。一些药房有逐渐紧身的在膝盖下的裤袜销售。是否使用请请教医生。

● **不穿紧身裤**

任何阻碍小腿或大腿血液循环的衣服，比如紧身裤，紧勒住膝盖的袜子都会加剧血液循环的不畅。

● **避免穿高跟鞋**

高跟鞋会使小腿的肌肉收缩，给腿部的静脉施加额外的压力，如果你一定要穿高跟鞋，定期的移动并上下摇动你的小腿。

● **减肥**

你的身体越重，就有更大的压力压在腿部的静脉上。

● **食用含纤维食物**

现代的饮食通常低纤维、高脂肪、高糖和盐导致便秘和增加腹部的压力。这就迫使更多的血液流进低端，在有高纤维食物的国家，静脉曲张实际上都不为人所知。

采取高纤维，加水果、蔬菜和谷物的饮食。这样会有助于使你的大便松软，可以减少静脉的压力。

● **考虑手术**

严重情况下，你需要部分的或全部地去除静脉突起。用激光可帮助消除最小的蜘蛛网。你需要跟皮肤专家或血管手术专家讨论对你可行的治疗方案。

何时该去看医生

★ 你持续地腿痛，痉挛或发痒。
★ 你脚踝肿胀或静脉出血。

膝关节疼痛（Knee Joint Ache）

症状表现和引起症状的原因

膝盖真※#@…！你只是伸了伸腿就感到钻心的痛。每年都有成千上万的人加入“膝关节痛俱乐部”。我们的膝关节很脆弱，往往碰撞就足以令它受伤。但随着我们的生活节奏越来越快，我们倒霉的膝盖比以往负担更重，损耗更大，受伤更频繁。跌倒、扭伤或撞击都足以令你成为会员。没有好好治愈的旧伤也会随天气的变化让你的膝关节疼痛难耐。但最常见或原因不明的膝关节疼痛往往都是由于运动过度造成的。

膝关节是由连接、保护、固定关节的韧带，作为骨骼间缓冲垫的软骨及将肌肉与骨骼连接在一起的肌腱支持的。但这些有弹性的组织也有它们的极限。弯曲或扭曲过度，跑步或蹦跳过多，会令这些组织破裂或发炎。

这些组织损伤也会对敏感的膝关节骨表面造成伤害。膝关节的这些软组织就像汽车里的减震器，如果你总是急刹车或让这些零部件承受本不该承受的压力，它们就会磨损，然后在开车时你就会听到金属相互摩擦的声音。同样的情况发生在膝关节时，你就会感到因骨头相互摩擦产生的疼痛。

许多过耗性疼痛都被一并归入一个概念性术语“髌骨软骨软化”，用来笼统指代膝盖骨及其周围和内部的疼痛。

但这一统称并不适用于所有过耗性疼痛。也许你家里有一个好动的十几岁孩子正抱怨膝盖骨下方疼痛，那么这种情况很可能就是俗称的生长痛——由于小腿骨的肌腱过度拉伸造成的。

当关节使用不当时，如同使用过度一样，可能会得滑膜炎。你母亲可能将其称为膝盖水肿，因为疼痛的关节肿得就和一个水球差不多。滑膜炎是由于膝盖撞伤或扭伤后，膝关节某些组织充血或液体潴留造成的。

另一种因使用过度引起的膝关节问题有时被称为女仆膝。它实际上是滑囊炎的一种——对膝盖前部的刺激导致膝盖骨前的滑囊的囊中充满液体。它最常见的原因是太长时间跪在坚硬的物体表面上。

膝盖也是骨软骨炎的高发病部位。骨软骨炎指的是一段骨头或软骨坏死，原因尚不清楚。最终坏死的软骨或骨骼会断裂，令膝盖无比疼痛。

在有些病例中，讨厌的膝痛的痛源其实在身体的其他部位，如脚趾，足部，脊柱或臀部。扁平足或踝关节虚弱会给膝盖带来压力。如果你姿势别扭或步姿不当，它就会直接导致你的膝盖疼痛。

膝关节同时也是关节炎的高发部位。常年的损耗和撕裂造成的软骨和其他关节组织损坏会导致骨关节炎。类风湿性关节炎的特点是关节及其他连接性组织有递进性疼痛并肿胀，同时伴有其他症状如疲劳、体重减轻和低烧。而痛风是一类代谢性病症，当尿酸聚集在关节和其他组织处，就会发展成严重的关节炎。

此外，膝关节也是肿瘤，囊肿及细菌感染的潜在温床。

如何缓解症状

让膝关节不痛的关键在于不要总是进行损伤它的活动。反复的运动过度会引起关节很大的问题。细心照顾疼痛的关节，以下是关于该如何做的几点提示。

家庭处理措施

● **采用 RICE 治疗**

不论是严重的外伤如扭伤或仅仅是使用过度，治疗关节损伤最好的方法就是休息、冰块压敷和垫高。休息是最关键的。经过一段时间限制活动后，医生会让你逐渐恢复活动和锻炼。

在休息几天的同时还要用冰敷。一天 2 次，每次 15 分钟。如此可以减轻肿胀。用弹性绷带牢牢地包扎膝盖以限制它活动，但注意不要太紧。用枕头垫高膝关节，让液体不至聚集在关节处。

● **热敷膝盖**

冷敷在关节受伤的第一个阶段很管用。但对付拖延的疼痛湿热更有效，一条湿热的毛巾，一个装有热水的瓶子，一个潮湿的热敷袋，一个热水澡或一次桑拿浴都很有帮助。

● **减肥**

如果你超重，你的膝盖也会跟着受累。减肥能减轻你膝关节的压力，令它们不至于每走一步都疼痛。膝关节表面承受的触压可达体重的 8 倍，减去 10 斤重，就能为膝关节减去 80 斤的压力，这不是一个小数字。

● **拱起足弓**

只要在鞋子里放一个足弓支持器就能防止扁平足。那些扁平足严重的则可以像医师要求一种专门的支持足弓的装置。

● **垫住膝盖**

如果你必须长时间使用膝盖，那就带护膝，这样一来可以为膝盖骨减少一些压力，且每过一定时间休息一会，这样膝盖就不会持续承受压力。

● **不要蹲坐**

蹲坐及深屈膝盖会给膝盖带来极大的压力，导致软骨撕裂或可能会令四头肌肌腱断裂。反复蹲坐会令某些人很长时间都膝痛。

● **尽量不要跑步**

非持续性的运动如骑自行车、步行或游泳和跑步一样有利于你的身体健康，但对你的膝盖要好得多。如果你必须跑步，延长热身的时间，缩短跑步的路程，在较软的地面跑步，且一定要穿质量好的专门的跑鞋。

● **多进行健身训练**

大多数慢性膝关节问题产生的真正根源在于肌肉柔韧性太差，这就是为什么 80% 痛膝患者在进行了旨在增强身体柔韧性和力量特别是针对四头肌和腘肌腱的恰当健身训练后都会有好转。

● **柔韧膝关节的健身操**

膝关节的损伤多种多样，但以下锻炼是普遍推荐的，它可以加强膝关节周围肌肉和伸展肌腱韧带。

- ❖ 压迫股四头肌。坐在地板上，两腿向前伸直，压迫膝关节使其后侧紧贴地板，保持 10 秒钟，然后放松。做 3 组，每组 10 次。
- ❖ 股四头肌肌力练习。坐在地板上，两腿向前伸直，移动整条腿用足趾在空中写英文字母表时的各个字母，写两组完整的字母表。在写第二组字母表时保持膝关节伸直，弯曲踝关节，用脚后跟写字。
- ❖ 大腿内侧肌肌力练习。侧卧，下腿伸直，上腿弯曲，膝关节朝上，脚放在腿前方的地板上，尽可能地抬高下方的腿，保持膝关节转向前方，然后放下。做 3 组，每组 15 次，然后改变方向再做。
- ❖ 股四头肌伸展。面向下趴着，屈曲一侧的膝关节，用手握住踝关节，慢慢地将脚后跟拉向臀部，放松，然后再重做。做 3 组，每组做 10 次。
- ❖ 腘绳肌肌力锻炼。面向下趴着，脚面压向地板。屈膝使脚向上，然后屈着脚向上抬腿，大腿和膝关节要离开地面，然后缓缓地将脚放下。做 3 组，每组做 10 次，然后再换腿。为了加大运动量，可以在踝关节上负重。
- ❖ 腘绳肌伸展。坐在地板上，两腿向前伸直，将手放到大腿或膝关节下方，然后轻轻地将胸部贴向腿部直到您感到大腿的后侧被拉紧为止。做 3 组，每组做 10 次。

可供选择的药物

● 服用镇痛药

阿司匹林和布洛芬都是强力镇痛剂兼消炎药，可以消除膝关节的肿痛。而醋氨酚虽能止痛，但对消肿没什么帮助。对于疼痛和炎症，可以服用阿司匹林或布洛芬。如果阿司匹林和布洛芬刺激胃的话，您可以用肠溶片，它在肠道内而不是在胃内溶解。孕妇和有溃疡病史的患者无医生许可，不要服用阿司匹林和布洛芬。

其他情况参见“关节发炎”、“关节痛”、“关节肿胀”。

何时该去看医生

- ★ 你痛得难以行走。
- ★ 你感到膝关节疏松或无法支撑自身体重。
- ★ 同时伴有关节肿胀、发红或变色，持续 24 小时都不消退。原因不明的疼痛超过 3 天。
- ★ 受伤后疼痛超过 5 天。

髋部疼痛（Sciatic Ache）

症状表现和引起症状的原因

你说髋部，你的医生也说髋部，但你们指的可能是两个不同的部位。对大多数人来说，髋部疼痛指的是大腿根部或屁股上边痛——在女性而言刚好是髋部曲线部位。但对医生而言，髋部疼痛指的是腹股沟内疼痛——也就是髋关节所在处。

髋部疼痛由于另外一些原因很难解释。你可能感到疼痛在髋关节深处——比如，在滑囊里（滑囊内有黏液的小袋垫在髋关节接近体表的多骨处。如果滑囊发炎了，那么你就得了滑囊炎）。在髋骨周围也有肌腱，将髋部与腿部和背部连接在一起。肌腱也可能会发炎（往往是在受伤后），称为肌腱炎。但髋部疼痛并不意味着病源就一定在那里。疼痛可能“转移”——你觉得自己髋部痛，但病源可能在别处，比如在你的背部。髋部疼痛的根源甚至可能在你身体之外：如床垫太软或鞋子不合脚。

关节炎是髋部疼痛的常见原因。通常是骨关节炎——这种由于常年的损耗或撕裂引起的关节炎，几乎每个人上了年纪都会不同程度的受其影响。如果你曾经髋骨或盆骨骨折，得了髋骨骨关节炎会尤其麻烦。也有可能（虽然不常见）你的髋部会患上风湿性关节炎，它有使人致残的可能性，往往在年轻时发病。

髋关节后脱位比较常见，是由于髋关节屈曲、内收时，股骨头的上外侧已超越髋臼后缘，如有强大暴力撞击膝前方，即可使股骨头穿破关节囊后壁，脱出髋臼，形成后脱位。髋关节前脱位比较少见，它的原因是当髋关节因外力猛烈外展时，大粗隆顶部与髋臼上缘相抵触，如外力继续加大，股骨头可能冲出髋臼，形成前脱位。髋关节中央脱位也不多见，其原因是当暴力击于大腿，股骨头冲向髋臼底部，引起臼底骨折，如果冲破髋臼底部进入盆腔，则后果严重。

另外，多余的体重压力也会造成髋部疼痛。

如何缓解症状

无疑髋部疼痛会给人带来诸多不便，令患者很痛苦。幸运的是，仍然有很多方法可以缓解病痛。

家庭处理措施

● **热敷**

湿热是你用来对付髋骨疼痛的首选方法。因为潮湿的环境能令热量渗透得更为充分。将毛巾在热水中捞出拧干后敷在髋部，一天 3～4 次，每次 20 分钟。你也可以将一条干毛巾盖在湿毛巾上以保温，或用一个潮湿的热敷袋。

● **放松**

疼痛最为严重时，你应当几周内均大幅度减少运动量（但不是彻底停止），给你的身体愈伤的机会，只做牵引性而非负重性的锻炼。

● **按摩**

不论是由你自己来还是由你的配偶来，按摩都是治疗髋关节疼痛的好办法。按摩关注的是周围组织，正是那些组织而非关节，可能是病灶所在。按摩的方式有很多，你可以试验最让你放松的一种。

● **睡舒服些**

不要采用会碰到你疼痛髋骨的睡姿。并在你原来的床垫上再垫一些垫子，令睡上去感到更软。

● **穿软底的鞋**

买软底鞋或跑鞋作为平时走路穿的鞋。因为它们很轻，而且设计时考虑到增加足的平稳性。

● **定做手杖**

如果你需要手杖或学步车，一定要保证它尺寸正确。如果父辈留下的手杖尺寸不适合你，它反而会令你髋部疼痛加剧。让医生推荐一些专门的医疗用品商店，在那里你可以进行充分的挑选。

● **减肥**

超重这一诱因常常被忽视。但它的确对髋关节疼痛有极大的影响。你每走一步，髋关节就要承受2～3倍于体重的压力。每减轻一斤体重就意味着给你的髋关节减轻了2～3斤的压力。

● **准确描述疼痛**

如果你因髋关节疼痛而去看医生，你应当能确切地告诉医生你何时何处痛，告诉医生你的疼痛是怎样的——它是隐隐作痛还是剧痛。是间断性疼痛还是持续性疼痛，是运动时更痛还是静止时更痛，哪种动作会令疼痛加剧。

● **耐心治疗**

如果医生怀疑你得了关节炎，你需要经历好几种医疗测试，因为关节炎有上百种。准备好进行骨质扫描或MRI（磁共振）。医生也可能给你开一些抗炎类药，并建议你去理疗师处进行锻炼及热敷和超声治疗。

● **检查骨骼结构**

如果你的步态因脊柱弯曲或一条腿稍稍有些短而改变了，你可能根本感觉不到。一个简单的家庭测试可以帮助你辨别：脱光衣服背朝穿衣镜站着，手里拿着一面小镜子从肩膀处后照，这样你就能看到自己的背部。或是让一位家庭成员从后方观察你。如果你的膝盖高度似乎不一样，或你的盆骨似乎朝一方下斜，又或你的背看上去弯曲，那么你已经发现了问题的症结所在。

幸运的是——步态是可以修正的——而且通常相当简单。你只需在一只鞋内放一只增高鞋垫。如果差异很大，医生会介绍你去矫形外科医师处就诊。

● **修补伤处**

通常髋关节骨折需外科手术才能修复。一般程序是结合断骨后，在髋骨处打进钢钉使其牢靠。如果是很严重的骨折或严重的关节炎，就要通过手术将患处关节完全拆除，用假肢代替原来的髋骨。

如果是髋骨感染，除了手术治疗外还需要注射抗生素。一种罕见的情况是，你的髋部疼痛是由肿瘤引起的。检查确诊后，你会接受放疗、化疗和手术的联合治疗。

可供选择的药物

● **用药**

如果阿司匹林或醋氨酚这类非处方药不能舒缓你的疼痛。医生可能会给你开一些强力药，也可能他会推荐可的松针剂或片剂，它可以在受伤后几天内显著减轻炎症。

● **揉擦按摩油膏**

揉擦和油膏本身都能放松紧张的髋部肌肉，几乎所有的药店都能买到这种油膏。但是决不要将含薄荷醇的油膏和热敷袋一同使用，因为可能导致严重烧伤。

其他情况参见“关节发炎”、“关节痛”。

何时该去看医生

★ 当受过伤后，即使是一点小伤，你的髋部持续疼痛或越来越痛。
★ 疼痛影响了你的睡眠或妨碍了你的工作或家庭生活。
★ 与此同时你的脚也痛或腿痛。

医学小知识

髋关节脱位的临床表现

髋关节脱位可分为三种，髋关节后脱位、髋关节前脱位和髋关节中央脱位。

髋关节后脱位的临床表现：伤后髋关节疼痛，功能丧失，病人不能站立及行走；髋关节不能活动，患侧下肢明显畸形，大腿内收、内旋及前屈，肢体缩短；由于股骨头上移，臀部膨隆，放置股骨时可能摸到脱位的股骨头；X 线摄片检查能确定诊断及有无臼后缘或股骨头骨折等。

髋关节前脱位的临床表现：患侧下肢形状与髋关节前脱位相反，大腿外展外旋，髋和膝关节弯曲，足外旋；患侧下肢较健侧长；大粗隆下移，髋外侧塌陷；会阴部肿胀，可摸到股骨头。

髋关节中央脱位的临床表现：轻者仅有轻度活动障碍及疼痛；严重者下肢患侧变短；髋关节活动机能丧失；严重者可并发腹痛、腹胀和休克。

大腿疼（Thigh Ache）

症状表现和引起症状的原因

一般来说腿疼时首先要怀疑的便是受伤，骨折这类伤有时是非常明显的，因为像跌倒一类的都是突然的创伤，同样肌肉撕裂和受损也是这样。但是肌肉过度劳累所造成的伤害则会慢慢积累伤痛。

腘绳肌损伤是最常见的大腿运动损伤，腘绳肌位于大腿后部，其前部的股四头肌的过分用力极易造成腘绳肌的损伤，会引起大腿后方剧烈的疼痛。

腿部同时也是产生各种静脉或动脉疼痛疾病的常发地段。血栓静脉炎即静脉浮肿和打结，产生一种沉痛感并伴有皮下跳动和炽烧感。在这种情况下，它只会导致皮肤变红却没大碍，但如果是深度血栓静脉炎（DVR）那就会产生酸痛，皮肤溃烂。如果血栓静脉弯曲破裂发生在心脏，那就是致命的疾病。

另外，动脉硬化导致的供血不足也会引起所谓间歇性跛行。有这种情况的病人在运动时（这时肌肉需要更多的含氧量高的血液）或是运动休息时，都会有麻木的痉挛感。间歇性跛行是很普遍的，经常发生在小腿，有时也会出现在大腿部位。在少数情况下，膝盖后动脉中的动脉瘤也会导致血液流通问题。

有时身体其他地方也会引发腿痛，特别是脊椎骨，这叫做牵连性痛感。任何在椎间盘或脊椎骨中的异样——压迫、损伤、肿瘤或感染都会导致腿部疼痛而后背却毫无痛感。

坐骨神经痛就是一种常见的牵连性疼痛。坐骨神经是从脊椎到腿部的，当坐在硬板凳或工作带系得太紧都会挤压上面的神经从而引起腿部的刺痛。

同时，腿部也会经历神经的受阻，从而引起疼痛麻木和发软。那些长期坐着，蹲着，站着或跪着的人经常会遇到这样的情况。

最后，骨头本身也会成为疼痛的原因。例如骨髓炎即引发感染的骨头错位便会产生强烈的疼痛。

如何缓解症状

试着弄清楚什么让您的疼痛加重，什么让其减轻。尤其要注意各种运动导致您疼痛的程度和时间长度。如果您的工作中需要持续或重复腿部动作，那么请注意要休息。

家庭处理措施

● **冰敷**

冰袋敷能很好地减轻疼痛。用毛巾裹上冰块，再把它敷在疼痛部位 15 分钟便可。但是用冰袋之前一定要确定疼痛是由受伤引起的，因为冰会加剧由血管疾病引起的疼痛。

● **加压**

带有弹性的绷带会减轻四头肌和后腿腱拉伤引起的疼痛，（四头肌和后腿是大腿前后的肌肉）对于血栓静脉炎所引起的疼痛，加压支撑绷带是很好的方法，这些绷带是专为缓解血脉类疼痛所设计的。从商店里买来的脚踝支撑架会阻碍血液流畅，加剧疼痛。

● **抬高腿**

对血栓静脉炎所引起的麻木、疼痛，最快的解决方法就是抬高疼痛那条腿，这样可以让血液倒流不会产生浮肿。

● **加热法**

对于静脉炎的疼痛可以用湿热的毛巾裹住腿部，这种方法快捷且平缓。但受伤引起的疼痛在前 3 天却不可以这样去做，否则将会使情况更糟。

腿疼的预防

如果腿疼是您的老毛病了，那么您必须要注意如下的事项。

● **改变生活方式**

改变原有的生活方式可以防止心脏病的发生，同时也能阻止血脉性腿疼。戒烟，少吸收些脂肪，减肥，有规则的运动计划，特别是走路项目，这些都会改善您的血液流通质量。

● **改变运动方式**

有腘绳肌损伤病历的人应该放弃那些会带来疼痛的运动项目，例如跑步，并试着进行一些拉力小些的运动如骑车、游泳。

● **加强腹部运动**

仰卧起坐和其他一些腹部运动量大的运动可以减轻后背下部分的疼痛，从而减轻对腿部引起的牵连性的疼痛。

● **加强腘绳肌的锻炼方法**

见 378 页柔韧膝关节的健身操。

● **加强股内侧肌的锻炼方法**

❖ 站立位，双膝伸直，收缩股四头肌，使髌骨上升并保持这种状态 10 秒，然后放松股四头肌，每天重复数次。

❖ 坐在地上，双膝伸直，双腿分开，向外侧旋转大腿使足趾尽量指向侧方，慢慢抬起患肢，然后放下，必须保持膝伸直。每天做3组，每组10次。

❖ 坐在地上，用两个或多个枕头垫在膝下使之屈曲约135度，放一个2公斤重物在髁关节处，慢慢抬腿使膝保持伸直状态，然后再慢慢放下腿。重复做3组，每组10次。应逐渐增加重量，但不要增加次数和组数。

何时该去看医生

★ 疼痛持续3天以上。
★ 腿部同时感到麻木，发凉或发软。
★ 大腿和小腿同时疼痛。
★ 皮肤发青、溃烂，或皮下有轻度肿块。
★ 受伤并产生了淤青和发肿，或是怀疑骨头受到了损伤。
★ 受伤3个星期后仍不见好转。

小腿痛（Crus Ache）

症状表现和引起症状的原因

小腿除了爱抽筋，痛起来时也不一般。

小腿部位突发性外伤或者使用过度都会感觉像刀砍一样疼痛。整天攀爬梯子或者打球时跳起过猛都会造成小腿肌肉或肌腱部的扭伤或拉伤。

然而很多时候，小腿疼痛和用腿过度及拉伤无关，而与小腿肌肉和血液循环有很大关系。运动时出现的突发性疼痛被医生诊断为动脉供血不足，即动脉提供给小腿肌肉的血液和氧气不足，无法满足需求，其起因通常是动脉硬化症；另外，休息时小腿出现的肿胀和疼痛可能意味着静脉供血不足，即小腿部血液循环不畅，血液聚积引起疼痛。

其中，动脉供血不足更为常见，多表现为间歇式跛行，腿部发生剧烈抽筋，这种现象多出现在剧烈运动之后，肌肉对供血量的需求增大，运动停止5～10分钟后症状会缓解。这种现象和突发性心脏病的症状很相似：血流遇阻时，肌肉的需求越来越强烈，病情会发作，休息片刻，供血恢复正常，疼痛又自然消失。相对而言，间歇式跛行算是良性、可治的。更严重的动脉供血不足会引起休息时疼痛，即血液循环严重受阻，即使在休息或睡觉时也能感觉疼痛，最严重时，会造成令人痛苦的、愈合缓慢的溃疡甚至坏疽。

静脉供血不足引起的血液阻塞会发展成血栓静脉炎，即静脉血管出现炎症和血栓。表层的变化，如皮下静脉清晰可见、一触即痛、微红色、肿胀现象，这些都不十分可怕；深度的血栓静脉炎疼痛更剧烈，风险更大，特别是当血块游走到人体其他部位时会造成致命的栓塞。静脉炎会引起疼痛、抽筋和沉重感。

外胫夹是因胫骨表面的肌肉损伤而造成的一种疼痛性疾病，是小腿的肌肉长时间的反复劳损造成的。产生外胫夹有很多原因，包括穿不合适的鞋子，运动前没有热身或者运动过于强烈。

如何缓解症状

如果小腿疼痛现象多次出现或正在发作，看医生是很重要的，以下疗法可供您尝试。

家庭处理措施

- **RICE 疗法**

治疗小腿肌肉损伤最好的办法是 RICE 疗法，即休息；全天隔一段时间进行冰敷；用弹性绷带包扎；用枕头垫高双脚。休息和抬高双脚同样适用于治疗血栓静脉炎引起的肿胀和沉重感。

- **行走练习**

虽然可能会引发间歇式跛行，但行走训练仍然是治疗中的关键步骤。您步行的强度应依据您的耐力限度而定，当承受不了时，可停下来，每天强度加大一点，距离拉长一点，症状会逐渐改善。必须禁烟，抽烟是导致血液不畅的动脉硬化症的主要原因。

- **热敷**

热度适中的电热毯可以减轻轻度血栓静脉炎带来的痛苦。但是，腿部有新伤不能使用电热毯，它会使肿胀更厉害，妨碍康复。

- **使用弹力袜**

百货商店出售的普通袜子会压缩血液循环，但是医师开的医用强力袜会大大改善血液循环，缓解静脉供血不足引起的疼痛。

- **手术治疗**

手术剥离受损的血管可治疗严重的静脉供血不足，抗凝血剂也很有效，严重的动脉供血不足需要进行血管重建术或旁路手术。

可供选择的药物

- **使用非处方镇痛剂**

阿司匹林和布洛芬这样的非处方消炎药有镇痛消肿的功效，可治疗肌肉损伤和静脉炎。

何时该去看医生

★ 运动后小腿出现抽筋疼痛，休息后很快缓解。
★ 夜间出现疼痛或抽搐。
★ 受伤后疼痛，24 小时后仍然有青紫和肿胀。
★ 疼痛持续 3 天以上。
★ 皮下出现小包块。

不安腿（Unsafe Crura）

症状表现和引起症状的原因

你正渐入梦乡，但你的腿却有一股不可抗拒的冲动要踢掉被子。这到底是怎么啦！在每晚路边的散步者中，有一些人并不是为了健身，或者说他们更主要的动机是为了企图通过行走消除那痒痒的、刺痛的、灼烧的不能安宁的腿部综合征的不舒服感。大约有 10% 的人有这种状况，也被称为不安腿综合征，通常会在睡觉时或半小时的休息时间内发作。有时，手臂和大腿都有小虫爬行的感觉。男人和女人都可能会有这种综合征。但怀孕的妇女更有可能患上此症（她们在分娩后不久症状便会消失）。

没有人准确的知道是什么引起这种不舒服的感觉。可能是脑部化学组织的不正常影响了传到肢体的神经信号。这种综合征在家庭中多有发生。可能是咖啡因让你的腿部神经过敏。一些科学家相信在某些人当中咖啡因会改变脑化学物质的平衡，会过度地刺激传到腿部肌肉的神经信号。

不能安宁的腿也与过度暴露在冷的环境中、缺铁性贫血、尼古丁、重压、疲劳、焦虑联系在一起。如果还伴有其他症状——比如刺痛、麻木或是抽筋，那可能是糖尿病、风湿性关节炎、甲状腺紊乱的征兆。

虽然在多数情况下，腿部不得安宁与其说是严重的健康问题，倒不如说更是一件让人烦恼的事情。这种症状经常来了又去，通常会自己消失。

如何缓解症状

除了在地面上行走以外，下面还有其他的办法可以治疗“爬满蚂蚁”的腿。

家庭处理措施

● **用温水进行足浴**

使你的脚和腿暖和起来会促进血液循环，也会帮助减少肌肉中形成的乳酸所增加的痛苦。在床上放上调温加热垫也可以（糖尿病病人不能使用加热垫，病人感觉迟钝容易被烫伤）。

● **按摩你的腓部**

从脚踝至膝盖慢慢地捶打你的腓部也会刺激血液流动，帮助减轻肌肉跳动。

● **用薄荷油按摩**

按摩时使用含有薄荷醇的按摩油，进行局部摩擦可以帮助抑制不正常的神经活动。摩擦时的暖和感觉可以分散爬行感，让你能睡觉。

● **熬夜**

由于某种原因，很晚入睡的人不大会受不安腿病的困扰。可能是晚睡会感觉极度的疲劳。当然这并不是什么好办法。

● **晚上避免太兴奋**

晚上不要摆弄计算机，没有这些刺激，你会睡得更好。白天不要喝含咖啡因的饮料也值得一试。

● **进行锻炼**

在清新的空气中散步半小时可以帮助驱散压力，而且让神经系统能彻底放松。

饮食调理

● **戒酒和烟**

尼古丁和酒精都是影响睡眠的物质。

● **补充多种维生素或矿物质**

锌和叶酸不足与腿部不得安宁有关系，尽管准确的联系还不清楚。如果你的家人患有此症，饮食中务必包括瘦肉、家禽和鱼，而且要另外补充这些营养素。

可供选择的药物

● **使用处方药**

如果这些方法不能让你的不安腿平静下来，应该让医生开点药。镇痛剂、麻醉剂和多巴胺等药都可供选择。每种药都有各自的副作用，应该跟医生讨论清楚你该服哪一种。

● **用奎宁来消除**

每晚服用两片含有奎宁和维生素 E 的非处方药，可以帮助治疗不安腿和任何伴有腿部抽筋的症状。不过服用前最好让医生检查一下。

● **服用阿司匹林**

目前还不清楚它为什么管用，但睡觉时服用两片阿司匹林或羟苯基乙酰胺药片可以帮助患有腿部不能安宁的人睡得更好。

何时该去看医生

★ 你经常感觉腿不舒服，而且严重影响到你的睡眠。

★ 你的腿有刺痛感，或麻木或突然或经常痉挛，还伴有讨厌的皮肤下有虫爬行的感觉。

行走困难（Tread Handicap）

症状表现和引起症状的原因

在你的一生中，从蹒跚学步到快步行走，到最后拄着拐杖谨慎迈步，这是自然的规律。但是如果你还没有到拄拐的年纪，却发现自己失去了对这些基本功能的控制，就应该引起关注。

走路牵涉到你的肌肉、骨头、眼睛和内耳的协调合作。需要你的脑子和中枢神经系统来加以调节。这个网络中任何一处出现问题都会产生拖着脚步行走，脚步沉重，性情古怪或关节难以弯曲。

眼睛和内耳是发现问题的明显的地方。丧失视力的老年人会有行走困难，而且任何患有内耳感染的人都会经历影响行走平衡的问题。

中枢神经系统也是很可能出现问题的地方。药物，比如止痛药，会影响中枢神经系统并产生行走问题，饮酒或滥用药物也会如此。

营养不良也会是引发问题的一个重要原因，尤其老年人如此。缺乏维生素 B_{12} 通常会产生肢体麻木，扰乱平衡的感官，从而导致步法改变。

糖尿病通常会产生双脚感觉丧失，许多患有糖尿病的病人丧失了辨别大腿与地板关系的能力，产生不稳定的姿态和步法。

另外，过于肥胖也会给走姿带来麻烦，过于肥胖就会产生足弓下塌，膝盖内倾。不好的姿态还会恶化内在的不平衡性，大腿过于肥胖也会让你的走姿异于常人。

有时，你身体各个部位都各就其位但却没各尽其职，如脚大拇指打结，这种结阻碍了大腿的伸展让你不得不拖动下肢，费劲地转动腰部。膝关节的僵化会影响到其他关节都会让腿行动不便。

如果一条腿或一只脚的骨头、肌肉或是神经受了伤，那么你也许要跛着走路以便减少疼痛，这样疼痛也许仍存在，但你却感觉不到了。假如你是个经常慢跑的人或以前是中学的足球明星，过度的劳累、关节的疼痛或是没有完全愈合的旧伤都会带来疼痛。在你没意识到之前，你的身体便以跛行这种方式来抵抗了。

坐骨神经痛也会让你的步伐蹒跚，因为坐骨神经是从脊椎延伸到腿的。

最糟糕的情况是跛行可能是腿部感染的最先征兆，也可能是多种硬化的最初征兆。跛行甚至会表明一些神经方面的问题，例如神经损伤、肌肉神经类疾病或是脊椎和脑部的损伤，但这些情况是很少见的。

最后，几乎任何影响神经或肌肉的疾病都会产生行走问题。这类疾病是可以治疗的。在影响步法的较严重的疾病中有肌萎缩性硬化症、复合硬化症、肌肉营养失调和帕金森疾病。

如何缓解症状

在任何年龄步履蹒跚都应该进行一系列的测试来诊断可能出现的疾病，以防患于未然。

家庭处理措施

● **检查你的视力**

清晰的视力和深处的感知是影响走路的极其重要的因素。如果你不能看清地面，你会走路时步伐蹒跚，让人担心。

● **沿墙走**

许多医院在训练有行走困难的病人时在墙上涂上直线，这些直线使得他们在凝视时比空白的墙壁或水平的线条要稳定，更好些，可以减少跌跤和受伤。

● **找个支撑**

你可以借助足弓支撑架或脚踝架轻松地解决腿不一样长，拇指打结，足弓下陷或前倾以及其他一些问题。市面上买来的一些设备可以在短期内解决不很明显的跛行，但是如果瘸拐正在恶化，这些设备就是非常有害的。尝试性地用这些设备，两周后没有效果，你就必须去看医生了。

● **换个位置运东西**

如果你经常用一边身体去载重，那么开始换另外一边吧。养成用另一只手臂担东西或是用背来运东西。如果你需要长久站立，那么将重量移到另外一条腿上或是平稳地站着，让两条腿同时获得重量。

● **换把椅子**

整天坐在不舒服或是不平稳的椅子上会造成关节僵硬、下肢麻木和颈部疼痛。买把新椅子，这把椅子要有好的后背撑，合适的高度不至于会令脖子酸痛和让脚吊在那儿，还要有一个柔软固定的坐垫。

● **检查鞋子的码数**

很多人都不知道他们脚的尺码是随时间改变的。挤在不合适的鞋子里会造成瘸拐，因此要确保鞋子码数合适，同时鞋帮子要有能让脚踝和足弓活动的柔韧性。

● **减肥**

减去多余的重量会减少许多导致跛行的情况。

● **走平路**

如果你身体很正常，行走是最佳运动方法。但如果你是个跛行者，你就必须避免一些不平的地方，否则会引起脚的内倾现象。

● **舞动手臂**

自然健康的走姿需要手臂和腿的配合。当你的右脚在前时，你的左臂就会向前，同样当左脚在前时，挥动你的右臂。如果这样做有困难，这就说明你的肩膀有僵化和无力的现象。医生会建议你做一些灵活并有强度的运动。

● **用一只脚踏板**

如果你有很明显的腿力不平衡或关节不灵活，你应当用那部分身子去做增强腿力的运动。最好的方法就是在静止的自行车上用一只脚去踩踏板。花点时间用力气软的那只脚去运动直到两边腿一样有力。但如果感到疼痛或跛行加重则要立即停止。

● **检查你的药物**

列举出你当前在使用的所有药物——包括处方药和非处方药物。然后询问医生看是否需要改换哪种合适的药物。

何时该去看医生

★ 你走路的方式有些变化——包括旋转或爬楼梯困难。
★ 你经常跌倒，蹒跚或撞到物体上。
★ 你也经常感到肌肉似乎在日渐衰弱。
★ 由于受伤而跛行或者体内的伤痛持续 5 天仍不散去。
★ 毫无原因的瘸拐，特别是对于儿童，一定要去医生处就诊。
★ 如果突然瘸拐并伴有半边身体肌肉无力、肌肉僵硬麻木、发热或发散性疼痛时需要立刻就诊。

第十四章 皮肤问题

皮肤发痒（Skin Itching）

症状表现和引起症状的原因

几乎每个人都遭遇过皮肤瘙痒的侵扰，而且有些人经常发痒。一般来说，皮肤瘙痒大多数是由过敏引起的，比如食物过敏、药物过敏、接触某些化学物质过敏，等等。过敏导致的痒会造成皮疹或荨麻疹（下面两节会详细介绍）。

有些患有慢性皮肤痒的病人，在皮肤上根本看不见任何东西，可是却常常瘙痒难忍。对于这种令人气恼的皮肤痒可能有身体内部的原因。比如长期的精神压力会带来神经性皮炎；而某些荷尔蒙失调是更年期妇女瘙痒的主因；另外，糖尿病、尿毒症、脚气、黄疸、阴道炎、滴虫和真菌感染等也都会引起瘙痒，甚至癌症也会引起一些莫名的全身性瘙痒。

其他常见导致皮肤痒的原因还有昆虫叮咬、寄生虫——比如恙螨和疥疮（长在皮肤里的极小的东西）、皮肤干燥、潮湿或衣服太紧等。

如何缓解症状

挠抓有时会更痒，而且会导致皮肤感染。下面的办法或许可以帮你缓解瘙痒之苦。

家庭处理措施

● **冷敷**

用凉水淋浴，或者用凉布敷。将毛巾放在凉水里拧一下，敷在痒处 5 ~ 10 分钟。水分蒸发会使痒处凉爽，镇定下来。

● **用燕麦洗澡**

凉爽的或淡淡的燕麦浴会减轻周身的皮肤痒。用一包燕麦片粉末，加上几滴沐浴油最容易去痒，把燕麦浸泡在热水中，等水温降到 36°左右的时候加入沐浴油，然后泡澡。它具有镇定效果，对治疗干性皮肤发痒很有效。

● **保持凉爽**

加热后痒处更糟糕，而且会加剧过敏反应。有几种可以让剧痒的脚后跟保持凉爽的办法：避免用热水、不要在太阳下晒、避免过度的运动。

● **选择宽松柔软的服装**

对于易发痒的人应该选择松软的棉织衣服。紧紧包裹并显出身体曲线的衣服，还有人工合成材料或羊毛织物的衣服都会刺激皮肤，使得皮肤发痒。如果你想穿羊毛，买些棉织或丝绸内衣裤穿在里面，使身体舒适点。

● **燕麦牛奶浴**

用半杯燕麦片、1/4 杯牛奶、2 汤匙蜂蜜混合在一起，调成干糊状，然后将这些原料放入一个用棉布等天然材料做成的小袋子中，放在淋浴的喷头下，流水就会均匀地将燕麦的营养精华稀释，冲到皮肤上，当然，如果有条件，最好把燕麦袋放在浴缸中，浸泡 20 分钟，使其营养成分更加充分地被肌肤吸收。

需要注意的是，虽然食用的燕麦片也能用来洗澡，但选择时一定要看清成分说明，尽量不要选择速食型或添加了调味料的燕麦，否则影响使用效果。同时控制好洗澡的水温，皮肤瘙痒的人不宜用温度较高的水洗澡，否则会加重瘙痒的程度，可以用热水浸泡燕麦，加速其溶解，然后等水温稍微下降时再洗澡。

可供选择的药物

● **使用薄荷洗剂**

含有薄荷醇或樟脑的洗剂，是一种局部麻醉剂，会让你感觉凉爽、镇定，能够去痒。

● **谨用组胺类药**

对于昆虫叮咬、刺痛或其他过敏状况造成的皮肤痒，不要抓挠，用冰块摩擦痒处直至不痒为止。当心用于麻醉的抗组胺（比如苯那君软膏），名字以“-caine”结尾的产品（比如苯坐卡因），它们会导致过敏性皮肤的副作用，会使你的问题更严重。

● **使用炉甘石洗液**

炉甘石洗液是一种有效的去痒剂，对于让人难受的水疱痒，比如常春藤中毒很管用。如果你的发痒起因不清楚或是由于皮肤干燥造成的，炉甘石的变干效果会使痒处更痒。所以要分清症状再用。

何时该去看医生

★ 你在使用规定的药物时骤然发痒。

★ 你痒得很厉害，或持续两天以上，特别是家人有糖尿病或肾病病史。

医学小知识

瘙痒与可能的疾病

瘙痒，一般认为是由皮肤疾患引起的。但有些瘙痒，特别是明显的、持续性或复发性瘙痒，无任何先行或同时发生的皮疹，则往往是多种疾病的信号，应引起足够的重视。

症状	可能的疾病
毫无诱因和皮疹的皮肤瘙痒	提示可能为阻塞性黄疸、糖尿病、甲状腺病等引起
全身性皮肤瘙痒	部分慢性肾炎，进入尿毒症期
阵发性瘙痒	神经衰弱、大脑动脉硬化的病人
肛门皮肤瘙痒	提示可能有痔核、肛瘘、肛裂、直肠炎、肠道寄生虫病等疾病
外阴奇痒	多发生于30～40岁的已婚妇女。它往往因外阴炎、月经不调、白带增多、卵巢疾病、阴道滴虫或真菌[illegible]致
平时无瘙痒史而突然发生顽固性的全身瘙痒，皮肤表面一般看不到有任何变化，仅仅是有难以忍受的剧痒，且与气候无关，用任何止痒药物均无效	此时应警惕癌症的可能性，必须及时到医院做进一步检查。例如鼻孔奇痒，往往是脑肿瘤的特有表现；直肠、乙状结肠癌，常表现为肛门瘙痒；各种白血病、肺癌、食道癌等可有泛发性瘙痒。这种瘙痒应引起高度重视，据国外研究资料表明，瘙痒往往发生在癌症出现之前，已被视为癌症的一种先驱症状

荨麻疹（Urticaria）

症状表现和引起症状的原因

皮肤发痒有很多原因，其中，荨麻疹是最常见的原因之一。荨麻疹是一种突出的、发红而且很痒的斑点，在不到一天的时间内就会消退（往往几个小时就好了）。但是这些疹块常常又会在其他部位复发。食物（鱼、虾、牛奶、啤酒等）、药物、肠道寄生虫、植物（荨麻、漆、花粉等）、物理因子（冷、热等）都会引发荨麻疹。此外感染、病毒、细菌真菌、胃肠功能紊乱、内分泌紊乱、全身性疾病（风湿热、系统性红斑狼疮等）、精神紧张等亦可成为致病原因。

急性荨麻疹经数日至6周即可停止发病；慢性荨麻疹常反复发作，长年累月不愈。

急性荨麻疹起病较急，皮肤突然发痒，迅速出现大小不一的鲜红色风团，继之因水肿明显而呈苍白色，周围有红晕，形状数目不一。数小时内水肿减轻、风团变为红斑而逐渐消失。但新的风团不断发生，此起彼落。如累及胃肠引起黏膜水肿，则引起阵发性绞痛，剧烈时颇似急腹症。并可发生高热、寒战等中毒症状，如出现此种症状则应警惕有无感染可能，尤其是夏季患病的孩子。

慢性荨麻疹发病时间不定，反复发生风团，时多时少，常数月或数年不愈，全身症状较轻。敏感度高的患者用手搔抓或以钝器划皮肤，沿划痕就会马上出现条状隆起，伴瘙痒。运动、寒冷刺激、受热、情绪紧张、进食热饮或酒精饮料等都能诱发身体释放组胺，数分钟内就会在身体上发生丘疹样风团和荨麻疹。释放组胺造成的血管性水肿主要发生于皮下组织疏松的部位，如眼睑、口、唇或外生殖器等。

如何缓解症状

通常急性疹子的病因很容易确定，而慢性疹子的病因要难确定得多，即使是专家也很难发现。下面的一些方法也许能帮你减轻痛苦。

家庭处理措施

● **寻找病因**

尽可能地找出引发荨麻疹的诱因。如花粉、动物皮屑、羽毛、灰尘、蓖麻粉，避免接触致敏源，禁用或禁食会引起机体过敏的药物或食物等。如因冷热刺激而复发者，不应过分回避，相反应该逐步接触，逐渐延长冷热刺激的时间，以求适应。积极治疗原发疾病，如急性扁桃体炎、胆囊炎、病毒性肝炎、阑尾炎、肠道蛔虫病等，以杜绝病源。

● **避免抓搔患部**

不要拼命地抓搔患部，不要用热水烫洗，那样只会让你更痒，不要滥用刺激强烈的外用药物。积极寻找和去除病因，多休息，勿疲累，适度地运动。

● **冲凉**

当你开始发疹时，如果不想变得浑身上下都是疹块，就去洗个冷水澡。热水会刺激组胺的释放从而令你皮肤的情况恶化。

● **清洗衣服**

新衣服在穿之前应当洗一次，以防织物里含有能引起过敏的化学制剂。同时，使用性质温和、不含香料的洗衣剂。

可供选择的药物

● 药物治疗

急性荨麻疹一般可选用扑尔敏、苯海拉明等；慢性荨麻疹一般不宜选用皮质激素，以抗组胺药治疗为主，如赛庚啶、仙特敏等。外用药可选用炉甘石洗剂、乐肤液、止痒水等。口腔黏膜有糜烂、溃疡者可用生理盐水清洗或朵贝溶液漱口，外涂2%龙胆紫溶液。眼结膜有炎症，可用生理盐水冲洗，滴氯霉素眼药水及可的松眼药水，阴部损害可用1/4000高锰酸钾溶液冲洗，外用金霉素软膏或氯霉素、地塞米松软膏等。对于因压力引起的疹子，可以服用多虑平，一种抗组胺药和抗抑郁药的综合药剂。

● 检查你的药物

一些药物会诱发荨麻疹，如青霉素、血清、呋喃唑酮、磺胺类药等，找出导致过敏的罪魁，避免再次发生。如果你必须服药，请教你的医生，换用不会导致过敏的其他药物。

饮食调理

● 饮食禁忌

忌食动物蛋白性食物和海鲜发物，不吃辛辣刺激性食物，不饮酒。保持清淡饮食，多吃含有丰富维他命的新鲜蔬果或是服用维他命C与B群，或是B群中的B_6。多吃碱性食物如葡萄、绿茶、海带、番茄、芝麻、黄瓜、胡萝卜、香蕉、苹果、橘子、绿豆、薏仁等。

● 避免食用或接触可能引起过敏的东西

如果你在吃了某类食物或使用了某些产品后起疹子，就不要再碰它们；避免食用含有很多添加剂的食物和饮料；避开有很多灰尘或粉尘的地方；别再使用那些可能引起过敏的化学制剂，包括化妆品、古龙水、香波和香皂。每次少用一样看看是否是它们引起的疹子。

● 鲜韭菜汁治荨麻疹

用鲜韭菜汁外涂，每日两次，可以缓解症状。将鲜韭菜切碎压出汁后，用容器存于冰箱内可使用数日。

● 香菜根治荨麻疹

取十几棵香菜的根须洗净切段，煮5分钟，调入蜂蜜，连吃带饮，对荨麻疹的红、肿、痒等症状有较好的治疗效果。应连续煮饮3天，每天喝1次。

● 桃叶煎汤洗浴

桃树叶、艾叶各30克，白矾15克，食盐9克。煎汤洗浴，对风疹团很有效。

● 醋加白酒治风疹

用两份食醋加一份白酒混合成药液，用此药涂擦患处，几分钟后即可见效。

● **绿豆萝卜汤**

绿豆30克，白萝卜15克，葱白15克。水煎后饮汤，每日2～3次。

● **红糖醋茶**

醋半碗，红糖100克，切成细丝的姜50克，同放入沙锅内煮沸2次，去渣。每次服一小杯，加温水和服，每日2～3次。治疗因食鱼、蟹、虾等过敏引起的风疹、瘙痒。

何时该去看医生

★ 你的脸、眼睛或咽喉开始肿胀。
★ 你经常起荨麻疹或持续很长时间都不消退。
★ 症状持续超过一天，并伴有发热或其他病症。
★ 你的疹子变成水疱。

皮　疹（Tetter）

症状表现和引起症状的原因

皮疹有多种不同的形式，但通常会在皮肤上出疹或暴发出来。皮疹是最普通的过敏症状之一。过敏可能是全身的或是局部的（某些地方有小点）。它们通常是由吃的东西引起的，比如鸡蛋、牛奶、大豆、鱼、花生和小麦；也可能是由你触摸过的东西引发起来的——有毒的常春藤就是典型的例子。

一些现代的过敏的皮疹也源于此。衣服里的化学品、遮光剂、防腐剂、一些化妆品中的香味都是普通冒犯者。皮疹会在触摸到一些材料时突然出现，比如指甲油和发胶通常会引起眼睑上的皮疹。有些人对乳胶过敏，这种过敏是很危险的，因为一些紧急情况下的急救设备，还有外科医生的手套都含有乳胶，如果敞开的伤口上因对乳胶过敏而引起皮疹，会给患者带来危险。皮疹也会因对抗生素或其他药物有反应而出现。

多种感染疾病也会引发皮疹。这些疾病包括细菌感染，比如脓疱病；病毒感染，比如水痘；真菌感染和酵母感染，比如香港脚和多种皮脂溢出。干性皮肤、湿疹或其他皮肤状况也会引起皮疹。

寄生虫也会导致皮疹。比如说，疥疮就是由于微小生物探进松软的手指间、手腕上的皮肤、生殖器或其他地方的皮肤而造成的，在皮肤上引发剧痒（痒在皮疹前就有了）。疥疮具有很强的传染性，应该让皮肤病专家看看，他们能发现刮下的皮肤碎屑中的微小生物。

根据皮疹出现时间提供的信息，可辨别出某些疾病的真面目，“水、红、花、麻、斑、伤”，就是按6种传染病发病后出现皮疹的时间次序编串成的顺口溜。水痘（包括病毒传染的风疹）发病第一天出现皮疹；猩红热出疹在发病后的第二天；天花、麻疹、斑疹伤寒、伤寒等传染病的出疹时间，依次在发病后的第三、四、五、六天。

如何缓解症状

皮疹很难自我诊断，为了精确地找到引发皮疹的原因，医生会问你吃的食物、服用的药物、你的宠物、家庭、工作地、衣服和家庭用药史。如果了解之后还是难以找到引发皮疹的原因，医生便会开始皮肤测试，放少量的不同物质在你的皮肤上看皮疹是否会出现。在你去看医生之前，可以试试下面的几点。

家庭处理措施

● **看看周围的人**

如果附近有人在身上乱抓，你也出现同样的状况，那么你可能受到了疥疮的侵袭。如果是这样，皮肤病专家会给你开药去除这种微小的东西。你还可以用硫黄皂清洗你的双手和身体以预防这种微生物的侵袭。

● **尽量少接触化学物品**

如果你经常患上皮疹，一个很好的办法就是减少洗衣房中化学物品的用量。坚持使用肥皂或清洁剂，不要使用软化剂和芳香剂。

● **抗真菌**

真菌性皮疹，比如香港脚和下体发痒，而且有酵母感染，可以用非处方药抗真菌乳剂治疗，这种状况应该首先由医生诊断，你才能够准确地知道该治疗什么。

● **远离常春藤**

如果你触摸过有毒的常春藤或有毒的橡树，赶紧清洗。如果你错失机会，引发了发痒的水疱状皮疹，可以使用口服的抗组胺，比如苯那君。不要使用热水，因为热水会让你更痒。

可供选择的药物

● **使用肾上腺皮质激素**

对于痒的皮疹首先试用1%的氢化可的松乳脂，每天在发痒或红肿的皮疹处擦两次。如果3～5天后仍无治愈的迹象，就要去看医生。如果皮疹未受感染，就可使用肾上腺皮质激素。如果皮疹已受感染，使用肾上腺皮质激素会加重发炎的程度，出现肿胀或出脓。

何时该去看医生

★ 当你使用某些药物时皮疹就生长出来。
★ 你感觉病了或发高烧。
★ 你的皮疹发烧、刺痛、擦伤或成了水疱。
★ 你突然头痛、昏睡、皮肤上有小的黑色或略带紫色的点。
★ 你的家庭中不止一人患有同种类型的皮疹。
★ 你的脸颊或鼻梁上长有粗糙的蝴蝶形状的红色的皮疹。

医学小知识

皮疹与可能的疾病

皮疹是皮肤疾病或全身性疾病的重要体征之一。皮疹常通过其特有的不同形式、生长部位、出疹时间，传递出机体健康与疾病的信息。

症状	可能的疾病
皮肤出现紫色斑疹	可见于血小板减少
皮肤和黏膜的表面有出血点、淤斑（用指压在上面不褪色）	可见于流行性脑膜炎
皮肤上出现蜘蛛痣［注］	可见于肝硬化
皮肤上出现鲜红或略带水肿的红斑（发生于面颊部的，常对称分布如蝴蝶或蝙蝠状）	可见于红斑狼疮，此病多见于青年女性
皮肤上出现圆形或椭圆形，边缘清楚的固定性红斑	多为药物过敏所致，是药物性皮炎中最多见的一种，常重复出现在口唇、包皮、阴唇等部位
皮肤上出现玫瑰色的斑疹（按压后可褪色），严重者皮疹可为出血性，并可波及手心和脚底	多见于伤寒病
皮肤皱褶处出现瘙痒丘疹	常见于疥疮感染
块状皮疹先在一处出现，继而在别处也出现同样皮疹	提示胰腺可能有毛病
冬季小腿及背部生长干燥的痒疹	多是电热毯的罪过

续表

症状	可能的疾病
色素痣型的皮疹迅速增大、变色，疹旁出现较小的卫星痣	常是恶性病变的信号
散布于躯干的色素疹超过 25 个	预示机体潜藏着有发生肿瘤的危险
腋下长结节性皮疹	是结肠下段有增殖性病变的信号

[注] 蜘蛛痣的特点是痣的中央有一小红点，周围放射出许多细红丝，痣的直径 0.2 至 2cm，用尖硬物压迫痣的中央，蜘蛛网状即消失，尖硬物移去又可重新出现，蜘蛛痣的数目各人不同，少的可以只有几个，多的可达几百个。

与皮疹有关的常见疾病

病名	说明
麻疹	俗称痧子，是由麻疹病毒引起的急性发疹性传染病，以发热、结合膜及上呼吸道卡他性炎症、口腔黏膜柯氏斑（麻疹斑）和全身斑丘疹为主要临床表现。开始可在口腔两侧与第二臼齿相对的颊黏膜上出现针尖大小的白色斑疹，即麻疹特有的口腔黏膜斑，之后在全身出现皮疹，先见于发际、耳后，继之面、颈部，再向躯干及四肢扩展，最后达手足心。皮疹初发时色较淡，渐呈玫瑰色，可互相融合，皮疹间能见到正常皮肤。出疹时体温达最高峰，疹齐后体温逐渐下降，退疹后短期内在皮肤上可留有棕色斑痕，并有麦麸状细微脱屑。麻疹的常见并发症是肺炎、心血管功能不全以及喉炎、脑炎等
猩红热	民间称烂喉痧，由乙型溶血性链球菌引起，以发热、咽喉肿痛或伴糜烂、全身弥漫性猩红色皮疹为特征。皮疹最早见于颈部、上胸部、腋下及腹股沟等，而后遍及全身，为充血性鲜红色鸡皮疙瘩样细密的丘疹，在皮疹之间几乎看不到正常皮肤，面部一般无皮疹，口鼻周围反而无充血，呈典型的“口周苍白圈”。发病时，咽颊部红肿，扁桃体上可有点片状黄白色渗出物，舌背味蕾突起形似杨梅或草莓，称“杨梅舌”或“草莓舌”。出疹时体温很高，疹退时体温下降，可见大片脱皮，但无色素斑痕。猩红热可侵袭邻近组织器官引起化脓性炎症以及中毒性心肌炎、风湿病、肾炎等并发症
风疹	又谓风痧，由风疹病毒引起，多见于儿童，易在托儿所及幼儿园中流行。起病时有轻微发热，耳后、后颈部及枕部淋巴结肿大，有轻度压痛，皮疹最先见于面部，然后布满全身，较细小和稀疏，分布均匀，呈浅红色斑丘疹状，出疹期间体温不再上升，疹退后色素斑痕和脱屑均不明显。尽管风疹是一种症状较轻的发疹性传染病，但妊娠妇女在怀孕 3 个月内感染风疹病毒，可影响胎儿发育，甚至导致胎儿畸形，临床上称为先天性风疹综合征，须格外小心

水痘	由水痘—带状疱疹病毒引起，起病急，传染性强，以轻度的全身症状和分批出现的斑疹、丘疹、疱疹为其特点。皮疹多于发热数小时后出现，先见于头部、躯干及腋下，逐渐延及面部和四肢，初起时为红色斑疹，数小时后变为丘疹，再经数小时变成周围有红晕米粒至绿豆大小椭圆形疱疹，几天后水疱渐渐干涸，然后结痂，最后脱落，一般不留疤痕，愈后可获得终身免疫

疱 疹（Herpes）

症状表现和引起症状的原因

如果路走长了脚上会磨出水泡，皮肤长时间暴晒在日光下会生成晒伤型水疱，大多数疱疹的成因一目了然，但是有些原因不太明确，例如抗生素、利尿剂和止疼剂等药物反应都会让人体出现疱疹。然而更多的是由于病毒感染带来的小水疱，如天花、水痘的症状，以及传染程度各异的各种疱疹，如单纯疱疹、生殖器疱疹、带状疱疹、汗疱疹等。接触某些过敏源，如毒葛等也会出现疼痒难忍的疱疹。

单纯疱疹几乎都是在嘴唇上或者嘴唇周围发作。虽然它们很少在口腔里发作，但是牙龈和上腭中也会发作，而且在鼻孔、手指甚至眼睑处也会冒出一两个。在第一次患单纯疱疹的时候，会特别疼，可能你的体温会升高或者你感觉自己似乎感冒了。以后再复发的时候，在单纯疱疹出现的 36～48 小时之前，你会感觉到一种温柔的热热的感觉。通常，在这些圆的、发红的水泡刚萌芽的时候是一群群出现的，通常最后会形成一个大的溃疡，自己破了后结一个黄色的疤慢慢脱落，通常这个周期是 7～10 天。

单纯疱疹通常是由单纯疱疹病毒Ⅰ型（HSV－I）引起的，这种病毒是疱疹病毒Ⅱ型不可识别的变体。一旦你有了这种病毒，你将一生都携带这种病毒，而且这些疱疹通常都在同一个地方发作。

各种的环境原因和生理方面的原因会引发单纯疱疹的复发。比如说，辣的食品，日晒，月经来潮，阴雨天气，压力和发烧等。

单纯疱疹的传染非常普遍。如果你亲吻了那些携带病毒的人，或者你碰到了他们正发作的疱疹，那么你就可能被传染。在第一次发作后，接着的发作是不可避免的，一般是几个月发作一次。有时候只是突然发作没有原因，有时候是因为压力、疲劳、疾病或者天气变冷。什么时候发作或者发作的频率是不可预见的，每个人的情况都不同。

生殖器疱疹主要由单纯疱疹病毒 II 型（HSV－II）引起的性传播病。发病率高，可通过胎盘及产道感染新生儿，导致流产及新生儿死亡，与宫颈癌的发生也有关，危害较大。HSV－II 存在于皮肤和粘膜损害的渗出液、精液、前列腺分泌液、阴道分泌液中，主要通过性交传染，引起原发性生殖器疱疹。原发性生殖器疱疹消退后，残存的病毒经周围神经沿神经轴长期潜存于骶神经节，当机体抵抗力降低或某些激发因素如发热、受凉、感染、月经、胃肠功能紊乱、创伤等作用下，可使体内潜伏的病毒激活而复发。紫外线、乙醚及一般消毒剂均可使疱疹病毒灭活。

生殖器疱疹在感染4～5日后出现症状，外阴患部先有灼热感，旋即发生成群丘疹，继之形成水疱。数日后演变为脓疱，破溃后形成浅溃疡，疼痛，约2～3周后结痂自愈。多发于男性的包皮、龟头、冠状沟和阴茎等处，偶见于尿道口；女性则多见于大小阴唇、阴蒂、阴阜、子宫颈等处，亦见于尿道口。原发性生殖器疱疹，往往伴有全身不适，低热、头痛等全身症状，局部淋巴结肿大。本病常复发，复发较原发轻，损害小，往往无全身症状。

带状疱疹是由水痘带状疱疹病毒的潜伏性感染被激活所致，由于病毒具有亲神经性，感染后可长期潜伏于脊髓神经后根神经节的神经元内，当机体抵抗力下降后，病毒活动繁殖而激发带状疱疹。它常发生于胸背部，沿着肋间神经的走向分布。多见于成年及老年人，一年四季均可散发，一旦机体抵抗力降低，病毒大量繁殖、播散，就会发生带状疱疹。

带状疱疹好发于肋间神经及三叉神经可支配的皮肤区域。皮疹初起为皮肤发红，随之出现簇集成群的绿豆大小丘疹，1～2天后迅速演变成为水疱，水疱沿神经近端发展排列呈带状，数天后，疱壁松弛，疱液混浊，而后逐渐吸收，干痼。愈后遗留暂时性的红斑或色素沉着。皮疹单侧分布呈带状为该病的特点。患者会感到剧烈难忍，疼痛常持续至皮疹完全消退后，有时可持续数月之久。

汗疱疹是皮肤湿疹的一种，对称性的发生于手或脚的侧面。因为它发生的部位在手脚这种汗腺特别发达的地方，又以水泡为主要的表现，所以在以前一度以为它和汗腺流汗有关，而将它命名为汗疱疹。现今已经证实它和汗腺、流汗这些因素都没有关联。其临床表现为深在性小水疱，粟粒至米粒大小，略高出皮肤表面，常无红晕。对称发生于掌跖及指（趾）侧，1～2周后干涸成屑，并可反复发生，伴不同程度的灼热及瘙痒，常连续发作数年。

目前对于汗疱疹的病因尚不十分清楚，只有少数病人发现和身体他处的霉菌感染或金属过敏甚至情绪压力有关。可能与精神紧张、手足多汗、真菌感染及变态反应等因素有关，夏季多见。

如何缓解症状

疱疹的治疗取决于其数量的多少和致病原因，可参考下列注意事项。

家庭处理措施

● **不要动它**

对于完整的疱疹，最好不去碰它们，疱疹下面的皮肤在适当的时候会自行痊愈，泡在液体中的皮肤感觉并不难受。

如果在长途旅行时长了水泡，最好弄破它。医生会用消过毒的注射器抽出里面的液体，患者自己也可以使用经过火或酒精消毒的针在水泡边缘轻轻刺破，将液体挤出，然后包扎，注意不要将水泡表层整个撕掉。在急救包里备上几根针是个不错的主意。

● **护理疱疹**

如果水泡已经破皮，可以将表皮合上，这样皮肤可以保护患处，接着抹上抗菌素类药膏，用棉绷带包扎，不要用塑料绷带。药店和一些运动器材店有这些专门治水疱的商品。

● **疱疹的预防措施**

养成良好的卫生习惯，生活有规律，解决好工作与休息的关系，注意劳逸结合。加强锻炼，增强体质。一旦发病应早诊断、早治疗，如果在出疹前能确诊并及早用药，疼痛症状可明显减轻，且疗程较短。

● **及时就医**

由药物引起的和大部分传染性疱疹应该及时就医。事实上，那些不能说明来由或一星期仍不退的疱疹都得请医生来诊治，治疗方法包括敷药或使用抗生素消除感染。（另见足部瘙痒和皮疹等章节）

● **保护好水泡**

保护未破的水泡，减轻它们受到的压力，最好的办法是使用纱布或衬垫，这些都可以在药店买到。包扎患处并换宽松的鞋可以减少摩擦，包扎时确保要能包住水疱四周的皮肤，这样就不会碰到水泡。

● **别继续传染**

发作的单纯疱疹是很有传染力的，所以要当心。如果你碰了疱疹，就别去碰别的地方。在疱疹发作的时候不要亲吻，不要和别人共用碗、牙刷或者杯子。在摸了疱疹的情况下就别再去擦眼睛了，如果传染给眼睛，有可能导致失明。身体的伤口也很容易被感染，比如说你刚破的手指。

● **等到愈合**

即使已经结疤了，病毒还是可能传染给别人或者自己身体的别的部分。最好在疤脱落一两周之后再和别人接触。

● **忌口**

辣的或者酸的食物都会恶化疱疹（其他可参见口疮）。

可供选择的药物

● **用一些阿昔洛韦**

只有这一种处方药可以用于嘴上的和生殖器上的单纯疱疹。医生建议，在你感觉快要生疱疹的时候，就抹这个药，同时口服药片，两种方法同时使用。

阿昔洛韦能够阻止病毒的进一步合成，而且如果你使用及时，还可以阻止单纯疱疹的生成。如果在只有一两个水泡的时候就用药，那么它们只可能存活几天，但是如果不用药的话，那么就会发展成为一个溃疡，可能会持续两周，而且，疼痛至少也要在24小时之后才会消失。

● 某些麻醉剂也能减轻疼痛

含有苯佐卡因的非处方软膏可以直接用于比较严重的疱疹，这样麻醉了嘴唇就可以使进食方便一些。但是他们不能治愈疱疹。

● 治疗带状疱疹的药物

苦甘冲剂口服，每次1包，每日2次或大青叶合剂每次1支，每日3次。疼痛者可服消炎痛、布洛芬（芬必得）来止痛。必要时外搽3%龙胆紫溶液。

● 鱼腥草治带状疱疹

鱼腥草主要功效是清热解毒、利尿通淋，也是外科消痈排脓的要药。临床应用表明，单味鱼腥草治疗带状疱疹也有较好效果。方法：取鱼腥草干品30～50克（鲜品300克），加水适量，煎汤，温服。每日1剂，分3次服，可连续服用3～7天。鱼腥草价廉易得，它本身是一种食用野蔬，无任何毒副作用。所以，患带状疱疹患者（尤其是发病初期），不妨选服试试。

● 护理带状疱疹的中草药

可使用不粘的凡士林纱布保护已破皮的小水疱，然后用普通的绷带缠住纱布。可以用下面介绍的中药配方自制药膏保护已破损的小水疱。

❖ 蕹菜

蕹菜（俗称空心菜）去叶取茎，在瓦上焙焦，研成细末，用菜籽油调成膏状。患处用浓茶水洗净，涂抹此药膏，每日3次。有清热凉血，解毒消炎之功效。

❖ 牛黄解毒丸

取牛黄解毒丸5粒，研成细粉，放入无菌大口瓶内，加入70毫升75%的酒精浸泡20分钟左右，再用玻璃棒搅拌，使药物充分溶解。在搽药之前，先用生理盐水将患处冲洗干净，蘸干后，用消毒棉签蘸药液直接涂搽病变部位，外用无菌纱布覆盖疮面，固定。每日换药一次。一般用药3～5天即可见效或痊愈。

❖ 速效救心丸

内服法：服用速效救心丸，每次5粒，每日3次，温开水送服。

外敷法：取速效救心丸适量（视疱疹多少及皮损面积而定），研成细末，用米醋调成稀糊状即成。用时将药糊直接涂于患处，以能全部遮盖住疱疹和皮损为度。若溃烂流水，可用药末直接撒于患处，每天3次，在治疗期间不用其它任何疗法。

❖ 大黄粉

取生大黄50～100克，研成极细粉，用浓茶水或酒适量，将药粉调成糊状，涂于病变部位，暴露或用油纸覆盖即可。每日涂1～2次，待药糊干燥后，将药和患处痂皮用生理盐水轻轻洗掉，再涂。7天为一个疗程。忌食辛辣食品及饮酒等。

何时该去看医生

★ 你刚刚开始服用某种新的药剂（即使以前你服用过此药并无副作用）。
★ 糖尿病老年患者的脚部或踝部突然出现疱疹。
★ 疱疹出现一两天后仍然不好转，出现流脓、红肿、灼热或疼痛感。
★ 疱疹直径超过两英寸。
★ 嘴巴四周出现疱疹，有疼痛感。
★ 一年出现多于 4 次。
★ 疱疹出现的原因不明。

痣（Naevus）

症状表现和引起症状的原因

“痣”是一种良性的皮肤瘤，一般不影响身体健康。痣形成的原因很复杂，大多数情况下，痣就像那些无恶意的免费搭车者一样，在你的背上、臂上、腿上或脸上自由地生长。它们可持续生存 10 ~ 40 年，然后慢慢消失。只有 1% 的人生来带痣，通常人们在 5 ~ 6 岁时开始长痣。一般情况下人不会生来有痣，也不会因生痣而死。它们随着年龄的增长来了又去，到 70 或 80 岁时，已经很少有人有痣了。

虽然痣绝大多数是良性的，但也有一些痣的微妙变化是皮肤癌的征兆。而且长久的皮肤暴晒会增加癌变概率。皮肤癌并不依据痣的大小和多少，而是依据你一生中被太阳暴晒时间的长短。过多的暴晒会让看起来很正常的细胞发生癌变或促使痣发生癌变。

如果出于美容的考虑，可以进行激光或冷冻治疗，都能获得满意的疗效。但是由于个体差异，部分患者治疗后可能会留下轻微的疤痕；甚至有的特异性体质的人还会出现疤痕疙瘩，这是需要小心的。

应特别注意的是，生长在手掌、脚掌、口唇及外阴部的色素痣多属交界痣，这些经常摩擦、受压部位的交界痣有可能会癌变。因此，最好手术彻底切除，以免留下后患。而长在其他非摩擦部位的痣一般不必采取过激的方法去骚扰它，因为反复、不当的刺激也有导致癌变的可能。

如何缓解症状

你无法阻止痣的生长，但你能注意到它的变化，早期的检查是治疗皮肤癌的关键，特别是对于黑色素瘤。在所有的皮肤病中，黑色素瘤是最容易导致死亡的，如果早期治疗，黑色素瘤还是有希望治疗好的。

家庭处理措施

● **全身检查**

每个月对全身皮肤进行大检查，看看是否有任何变化的情况。对一些不容易看见的地方如腿后面，用镜子来帮助你。如果你对自己检查有不确定的地方，请咨询医生。每年至少检查两次你的皮肤，如果家族史中有皮肤瘤的病例，而且你身上有很多痣。

● **警惕为好**

一颗痣的变化并不就意味着癌症，通常只是一些小小的肿块和淤血。但是，检查那些值得怀疑的痣是非常明智的举动。医生会从痣上刮下一小块活组织送到实验室里去检测。如果带有癌细胞，那你只要将痣切除便可。

● **遮阳**

抹上防晒霜戴上至少遮阳率为15%的太阳镜就可以保护你的皮肤和痣免受有害太阳光线的损害。如果你腿上有很多痣，穿上长裤尤其重要。研究人员发现，腿上有12颗或以上痣的人发生癌症的概率比腿上无痣的人要大4.2倍。

● **除黑痣秘方**

用适量花生米烧焦捣碎，用酒精调匀。涂痣上，每晚睡前涂上并包好，次日晨洗去，连用半月可除痣。

何时该去看医生

★ 痣改变了大小、颜色或形状，短期内迅速增大，颜色变深或不均匀。
★ 痣会痛、流血、痒、溃烂、结痂。
★ 新生的长得很快的痣。
★ 突然发生明显痒感或刺痛等。医生遇此情况，一般会把痣连同周围与深层的组织一并切除，将标本送病理检查，如果确属恶性黑色素瘤，还需做进一步综合治疗。

粉刺（Acne）

症状表现和引起症状的原因

粉刺又叫痤疮、青春痘，多见于15~30岁的青年人。起初为一个个小黄点，慢慢逐渐氧化变黑。如遇刺激，粉刺头部常出现米粒或豌豆大小的脓疮，一旦破溃吸收，会留下暂时性的色素沉着或凹坑状疤痕，对容貌美观有一定的影响。如不能很好地护理，炎症可继续扩张，形成大小不等的硬块，具有疼痛感。因此长了粉刺要注意面部的卫生，防止感染。

进入青春期后，性腺发育成熟，内分泌旺盛，刺激了皮脂腺的增生肥大。而皮脂分泌过多，又导致了皮脂淤积，细菌便生长繁殖而形成粉刺。粉刺通常出现在青春期。青春期体内的荷尔蒙开始释放，除了产生较大的身体的变化像长胡须或乳房外，那些激素还会产生足够的油脂。由于这些额外的、较厚的油脂的供给，从油腺导向皮肤表面的微小的输送管变得更加狭窄或容易被堵塞。

有时，油脂堵住毛孔的通道，当它与空气接触时，就被氧化进而变暗，形成黑头粉刺。那些恼人的黑点往往并不是由于不恰当的清洁造成的。你可能一天洗 6 次脸也仍然会有黑头粉刺。当油脂不能逃出堵住的毛孔，就会形成一种小的白色囊肿，被称为粟粒疹。黑头粉刺或粟粒疹都会感染，产生红肿的粉刺丘疹。

但青年人体内旺盛的激素并不是影响皮肤问题的唯一原因。去污剂、美发品或化妆品，甚至是上班时遇到的油漆，都会引发丘疹。压力也会引起丘疹。一些研究人士认为在有压力时皮肤所释放的化学物质会加重炎症。成年人脸上也会有粉刺，但粟粒疹和黑头粉刺较少。

如何缓解症状

青春痘虽然恼人，但也并不是没有办法可想，你可以试试下面的办法来消除它。

● 用中性肥皂洗脸

油性皮肤者，每天至少要用中性肥皂洗 3 次脸，以减少面部的油脂堆积，其中硫黄肥皂最好，普通肥皂也行，但香皂及酸性肥皂则不大适宜。

● 不要用手挤压

长了粉刺，千万不要用手挤压，这样会造成毛囊口扩大，皮肤粗糙，细菌更容易入侵。需挤掉粉刺黑头时，一定要用消毒过的吸引器，并把手洗净。

● 尽量用中性洗发液

为了减少对面部的刺激，洗头时尽量用中性洗发液，洗后应避免湿发覆盖在脸上。

● 小心清洗

轻柔地清洗。每天需要用抗菌皂和普通毛巾清洗皮肤两次。不要用研磨剂擦洗，研磨剂会使粉刺更糟糕。避免使用收敛剂，收敛剂会使小囊隆起并进而破溃。

● 热敷

热敷可以减轻粉刺炎症。将毛巾蘸上热水，拧一下，放在被感染的部位，每天两次。不要用手指抠挖，会使皮肤留下疤痕。

● 使用有机化妆品

使用标有纯天然无残留字样的有机化妆品，它们对敏感和长有青春痘的皮肤不会构成伤害，也不会堵塞毛孔。

● 减压

消除生活中的压力源，每天适当地休息和锻炼会减轻粉刺的压力。压力是产生皮肤问题的一部分原因。

● 不要触摸

频繁地触摸你的面部只会助长炎症的产生。意识到这一点并去除这种神经质的习惯。

● 按摩疗法

沿足肾经由下而上轻轻地局部刺激 10 次以上。沿膀胱经由上而下用手掌或毛刷做经线刺激 5 次。

可供选择的药物

● 涂抹药膏

一种名为 Retin－A（全反维生素 A 酸，全反视黄酸制剂的商品名）的维生素 A 酸可以减少皱纹，也可以让堵塞在毛孔里累积的皮屑剥落从而医治粉刺。只要你被粉刺困扰医生就会给你开 Retin－A。起先皮肤会受到刺激，但医生会给你调整合适的剂量。

Retin－A 的另一个副作用是增加对阳光的敏感性。如果你在使用 Retin－A，每次出门时应该使用含有阳光保护因子的无油脂遮光剂（核对标签，寻找含有酒精的凝胶型的遮光剂）。

● 使用杀菌药膏

对于顽固的粉刺，皮肤学家经常会开苯甲酰过氧化物治疗皮肤。苯甲酰过氧化物会削减毛孔中细菌的活动，并能使粉刺适度地剥落。

● 使用抗生素

皮肤里正常的细菌会将油脂变为脂肪酸，从而导致炎症的产生。对于比较严重的粉刺，医生会开抗生素药物。

● 试试羟基酸

一种含有未知的羟基酸的水果酸是有效地对付粉刺的新型武器。光化学剥落技术会对粉刺起到很快的控制作用，每月需重复两至三次光剥落手术。

使用稀释溶解的羟基酸，大约有 30 分钟的时间你会感受到针刺或灼烧的感觉，起初有些发红，增大。如果你星期五外皮剥落，到星期一粉刺就会成为轻微的薄片，用化妆品就可以遮盖住。

● 使用锌乳剂

开一些含锌乳脂的药物，有时混合使用抗菌药，比如抗生素的一种，可以减缓发炎过程，并有助于治愈。

● 使用维生素 A 酸时要谨慎

维生素 A 酸是一种治疗严重的胞囊粉刺的强有力的处方药。但维生素 A 酸

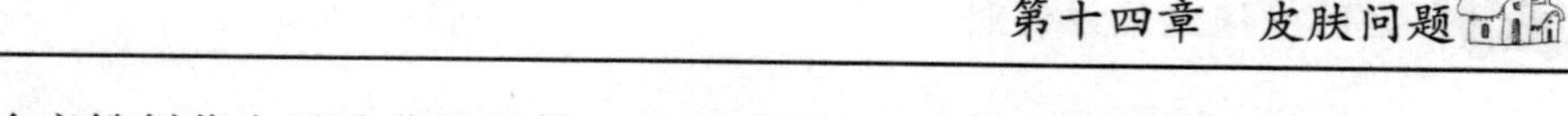

治疗粉刺药会导致分娩缺陷。到了分娩年龄的妇女必须谨慎使用。如果你正在使用维生素 A 酸药物，医生会要求你用一种可靠的方法控制分娩，而且需要做常规的孕期检查。与维生素 A 酸相关联的其他副作用还有皮肤极干燥，鼻孔出血，眼睛发干，肌肉疼痛，甘油三酯和胆固醇增多。连续使用维生素 A 酸 16～20 周，对治疗严重的粉刺有 80% 的疗效。

● 外治方法

❖ 外敷膏

黄连、黄芩、大黄各 4 份，五倍子、红花各 2 份，硫黄粉 1 份，择净，共研细末，装瓶备用。使用时每次取药末适量，用清水适量调为稀糊状外敷患处，每日 2～3 次，连续 1～2 周。

❖ 擦洗液

苦参、生何首乌、当归各 50 克，白醋 500 毫升，煮沸约 1 小时后取液早晚 2 次外擦患处，20 日为 1 疗程，连续 2～3 个疗程。

❖ 用小土豆治疗青春痘

将土豆切成薄片，直接放在有痘的皮肤上，15 分钟后取下洗净。通常用来改善油脂过多和青春痘问题，可除去死皮细胞，并可消除面部浮肿，适合油性有青春痘的肌肤。

● 治疗粉刺验方

枇杷叶去毛 9 克、桑白皮 9 克、金银花 9 克、夏枯草 12 克、黄连 3 克、黄芩 9 克、浮海石 30 克（先煎）、生甘草 3 克，加水煎服，每日一剂。有清肺热、祛肺风、化痰软坚之功能。相传清朝皇太子患粉刺，就是依此方而治愈的。

饮食调理

● 应避免的食物

多吃各类蔬菜，少吃油腻、辛辣食品。糖类、吸烟、饮酒也易诱发粉刺的形成，应加以节制。

何时该去看医生

★ 治粉刺药不起作用。

★ 治愈后丘疹形成伤疤。

疣（Wart）

症状表现和引起症状的原因

疣是由病毒引起的一种皮肤表面赘生物，潜伏期为 1 ~3 个月。病毒存在于皮肤细胞中，可促使细胞增生，形成疣状损害。常见的有扁平疣、寻常疣、传染性软疣、尖锐湿疣等。

扁平疣好发于青年、儿童，两性同样发病，但青春期后男性少见。扁平疣多骤然出现，米粒到黄豆大扁平隆起的丘疹，表面光滑，质硬，淡褐色或正常肤色，圆形或椭圆形，数目较多，零星分散或聚集成群，偶可沿抓痕分布排列成条状。一般无自觉症状，偶有微痒。好发于颜面、手，偶见于颈、腕及膝部。可在数周或数月后突然消失，但亦可持续多年不愈，愈后不留疤痕。

寻常疣可发生于任何年龄，多见于儿童和青年；跖疣在学龄前发病较少，5 ~6 岁后增多，两性相同；传染性软疣初起为米粒大、半球形丘疹，中心有小白点，逐渐增至如绿豆大，境界明显，质硬，中心凹陷似脐窝，呈灰白、乳白、微红或正常皮色，表面光滑。损害数目不定，少数散在，或数个簇集，不相融合，可挤出白色乳酪样物。尖锐湿疣常见于青壮年，与性交传染有关，偶可发生在儿童。

四种疣皆由于一种人类乳头瘤病毒所引起。它是一种 DNA 病毒，人是它唯一的宿主，对任何其他动物无致病性。据目前所知，疣是通过直接接触而传染，但亦有报道可经污染物间接传染。

如何缓解症状

许多对疣的治疗是刺激疣的组织，直到你的身体对病毒开始免疫。如果你的疣太多，下面是帮助你的一些办法。

家庭处理措施

● **冷冻**

一种治疗普通疣的方法是用液氮使其凝固。这种办法有 80% 的成功率，虽然患者有点痛苦，但也是消除疣的最快的方法。

还有一种医生用来治疣的化学方法是博来霉素的化学疗法，是通过注射使疣消失。要注意万一疣长在手指上，博来霉素会伤害手指，影响指甲的再生。

● **灼烧**

如果疣不能通过其他治疗方法去除，可以手术去除。使用局部麻醉剂后，医生会用电针灼烧疣、手术切除或用激光蒸发。这种疗法的缺点是有潜在的伤痕。

- **施催眠术**

它听起来不可思议，但会起作用。研究表明20%至50%的人会很放松，通过施加催眠会使疣去除。使这种建议疗法有效在于你要充分地想象你的疣剥落并变小的能力，当它治愈时你的皮肤感觉变暖并有刺痛感。研究结果表明自我催眠治疣有时比用水杨酸治疗更有效。

可供选择的药物

- **用复方水杨酸**

通常酸被用来破坏疣的组织。医生会给你开一些复方水杨酸让你每天滴在疣上，持续一两个月会有较好的效果。这些酸是由水杨酸和乳酸混合而成的，用膏药覆盖在疣上。

你也可以自己配制复方水杨酸火棉胶（水杨酸、乳酸各30克，弹性炎棉100克）。使用时将患处用温水泡5分钟，待擦干后，直接用本品涂抹疣体，每日1次，本品为较好的角质溶解剂，为易燃物，注意保护。

- **滴药水**

如果你想自己试着治愈的话，可以使用含酸的非处方药和膏药，不过不要酸性太强，会跟医生开的药一样管用（不要使用非处方药来治疗生殖器疣）。

- **艾灸疗法**

选好母疣之后，常规消毒并在疣下以1%普鲁卡因注射液局麻，然后在疣周围贴一圈胶布，仅暴露疣体以保护正常之皮肤。在局麻后2～3分钟，于疣之顶端用麦粒大小或与疣体等大之艾炷燃灸。每次仅选1个疣，经1～2次灸治后，顶端焦黑，疣稍微肿胀，根部皮肤灼红。治3～5次后，疣多可松动，以镊子夹住疣体，将其拔除，再以消毒手术刀片轻轻刮净基底，并在浅凹的创口涂擦2%龙胆紫或5%的降汞软膏，用纱布包扎，直至痊愈。创口一般3天可愈。

- **线香点灸法**

手持点燃的卫生香，将火头对准疣体顶端，如鸡啄米似的一落一起进行灸灼；也可待患者有灼热感再移动灸火点，反复灸灼，灸至灸火着于疣的残体表面，患者即刻反应有热传入或灸至疣体焦硬，按上去有轻度浮感时为度。灸后一般无须处理，待7天左右，疣残体自然干枯、脱落。上述方法治疗寻常疣，效果满意，患者不妨请有经验的医生治疗。

何时该去看医生

★ 你的疣正在变丑或阻碍了正常的功能。

★ 疣很痛苦，出血，变了形状或颜色。

★ 疣长得比橡皮擦还大。

★ 你不确信它是个疣。

疖　子（Boil）

症状表现和引起症状的原因

疖子的外表看起来像是一个大脓疱，它被称做疖子可能是因为它给人的感觉：灼热并疼痛。发烧、红肿和疼痛是感染的结果，通常属于葡萄球菌感染。多半是由于皮肤卫生不良、皮肤脂溢性物质产生增多、外伤及机体激素水平高而引起。葡萄球菌多出现在公共场所，人的鼻腔中也会寄生这种病菌，并毫无征兆，直到传染给其他人群。

疖子是一个毛囊的化脓性感染；痈则是相邻若干个毛囊的化脓性感染。起病初期局部红肿疼痛，而后红肿范围扩大、跳痛明显，最后形成脓肿，如果破溃则流脓但疼痛减轻。严重的患者会出现全身不适、畏寒、发热、白细胞计数升高等症状。

夏天是疖子的多发季节，许多孩子的头、面部、脖子、腰背部都爱起疖子。这是因细菌侵入了人体皮肤的毛囊及其所属的皮脂腺引起的急性化脓性感染。疖子初起时，在汗毛孔部位出现小的脓疱，可很快发展成黄豆大到蚕豆大小的紫红色坚实结节，往往不止一个，疼痛较明显。3～5天后结节中央变软出现波动，最后破溃，排出黏稠的脓液而愈。倘若脓疖发生在面部、上唇和鼻子周围的“危险三角区”，可因挤压搔抓致细菌逆行经静脉进入颅内，从而引起危及生命的化脓性海绵状静脉窦炎。

服用抗生素并不能完全预防疖子，因为葡萄球菌有耐药性。医生认为糖尿病患者和免疫功能低下者更易染上疖子。

如何缓解症状

有几种关于疖子的常规家庭疗法，除此之外，为安全起见，最好看医生。

家庭处理措施

● 预防措施

首先是注意保持皮肤的清洁卫生，天天洗澡换衣。家里要防暑降温，注意室内通风，使孩子不致因出汗过多而生痱子。对于患病的孩子，一定要隔离治疗，所用过的用品要清洗晾晒消毒。

● 严禁挤压

长在面部危险三角区的疖子严禁挤压。如果疖还处于硬块阶段，可用碘酒擦抹，每日3～4次；也可用中草药如蒲公英、菊花、小青叶等任何一种捣烂外敷，起到清热解毒的作用；或外用鱼石脂软膏、红霉素软膏，可使硬块逐渐消失。

● 保持清洁

排脓以后，要使用抗菌香皂保持患处清洁。

● 热敷缓解疼痛

用浸过热水的毛巾敷患处达5分钟，如果患处在下身，可采取热水坐浴方式。热敷几天后，疖子常会自动破裂，流出黄色、难闻的脓液，随后，你会感觉好多了。

● 外科手术

如果热敷无效，应去看医生，医生可能会建议手术治疗，先对患处实施麻醉，然后将疖子中间割开，排出脓液。不要自己弄破疖子，这样做会扩大感染。

● 清除病源

如果疖子在家人之间广泛传播，医生会帮助你。对鼻腔实施抗生素治疗可有效制止疖子在家庭成员中反复发作，通过做鼻腔细菌培养检测，可确定病菌携带者。

可供选择的药物

● 常规药物治疗

在疖子初起时，要及时热敷，周围皮肤可常用75%酒精消毒，以利于疖子的局限化；当疖子形成时，可用10%鱼石脂软膏或中药芙蓉膏外敷；若疖子成熟，表面柔软，并出现波动感时，可以切开排脓，排脓后，再抹复方新霉素软膏至痊愈；但对于外耳道、鼻、上唇部的疖子不可切开，更不要挤压，以防感染扩散蔓延。若发生疖病，疼痛显著，并伴有发热、局部淋巴结肿痛时，应口服或注射抗生素治疗。

● 抗感染治疗

医生会做细菌培养，然后选用合适的抗生素。医生通常会用对葡萄球菌特别有效的双氯青霉素。如果疖子反复出现在腋窝或生殖器等部位，它可能属于痤疮，而不是普通感染，如果这样，医生会建议进行长期抗生素治疗，对于这种疖子，必须使用含消炎成分的抗生素，如四环素、红霉素、二甲胺四环素等，只使用青霉素是无法治愈的。

● 使用可的松

如果医生说你的疖子事实上是早期痤疮或表皮囊肿，内部并没很多积液，可注射小剂量的可的松，一天内便可显著改善症状。

● 预防疖子的小验方

用野菊花、金银花、蒲公英、绿豆衣各12克，甘草6克，煎水代茶饮用，有助于预防疖子的发生。

也可以口服清热解毒中药五味消毒饮，或经常服用绿豆汤等都能起到清热解毒预防疖子的作用。

● **内外兼治**

一旦发生疖子，宜内外兼治。内服清热解毒中药，可用金银花、连翘、紫花地丁、蒲公英、野菊花、马齿苋各15克，水煎服用。外敷清热解毒中药，可用新鲜马齿苋60克，或用蒲公英60克，或用败酱草60克，或用芙蓉花嫩叶60克，加少许食盐，捣烂，外敷患处，每日换药2~4次，对尚未化脓的疖子效果较好。已经化脓的，必须让疖子成熟溃破，脓液流出，才能逐渐愈合。

何时该去看医生

★ 出现红肿的疖子。
★ 疖子上有红色条纹。
★ 伴随有发烧。
★ 伴随有糖尿病。
★ 你在服用抗生素药或可的松类药。

头皮痒（Scalp Itch）

症状表现和引起症状的原因

想知道为什么头皮如此的痒？你可能长有牛皮癣或脂溢性皮炎。以往我们一直认为头皮瘙痒不是什么问题，只要注意清洁就够了。但事实上，头皮瘙痒也可能是由真菌引起的一种刺激反应，而瘙痒引发的抓挠会引起头部皮肤的进一步损伤，并且伤害到头发，所以，瘙痒需要对症呵护。

当你刚刚感觉头皮痒痒的时候，就要马上开始用去屑洗发水了。此外，也可以尝试两种新的方法：首先缓解焦虑、精神紧张状态。受情感困扰也会造成头皮瘙痒。解除焦虑情绪，你可运用冥想、瑜伽来控制情绪，设法使自己处在稳定而宽松的精神状态，保持心情放松。其次，如果洗发水不能很好与头皮接触，那么头皮上的多余油脂就难以去除，瘙痒也难以有效缓解。正确的方法应该是，将洗发水在掌心揉出丰富的泡沫，然后轻轻按摩使洗发水与头皮充分接触，尽量保持一段时间再冲洗，这样不仅清洗更充分，也可以更好解除瘙痒。

另外，头皮发痒也可能源于不正确的头发护理，甚至是讨厌的虱子。

如何缓解症状

不要一直抓挠，试试这些治疗头皮发痒的方法。

家庭处理措施

● **不要用肥皂洗头**

千万不要用肥皂洗头。肥皂不仅会让头发变粗糙，而且会夺走头皮里的基本油脂，从而导致头皮发痒。

● **使用适当的洗发水**

你需要使用酸碱平衡的洗发水，避免起屑或变干。选用 pH 值在 4.5 ~5.5 之间的洗发水。你可以从药房里买来试纸条测试自己最喜欢的洗发水的 pH 值。

● **涂一些橄榄油**

橄榄油对一些变干、发痒的头皮有缓和效果。用温暖的橄榄油推拿你的头皮，10 分钟过后用洗发水洗掉。

● **擦洗牛皮癣**

如果你患有牛皮癣，你可以使用以煤焦油为主要成分的洗发水，对去除死皮和减轻头皮上的牛皮癣的红肿很管用。你须在一两周之内观察效果，不行就要去看医生。

● **测试一下你的护发疗法**

如果你做了最新的发型而引发了过敏反应，导致红肿发痒，也许是你对美发产品过敏。家庭染发剂通常含有帕拉胶苯二胺，那是一种能引起严重的头皮痒和水疱的化学物质。在使用前应按照盒上的指示测试一下，避免有过敏反应。

● **小心烫发产品**

如果你在烫发后 48 小时左右头皮特别痒，那你应避免使用甘油基硫基乙酸盐，它是一种催化剂和普通的刺激物。因为化学物质在频繁洗头后仍会留在头发上，一些湿疹患者不得不被迫剃掉头发以减轻痛苦。

● **杀死虱子**

如果你怀疑你的孩子从学校带回了虱子，你必须在一家人染上之前采取措施，杜绝虱子卵的产生。许多处方药密齿和洗发水都可以很好地杀死头上的虱子。一旦虱子被杀死，你便需要用去卵的密齿梳子将头发上的虱子卵去掉。你必须反复治疗几次。否则，任何幸存者都会抓紧时间继续繁衍下去。

● **桑树根皮治头皮痒**

用桑树根皮 20 克、水 1000 克，加陈醋 100 克烧开洗头，一日一次，洗后勿用清水过头，连用 5 天，能促进头皮血液循环，有固发作用，并治头屑、头痒，可再生头发。

● **牙膏洗头法**

用牙膏洗头，注意不要浸入眼里，然后反复冲洗，会感觉头皮凉爽，效果显著，一星期一个疗程，3 天一次。

可供选择的药物

● **用抗组胺**

一些用来治疗过敏的抗组胺，含有治痒成分，能暂时减轻头皮痒。最好的药物有苯那君和氯屈米通。因为两者都含有镇静止痛成分，对治痒很有帮助。

● **用肾上腺皮质激素止痒**

如果在用洗发水洗过后，湿疹或牛皮癣还是发痒，就需要使用1%的氢化可的松乳膏止痒。

头皮屑（Dandruff）

症状表现和引起症状的原因

从头上飞下来的“雪花”——头皮屑——是糠秕孢子菌在头皮上大量繁殖的表现。头皮屑和头皮痒的现象司空见惯，甚至很少有人把它当一回事，在医学上称为“头皮糠疹”、“头部脂漏症”。当你的头皮屑如雪花般经常大量脱落在双肩上时，就再也不能忽视它了。

在正常情况下，头皮处的表皮细胞，由于那些基底层的细胞不停地繁殖，并向表面推出，最后这些细胞成熟，变成没有生命的角质层而脱落。当头皮很健康时，脱落的细胞是我们不易察觉的粉末，也就看不到头皮屑。但当头皮出现问题时，表皮层就不能很好地成熟，于是大片大片地剥落，这就是头皮屑。

单纯的头皮屑发生，可能是由于下列几种原因造成的。

干性皮脂溢出症。皮肤里有许多皮脂腺，会不停地分泌皮脂，来防止水分蒸发，保护皮肤。如果头皮处的皮脂过多，就会使脱落的细胞一起附在头皮上，干燥后就变成细碎的头皮屑。皮脂分泌过多的主要原因是情绪紧张、饮食习惯不佳、嗜酒、内分泌失调等。此外，与缺乏维生素、新陈代谢失常或者头皮局部受化妆品、染发剂、药物或搔抓、拉扯等刺激都有一定的关系。这种头皮屑一般很多，很细小，像白色的小点一样，密密麻麻的，头皮发痒，头发干燥。

在头皮处的真菌感染。感染最常见的微生物是椭圆形皮糠秕孢子菌，它喜欢生长在皮脂分泌多的部位如头皮、鼻子、眼睑及胸部等。这种头皮屑是大块大块的，在头皮上形成一块一块发白、发灰的斑块，上面有层层相叠的片状鳞屑，甚至会把头发根处粘成一簇一簇的。

有些银屑病的患者在头皮处出现病变，而其他地方的皮肤却没有，这时很容易误以为是单纯的头屑过多。头皮上可看到白灰色的斑块，用手触摸会觉得斑块比周围的皮肤要突出。用指甲轻轻地刮就会有细小的皮屑掉下来，有人说就像刮滴在桌上的蜡滴一样，将皮屑刮掉后，会见到皮肤上有小血点。

如何缓解症状

头皮屑虽然喜欢反复发生不容易治愈，但是你可以针对起因来治疗，比如杀死那些引起头皮屑的细菌。当你抑制住了这些病菌，头皮屑也就消失了。

家庭处理措施

● **勿将洗发水直接倒在头上**

因未起泡的洗发水会对头皮造成刺激，形成头皮屑或加剧头皮屑的出现，故应倒在手中搓起泡再搽在头发上。

● **用温水洗头**

水过热会刺激头皮油脂分泌，令头油更多；水温过冻令毛孔收缩，头发内的污垢不能清洗掉，用30℃左右的温水即可。

● **勿用指甲抓头**

用指腹轻轻按摩头皮，不但可增加血液循环，还可减少头皮形成。

● **慎用喷发胶**

喷发胶等化学性用品会伤害发质，刺激皮肤，同样会加剧头皮屑生成。

● **早晚梳头100下**

有助增进血液循环，减少脱发又可减少头皮屑。

● **良好的生活习惯**

保持充足的睡眠、愉快的心情、多参加体育运动都有利于皮肤健康。此外，合理地安排工作、休息，让压力减到最低也是必要的。

● **常洗头**

如果是油脂过多，头皮屑不是很严重的话，那么就可以尝试着多洗头（至少每周两次），只需要使用一般的洗发液就可以达到效果。梳子、枕头、枕巾也要保持干净，最好不互相使用梳子。

● **选择洗发液**

如果你的头皮屑还没有消失的话，那么可以换一种更有威力的洗发液，一般含有硒硫化物的非处方洗发液就是比较理想的选择，或者是使用含有旺锌、焦油、水杨酸的洗发精。但是含有焦油和水杨酸的洗发液并不是那么理想，因为它们的味道不好闻，而且也不如前者有效果。

● **轮流使用不同的洗发水**

如果不停地循环使用不同的洗发水，效果会更好一些。如果你每天都用同一种洗发水，那么你会突然发现洗发水似乎对头皮屑不管用了。为了达到最好的治疗效果，医生建议可以买两种不同的去头屑洗发水，然后轮流使用。

● **要尽量避免染发**

因为染发剂会损伤毛干，引起头发断裂，还会刺激头皮细胞，导致头屑增多。

● 使用两遍洗发水

首先，洗发水中的去污剂先去除头发上的油污，在第二次的时候，洗发水中的药用成分才能到达头皮发挥作用。在头皮比较干净的情况下，药物对头皮的作用会发挥得更大。

● 缓解压力

你是否在为升职、挣钱、为脱颖而出挥汗如雨或疲于奔命？精神处在紧张状态，受情感困扰，或用脑过度、睡眠不足，都会使身心处于压力之中，而压力也是头皮屑产生的重要原因。

● 晒太阳

如果头发比较稀少，而且有头皮屑，那么适当地晒晒太阳会有助于减少头皮上的细菌。因阳光中的紫外线对脱皮现象有杀菌消炎的作用，因此头皮屑在夏天较不严重。

● 使用橄榄油

在天气不是很热的情况下，偶尔使用橄榄油，可帮助松弛及软化头皮屑。但是如果气温很高，使用橄榄油会伤害头发而且引起头皮的脱落。只需在晚上往头皮上滴几滴橄榄油，然后再戴上浴帽，在第二天早上起来洗掉即可，这是个十分简单易行的家庭治疗法。

● 使用皮质醇洗液

1%的皮质醇洗液就可以给头皮消炎，从而来控制头皮屑。但是，还是有一点不足：使用这个方法可能会掩盖一些比较严重的由真菌引起的疾病，直到停止使用了才能显现出来。

● 用醋来治疗头皮屑

醋150毫升，加水200毫升，放在火上加热，趁热洗头。每天一次，可止痒和防止脱发，同时，还可使头发润泽光亮。

● 使用洗发精时加入浴盐

在使用洗发精的同时，加入一小勺的浴盐（或食盐）后洗净，每星期至少1～2次，不用太久时间，你就会发觉头皮屑慢慢消失无踪，秀发却越来越有光泽和弹性。

● 洋葱汁治疗头皮屑

用洋葱汁擦头皮，然后用温水洗净，也能止痒去屑。

● 啤酒洗头

用啤酒将头发弄湿，15分钟或更长时间后，用水洗净，最后用洗发膏洗头。每日两次，4～5天可除净头皮屑，且无副作用。洗发之后若有头屑残留在发上时，应采取由前至后、由后至前、由左往右、由右往左细心梳理头发。梳子可选密齿梳，可使头屑附在梳子上，这样可以干净利落地除去头屑。如果你的头发属油性发质，在任何季节里，都应该用脱脂性较强的洗发剂，每周洗一次即可。洗完发后在头皮上涂些甘油或发乳。

● **用茶叶水洗头**

茶叶有消炎杀菌的效果，如果头皮瘙痒起屑，可以用温茶水洗头。

饮食调理

● **养成良好的饮食习惯**

要想拥有健康、没有头屑的一头秀发，首先应养成良好的饮食习惯。平时应多摄取碱性食物，如牛奶、蔬菜、水果、海藻等，避免进食过多的酸性食物、油炸食品和甜食。还要忌吃辛辣和刺激性食物，如辣椒、芥末、生葱、生蒜、酒、咖啡和糖。可食用一些含锌量较多的食物。如糙米、蚝、羊肉、牛肉、红米、鸡、意大利粉、奶、蛋。

● **护发养颜食品**

猴头菇、黑芝麻、核桃等食品对头发有很好的保健作用，可以多食用。

❖ 猴头菇是一种高蛋白、低脂肪，富含矿物质和维生素的优良保健食品，营养价值很高。它还含有人体所必需的多种氨基酸，经常食用对身体健康大有益处。猴头菇也是出色的美发食品，对头发的生长有很好的促进作用。

❖ 黑芝麻和核桃富含油酸、棕榈酸、维生素 E、叶酸、蛋白质、钙等多种营养物质，能有效地润泽肌肤、滋养头发，对改善头发干燥、易断等不良状况有显著作用。

何时该去看医生

★ 在头皮上有痒的红斑。

皮肤皴裂（Skin Cleft）

症状表现和引起症状的原因

缺水是造成皮肤皴裂的原因，干燥的空气会从皮肤中吸走水分。家庭供暖设备常常像沙漠一样，让你的皮肤脱水，这就是为什么在冬季皮肤易皴裂的原因。

清洁剂、香水、洗液、酒精、去指甲油剂都会损失皮肤中的水分，应该避免使用导致皮肤干燥皴裂的家庭用品，但有许多人每天的工作离不开这些物质，像油漆、溶剂，还有其他化学品。

牛皮癣、湿疹和一些过敏反应，也会导致皮肤变厚、变干、皴裂。变厚发干的老趼通常是皴裂的突破口。

如何缓解症状

手和脚都是易皴裂的地方。任何地方，特别是胫骨、前臂和面颊上细嫩的皮肤都可能发生表面的皴裂。不管是哪里皴裂，你都应该进行正确的治疗。

家庭处理措施

● **涂抹保湿剂**

用非处方药物保湿剂，比如甘油，适度地涂在皴裂的地方可以补充水分。保湿剂可以使水分留在皮肤里并固定住。记住每天洗澡时间不要超过 5 分钟，因为持久地浸泡在水里会使皮肤上的油脂丢失，从而使皮肤变得更加干燥。如果必要的话，让皮肤病专家给你开点更有效的保湿剂。

对于严重皴裂的皮肤不能使用保湿剂，只能把它放在温水里使其变软，一旦皮肤有了延展性，立即用软膏或洗液比如优塞林、凡士林盖住湿润的皮肤以保持住水分。

● **用胶固定**

在关节上的小块皴裂处使用强力胶，将一滴胶水直接涂在裂口上。胶水会在几秒内变干，能避免裂缝裂开。强力胶的作用是惊人的，它能在 10～15 秒钟内变干。你在裂口处涂有胶时，还感觉不到。如果再皴裂，再挤上一滴强力胶。你不用扯掉胶水，最后它会自动脱落。

● **清洗患处**

避免用热水、高脂皂。清洗时要轻抚，不要用力擦，然后涂抹一点含油脂的护肤品以保留住水分。

● **戴上橡胶手套**

如果你的皮肤容易皴裂，在家里用肥皂水和洗涤剂清洁时戴上橡胶手套。

● **冬天防止手脚皮肤皴裂**

洗手、洗足、洗脸时，要尽量少用肥皂或药皂，因为皮肤表面的油脂是保护皮肤的，油脂洗涤得太彻底，皮肤就容易干燥及开裂。冷天还应适当减少洗手脚的次数。

洗后要立即擦干，并涂搽油脂，保持皮肤的滋润。护肤的油脂类很多，医院的维生素 E 软膏、凡士林、甘油等都有保护皮肤的作用。

平时要多做些室外活动，经常摩擦手、脸，活动手足关节，促进血液循环，增强皮肤的耐寒能力。

可供选择的药物

● **用尿素或无羟基酸**

含有尿素或无羟基酸的乳液或洗剂对防皮肤干燥很有用。经常使用皮肤保湿药能帮助防止和治愈皮肤皴裂。

● “双甘液”治皲裂

甘草二两，甘油半瓶，酒精半瓶（打点滴用的空药瓶），将甘草装入空瓶中，然后将酒精倒入甘草瓶中，用盖封好，一星期之后，用纱布过滤液体，再将等量的甘油倒在同一个瓶中混合后即可使用。如果脚皲裂，每天晚用温热水洗脚泡20分钟，擦干后用药棉蘸双甘液擦在皲裂处，早晨起床后再擦一遍，3～4天即可痊愈。

● 维生素E可治手脚干裂

把维生素E丸，用针扎一个眼，把油涂抹患处（一个丸可用多次），每次洗过手抹，愈合后也要常抹，可不再犯。

● 足光粉治脚裂效果好

用足光粉洗脚，洗几次后脚上的老皮就会脱落。

饮食调理

● 注意饮食营养

维生素A有促进上皮生长、保护皮肤，防止皲裂的作用，可多吃富含维生素A的食物如胡萝卜、豆类、绿叶蔬菜、鱼、肝、牛奶等，我们还应适当吃点脂肪类、糖类食物，可使皮脂腺分泌量增加，减少皮肤干燥及皲裂。

家庭小验方

● 用剩茶水治皴裂

将白天喝过的剩茶水，在睡觉前加些热水泡洗手足约10分钟，坚持一周后，手足皮肤会渐渐光滑，裂口也会渐渐愈合。

● 用蜂蜜揉搓治手皲裂

每日早饭后，双手洗净擦干，将蜂蜜涂于手心手背指甲缝，并用小毛巾揉搓5～10分钟，双手感到暖乎乎的，然后用清水洗净双手。晚间睡觉前洗完手，再用上述办法双手涂蜂蜜再揉搓一次。

● 枣糊治手脚裂

把数枚大枣去掉皮核，温水洗净后，加水煮成糊状，涂抹于裂口处，轻的一般2～3次即愈。

● 苹果皮治足跟干裂

用削苹果剩下的果皮来搓擦足跟患处，搓擦几次足跟干裂处就可愈合变光滑。

● 香蕉治皮肤皲裂

选熟透的、皮发黑的香蕉一个，放火炉旁烤热，涂于患处，并摩擦一会儿，可以促使皲裂皮肤很快愈合。香蕉皮也可以治手足皲裂，用香蕉皮内皮擦患处，坚持3～5天，每天擦一二次，就可见效。

● **橘子皮治手脚干裂**

将新鲜的橘子皮汁，涂擦在手脚裂口处，可使裂口处的硬皮渐渐变软，裂口愈合。另外，还可将晾干的橘子皮泡水洗手洗脚，也可收到同样的效果。但要经常使用，最好连续两周。

● **马鞭草治干裂**

用沸水冲泡马鞭草 10 克，晾到适温后泡脚，每次泡 30 分钟左右，每天一次，一个月左右，脚光滑无痛。

● **米醋泡蒜瓣治手脚裂口**

坚持用醋泡蒜瓣擦手脚，手脚逐渐不裂口，皮肤会越来越光滑。

● **芥末治脚裂口**

用 40℃左右的温水洗脚，泡 10 分钟左右，然后擦干。用温水调好芥末，浆糊状，不要太稀，用手抹在患处，穿上袜子。第二天再用温水洗脚，再抹，2～3 次即愈。

● **醋治手脚裂**

买一斤醋，放在铁锅里煮，开锅后 5 分钟，把醋倒在盆里，待温后把手脚泡在醋里 10 分钟，每天泡两三次，7 天一疗程。

● **伤湿止痛膏治皮肤皴裂**

根据裂口大小，将伤湿止痛膏剪成小块贴于裂口上，两三天可愈合。

● **用鱼肝油治手足皲裂**

先用热水洗手足患处，待角质层充分发胀后揩干，用刀片削去过厚的角质，取 2～3 粒鱼肝油丸，挤出药液均匀涂擦患处。以后每晚睡前涂一次。鱼肝油对患处无刺激性，可在皲裂处形成一层与外界隔绝的保护膜，杜绝外来刺激，使裂口加速愈合。

● **醋和甘油治皮肤皴裂**

可用醋和甘油以 5∶1 比例调匀，每天两次涂抹患处，皮肤就会光滑细嫩。

● **用鸡蛋治皮肤皴裂**

鸡蛋两个，煮熟，取其蛋黄放铁锅内，用小火熬出油状，冷却后涂抹，一日两次，三四天可愈。

何时该去看医生

★ 手上和脚上的皮肤都会皴裂。

★ 你患有糖尿病，脚上的皮肤皴裂。

★ 皴裂的地方感觉暖和、疼痛、肿胀、发红或流脓。

★ 你的小腿皮肤类似鱼鳞状或过敏皮肤。

★ 3 周后家庭治疗皴裂的办法还不管用。

皮肤变色（Skin Change Color）

症状表现和引起症状的原因

亚洲人的肤色一般是象牙色到浅棕色。如果你的肤色短时间里发生了明显的变化，而你又没有去海边度假，那么，你就需要检查一下变色的原因。

皮肤突然变白有的时候并不表示你的美白措施见效了，它有可能是白癜风，这是一种普通的无害的身体疾病，通常是由于身体的免疫系统吃光了皮肤中的色素。它可长期局限于躯体的某个部位，部分也可自愈，但多数病例往往逐渐增多、扩大。一般夏季发展快，冬季发展较慢或停止蔓延。

并不是所有皮肤变色都是疾病，比如说皮肤变黄。皮肤变黄有几种可能的原因。一种是年龄的原因，老年人通常会有黄色素投射到皮肤上，能够看见下面的脂肪层。

如果你有吃胡萝卜的习惯，或吃富含 β 胡萝卜素营养的食物，你的皮肤就可能发黄。如果小孩子喜欢偏食蔬菜皮肤也很容易发黄。

当周身发黄（黄疸）并有类似流感症状，那标志着你会有严重的疾病，比如肝炎、胆囊问题或肝硬化。当胆红素进入血流时，黄疸就会发生。毒素会让皮肤白皙的人皮肤变为病黄色，首先是眼睛变黄，不管肤色如何。

老年人的皮肤上，特别是脸上会出现一些棕褐色的斑块，医学上称之为脂褐质色素，也叫寿斑。这种色素不仅聚集在体表的细胞膜上，也侵犯体内各脏器，它聚集在血管壁上，会使血管发生纤维性病变，导致动脉硬化、高血压、心肌梗死；它聚集在脑细胞上，导致记忆力减退、智力障碍、抑郁症和痴呆。因此寿斑被人们看做是人体衰老的一个信号，它会随着年龄增长而增多，但平时注意营养可以控制和减少寿斑的发生。此外，如果老年人突然在短期内长出大量的寿斑，提示可能体内某处隐藏着恶性肿瘤，应即刻去医院进一步检查，明确诊断，及早治疗。

在极少数情况下，身体的癌会使周身变为褐色或黑色。据一些医学专家统计，胃癌患者中约有 1/3 的人在未表现出胃癌的任何症状时，其不同部位的皮肤就已变黑变粗，最常见的部位是腋下、大腿内侧和肚脐周围。有时患者的颜面和掌心皮肤也略呈黑色。患者的皮肤之所以变黑变粗，是由于癌细胞释放出的一种物质造成的。尽管有些病，诸如垂体异常、糖尿病患者，有时皮肤也变黑变粗，但均不如胃癌的皮肤变化典型。

还有，对服用治疗心脏病的药起反应，也会使得皮肤变黑或带有蓝色的阴影。

如何缓解症状

如果你过度暴露在太阳底下皮肤变红，那表示你在户外待得时间太长了。其他情况下的皮肤变色值得调查一下，并需要治疗。

家庭处理措施

● 光化学治疗法

增加皮肤色素。治疗白癜风可用一种叫做补骨脂素的药配合紫外线的光化学治疗法，有机结合起来产生色素。

● 看医生

如果你患有黄疸病，对于发生颜色改变的根本原因需要医生检查。如果治心脏药物导致你的皮肤带蓝色，医生会让你改变剂量或使用替换药（见黄疸）。

饮食调理

● 有益的食物

充足的水分和充足的硒化合物、维生素 B_2、维生素 C、半胱氨酸、泛酸、柠檬酸、烟酸、维生素 A、维生素 E 等，都可以抑制寿斑发生。这些物质可以从动物肝脏、酵母、柑橘类水果、蜂蜜、海藻、牛奶、大豆、蛋类、蔬菜、芝麻中摄取。

何时该去看医生

★ 你的皮肤或大块地方出现不同寻常的阴影。
★ 你的皮肤中的天然色素消失。

医学小知识

异常肤色与可能的疾病

症状	可能的疾病
皮肤苍白，同时牙床、口唇、黏膜（通常是睑结膜）都呈现苍白色	多数是患了贫血症。但单纯皮肤苍白不一定是贫血，如寒冷刺激，长期于夜间、隧道或井下工作，或长居卧室不见阳光，也会使皮肤变得苍白
皮肤上出现米粒到黄豆大小，呈圆形或椭圆形，少数为多角形的孤立散布而不会相互融合的白斑。如仔细观察，白斑边界清晰。中央稍微凹陷。大多数白斑分布在胸、背、四肢内侧衣服遮盖的部位	点状白斑主要发生在 40 岁以上的人身上，常伴有皮肤干燥、萎缩，甚至出现老年斑等。这些均属于皮肤退行性改变，对人体无妨害。点状白斑无须治疗，它只是提醒人们皮肤已在衰老，应注意皮肤的保养。但是，颧骨或面颊部位出现的白块，有可能是白斑症，少数也可能是患上癌症的先兆，应该提高警惕

续表

症状	可能的疾病
皮肤上出现大小不等、形状不一，边界清楚的白色斑片（边缘色素往往稍深）	这是患了白癜风（中医称白驳风）。白癜风开始多在易受摩擦及阳光照晒等暴露部位出现，如颜面、颈、腰腹、前臂与手指背部等。本病影响美容，但对健康无影响
全身皮肤呈白色，连毛发也变白	这是患了白化病。白化病是皮肤、毛发和眼睛色素缺乏的一种常染色体劣性遗传性皮肤病，常有家族史
皮肤发黄，同时眼睛的眼白部分也呈现黄色	多半是患了黄疸型肝炎，或胆囊炎、胆石症及胰腺疾病等
皮肤呈现赤红	显示出红血球的含量偏高，或心脏、肝脏及肠出现问题
皮肤呈樱红色	提示可能是一氧化碳中毒
皮肤发蓝	提示可能患有心脏病和肺病。如果腹部有蓝色纹路，提示可能患有肾上腺皮质功能亢进症
皮肤发黑并出现黑色斑	提示有可能缺少肾上腺素
皮肤变黑变粗	常是胃癌的危险信号
老年人的皮肤上，特别是脸上出现一些棕褐色的斑块	这叫寿斑，是人体衰老的一个信号，它会随着年龄增长而增多，但平时注意营养可以控制和减少寿斑的发生

皮肤起屑（Scurf）

症状表现和引起症状的原因

干燥会引发皮肤起屑剥落，通常在腿上和手臂上，因为这部分的皮肤较薄，而且经常暴露在外。导致皮肤发干而剥落的原因有很多。

有些人天生如此。皮肤剥落在老年人身上更多见，因为衰老的皮肤容易变干。在任何年龄下，频繁地清洗和洗澡，特别是使用刺激性的肥皂都会加重皮肤干燥。

你可能会注意到一年中的某些时间皮肤干燥得更厉害。对于年轻人和老年人来说，冬季都是皮肤易剥落的季节，因为户外湿度较低的寒冷空气和室内加热的空气都会使得肌肤干燥。如果没有足够的湿度，干燥的皮肤就像上百年的油漆一样容易剥落。

剥落的皮肤也会使皮肤受伤、刺激或红肿，引发其他疾病，比如晒黑、过敏、牛皮癣和湿疹。牛皮癣通常的症状是小片地方皮肤发红、发炎，这种顽固的皮肤疾病通常在肘、膝盖和头皮上初次露面，但有可能会影响到全身。应该让医生及时治疗。

皮脂溢出通常也会影响到头皮，会使头皮形成黄色的含脂肪的鳞片。湿疹，是一个范围内的皮肤疾病的代名词，通常会使皮肤形成干燥的鳞状或碎片。湿疹会在任何地方出现，但对于成年人通常长在手上。某些皮肤药物，比如 Retin - A，也会导致皮肤发炎，紧接着会脱皮或者剥落，这是炎症消除后受损皮肤脱落的方式。

如何缓解症状

皮肤剥落是由许多疾病引发的，然而治疗方法都可归结为——补充水分。

家庭处理措施

● **不要用肥皂**

抗菌剂和除臭肥皂都对干性皮肤有刺激作用。因此在大多数情况下，如果换用温和的肥皂替代品，就会使皮肤剥落症状消除。清洁皮肤时可以从一些其他的东西中获取补水效果，比如橄榄油。不要使用含羊毛脂的洗液，许多人对它过敏。

● **不要用错误的方式擦拭**

洗澡后抚摸皮肤，不要擦拭，尽量不要刺激敏感的皮肤。洗澡或淋浴过后不要让皮肤保持潮湿，而要弄干皮肤，如果水分蒸发会使皮肤变得更加干燥，因为它会从皮肤里面吸走水分。

● **留住湿气**

把皮肤弄干，然后立即增加水分。有上百种补水方式可供选择。许多办法都是在皮肤和空气中建立一个含脂肪的防水层，从而防止湿气遗失，凡士林这种纯脂肪软膏就是一个典型的例子。药房有售各种非处方的补水药物，可以帮助减轻皮肤剥落的状况。但是如果问题仍然持续下去，让医生开一些洗液。

● **包住患处**

补水药物需要帮助才能进入皮肤，并对极其干燥、易剥落的皮肤起作用。如果你的手非常干燥，并无感染的迹象，睡觉前使用软膏，比如 1% 的氢化可的松软膏，戴上塑料或乙烯基手套，用塑料膜包起来也可以达到同样效果。

● **洗出水嫩肌肤**

到了秋天，首先要改变洗浴的习惯，含凉性物质的浴液暂时收起来，把滋润的浴液拿出来。不要用碱性大的肥皂，否则皮肤容易干燥脱屑。

可供选择的药物

● **试试药膏**

如果沿着眉毛、鼻子和发型正面的轮廓线都有头皮屑出现，使用 0.5% 的氢化可的松软膏，一天仅仅用一次，连续一至两周即可。

饮食调理

● **注意饮食**

少吃辛辣食品、牛羊肉和葱、蒜等刺激性的食物。西红柿可以健胃消食，抗衰老。胡萝卜可以减轻皮肤干燥。

家庭小验方

● **试试用橄榄油做护肤品**

橄榄油中的维生素 A、D、E 对皮肤干燥过敏有不错的疗效。

● **用方糖润肤**

这是老一代人的“秘方”，把一块方糖溶在一盆热水里然后擦身，护肤效果也非常好。

● **蜂蜜加醋喝出好皮肤**

取 50 克蜂蜜与 50 毫升醋调和，分成两份，早晚各用温开水送服一份，可润肤养颜。适用于皮肤粗糙、面部起屑、生黄褐斑、老年斑。

何时该去看医生

★ 皮肤剥落并伴有剧烈的发痒。
★ 剥落的地方发炎或感染。
★ 你发现下腿有鱼鳞样的皮肤剥落（可能不痒）。
★ 家庭治疗方案 3 周后仍不起作用。

皮肤苍白（Cutis Pallor）

症状表现和引起症状的原因

皮肤下流淌的血液使你的面颊呈现光泽健康的玫瑰红色。如果血液流动变慢，颜色逐渐消失，皮肤看上去就会显得苍白没生气。

紧张的身体和情绪压力妨碍了皮肤下正常的血液流动。当你情绪紧张时，你的身体会很快作出反应，皮肤里的血管收缩，血液会流向身体的中心。皮肤短暂失血，会变得苍白。

与生活方式有关的身体疾病也会导致皮肤苍白。久坐的人不如经常运动的人脸色红润，因为他们的心脏供血较少，经常锻炼能增加心脏的供血能力，输入更多的氧到皮肤里。

苍白（并伴有疲劳、气喘）也是缺铁性贫血的迹象。铁能增加血液中的红细胞，使血液呈现明显的红色，并能将氧运送至全身。缺铁性贫血通常是由严重的长期的月经期失血、溃疡、胃炎、痔疮、使用过量的阿司匹林（偶尔也是由于肠瘤）造成的。

另外，如果你怀孕或在哺育婴儿期间，含铁食物摄取不足也会导致皮肤苍白。脸色苍白也是少见的几种贫血的症状，比如“溶血性贫血”、“巨幼红细胞性贫血”、“再生障碍性贫血”等。其中有些贫血是先天遗传的。

脸色苍白还是心脏疾病发作的警告标志。如果你突然发生出汗、心跳加速、喘气、脸色苍白，应立即去看医生。

如何缓解症状

如果你从镜子里看见了一个苍白的自己，你可以尝试以下方法。

家庭处理措施

● **血清铁蛋白测试**

常规的血液测试能测出铁蛋白，身体里储存铁的蛋白质能够准确地告诉你体内铁的含量。这是帮助你在它发展成气喘性贫血前发现缺铁的最好办法，如果你的铁蛋白含量是在缺铁的边界线上徘徊，医生会让你注意饮食习惯，并增补营养以恢复铁含量。

● **多运动**

走路、骑车或任何运动，转动你的手臂和大腿可以帮助刺激红细胞的形成，并促进血液更顺畅地流动。有规则地锻炼可以在几周内恢复脸上的光泽和玫瑰红色。

● **用果酸改善你的脸色**

如果你是因为感染而使脸色苍白，那你可以尝试一下从水果中提炼的含有无羟基酸的洗液。这种成分会引起轻微的红肿，使得旧细胞脱皮，让新细胞长出来，你会有迷人的脸色，而且没有严重的副作用。

● **把头放在两膝之间**

如果你突然感到脸色苍白、出汗，由于过热而头晕，弯下身子使得头部低于心脏。这样地球引力会使血液流向脑部，让你的脸颊呈现红色。然后喝点凉的东西，脱掉一些衣服，到阴凉的地方去。

饮食调理

● **少喝茶**

需要注意的是：贫血者最好不要喝茶，多喝茶只会使贫血症状加重。因为食物中的铁，是以 3 价胶状氢氧化铁形式进入消化道的。经胃液的作用，高价铁转变为低价铁，才能被吸收。可是茶中含有鞣酸，饮后易形成不溶性鞣酸铁，从而阻碍了铁的吸收。其次，牛奶及一些中和胃酸的药物会阻碍铁质的吸收，所以尽量不要和含铁的食物一起食用。

● 多吃有益的补血食物

❖ **维生素C**：有参与造血、促进铁吸收利用的功能。富含维生素C的食物如新鲜的水果和绿色蔬菜，如酸枣、杏、橘子、山楂、西红柿、苦瓜、青柿椒、生菜、青笋等。

❖ **铁**：是构成血液的主要成分，富含铁的食物如鸡肝、猪肝、牛羊肾脏、瘦肉、蛋黄、海带、黑芝麻、芝麻酱、黑木耳、黄豆、蘑菇、红糖、油菜、芹菜等。

❖ **铜**：铜的生理功能是参与造血，铜缺乏也能引起铁的吸收障碍和血红蛋白合成减少。另外，富含优质蛋白质的食物如蛋类、乳类、鱼类、瘦肉类、虾及豆类等也对改善贫血有益。

❖ **黑豆**：我国古时向来认为吃豆有益，黑豆可以生血。黑豆的吃法随各人喜好，如果是在产后，建议用黑豆煮乌骨鸡。

❖ **发菜**：发菜内所含的铁质较高，用发菜煮汤做菜，可以补血。

❖ **胡萝卜**：胡萝卜含有很高的维生素B、C，同时又含有一种特别的营养素β-胡萝卜素，胡萝卜素对补血极有益，用胡萝卜煮汤，是很好的补血汤饮。也可以把胡萝卜榨汁，加入蜂蜜当饮料喝。

❖ **面筋**：面筋的铁质含量相当丰富。而补血必须先补铁。

❖ **菠菜**：是有名的补血食物，菠菜内含有丰富的铁质胡萝卜素，所以菠菜可以算是补血蔬菜中的重要食物。如果不爱吃胡萝卜，那就多吃点菠菜吧。

❖ **金针菜**：金针菜含铁数量最大，比大家熟悉的菠菜高了20倍，铁质含量丰富，同时金针菜还含有丰富的维生素A、B_1、C、蛋白质、脂肪等营养素。

❖ **桂圆肉**：除了含丰富的铁质外还含有维生素A、B和葡萄糖、蔗糖等。补血的同时还能治疗健忘、心悸、神经衰弱和失眠症。

❖ **萝卜干**：萝卜干所含的维生素B极为丰富，铁质含量很高。所以它是最不起眼最便宜但却是最好的养生食物，它的铁质含量仅次于金针菜。

● 补充营养素

❖ 2.5% **硫酸亚铁合剂**（每毫升含铁5mg）：4岁以下孩子1毫升/千克（公斤）体重/日，分3次口服。

❖ **维生素C**：每日300毫克与铁剂同服以促进铁的吸收。

❖ **维生素B_{12}及叶酸**：对巨嗜细胞贫血有效，但是维生素B_{12}缺乏者禁止用叶酸代替治疗，因为叶酸虽然能使维生素B_{12}缺乏之贫血矫正，但又促使维生素B_{12}引起的脊髓病变不能恢复正常，导致永久性神经病变。

❖ **维生素B_6**：治疗遗传性及原发性铁粒芽细胞贫血，可使部分病例贫血减轻，这种病人并不缺乏维生素B_6，但红血球中血红素合成有缺陷，

而大剂量维生素 B_6 有促进血红素合成的作用。

- **保健药膳**

❖ **大枣羊骨粥**

羊颈骨 1～2 根（捣破），大枣 20 枚（去核），糯米 50～100g。共煮稀粥，食盐调味，分次食用。尤其适合于再生障碍性贫血、血小板减少性紫癜患者食用。

❖ **菠菜粥**

取连根新鲜菠菜 100～150g，洗净后用手撕开；粳米 100g，放入沙锅，加水 800 毫升，煮至米烂汤稠，即可食用。更适合于缺铁性贫血。

❖ **人参蜂蜜粥**

人参 3 克，蜂蜜 50 克，生姜汁 5 毫升，韭菜汁 5 毫升，粳米 100 克。将人参切片，置清水中浸泡一夜，连同泡参水与洗净的粳米一起放沙锅中，文火煨粥，粥将熟时放入蜂蜜、生姜汁、生韭菜汁调匀，再煮片刻即成。每日一剂，分次食用。每 6 剂为一个疗程。间隔 6～10 日后可用下一个疗程。能调中补气，润肠通便，丰肌泽肤。适用于因气虚而致的面色苍白无华及有气血两虚表现的大便秘结的中老年人。用粥期间不喝浓茶，不吃白萝卜。

何时该去看医生

★ 你感到虚弱、劳累、上气不接下气。

★ 如果你突然脸色苍白、出汗、心脏急速跳动、难以呼吸，立即去看医生。

皮肤生疮（Cutis Papula）

症状表现和引起症状的原因

疮有上百种形成原因，许多原因很难精确地找到，更难以消除。当疮嚣张起来的时候，它能说明三件事：一些疾病正在皮肤中发生；一些疾病是在身体的其他部分发生但通过皮肤表现出来；或者皮肤遭到了一些有害生物的侵袭，比如蚊子和蜜蜂的叮咬和蜇痛，微小的寄生虫也在挖隧道。所有的叮咬和挖隧道都会引发感染，使疮更加严重。

大多数脓疱、结疤和发红的疮都是细菌感染的结果，它们引发的疾病包括疖子、脓疱疮（皮肤表面发红的，有脓的结有硬壳的疤的皮疹）、毛囊炎（毛囊感染）。病毒则会带来水痘、疱疹、带状疱疹和疣。有一部分真菌也是一些皮肤疾病（比如香港脚）的入侵者。

一些患有皮炎和湿疹的皮肤很容易感染发展成疮和脓疱，如果皮肤表面破裂（比如抓破）会产生二次感染。皮肤癌前期的潜在皮肤损害，会首先以很小的疮的形式出现。

有时身体表面的脓疮可能是身体里面更严重的疾病的标志，比如循环不畅、糖尿病、莱姆关节炎和艾滋病等都有可能出现久治不愈的脓疮。

如何缓解症状

治疗疮的秘诀是要针对病因，治疗病毒的办法会与治疗细菌感染的办法完全不同，而且治疗其中一种疾病的病因的办法，如果用在另一种上可能会造成灾难性后果。

不恰当的自我药疗法会耽误治疗，因此治疗顽固的疮应该看医生。对于较小的疮，身体本身的防御系统会在一定的时间清除它。

家庭处理措施

● **保持清洁**

让疮尽可能地保持干净，不要粗暴地擦洗使疮受损伤。用温和的肥皂和温水清洗，每天一两次，再用毛巾抹干。

● **让疮暴露在外并保持干燥**

让疮通风会使其干涸，促使细菌消除。覆盖住疮会让细菌和其他病菌繁殖、化脓。大块的已经弄破并正在慢慢流脓、出血或有液体流出的疮除外，在这种情况下需要将它弄干净，并用绷带紧紧包住，以便吸出脓并防止细菌感染。

● **不要抓痒处**

没有什么比抓挠疮更容易引起感染的。口服抗组织胺会减少抓挠的冲动。用一种由燕麦粥制成的胶状物洗澡也管用。你也可使用 0.5% 至 1% 的氢化可的松擦在痒处，但先让医生看看，有一些药物在使用后感染会加剧（对于治疗皮肤痒的其他办法，见 392 页）。

● **检查药柜里的药物**

一些药物会产生过敏反应，会波及周身的皮肤。咨询一下医生看是否需要更换药物。

● **皮肤生疮别吃鸡蛋**

鸡蛋是一种难以消化的食物，如果吃多了，孩子的胃肠就负担不了，会导致消化和吸收功能障碍，从而引起消化不良。此外，鸡蛋有发酵特性，会使疾病加重，如儿童的皮肤生了脓疮，吃鸡蛋会使化脓加剧。

可供选择的药物

● **药物治疗**

细菌感染可以用各种抗生素治疗，包括非处方局部使用的软膏，还有许多有效的口服和局部用药，比如青霉素和头孢菌素。处方药抗病毒药包括治水痘和带状疱疹的阿昔洛韦等。

何时该去看医生

★ 疮两周后没有治愈或生长更快。
★ 疮会复发或更多。
★ 你同时发高烧、恶心。

皮肤敏感（Skin Sensitivity）

症状表现和引起症状的原因

患上皮肤敏感的人，似乎有愈来愈普遍的趋势。皮肤敏感发生时，通常在皮肤上会出现斑点、发红、痒或疼痛等感觉，严重时即使涂上药膏也不管用。

可以造成皮肤敏感的原因很多，如使用不适合的化妆品或护肤品；吃了某些令你敏感的食物：如果仁、海鲜、食物添加剂；接触动物，如猫、狗、兔；服用中药或西药等。

预防皮肤敏感最重要是找出致敏源。一时间想不到致敏源是什么，也应把可能性最高的三项写下来，以便日后跟进。尽量少吃含食品添加剂和人造色素的食物，现在这些添加剂和人造色素基本上已经是无处不在了。严重的便应该看医生了，医生会开止痒止敏感的药物（抗组胺类）。不要搔痒处，搔痒会加重敏感的反应。

如何缓解症状

下面是如何使敏感的皮肤舒服起来的办法。

家庭处理措施

● **给皮肤补水**

如果是干燥造成的皮肤敏感，建议你使用一些补水技巧。浸泡在浴缸里让皮肤吸收一些水分，然后用较便宜的缓和药，比如甘油或者优塞林洗液来保湿。所有这些都可以在药房买到而不用开处方。

● **忌用碱性皂**

角质过薄和角质受损是造成皮肤敏感的主因，因而保养的首要原则就是维护角质不受伤害。清洁时注意不可过度，更不可选用碱性的清洁剂；使用不含皂碱的清洁品，可以维护皮肤适合的酸碱度。至于磨砂膏、去角质霜等产品更应避免。

● **加强防护**

敏感性肌肤的表皮层较薄，缺乏对紫外线的防御能力。过度的日晒，会引起皮肤灼伤，出现红斑、发黑、脱皮等过敏现象。因此，应该注意防晒品的使用。不适的防晒品成分也是造成刺激敏感的因素之一，最好慎选低敏感性的防晒品。

● **充分保湿**

敏感性肌肤的角质层常常不能够保持住足够的水分，会比一般人更敏锐地感觉到皮肤缺水、干燥，因而日常保养中加强保湿非常重要。除使用含保湿成分化妆水、护肤品外，还应定期做保湿面膜。季节更替时，也需要留心更换不适用的保养品。

● **谨用疗效型化妆品**

对于敏感性肌肤而言，高浓度、高效果就是高风险、高敏感。因此敏感性肌肤不适合选用疗效性太强的产品。

● **减少刺激**

皮肤一旦出现干燥、脱屑或发红状况时，说明皮肤健康状况已亮起红灯。要让皮肤尽快复原，最好的方法就是减少刺激，不过度受风吹、日晒，不吃刺激性食物，停止所有保养品、清洁品的使用，让肌肤只接触活泉水等。每天只用活泉水清洁皮肤，持续一周时间，然后再使用低敏系列的产品，在减低伤害后，皮肤运用本身的自愈能力，即可自行恢复健康。

● **日常调理**

生活要有规律，保持充足的睡眠。饮食调理中注意多吃一些水果、蔬菜，少吃鱼虾、牛羊肉等食品。

● **敏感肌肤如何选择安全的护肤品**

选品牌，不一定要选名牌，但最好选有大集团背景的品牌产品。选产品，尽量避免选美白祛斑之类的疗效产品，尽量选择保湿滋养类的纯天然有机护肤品。购买之前一定要在“使用部位”——面颊两侧先试用，在耳后、手腕内侧试用都不足以鉴别“致敏性”，因为敏感皮肤的两颊要敏感得多。第一次对护肤品过敏，一般都会有1~2周的潜伏期。购买新品后，比较敏感的皮肤一定要先局部使用观察，这样即使有不良反应，也只限定在较小的范围，两周后确保安全了再全脸使用。

可供选择的药物

● **预防流感**

如果是由于流感或病毒使你的皮肤疼痛，试用一下阿司匹林来减轻痛苦。警告：不要对有类似流感症状的小孩使用阿司匹林。21岁以下的孩子在患流感、水痘或发烧时使用阿司匹林，会引发Reye综合征，那是一种致命的症状。

何时该去看医生

★ 你的皮肤发红，成鱼鳞状，碎片剥落，外皮脱落有水疱。
★ 你没有过分暴露在太阳下，但皮肤晒伤。
★ 你的敏感部分变为黑色。
★ 你的嫩皮发红，身体一侧一个地方的皮肤比另一侧相同位置的皮肤暖和。

医学小知识

如何区分皮肤敏感与过敏现象

敏感是一种状态，过敏是一种症状。敏感是指皮肤脆弱，容易受到各种刺激的影响；过敏则是指皮肤受到各种过敏原刺激后产生的一种红、肿、热、痛、瘙痒的现象。

	敏感	过敏
原因	主要有先天性和后天性之分。前者主要跟遗传及体质有关；后者主要与保养不当、滥用化妆品、太阳暴晒、风沙吹打、换肤等因素有关	从过敏原来看有食物因素、季节因素、药物因素、化学品因素、遗传因素等；从根本原因来看是体内自由基氧化嗜碱细胞和肥大细胞破坏免疫系统造成
特征及临床表现	敏感的肌肤皮肤较薄、脆弱、毛细血管显露，容易发红，且呈不均匀潮红，时有痒感及小红疹出现	皮肤过敏时皮肤充血、发红、发痒、出现红疹甚至过敏性面疱，严重者脱皮、水肿
两者的关系	敏感肌肤如果呵护不够，经常出现红、热、痒等症状或试用含激素类的外用药，则会转变为易过敏肌肤	易过敏肌肤有可能是偶尔过敏后引起，但大多数过敏肌肤前期多有敏感肌肤的症状
预防及治疗措施	对于敏感性皮肤应避免食用容易引起过敏的食物和使用药物化妆品等；避免接触热、碱、电流刺激；不要过度摩擦；防止紫外线照射。平时可用冷水或温水洗脸	一旦发生过敏则要注意：（1）要有良好的心态：首先应明白过敏只是代表这个人不适合这种产品并不表示这个产品不好；任何化妆品都可能产生过敏；任何人在某些情况下都有可能过敏。（2）弄清过敏的原因：远离过敏原，同时通过清除自由基，调节免疫力，改善自身过敏体质

皮肤水肿（Skin Edema）

症状表现和引起症状的原因

当你早晨起床对镜梳洗时，突然发现你的眼皮浮肿，如果不是熬夜赶工或者伤心哭泣的后果，也许是你临睡前多喝了几杯后的反应，一般来说，这种水肿很快会消失。但水肿如果频繁发生很难消退，就要考虑过敏的可能以及你身体某个部分是否有潜在的疾病。

水肿，又称为浮肿，是临床上常见的一种症状。水肿的发生与渗透压有关。正常情况下，在毛细血管动脉端，毛细血管压高于血浆胶体渗透压，液体从血管中渗出，形成组织液。在毛细血管静脉端，毛细血管压低于血浆胶体渗透压，组织液又回流到血管中。如果这种平衡失调，则水分将过多地滞留在组织间隙而形成“水肿”。

水肿常常是某些疾病的重要表现之一。据目前所知，能够引起水肿的病变多达30余种，其中最常见的是由心脏病、肾脏病、肝脏病伴发的水肿。但是，还有一类水肿“病人”，尽管医生为其做了各种详细的检查和化验，结果均在正常范围，并无器质性病变。而且经过长时期观察，这些人的健康并不受到影响。鉴于医学上对于导致这类水肿的原因和性质尚不十分明了，因此统称其为功能性水肿（又称良性水肿）。水肿的症状与可能疾病详细分析见本小节后的医学小知识。

另外蜜蜂叮咬、接触过敏原等也会造成局部水肿。遗传性过敏症的原因不是很清楚，这种慢性的、复发的症状，通常伴有皮肤发痒、发红，有遗传因素，而且可能与吃某些食物有关。

食物或药物也会导致被称为麻疹或风疹的红肿、发痒的皮肤肿块，这种情况一般突然出现。这些肿块持续几分钟或几小时，表示对一些药物（比如阿司匹林、青霉素）还有一些食物（比如草莓、土豆和贝类）过敏。在最严重的情形当中风疹会发展成过敏性反应，这是一种会威胁到生命的紧急情况，患者喉咙和肺部会肿大，并充满液体，严重的会造成窒息。

如何缓解症状

持久的皮肤肿胀会导致组织受损，因此要迅速使其得到控制是很重要的。试一下这些防止肿胀的办法。

家庭处理措施

● **冷敷**

凉水浴，或用一包冰放在肿胀的地方，每次15分钟，每天数次，会促使血管收缩。将肿胀的地方抬高也会帮助排出液体，减轻炎症。

● **给患蜂窝组织炎处热敷**

用温暖的、潮湿的毛巾裹住蜂窝组织炎感染区，会使更多的血液流到这里，能帮助控制细菌和其他微生物的扩散，从而使这种类型的肿胀得到控制。每次加热需要 15～20 分钟，每隔几个小时重复一次。

● **戴手套**

如果你需要与会导致刺激的化学药品和物质（像清洁剂或工业油）接触，戴上一些保护性的外部装置，比如橡胶手套、靴子和围裙。但是一定要小心，有时这些产品也是由甲醛处理过的或是由乳胶做成的，都会刺激皮肤。

● **避免抓挠和摩擦**

进一步的刺激会加剧肿胀。不要用手抓挠，并且试着穿比较宽松的衣服，避免摩擦红肿处。

可供选择的药物

● **使用氢化可的松软膏**

多数外用药物对治疗接触性皮炎的肿胀帮助不大。唯一例外就是 0.5% 至 1% 的氢化可的松软膏管用，你可以在药店买到。这种软膏可以减轻发痒。但是如果已经感染就不能使用，那样只会使它恶化。

● **使用口服抗生素**

许多皮肤感染局部用药反映并不好，服用医生开的口服抗生素可以治疗。

● **避免使用阿司匹林和麻醉剂**

阿司匹林被认为是一种抗炎症的药物，但事实上会加重红肿。局部麻醉药（比如苯坐卡因）也会加重肿胀。

饮食调理

● **珍珠粉治疗皮肤过敏、肿胀**

取珍珠粉 4 克，同鸡蛋清或鸡蛋黄（油性皮肤用鸡蛋清，中干性皮肤用鸡蛋黄）调和均匀，涂于过敏或肿胀的皮肤表面。

● **补充营养素**

❖ 蛋白质补充品（含各种单一氨基酸），有时，水肿是由于蛋白质的吸收利用不足所造成的。缺乏蛋白质已被认为与水分滞留体内有关。

❖ 维他命 B_6 加 B 群，每天 3 次，各 50 毫克。维他命 B_6 能减少水分滞留的情形。

❖ 维他命 C，是肾上腺功能及制造胃上腺荷尔蒙所必需的。这些荷尔蒙调节体液的平衡及控制水肿。

● **饮食疗法**

❖ **玉米须茅根饮**：玉米须、白茅根各 50 克，共煎汤，加适量白糖分次服用。适用于急性水肿，可以宣肺理气利尿消肿。

- ❖ **赤小豆鲤鱼汤：** 赤小豆60克，鲤鱼1条（去肠脏），生姜10克，共炖汤，不放盐，吃鱼饮汤。适用于慢性水肿，可以健脾利湿。
- ❖ **黄芪瘦肉汤：** 黄芪60克，猪瘦肉适量，共煎汤，不放盐，吃肉饮汤。适用于慢性水肿，可以健脾利湿。
- ❖ **冬瓜皮白扁豆汤：** 冬瓜皮50克，白扁豆50克，煎汤当茶饮用，可以利尿消肿。

● 能赶走虚胖浮肿的有益食物

解决因吃盐含钠过多引起的水肿胖，首先就是多吃富含钾质的食物。因为钠和钾在体内存在一定的比例，当钠多钾就少，相对钾多纳的含量就少了，而且钾还有维持内分泌恒定及淋巴血液循环顺畅的功能，对生长及修护机能来说，它是个不可或缺的营养素。

- ❖ **马铃薯：** 含有丰富钾质及维他命C，烤一烤食用，热量更低。
- ❖ **胡萝卜：** 新鲜蔬菜皆有丰富钾含量，如一杯胡萝汁就有近800毫克的钾。
- ❖ **酪梨：** 和香蕉一样吃起来要有点艺术，因为它不只钾多，蛋白质、脂肪、纤维质多，热量卡路里也较多。
- ❖ **香蕉：** 虽然卡路里有点高，但它的钾特多，而且脂肪很低，可以自己取舍一下。
- ❖ **橘子：** 不仅钾多维他命C也多，打成汁喝不只瘦还美丽动人。
- ❖ **豆类：** 青豆、豌豆或扁豆，不只是钾，蛋白质含量比其他植物性食物都高。

何时该去看医生

- ★ 肿胀持续了不止一天的时间。
- ★ 肿胀处变色、麻木或者妨碍了你的行动。
- ★ 肿胀是由于被蜘蛛、蛇或昆虫咬了。
- ★ 如果喉咙或脖子肿胀，出现呼吸困难或感觉晕眩或衰弱，应立即去看医生。

医学小知识

水肿与可能的疾病

水肿常常是某些疾病的重要表现之一。据目前所知，能够引起水肿的病变多达30余种，其中最常见的是由心脏病、肾脏病、肝脏病伴发的水肿。但是，还有一类水肿“病人”，尽管医生为其作了各种详细的检查和化验，结果均在正常范围，并无器质性病变。而且经过长时期观察，这些人的健康并不受到影响。鉴于医学上对于导致这类水肿的原因和性质尚不十分明确，因此统称其为功能性水肿（又称良性水肿）。下面我们介绍这两种水肿的鉴别方法：

（一）功能性水肿

高温性水肿	炎热夏季或高温下作业，有时可出现下肢或手部的轻度水肿。这可能由于炎热刺激，引起体表血管扩张、动脉血流量增加或浅静脉的扩张、郁滞，致使毛细血管滤过压增高，体液在皮下疏松结缔组织间隙渗聚而形成轻度水肿，这种水肿易发生在足和手等处
体位性浮肿	又称旅行者水肿，见于久走或久立者。有的人长时间行走后，下肢静脉回流会受影响，毛细血管渗出增多，形成下肢浮肿；也有的人因需久立工作，使下肢静脉回流受阻，出现下肢浮肿
肥胖性水肿	多见于身体肥胖的女子，水肿部位在下肢。其原因在于，肥胖者皮下脂肪增多，血管易于扩张，使血液淤积，加之下肢静脉压升高，水肿便会发生。身体肥胖者应加强体育锻炼，适当减肥，水肿自然会消失
月经前水肿	约有25%的妇女于经前10～14天可出现水肿，且多为下肢轻度浮肿，严重者可有颜面及手部浮肿，并常伴有烦躁不安、易怒、失眠、头痛、乳房胀痛。随着月经来潮，排尿增多，症状逐渐消失。少数病人水肿可在经期或月经来潮后发生
孕妇正常妊娠后期水肿	由于膨大的子宫压迫下腔静脉，血液回流受阻，常有轻度下肢浮肿。但在休息后稍退，尿内无蛋白，血压亦不高，这可与妊娠中毒症状相区别
老年性浮肿	人到老年，心、肝、肾功能减退，血管壁渗透性增高，因此常会出现浮肿。这种浮肿，经各种检查，均无异常发现
药源性水肿	有不少药物能影响体内的水钠代谢，引起浮肿。如经常服用醋酸可的松、泼尼松（强的松）、避孕药、吲哚美辛（消炎痛）等药物的妇女，可导致水肿，但停药后可逐渐消失。此外，据文献报道，少数患者的水肿系长期服利尿剂所致，停药后即可消失
晨起眼皮浮肿	有的人早晨起来眼皮就出现浮肿。其原因是睡眠中，眼睑活动减少，血液流动缓慢，导致局部毛细血管压力增加，驱使液体离开血管进入疏松的眼睑组织而引起水肿，这种浮肿并非疾病所致
特发性水肿即无原因可寻的水肿	多见于中年妇女。这种水肿多在下肢，与情绪和体位有关。直立时加重，平卧时减轻，体重早晚相差1.4公斤以上（正常人多在0.5～1.4公斤以内）

（二）病理性水肿

心源性水肿	见于各种心脏病引起的心力衰竭时。其特点是水肿先出现在下肢踝部，逐渐向上延至全身，按之呈凹陷状。严重时可出现全身水肿，并伴有胸腹腔积水，以及心悸、呼吸急促、肝脾肿大等症状，病人常不能平卧
肾源性水肿	急、慢性肾炎，肾病综合征，是发生水肿最常见的疾病。其特点是疾病早期只在早晨起床时发现眼睑或颜面水肿，以后向下发展为全身性水肿，按之呈凹陷状，而且面色多苍白，同时可出现血尿、蛋白尿、管型尿
肝源性水肿	见于肝硬化疾病。其特点是常先有腹水，水肿多发生在下肢，全身性水肿较少见，按之呈凹陷状，并常伴有肝脾肿大、肝功能异常等症状
营养不良性水肿	见于营养缺乏症、慢性消耗性疾病（如恶性肿瘤、结核、严重贫血），这种水肿主要由于血浆蛋白或维生素减少所致。其特点是水肿常为全身性，发生较慢，以下肢为明显，按之呈凹陷状，同时伴有其他营养不良症状。另外，有的女子有“偏食”、“挑食”习惯，或出于减肥目的而控制饮食，天长日久使血浆中蛋白质成分贫乏，造成营养不良性水肿
黏液性水肿	由于甲状腺功能低下所致。其特点是水肿按压不凹陷（黏液性），颜面及下肢出现水肿，严重时全身均可累及。同时伴有无力、怕冷、皮肤苍黄而干燥、毛发脱落、反应迟钝、便秘、贫血、女性月经紊乱等
妊娠中毒症水肿	常发生在妊娠24周以后，多见于第一胎，但更多见于双胞胎、羊水过多或原有高血压病的孕妇。其特点是水肿较严重，且为全身性的，水肿、蛋白尿及血压升高是此病的主要表现
脚气病	平时以精白米为主食。先有疲乏和肌肉酸痛，而后出现下肢麻木，呈针刺样疼痛和烧灼感。下垂性水肿，伴心悸、气急、恶心

上面介绍了功能性水肿和病理性水肿的区别。读者在进行自测时，还应注意以下几点。

一、当出现全身或局部水肿时，首先要去医院做详尽的检查，只有在排除了各种疾病引起的水肿，而水肿本身又不伴有其他明显的不适，也不影响自己的日常生活和工作学习，才能判断为功能性水肿。目前对于功能性水肿尚无特效的防治办法，如水肿较重，需要适当地限制盐的摄入（水不一定限制），必要时可以间断口服一些利尿剂。

二、一般来说，水肿从脚肿起可考虑心脏病，而从头面部肿起，可疑为肾脏病。另外，无论脚部、面部的过度水肿，都是危险的征兆，应引起高度重视。

三、当局部水肿并有潮红、灼热与疼痛时，表明局部发生了炎症；当发现面、舌、唇等处有突发的、无痛的、有弹性的水肿时，应该想到是否与某些药物或食物过敏有关。

老年斑（Age Pigment）

症状表现和引起症状的原因

老年斑形成的原因是人体在代谢过程中，会产生一种叫做“游离基”的物质，即脂褐质色素，这种色素在人体表面聚集，即形成老年斑。人在青壮年时期，体内有天然的抗氧化剂和抗氧化酶，这些抗氧化物质会使游离基变为惰性化合物，不能生成过氧化脂质，故不能对细胞有所破坏。然而，随着年龄的增长，体内的抗氧化功能逐步减退，到了老年时体内游离基便会起破坏作用了。一般认为，老年斑是组织衰老的一种先兆斑，表示细胞进入了衰老阶段。脂褐质色素不仅聚集于皮肤上，而且还侵扰机体内部，如果沉积在血管壁上，会使血管发生纤维性病变，导致动脉硬化、高血压、心肌梗塞；积存于脑细胞时，影响脑功能，从而加速脑衰老过程，还会引起老年人记忆、智力障碍，抑郁症，甚至老年痴呆。这种物质在细胞内积蓄，便会妨碍细胞的正常代谢，引起整个机体衰老，最后导致死亡。

要想不长或少长老年斑，只有增加体内的抗氧化剂。诸多研究表明，最理想的抗氧化剂是维生素 E，它在体内能阻止不饱和脂肪酸生成脂褐质色素，自然也就有较强的抗衰老性能。因此，老年人除遵医嘱服用一定的维生素 E 外，还应多吃含维生素 E 丰富的食物，而植物油是维生素 E 最好的食物来源。此外，大豆、芝麻、花生、核桃、瓜子仁、动物肝、蛋黄、奶油以及玉米、黄绿色蔬菜中，均含有丰富的维生素 E。

老年斑和年龄几乎没关系，它与日晒有关。老年斑事实上是由日光照射诱发的斑点群，它们大多出现在手背。对于日光暴晒的部位，如面部、肩部等也可见老年斑。老年斑多发于老年群体，但在中青年常受日光暴晒的人群中也经常出现。

对于老年斑，一般人都会对这种不痛不痒的斑块毫不在意。殊不知，老年斑有时却是内脏肿瘤的信号灯。由于年龄增长，老年人的皮肤对紫外线照射的创伤修复能力，对细菌、病毒的屏障能力，以及对色素等免疫吞噬能力均有不同程度的下降，容易患有老年斑、基底细胞乳头状瘤、基底细胞癌，甚至恶性黑素瘤等皮肤肿瘤。因此，虽然在临床上，老年斑极少发生恶变，但它对身体健康却起到一个重要的警示作用。当老年斑短期内突然迅速增多，皮损经常破溃出血，并伴有瘙痒及疼痛，皮损周围长出新的卫星病灶等危险信号时，应及早就医诊治，检查有无并发内脏肿瘤。因为，有些内脏肿瘤发生时，其症状多表现为突然长出较多的老年斑。

一般来说，老年斑是一种良性表皮色素沉积，大量泛发的患者可能与遗传有关，通常没有痒、痛等症状，病情发展缓慢，极少会发生恶变，更不会发展为皮肤癌。

其实，恶性皮肤肿瘤也很好区别，它往往有明显的肿块，表面透明或可见扩张的毛细血管，常会形成溃疡、菜花样增生，发展也比较快，而且表面比较脆，容易破损、出血，这些症状都和老年斑有明显不同。对于一般发展缓慢、没有明显肿块的黑色斑，大可不用担心。

老年斑的病因不明，因此目前没有有效的预防方法。另外，外伤、感染也会加重老年斑的皮疹和症状，建议不要经常去刮擦老年斑表面的鳞屑，也不要乱擦药物，减少对它的刺激。

如何缓解症状

老年斑是无害的，不会发展成任何类型的皮肤癌或早期恶性皮肤机能障碍。由于某些皮肤癌，如黑瘤，形似老年斑，因此在每年的体检中，可以请医生帮助分辨诊断。以下方法可处理过分日晒导致的老年斑。

家庭处理措施

● **避免暴晒**

预防和治疗老年斑的最佳办法是减少日晒时间。一旦出现斑点，日光会使它们更黑更醒目。为预防起见，可选择防晒系数至少为 15 的防晒霜，另外，在户外尽量穿长袖衫，戴宽檐帽。

● **看医生**

对于使用祛斑霜仍无法褪色的顽固性老年斑，医生会提供几种治疗方法使其消失。如用液体氮冻结它们，还可以用激光脉冲除去斑点。

● **脱皮祛斑办法**

当有人患有很多年的老年斑时，医生会建议你使用三氯醋酸药物脱皮。该办法可在门诊部进行，可除去皮肤最表层的斑点。一开始有明显火辣辣的感觉，持续 7 分钟以后不适感消失。两三天以后皮肤附近出现明显隆起，并变红，四五天之后表皮脱落。一星期之后，患处看上去像晒斑，你又可以正常活动了。

● **拍打手背**

每日 3 次拍打手背，拍打到发红发热，再摩擦 100 次，2 ~ 3 个月可使老年斑减退或消失。

可供选择的药物

● **祛斑膏药**

如果老年斑不是太大或颜色太深，涂抹含有对苯二酚的非处方药膏可帮助褪色。使用药膏时，一定要遵循使用说明。

● **维生素涂抹**

把维生素 E、维生素 A 胶丸刺破，涂抹在老年斑处，每天 3 次。还可以每天服用维生素 C500 毫克和维生素 E100 毫克。其次是维生素 A、B_1、B_2，它们具有使皮肤柔腻、光滑、润泽，皮肤皱纹舒展，减褪色素，消除斑点的功效。

● **抗衰老中药**

如人参、黄芪、灵芝、银耳、山楂等，长期服用，对抑制和消除老年斑都有一定效果。

饮食调理

● **吃洋葱茄子可减少老年斑**

洋葱富含硫质和人体必需的维生素，能清除体内的不洁废物，使肌肤洁净，减少老年斑，延迟皮肤老化。在吃早餐时切上几片洋葱，为了避免味道太刺激，可放适量的醋进行调味。茄子味甘、性凉，含有丰富的维生素 A、B、C、D，蛋白质和钙，能使人体血管变得柔软，同时还能散淤血，故可降低脑血管栓塞的几率，所以在吃晚餐时加吃一些茄子。

● **银耳鹌鹑蛋**

取水发银耳 50 克，煮熟鹌鹑蛋 3 个，加少量黄酒、味精、盐，慢火炖烂后食用，每天一次。

● **用生姜来减轻老年斑**

生姜中含有多种活性成分，其中的姜辣素有很强的对抗脂褐素的作用。把姜洗净切成片或丝，加入沸水冲泡 10 分钟，再加一汤匙蜂蜜搅匀，每天饮用一杯不间断，可明显减轻老年斑。

家庭小验方

● **用大蒜摩擦皮肤**

把大蒜切成薄片，贴在老年斑处，反复摩擦，直到皮肤充血发红为止，每天 3~5 次。

● **杏仁治疗老年斑**

杏仁适量，去皮捣成泥状，与鸡蛋清调匀，每晚睡前涂患处，晨起用温水洗净。

● **茯苓治疗老年斑**

茯苓适量，研成细末，与鸡蛋清调匀后涂患处，每晚睡前涂患处，晨起用温水洗去。

何时该去看医生

★ 老年斑出现出血、发痒、刺痛、形状改变等现象。

狐　臭（Armpit Odor）

症状表现和引起症状的原因

狐臭是一种生理现象，往往当事人并无感觉，而旁边的人却很不舒服。据统计，欧美人有狐臭的高达80%，而东方人较少约10%。不过西方人认为这是普通生理现象并不在意，东方人却常为此尴尬无比。

造成狐臭的原因在汗腺，一般而言，汗腺有两种：一种是外分泌腺又名小汗腺，分布于全身，分泌99%的水分和0.5%的盐分；另一种为顶浆腺又名大汗腺，位于皮肤真皮层，开口于毛根部，只分布在腋下或阴部和眉毛，会分泌较浓稠的液体，含有油脂、蛋白质等，经由腋下的细菌分解，形成恶臭。狐臭大都发生于青春期，受情绪及荷尔蒙影响。而且狐臭会遗传，根据调查，双亲皆有狐臭的人有80%会遗传到，若父母只有一方有狐臭，那么遗传的几率则为50%。

大部分狐臭患者的顶浆分泌腺体比常人活跃，或者是由于清洁皮肤做得不够好。引起顶浆分泌物气味的致病原因并不明确，但是有些疾病会产生皮肤异味。肠胃功能失常会使皮肤产生异味；糖尿病和尿道感染患者有时会出现水果型体味；维C缺乏症、坏血病和伤寒症也会引发身体异味。青春期儿童顶浆分泌腺活跃，狐臭较易发生。老化和新陈代谢变化也会促进顶浆分泌活跃。某些刺激性食品气味，如大蒜味会透过毛孔被周围人嗅到。

如何缓解症状

对付狐臭的秘诀是抑制人体汗水分泌，减少或清除皮肤上的细菌。试试以下窍门，或许能帮你摆脱恼人的异味侵扰。

家庭处理措施

● 每日使用除臭皂

舒肤佳等抗菌香皂可以有效去除生成狐臭的细菌。不需要用大力气或长时间搓洗，香皂的抗菌成分很有效，每日使用一至两次。如果仍然无效，可使用药力更强的处方药皂。

● 使用粉刺净

如果抗菌香皂无效，可使用含有苯甲酰过氧化物的粉刺净清洗患处，它含有极强的抗菌成为。但要注意，过分使用会引起皮肤干燥和疼痛。如果粉刺净无效，可尝试涂抹除菌软膏。

● 清洁肌肤

白天使用湿毛巾或纸巾清洁腋窝，可去除异味和导致狐臭的细菌群。

● 使用除臭剂

非处方类腋下除臭剂适用于身体所有异味区。使用时要看清商标，除臭剂应含有抗菌类金属盐类（铝或锌），它们会杀死产生异味的细菌。粘贴型比喷雾型药效更长。

● 使用止汗药

止汗药可减少汗腺分泌汗水，它可以和除臭剂结合使用。

● 在患处扑粉

在腋下和身体其他部位扑洒碳酸氢钠滑石粉或婴儿爽身粉，可吸汗并掩盖异味。

● 去除衣服异味

可使用去异味的清洁剂清洗衣物，如果有必要的话，上班或上学时要更换衣服。

● 抹擦酒精

可以使用外用酒精直接擦洗患处，它们可有效减少细菌，应重点擦洗细菌集中区域，如腋下等。

● 清洁体毛

既然男性是最大的狐臭患者人群，他们应该学习女性剃光腋毛。体毛容易藏污纳垢，是细菌的温床。

● 传统的手术方法

是将腋部有腋毛部位的皮肤连同大汗腺一起切除，该手术方法效果彻底，但手术切口较大，手术后上肢活动会受到一些限制，有些患者疤痕明显，在穿泳装时，或者在夏季上抬手臂时容易被人看见，这使许多的患者不能接受。

● 刮除法手术

在腋部外侧切一小口，3 毫米左右，将腋臭刮匙伸入皮下，刮除腋部的汗腺，让皮肤上的汗腺开口闭锁，从而达到治疗的目的。

● 刮吸法

于 20 世纪 80 年代在日本开始应用，其手术效果较好。该法是在刮除法的基础上改进，应用吸脂机的吸头，将腋部的汗腺和部分皮下组织吸出，手术时间短，痛苦小，术后无明显疤痕，对工作影响小，患者易接受。

● 高频电凝美容治疗仪

通过电针，在瞬间的高频电的作用下，使汗腺凝固、碳化。但有些患者的汗腺凝固不完全，可遗有气味。激光法也是同样道理。电凝和激光治疗后，如不彻底，还可以采用吸刮法，但手术操作时可能会因皮下的疤痕有一定的影响，两次手术的时间最好相隔半年以上，使前次手术疤痕软化，有利于提高再手术的效果。

饮食调理

● **禁食辛辣、刺激性食物**

常食大蒜、洋葱、咖喱粉、孜然粉等会使人体毛孔散发出强烈异味，时间能持续24小时。少食这些调味品，试试看是否有效。

家庭小验方

● **小苏打粉治狐臭**

拿一块沾水后的纱布（微湿），沾上小苏打粉在患部上均匀涂抹即可。此方法基本上只能治标不能治本，使用时间别超过24小时。使用小苏打粉不会有什么副作用，如果你使用后有任何不适，请立即停用。

● **醋疗法治狐臭**

米醋100克，茴香粉5克。调和匀，涂擦。

● **鲜姜汁治狐臭**

将鲜姜洗净，捣碎，用纱布绞压取汁液。涂汁于腋下，每日数次。

● **自制药粉**

枯矾10克，硫黄5克，苦参6克，蛇皮5克。以上混合研成细末，用生姜片蘸上涂抹患处，每日两次，数日即愈。

● **配制腋臭粉**

取淀粉适量与0.3毫升薰衣草精油混合均匀，再依次加入6克氧化镁、30克碳酸氢钠及62克滑石粉充分混合即可。使用时，涂抹于腋窝，每日2次以上。吸收汗液、干燥除臭。腋臭粉置密闭、干燥处存放。

● **明矾粉治狐臭**

取鸡蛋大小一块明矾（工业用明矾料也可）放进小铁罐中，置放火上加热化水，待水分全部蒸发完毕，变成白色块状，取出研成粉待用（足够使用一年）。用法：每天早、中、晚将腋下擦洗干净后，用手指沾上一些粉末涂在腋下，立即止臭。有些人前胸后背中间也会流黄汗，也可涂擦明矾粉。

● **密陀僧寒水石治狐臭**

将等量密陀僧、寒水石一同研成细末，搽于腋窝患处，每日数次，可治狐臭。溃破者勿用。

● **辣椒碘酒治狐臭法**

将50克新鲜辣椒粉放入300毫升碘酒中浸泡15日。每日早晚先擦净汗渍，然后用此液涂抹患处，即可见效。

● **滑石三仙丹紫花地丁治狐臭**

将25克滑石、2克三仙丹、1克紫花地丁一同研成细末，搽于腋下。

● 艾叶明矾盐治狐臭法

将晒干后搓细的20克艾叶、捣成细末的20克明矾与200克细盐一起炒热，然后趁温热时用布包好夹在腋下，5分钟后，狐臭就可消除。每次可保持一个月有效期。

● 冰片酒精治狐臭法

将3克冰片放入20毫升50%的酒精中，密封后待其自行溶解。再用肥皂水洗净腋窝，擦干后涂上药液，每日2次，10日为一个疗程，可有效地抑制狐臭。

何时该去看医生

★ 即使卫生习惯良好，每天仍有身体异味并影响周围人。
★ 身体异味明显，自己能察觉得到。
★ 身体散发甜腻味，和传统的冷藏室气味不同。
★ 青春期前儿童出现身体异味。

指甲的变化（Nail Change）

症状表现和引起症状的原因

人的指甲就像一面面尺寸不同的“荧光屏”，整齐地镶嵌在十指尖端。指甲形态随时可见，随时都能反映出人体生理、病理的变化情况。

指甲是由坚实的角化上皮所组成的。健康人的指甲呈半透明，内泛淡红色，表面光滑平整，有光泽，坚韧而有一定弹性，厚薄适当，与手指形状相吻合。指甲在夏季长得较快，白天比黑夜长得快，男子比女子长得快，青年人、成年人比幼儿、老人长得快。如仔细观察指甲，还可以看到在大拇指和食指的指甲根部前方，有一新月形的色淡区，称半月弧（又叫半月形、甲半月）。正常情况下半月弧约占全指甲的1/5，食指、中指、无名指递减，小指全部封藏。半月弧过小、过大或全无都属异常，提示体内有病灶存在，或某内脏器官功能较差。

指甲如果呈灰色，可见于全身性疾病、黏液性水肿、类风湿关节炎或偏瘫患者；指甲呈黑色，多数由于外伤引起，受伤指甲下出血，开始为紫红色，久之成为紫黑色；红黄色的指甲表示你经常涂指甲油；裂开的指甲说明你的手在水中浸泡的时间太长；指甲表面有凸面说明你的呼吸系统有问题，简单地说就是没有得到充足的铁；被咬过的指甲则表露了你的焦虑状态；有沟槽的指甲是由外伤、疾病或事故引起的，即指甲的中枢（产生新指甲的中心）受到了损伤；粉白或易碎的指甲则是受到真菌感染的信号，同时牛皮癣也会引起手指甲盖的斑点；易碎的指甲是非常糟糕的，指甲受伤后，会受到细菌的侵袭，同时患有皮肤病的指甲也会有问题。受了感染的指甲还会传染给其他的指甲。

很多疾病都可以通过手指甲表现出来，指甲就是人体的健康图。

如何缓解症状

一旦你知道了症状的病因，尝试一下解决指甲免受细菌侵害和预防裂开的方法。

家庭处理措施

● **测试**

你应该让医生做一下检测，看看真正的病因。从指甲上取下的样品可以告诉你究竟是什么细菌在折磨着你。

● **要有两个指甲剪**

你可以多买一个指甲剪，用旧指甲剪来剪受感染的指甲，这样就可以避免细菌的扩散了。建议用酒精来清洗指甲剪。

● **剪短指甲**

不要留太长的指甲，那样容易折断受伤，也容易藏污纳垢。脚指甲和手指甲要分别用不同的指甲剪。

● **换掉袜子**

如果你容易淌汗，那你就为细菌提供了温床。建议每天要换一次袜子。

● **浸泡后剪指甲**

如果水分流失就会造成指甲裂开，在睡前用温水泡上 15 分钟。用水泡过后，将指甲修剪一下，便不会那么容易裂开了。

● **涂羊脂**

用含羊脂的保湿剂涂擦指甲，可以保住指甲的水分。

● **戴手套**

因为反复地洗手和烘干手会伤害到指甲，所以建议洗碗时要戴上塑料手套。

● **给指甲上保护层**

去掉指甲油后，用砂锉轻轻地摩擦指甲表面，这样可以保持指甲原色。上色前先涂上一层无色的保护衣，可以保护指甲防止变色。

● **让指甲休息**

让你的指甲休息几天，再涂指甲油，可以防止指甲干枯。最好使用醋酸盐去甲水而不是丙酮。

● **警惕过敏**

如果你感到过敏，那么在用任何指甲油前让医生或皮肤科专家检查一下。如果真是有过敏反应，建议你不要接触漆或黏合剂之类的东西。它们可能会引起指甲护膜的慢性疾病。

可供选择的药物

● **用抗菌药**

当受感染的指甲去除后，要在上面涂上抗细菌的药，例如咪唑。

● **小心使用灰黄霉素**

如果有些抗菌药没有效果，医生会给你开灰黄霉素。口服这种药会降低细菌繁衍的速度，但是要有耐心，因为通常情况下，清除手指甲上的细菌需要 4～6 个月，而脚指甲需要 12～18 个月。如果医生给你开了灰黄霉素，要确保医生会在用药期间，监视你血液中的白血细胞以免发生异常。

● **涂抗菌药粉**

你可以从市面上买回一些抗菌的药粉，一天撒两次在鞋子里，这样也可以帮助消除细菌。

● **服用复合维生素**

研究表明，大量服用维生素 B 会减少指甲的破碎程度，研究人员相信维生素可以强化指甲中的角蛋白。这项实验是基于瑞典研究人员的发现，既维生素 B 会阻止赛马的胃气胀破裂。二者的联系是——胃气胀和指甲都是同一种物质构成的角蛋白。

何时该去看医生

★ 你注意到指甲颜色的变化却联想不到任何理由。

医学小知识

指甲的异常变化与可能的疾病

观察指甲的形状

症状	可能的疾病
指甲变薄，中央凹陷，边缘翘起如小匙，称为匙状甲，也称反甲	匙状甲常见于低血色素性贫血、风湿热、钩虫病、梅毒、真菌感染和甲状腺功能亢进者。 检验指甲是否内陷，可将手指平放在桌子上，滴一滴水珠在指甲表面，如水珠不溢出，即为匙状甲

续表

症状	可能的疾病
指甲变薄、生长缓慢、粗糙、黄染	常见于糖尿病和心脏病患者及末梢循环障碍、贫血等
指甲凸起，指尖周围指甲卷曲，表面呈毛玻璃状	多为危重症之征兆，如肺气肿、结核病、先天性心脏病、溃疡性结肠炎、肝硬化以及某些恶性肿瘤等
指甲肥厚变硬，不透明，失去光泽	常见于外伤、真菌感染、银屑病、先天性厚甲症和先天性外胚层缺陷。若指甲变厚、变黄、侧面弯曲度过大、失去光泽，且生长缓慢，常见于呼吸系统、淋巴系统或甲状腺方面的疾病
指甲剥离（指甲与甲床分离），分离部分呈黄色或白色	多见于日光性皮炎，血卟啉病。指甲呈云母片样层状分离，可见于严重的低血色素性贫血。甲板自游离缘处起逐渐与甲床分离，一般不超过甲板的一半，甲沟炎、湿疹病或长期浸泡热水和肥皂液的人，出现这种情况
指甲萎缩、变薄	为局部营养不良所致，可见于肢端动脉痉挛、脊髓空洞症或麻风病等
指甲呈倒三角形，即甲前端大，甲根部狭小	提示有患中风及麻痹性疾病的倾向
指甲有如橄榄状，即两头小、中间大	提示心血管功能较差，或有患脊髓疾病的倾向
指甲生长明显缓慢	提示患有银屑病（牛皮癣）、神经性皮炎，以及某些脏器有病或指甲本身病变
指甲上出现“横沟”	提示营养不良，或者受到麻疹、流行性腮腺炎或心脏病的困扰。甲板上几条波形横沟如洗衣板样，多为甲沟炎或甲基损伤或甲基部有肿瘤压迫造成
指甲出现横嵴	提示你可能正在患病，应引起注意 有人观察到，当人体受到一次打击后，受伤或患重病，在指甲根部即可出现一横嵴，随着时间的推移，横嵴渐往指甲远端生长，大约需要半年时间，横嵴可长到指甲的末端而消失

续表

症状	可能的疾病
指甲出现竖条纹	可能是缺乏维生素A，或表明机体某部分组织器官存在慢性炎症。如十指指甲同时出现纵纹，提示可能是肝病征兆。如只有一个指甲出现，可能是外伤引起的。如纵嵴明显者，见于周围循环障碍，扁平苔藓和毛囊角化症，纵嵴成串珠状者为类风湿性关节炎的特征
指甲上出现不规则凹坑	多半是由于银屑病（牛皮癣）的缘故
无指甲	出生时就投有指甲，称为先天性缺甲症，与遗传因素有关。后天性缺甲往往是甲板损伤、烧伤，或反复的炎症所引起
半月弧没有或过小	提示消化功能较差
半月弧太大或超过比例	提示血压偏高或有中风的可能
十指完全看不到半月弧	多半患有贫血、神经衰弱、低血压等症
十指半月弧同时过大者	提示机体内已失去代偿功能，已有慢性病的存在
指甲呈灰点	俗称灰指甲，那是指甲本身的毛病，医学上叫做甲癣，是由几种表皮霉菌引起的。宜早做治疗，否则蔓延开来会引起手癣、足癣和体癣等
在指甲之前缘轻加压力，如指甲底部的组织出现随心搏而节律性地充血的现象，叫指甲毛细血管搏动	多由主动脉瓣关闭不全、先天性动脉导管未闭、动静脉瘘、甲状腺功能亢进等疾病引起
甲廓部发生变化	若轻度甲廓红肿（常在侧面的甲廓发生），多见于皮肌炎初期、红斑狼疮和硬皮病。若甲廓局限性发红肿胀，伴指甲凹凸、甲廓缘退缩，可见于部分糖尿病患者
指头或指甲变形	经常是一些慢性病的表现

观察指甲的颜色

症状	可能的疾病
指甲呈白色	（1）如果指甲外表经常是白色，表示身体里的血液不太充足，有贫血征象 （2）指甲白蜡色无光华，是溃疡病出血或有钩虫病等慢性失血症的表现

续表

症状	可能的疾病
指甲呈黄色	长期服用四环素药物指甲可呈黄色。老年人由于指甲退行性变，稍呈浅黄色，长期吸烟，将指甲熏黄，这些都不能算病态指甲
指甲呈红色	(1) 靠近甲根为绯红色，而甲体中部、前端为淡白色的，大多患有咳嗽、咯血症；反之，接近指甲尖那一半呈粉红色或红色，而接近护膜那一半呈白色，可能是慢性肾功能衰竭的征兆 (2) 指甲全是绯红色，为早期肺结核及肠结核的象征（如压迫指甲，血色恢复快的病轻，血色恢复慢的病程较久） (3) 指甲下出现红斑点或纵向红色条纹，说明毛细血管出血，可能是由于高血压、皮肤病、心脏感染或一些潜在的严重疾病的存在 (4) 指甲周围出现的红斑，提示可能是皮肌炎或全身性红斑狼疮 (5) 指甲前端出现横向红色带。提示胃肠道有炎症或心瓣膜脱垂、房室间隔缺损 (6) 指甲呈深红色，压之色不变，提示可能某内脏器官有严重的炎症存在
指甲呈紫色	这是心脏病、血液病的一个特点，反映血液内缺氧或某些成分异常。若紫色与苍白色交替出现，可见于肢端动脉痉挛症
指甲呈青色	急腹症患者四肢厥冷，指甲会突然发青；胎儿死于腹中的孕妇，指甲会持续性发青。此外，有人曾观察到，指甲出现青色淤斑，可提示中毒或早期癌症。指甲呈青紫色，多见于先天性心脏病或大叶性肺炎、重度肺气肿等肺脏疾病
指甲呈绿色	甲板部分或全部变绿，多与长期接触肥皂水、洗涤剂的职业有关，有时也可因传染上绿脓杆菌或绿色曲菌所引起
指甲呈灰色	可见于全身性疾病、黏液性水肿、类风湿关节炎或偏瘫患者。营养不良，指甲会变厚或萎缩，且有色素沉着或呈灰色。当拇指甲下端呈灰色波浪状时，常见于青光眼
指甲呈蓝色	白喉、大叶性肺炎、急性肠道传染病和食道异物阻塞的患者，其指甲呈青蓝色；在肝豆状核变性时，铜的代谢紊乱，有时也可出现蓝甲。吃不新鲜的蔬菜而引起的肠原性青紫症，以及亚硝酸盐类中毒，可使正常低铁血红蛋白氧化或高铁血红蛋白失去输氧能力，造成组织缺氧，从而发生皮肤紫绀及蓝甲，但应引起注意的是某些药物如硫黄、亚硝酸盐、阿的平、伯氨喹啉等也可引致蓝甲。指甲根部呈蓝色半月状，出现这种指甲，就可能意味着病人患有血液循环受损、心脏病或雷诺综合征，有时也与风湿性关节炎或自身免疫性疾病红斑狼疮有关

续表

症状	可能的疾病
指甲呈黑色	多数由于外伤引起。受伤指甲下出血，开始为紫红色，久之成为紫黑色。甲床黑色素增加，重金属银沉着，会产生黑褐色指甲；甲下或周缘有绿脓杆菌感染的甲沟炎存在时，粗甲可呈黑色或蓝色；慢性肾功能衰竭，常见到指甲远端有明显的发黑；维生素 B_{12} 缺乏、肾上腺皮质功能减退、胃肠息肉综合征，或长期接触煤焦油等，指甲也可变成灰黑色。另外，有两种情况必须特别引起注意，首先当指甲呈一片黑色，或褐色，或者呈雀斑状，最常发生于大拇指和大脚趾，尤其是出现指甲及其周围组织也呈褐色或黑色时，这就可能意味着患有一种恶性肿瘤——黑色素瘤。其次，当指甲根部生长出数根黑色线条（通常只长到指甲的中部），提示体内正在或已经发生了癌变，应即刻去医院进一步检查，明确诊断，及早治疗

第十五章　足部问题

脚　痒（Feet Itch）

症状表现和引起症状的原因

引发脚痒最常见的原因是脚癣。脚癣俗称“脚气”或“香港脚”，是一种浅部霉菌感染造成的皮肤病。

脚癣可分为干性和湿性两种类型：干性主要表现是脚底皮肤干燥、粗糙、变厚、脱皮、冬季易皲裂；湿性主要表现是脚趾间有小水疱、糜烂、皮肤湿润、发白，擦破老皮后见潮红，渗出黄水。两者都具有奇痒特征，也可两者同时存在，反复发作，春夏加重，秋冬减轻。脚癣如不及时控制会波及身体其他部位，治疗以外用抗真菌药物为主。只要坚持使用，症状消失后再继续使用一周，通常可以治愈。同时需保持足部干燥、清洁，鞋子要透气性好。一旦脚癣出现，在抓痒时如果弄破皮肤，会导致更严重的二次感染。

脚痒也会由皮肤干燥和接触性皮肤炎引起。

如何缓解症状

最好是不要去抓发痒的地方。尝试一下这些方法，能够改善或治愈症状。

家庭处理措施

● **洗脚然后风干**

把一块纱布用酒精浸湿，轻擦痒的地方，然后把布放在患处，等纱布干了会带走皮肤上的水分，帮助改善感染状况。或洗澡后，用一块毛巾或者是调在小挡的吹风机仔细地把脚趾吹干。

● **撒粉末**

可以在脚上或者鞋子里喷洒一些杀菌的粉末，一天两次。在症状消失后的2周内还要继续喷洒。

● **勤换袜子**

如果你是汗脚的话，在工作的时候带几双袜子以便更换。尝试穿丙烯酸材料的袜子。丙烯酸的袜子比棉质的袜子要更容易赶走汗脚上的水分。最好选择白色的（因为染色剂也是刺激因素）。

● 穿透气的鞋子

人造革和塑料的鞋子不透气，会给真菌提供理想的生长环境。穿由棉布或真皮制成的鞋子。

● 找到引起脚痒的刺激物

对于接触性皮炎引起的脚痒，要及时找出过敏源，比如袜子上的染色剂、鞋子里的胶水，等等。自我测试一下，如果怀疑自己正在穿用的东西，可以换一双别的鞋子或袜子。如果几天之后感觉好一点，那么你就找到了真凶。

● 自制滋润剂

如果你的脚很干燥，那么有可能不是脚癣。尝试一下以下的办法来阻止由于脚干燥引起的脚痒。

自制润肤露。用一汤匙的纯植物油和一汤匙的凡士林混合，把这样的混合物在睡觉前涂抹到脚上，用一只塑料袋子包着。

用维他命 E 胶囊自制润肤露。维他命 E 胶囊在很多的药店都有售，把 12 粒胶囊里的维他命 E 油剂加入到一小瓶（约 100 毫升）甘油里搅匀，每天涂抹在干燥的脚上。

● 用热水多洗脚

将脚放在 50℃ ~60℃的热水中多烫几次，每次 15 分钟，每日 1~2 次。

可供选择的药物

● 使用抗组胺剂

这个是治标不治本的方法，非处方的抗组胺剂能够止痒。

● 使用抗真菌软膏

各种针对脚癣的抗真菌软膏都有不错的杀菌止痒疗效，坚持早晚涂抹。

饮食调理

● 注意饮食

勿吃容易引发出汗的食品，如辣椒、生葱、生蒜等。

家庭小验方

● 用生大蒜擦拭

脚上患有脚气、脚癣，连续用生大蒜擦磨，可以杀菌止痒。

● 自制药膏

用食醋将雪花膏调成糊状，涂于患处，随配随用，轻者 1 次，重者 2 ~3 次可愈。

● 茄子根盐水洗脚

用茄子根和盐煮的水洗脚，对脚气也有疗效。

● **擦风油精**

夏天脚癣犯了，可先将患脚洗净，擦干，再用风油精涂擦患处，每天 1～2 次。

● **用牙膏涂擦**

犯有多年的脚气，可用牙膏涂擦，效果也不错。

● **用绿茶泡脚**

绿茶含有鞣酸，具有抑菌作用，尤其对治疗香港脚的丝状菌有特效。

● **麦饭石洗液**

取麦饭石 1000 克，加开水 2000 克浸泡，每天擦洗脚气患处，有显著疗效。

● **用药粉擦患处**

用冰硼散 3 支，六一散 1 包，拌匀，晚上将脚洗净擦干后，用药粉擦患处。一般 3 天左右可见效。

● **除藓足浴液**

广藿香精油 3 滴、丁香精油 2 滴、10 毫升甜杏仁油调匀。脚盆内放 38℃～40℃热水，倒入精油搅拌均匀，然后浸入双足浸泡 10～15 分钟。功效杀菌消炎，改善足藓又痒又痛的不适。

脚　臭（Feet Olid）

症状表现和引起症状的原因

脚臭虽然不是病，但确实让人尴尬。一般来说，脚臭是由于脚心多汗的缘故。脚心每平方厘米有 620 个左右的汗腺，比身体其他部位都多，运动时汗液就会大量分泌出来。汗液里除含水分、盐分外，还含有乳酸及尿素。在多汗条件下，脚上的细菌大量繁殖，并分解角质蛋白和汗液中的尿素、乳酸，这样就发出一种臭味。如果穿的是捂得很严实的旅游鞋、球鞋、皮鞋，空气不流通，臭味越积越浓，一旦松松鞋带，这种臭味就会如山洪决堤似的冲出来。

脚臭其实是无害的，它只是汗腺过于发达的标志，过多的脚汗给细菌和真菌创造了生存的环境，容易引发皮肤感染，除此之外，从医学上来说脚臭对人体并无太大的害处。

如何缓解症状

在你的脚臭招人白眼之前，可以试试以下的方法。

家庭处理措施

● 换鞋或者换袜子

频繁地更换鞋子和袜子就能给发出臭味的细菌和真菌更少生存的机会，在工作的时候带上两双袜子，也许是两双鞋子，过一段时间后就换一下。

● 喷洒粉末

喷洒爽身粉可以帮助杀死发出臭味的真菌，每天2次。喷洒的时候最好把脚弄干，如果脚已经湿了的话，粉末到了脚上会变成糊状，会减弱效果。

● 选择合成材料的袜子

虽然棉是衣服里最好的面料，但是，合成的袜子在防脚臭方面要好一些。它们的吸湿性更好，更少的水分就意味着更少的细菌。

● 插入一个臭味控制器

在鞋子里放一个碳棒可以帮助吸收臭味，如果有一双合成的袜子驱赶水分，同时又有一根碳棒，这是一个很好的组合，在药房能够买到这样的碳棒。

用有甜香味的雪松木制成的棒，也能帮助清新鞋子里的空气。

● 穿真皮鞋子

用天然的材料制成的鞋比如用真皮制成的鞋，就比人造材料的鞋好，比起塑料鞋，真皮鞋更透气。

可供选择的药物

● 浸泡在硝酸铝溶液中

用一包硝酸铝和温水调制成溶液，用这种溶液洗脚，每周2次，这是比较普通的用来治疗脚臭的方法。

● 敷用止汗药

如果脚臭只是由于临时出汗引起的，敷用止汗药是比较有用的。一些医生发现，如果不是特别严重的脚臭，在洗澡之后敷用止汗药能起到很好的效果。

● 用六水合氯化铝来治疗比较严重的脚臭

对于比较严重的情况，可以向医生咨询六水合氯化铝，这是一种含有铝氯化合物的抗汗处方药。这个方法的原理就是阻塞一些汗腺。为了达到最好的治疗效果，在使用六水合氯化铝的第一个晚上，在敷上药物之后要用塑料膜包裹住脚。以后每周一次就可以了，也不需要裹塑料。如果脚臭真的很严重，而且这些方法都不能减轻，那么就要考虑使用处方药。

饮食调理

● 注意饮食

某些人吃辣的食物容易出脚汗，产生脚臭。如果比较喜欢吃辣的食物而且还想避免臭味，那么只能尽量少吃辛辣刺激的食物了。

家庭小验方

● 用茶叶泡脚

在茶叶里含有单宁酸，能够帮助减少脚臭。煮一锅茶水，倒入脚盆里泡脚，在水里浸泡10分钟就可以达到很好的效果。用肥皂可以清洗掉茶水留在脚上的印迹。

● 丝瓜络鞋垫

用重物将丝瓜络压平做成鞋垫，可除去脚汗引起的脚臭。

● 自制药物洗脚水

葛根15克研成细末，加白酒15克再加适量水，煎后洗脚，每日1次，一周后可除去脚汗引起的脚臭。

● 洗脚水中加入米醋

洗脚时，在水中加入米醋10～15毫升，调匀后，将双脚浸泡15分钟左右，每日1次，连续3～5天，脚臭也可消失。

● 洗脚水中加入白矾

洗脚时，在热水中加50克白矾，浸泡10分钟左右，可除脚臭。

● 酒精擦拭脚部

睡前以酒精擦拭脚部，再撒些除臭粉，然后用塑胶袋套脚，以诱发流汗，次日清洗脚部，再予以擦干，连续如此一周，接着再每周一至两次。

● 萝卜熬水洗脚

萝卜熬水可除脚臭，可用白萝卜半个，切成薄片，放在锅内，然后加适量水，用旺火熬3分钟再用文火熬5分钟，随后倒入盆中，待降温后反复洗脚，连洗数次即可除去脚臭。

● 盐姜水洗脚除脚臭

热水中放适量盐和数片姜，加热数分钟，不烫时洗脚，并搓洗数分钟，不仅除脚臭，而且脚还会感到轻松，可消除疲劳。睡前，用一盆热水加入适量食盐和一片生姜，泡脚搓洗5～10分钟，连续洗几次，脚臭、脚汗可解除，对脚底皮肤皲裂也有防治作用。

● 煮黄豆水可治脚气

用150克黄豆打碎煮水，用小火约煮20分钟，水一公斤多，待水温能洗脚时用来泡脚，可多泡会儿。治脚气病效果极佳，脚不脱皮，而且皮肤滋润。一般连洗三四天即可见效。

● 芳香足浴液

将百里香、鼠尾草、薄荷的叶子放入盆中，冲入开水浸泡，稍候用它来泡脚，每天一次，不仅杀菌除臭，而且还有滋润护肤的作用。长期使用不仅疗效显著，而且还能获得一双光滑细嫩的纤纤玉足。

脚　疼（Feet Sore）

症状表现和引起症状的原因

很多情况下，脚疼是因为穿的鞋子不合适。在一项对356个妇女所做的调查中发现，有313位妇女穿的鞋子都比自己的脚小，所以有285人抱怨脚疼也就不足为奇了。如果穿的鞋子太紧，那么就会引起足部的许多问题。

这种麻烦可以通过很多方式表现出来，包括拇指囊肿、鸡眼、向内生长的脚趾甲、莫顿神经瘤（一种由于对神经的压迫刺激引起的第三个和第四个脚趾之间的刺疼）。莫顿神经瘤容易和滑囊炎或趾骨疼痛发生混淆，因此需要医生为你准确诊断。

如果过胖、脚上的负担太大或者脚背很高，那么容易引发跟膜炎，会造成脚后跟和脚背的疼痛。跟膜炎是由于过度使用从脚后跟到脚背的肌肉而引起的，行走和奔跑时的力量会给这个地方很大的压力，有时还会导致钙沉淀和脚后跟骨头的发炎红肿。

另一个引起脚不舒服的原因就是跖疣，这是一种发生在脚底的由病毒感染引起的疣。跖疣经常是由于骨痂引起。当挤压它们的时候，会有小黑点出现而且有微微的疼痛。

压力骨折是脚疼的一个很普遍的原因，特别是在步行者身上。

另外，椎管狭窄、强直性脊柱炎、骨关节炎、老年骨质疏松、结核病、风湿病、滑椎等腰部疾病，也均有可能表现为脚疼；痛风、血液循环障碍和严重的脚癣也会引起脚疼。

如何缓解症状

当脚疼的时候，全身都感到不舒服，这里有一些方法可以减少脚疼的困扰。

家庭处理措施

● **脱鞋**

如果条件允许，就别穿鞋子，或者只是穿着拖鞋（糖尿病患者要穿鞋子），给脚一个休息的时间。

● **抬高脚**

当抬高脚一段时间之后，身体里的液体就会倒流到身体其他部位，同时减少疼痛的肿胀和压力。

● **穿一双舒适的软鞋**

在白天穿着舒服的运动鞋会疏散脚上的压力。

● 查找过敏源

用于制造鞋子和袜子的一些颜料和纤维会导致接触性皮炎，症状表现为发痒、发红和灼烧感。如果怀疑问题出自于穿的鞋子或者袜子，那么更换它们，再看看结果。

● 浸泡

如果没有糖尿病的话，每天泡脚 20 分钟，在泡脚之后要用润肤露滋润皮肤。

● 涂抹润肤霜

每天花 5 分钟时间用含有滋润成分的润肤霜涂抹脚，这对于那些每天都要走很多路的人会有很好的效果。

● 买合适的鞋

在买鞋的时候，一定要买合适的。这里有医生对买鞋的建议：脚趾部分的深度适中（在最长的脚趾和鞋子最前面要保持 1～1.3 厘米的距离），坚固和低的后跟。买鞋的时候要两只脚都试穿，而且最好穿着同季节的袜子试穿。脚最大的地方也应该是鞋子最大的地方。买鞋最好在下午，因为脚在下午的时候会更大一些。

● 治疗脚后跟疼

如果脚后跟有问题，那么可能是患有跟膜炎、脚跟骨刺和发炎。

你可以试着伸展脚部肌肉和神经。坐着的时候，可以在脚下面滚动一个排球或者小圆筒，一天重复数次。这样可以使脚上的韧带柔韧伸展开，使它更少地被刺激。同时支撑脚背可以帮助减少对脚部韧带的压力。

● 冷却法

每天用纸杯装着冰块在脚后跟上摩擦 20 分钟，这个方法可以使人振作减少疼痛。

● 拉伸小腿肚子

紧绷的小腿肚子会引起跟腱和韧带的疼痛。可以用以下的办法来拉伸小腿肚子：保持弓箭步，左腿在前屈膝，右腿伸直，然后反复下压 30 下，直到你感觉到右腿的小腿肚子拉伸了。换腿重复做。

● 去除跖瘤

一旦有了跖瘤，就算是一个也会传染给家人。一旦有了病毒，就可能由于摸了它而传染到别的地方。为了避免由于非处方治疗把跖瘤旁边的神经烧死，还是去看医生，有些医生会使用激光很快地去掉跖瘤。

● 循环系统原因

如果你认为脚痛是由不怎么好的循环系统引起的，那么这里有两个方法。

如果这种灼烧的感觉在晚上出现，可以围着房子步行一会儿。这样的运动能使思想和脚到第二天早上都处于放松状态。

锻炼脚。很简单的运动，比如说反复地转动脚趾，就能帮助血液流过灼烧的脚。

何时该去看医生

★ 在脚上的疮超过一周了还没有好。
★ 脚上不断地变红，还有不停地刺疼，感到虚弱或者这些感觉交替出现。
★ 整天脚觉得冷或者热。

鸡 眼（Corn）

症状表现和引起症状的原因

鸡眼是足底或足趾长期被挤压或摩擦而发生的圆锥形鸡眼状的角质增生物，经常行走或长久站立的人尤其多见，往往与职业有关。这是因为长期站立或行走，足部易受压或摩擦，以致局部皮肤的角质逐渐增厚而形成角质栓。较瘦的年轻人，由于皮下脂肪少，故更易发生。慢性角化鳞屑型足癣也常伴发鸡眼。

鸡眼为嵌入皮内的圆锥形角质栓，一般有针头至黄豆大小，呈黄色或灰黄色，圆锥的尖端伸入皮内，呈楔状，底面扁平露于外面，角质栓周围有一圈透明的淡黄色环，外观很像鸡的眼睛。患者站立或行走时，鸡眼可压迫局部的感觉神经，而引起剧烈的疼痛，致使病人走路艰难，当去除局部压迫或摩擦的病因后，多数鸡眼可逐渐变软，恢复为正常皮肤。

在脚趾之间出现的比较软的鸡眼是由于小骨头被迫互相摩擦引起的，这股摩擦力就来自于太紧或高跟的鞋。治疗鸡眼首先应改穿合适的鞋，以避免局部受压。

如何缓解症状

可以尝试以下的方法。

家庭处理措施

● **把鞋脱掉**

你不可能任何时候都光着脚，但是你可以尽可能地不穿鞋。

● **穿尺码相符的鞋子**

确保你的鞋子能让你的大脚趾舒服地在里面待着，如果你已经有了鸡眼的话，那么鞋子还不能摩擦压迫到鸡眼。

● **贴鸡眼膏**

贴鸡眼膏可以比较快地解决鸡眼。这样的鸡眼膏在每个药店都有，鸡眼膏中间有一个小洞，这个洞正好和鸡眼的正中央对上。

● **磨薄鸡眼**

让脚在微温的水里浸泡 20～25 分钟，再在鸡眼上抹一些婴儿润肤露，用一块金刚砂轻柔地摩擦鸡眼部分（别用尖锐的工具），将鸡眼周围厚茧去除。这么做不是要把鸡眼磨掉，而是给鸡眼和脚趾增加一些空间，之后就可以再敷上鸡眼膏。

● **小心用酸**

用酸性物质和膏药一起来治疗鸡眼是不可取的，这种方法不安全，因为能诱发感染。糖尿病患者或者循环系统有问题的病人切忌使用这个方法。

● **看医生**

如果你不愿意自己来解决鸡眼的话，到医生那儿去，他会帮你解决的。

家庭小验方

● **芹菜叶治鸡眼**

芹菜叶洗净，捏成一小把，在鸡眼处涂擦，至叶汁擦干时为止。每日 3～4 次，一周鸡眼即被吸收，患脚完好如初。

● **清凉油治鸡眼**

每天数次将清凉油涂在鸡眼上，再用点燃的香烟去熏烤，让清凉油溶渗进鸡眼内。治疗一段时间，鸡眼自然脱落，不留痕迹。

● **万年青叶治鸡眼**

先将患处用淡盐温开水泡，小刀削去老皮，然后取万年青叶适量，洗净，捣烂敷患处，纱布包扎，胶布固定，2 日一换，3 次可愈。

● **葱片治鸡眼**

将有鸡眼的脚用水洗净，取老葱一根，在近须的部位切薄片，把葱片贴在鸡眼上，再用胶布固定，24 小时换葱片一次，至鸡眼脱落。

● **萝藦治鸡眼**

萝藦，亦称婆婆针线包，茎叶内含有丰富的乳白色浆汁。取新鲜萝藦藤或叶茎折断的乳白色液涂于鸡眼上，每日 1 次，5～10 次可使鸡眼干枯脱落。

● **韭菜治鸡眼**

取韭菜（连茎根）少许，洗净，切碎，涂患部。一天一次。10 天左右见效。还可将生姜片置患处，数日鸡眼可自行脱落。

● **乌梅药膏**

取乌梅 10 枚，研成细末，装入瓶内，加上香油浸泡 7～10 天，和匀成药膏。用温盐水浸泡鸡眼，待粗皮软化去除粗皮，取适量药膏敷在鸡眼上，再用纱布包扎，12 小时换一次药，3 天为一个疗程。

● **蒜头药泥**

取紫皮独头蒜一个，葱白一根，花椒 3～5 粒，放在一起捣成泥状，敷在鸡眼上，用胶布外贴密封。24 小时后除去胶布和药泥，1 次未愈可再用。

● 六神丸药糊

取六神丸 10 余粒，研成细末，加适量醋调成糊状。将鸡眼洗净，除去表面角质层，用盐水浸泡半小时后，将药糊涂在鸡眼上，用胶布固定好。3 天换一次药。

老　趼（Callus）

症状表现和引起症状的原因

老趼是皮肤为抵御外界压力而自然生成的保护层，它作用很大，会保护我们的皮肤不会受伤甚至流血。老趼是皮肤长期受压迫和摩擦的部位发生硬而平滑的角质增厚，一般不影响健康和劳动。由于老趼是对长期机械性摩擦的一种保护性反应，一般无须治疗。

老趼好发于足底部，主要为畸形足的异常步态，不合适的鞋使局部长期受摩擦和挤压所致。体力劳动者多发于手掌掌面、指和指间关节的近侧，因某一职业而有一特定的好发部位而被作为职业性“标志”。老趼也可见于神经质儿童，因咬指癖而使指端或手背处发生老趼。

老趼需与掌跖角化症相鉴别，掌跖角化症为先天性角化过度性疾患，常对称发生，掌跖普遍性角质增厚，表面粗糙，无长期受压摩擦史。

如果老趼已存在很多年了，而且没什么妨碍，就不需要管它。覆盖整个脚底的老趼层算不上健康问题，只有当老趼集中生长在某一处，并有疼痛感时，才应该引起注意。人体会继续不断生成更坚硬的皮肤来保护疼痛部位，只有去掉老趼，才能打破这种循环。

如何缓解症状

以下方法可供参考。

家庭处理措施

● 浸泡

把长有老趼的双手或者双足放入温水中浸泡几分钟，然后抹上由医生开具的药膏或药剂，用纱布包裹整整一夜。药剂中含有能软化足底角质层的成分，待老趼软化后，用小刀轻轻刮去死皮，再涂上深层滋润的护手霜，过不了多久，老趼就彻底消失了。

● 磨去老趼

你可以采用打磨的方法自己治疗。首先，洗净双脚，在干净的温水中加入 2

匙洗洁精，浸泡双脚约 20 分钟。接着用菜油摩擦老趼，直到感觉患处变得潮湿、柔软，这样做通常需要 1 分钟。最后用浮石、精砂纸或茧锉来磨去角质层，在感觉到疼痛前可停止摩擦。

● **保护患处**

为避免挤压易患老趼的部位，可以从药店购买专用的粘性绒布，在中间剪出一个略大于老趼面积的洞，将这个环形的衬垫放在锉平的老趼上，朝洞中填入凡士林油，再敷上纱布。当然这样做必须在医生指导下进行。

● **避免使用酸**

非处方老趼清除剂中含有腐蚀皮肤的酸，它可能引起感染，应慎用。

● **选择合脚的鞋**

鞋子不合脚不会引发老趼，但它会加剧病情。随着年龄的增长，人的脚也会长大，特别是那些生过宝宝的女性，因此鞋子要及时更新。如果穿几小时以后感觉疼痛，就说明它不合适。尽量不要穿高跟鞋，它是引发老趼和鸡眼的罪魁。

● **去看足病医生**

对于严重的老趼，例如角化症，应该进行每月或两月一次的医学观察，医生会使用有调整体重分配功能的专用鞋来帮助治疗。作为最后的手段，医生会采用手术治疗，当然，选择手术治疗需慎重。

● **海盐法**

用死海盐搓脚，去除角质。夏天，你的脚被凉鞋磨粗了，正好用此招来对付。海盐可通透毛孔，深层清洁，对脚上的红痘，还有消炎作用。

● **浮石法**

洗完澡，脚底的死皮和老趼被泡软后，用浮石进行打磨，要有耐心，千万不可用手去抠，或用刀片去刮，否则，会刺激脚底角质层的生长。

● **锉刀法**

锉刀可将厚厚的老趼铲除，但注意要一层一层地将老趼剔除，太大力容易碰伤皮肤，使皮肤流血、感染，一次锉不完的，下次再锉。

何时该去看医生

★ 老趼产生疼痛。
★ 你患有糖尿病或循环系统疾病，必须清除老趼。
★ 老趼处发红、灼热。
★ 老趼处裂开、出血。
★ 老趼略呈蓝色。

踝部疼痛（Ankle Ache）

症状表现和引起症状的原因

最常见的脚伤是脚踝外侧扭伤，这种扭曲会撕裂韧带，导致扭伤或者撕裂肌肉造成骨折。所有这些情况均会导致严重红肿、无法移动和剧痛。

并非只有扭伤才会挫伤踝骨。过度的行走、站立、攀爬或俯身，都可能导致腱炎，即连接腿部肌肉和踝骨的腱出现炎症。

另一常见部位是跟腱，它位于脚后跟一直到踝骨后部。当缺乏韧性时，它极易受伤，严重时可能导致滑囊炎，即踝骨黏液囊炎症，它是位于脚后跟背面起保护作用的液囊。

其他现象也会损伤踝骨，穿不合适、防护性能差的鞋容易扭伤脚，或因为地面过硬引起踝骨疼痛，劣质鞋或非专业鞋都能导致关节严重扭伤。

有些疾病也会引起踝部疼痛，比如痛风，某种因尿酸结晶淤积而引起的剧烈的、跳动式疼痛会经常袭击关节。

另一些脚踝疼痛还和骨刺、骨头或软骨碎裂、风湿性关节炎、血液循环不畅和神经损伤等有关。

如何缓解症状

踝部疼痛不可轻视，受伤后不及时治疗，病情就会变得复杂。下述方法有助于缓解疼痛。

家庭处理措施

● RICE 法

休息（rest）、冰敷（ice）、包扎（compression）和抬升（elevation）构成预防踝部受伤和疼痛的第一道防线。休息是必需的，这样才能保证关节痛不会恶化，卧床休息最好，如果必须活动，需要使用拐杖。每日数次用冰块冷敷，每次15分钟，也会有助于消肿、麻木神经、收缩毛细血管、防止瘀血。还可以使用绷带固定绑紧踝部，并可以将脚踝放在枕头上抬高数厘米。连续采用 RICE 方法达 3 ~5 天方可奏效。

● **对轻度的踝部扭伤可以进行自我处理**

冰敷：用碎冰或将冰水装进塑料袋中，醒着的时候每间隔 4 小时覆盖在受伤部位上 20 分钟。

抬高下肢：不需要活动时，就把受伤的踝关节抬高，至少要比腰部更高才有效。

压迫：用弹性绷带包住受伤部位，不可太紧或太松，太松无效容易脱落，太紧足尖部会肿胀，妨碍血液循环。

使用拐杖：使用拐杖帮助走路，受伤的脚可以完全不用着地，或者在不痛的范围内略支撑体重，但不可以足尖先着地，因为这样脚板朝下时容易再发生内翻性扭伤，必须像正常人走路一样，让足跟部着地，然后整个脚掌着地。

● **冷热交替水疗**

先将患足浸在摄氏38℃～40℃热水中，在不痛的范围中活动4～6分钟。然后浸在摄氏10℃～16℃的冷水中1～2分钟。再回到热水中活动。如此交替各做5次。最后一次须浸在热水中。完毕将患肢抬高，休息5分钟，再缠上弹力绷带。每天做2～3次后，1～2周可以完全消肿。注意，如果是扭伤肿痛，必须在48小时后施行热疗。

● **活动足踝**

在不同范围内，尽量做各个方向的活动，如上下活动或者左右活动，也可以让踝部做写字等练习活动。

● **保护**

开始走路时须用固定用的胶布来保护踝部。

● **对抗施力**

用自己的手施力于踝部的同时，用脚踝的力量对抗它。

● **快走**

在不痛不跛的情况下，可以加快走路速度，但是仍要足跟先着地。

● **跑步**

由慢跑开始，逐渐增加跑步的速度，最后乃至短跑冲刺。

● **绕圈跑步**

转弯45°，以8字形绕圈跑步，速度由慢变快；再做转弯90°式绕圈跑，由慢变快。

● **药物治疗**

阿司匹林、布洛芬和醋氨酚都能有效缓解脚踝疼痛。

● **垫高脚跟**

用鞋掌或衬垫垫高脚后跟，可以缓解跟腱部紧张。垫高1厘米便足够了，衬垫可以去药店购买，也可以让鞋匠安装在鞋后掌。

● **正确穿鞋**

如果你经常伤到踝部，就有必要仔细检查一下你的鞋子。

选择合适的鞋子。无论是职业还是业余运动，都应该穿专业性的鞋以保护脚踝。

安装足弓支撑。所有的鞋都应保证有足够的足弓部支撑力，特别是扁平足的人，这一点很重要。大部分优质鞋和运动鞋里都设计有足弓支撑，但是沙滩鞋、凉鞋和劣质鞋没有。你可以去药店或鞋店购买足弓支撑嵌入鞋里。

鞋垫缓冲。如果你每天步行较多，可去鞋店购买一种缓解地面冲击力的特制鞋垫。

丢掉旧鞋。由于磨损，旧鞋会失去柔软性和支撑力。很多人的鞋一穿就是两年以上，那时间太长了。大多数鞋的支撑功能只能维持6～8个月。

● 治疗痛风

一旦被确诊为痛风，你有很多办法来对付它。

生物碱含量高的食品，如乳制品、动物肾脏和肝脏、贝类、沙丁鱼和干果都会增加尿酸含量，引发痛风。远离这些食品可预防痛风。还要忌酒，因为酒精也会增加尿酸。多饮水可帮助排除体内尿酸。

● 瘦身

肥胖会增加踝部压力，痛风患者经常也是肥胖人群，保持清瘦的身躯对踝部有利。询问医师有关消炎类止痛药方面的知识，严重痛风和关节炎患者需服用医生开的处方药，如印多新、钠普罗森、秋水仙碱等，特别严重的患者可以注射类固醇类药，如可的松等（另见踝部肿胀，关节炎症、关节疼痛和关节肿胀等章节）。

何时该去看医生

★ 脚踝受伤，24小时后仍然疼得无法站立。
★ 没有受伤，但疼痛持续4天以上。
★ 受伤后除了疼痛，还伴有肿大、淤伤、发热，或者感觉关节松散，应立即去看医生。

踝部肿胀（Ankle Tumefaction）

症状表现和引起症状的原因

脚踝严重受伤时，一度正常的关节肿胀会愈演愈烈。神经、肌肉和其他组织会出现炎症，血管和毛细血管撕裂、出血。愈合过程中，血液会集中流向某一部位，当聚集量超过回流量时，便出现了肿胀。

常见的脚踝受伤包括关节内翻，扭曲造成的韧带撕裂式扭伤，肌肉、腱部撕裂式劳损以及骨折等，只有医生才能准确诊断其类别。

此外，还有其他因素引起的踝部肿胀也都相当普遍。踝部长期过度使用，如动作过多、过快会导致积液和红肿，还会引起炎症，比如腱炎。患腱炎时，用力或某些重复动作会撕扯腱部使其发炎肿胀。不运动也会导致问题，当出现积液，天气炎热时，会诱发葡萄柚式脚踝，这就必须进行药物治疗了。

即使鞋这样普通的东西也会给你带来麻烦，太松或太紧，穿坏了的、劣质的不合适的鞋会使踝部肿大。

血液循环及心血管疾病也能引起肿胀。静脉供血不足会引起踝部血液倒流，引起肿胀不适。心脏类疾病如高血压、心脏衰竭等也会引发踝部肿胀。

另外，淋巴腺和肾脏疾病、糖尿病、痛风及风湿性关节炎也会引起慢性踝部肿胀。

如何缓解症状

运动员们患上踝部肿痛通常能快速恢复，因为他们诊断及时。从这些职业人员身上我们可以得到启发：脚踝受伤后肿起，不要抱侥幸心理，要去看医生。医生通过 X 光排除骨折。你可以依以下建议自我治疗。

家庭处理措施

● RICE 法

它是行之有效的，用于治疗因伤或非伤引发的红肿现象的一系列方法的首字母缩写形式：休息——减轻脚部负担；冰敷——每日数次，一次 15 分钟的冷敷，以控制流血和积液；包扎——使用弹性绷带或踝部松紧带固定关节；抬举——举高踝部使血液回流。保持 RICE 疗法 3 ~5 天。

● **按摩**

只要不疼痛，踝部按摩很不错。每天 1 ~2 次，用手指轻轻从踝部朝膝部推拿，迫使液体从关节处流出。

● **水中行走**

在齐腰的水中漫步能锻炼脚踝并消肿，这是个好办法，水流冲击肌肉有助于清除积液。

● **检查你的药物**

药物反应也会导致脚踝肿大，可以询问医生药物是否有副作用，尝试换药或调整药量。

● **穿跑鞋**

旧的、不合脚的或劣质的鞋可能是引起踝部肿胀的罪魁祸首。如果你肿着脚还得活动，那么需要穿高质量的跑鞋。轻便、舒适，拥有鞋底、足弓和踝部支撑的鞋才不会加剧病情。

● **远足**

慢性脚肿是久坐引起的，肌肉缺乏锻炼会造成积液，促使运动量进一步下降。有规律的行走和锻炼会打破恶性循环，使脚踝恢复正常。

● **冷敷**

特别在受伤初期，热敷会使毛细血管扩张，会加剧失血和肿胀症状，只有遇冷才可恢复健康的血液循环。每次 15 ~20 分钟，用冷水浸泡双脚会减轻症状。

可供选择的药物

● **选择镇痛药**

消炎镇痛药，如阿司匹林、布洛芬等虽然可以止痛，但由于会加剧流血，因此脚踝受伤肿大时不能采用。醋氨酚等药物虽可以止痛，但没有消炎功效。

何时该去看医生

★ 如果你的踝部扭伤并出现肿胀、青淤或疼痛，应该马上看医生。
★ 原因不明肿胀持续超过 72 小时。
★ 肿胀似乎加剧了，或者受伤后无法行走。

脚趾甲变色（Toenail Turn Colors）

症状表现和引起症状的原因

一般黑色的趾甲是由于重物砸到脚趾造成的，趾甲下面变干的血液聚集而显黑色。不危险，也不是永久的。有一点耐性，稍许治疗，你不久便会摆脱这种状况。

甲癣是导致脚趾甲变色的另一个主要原因。甲癣及甲真菌病常常先起于一个指甲，不对称发生，其他相邻指甲可以正常。病甲增厚、不平、松脆和变形，色灰白或污黄无光泽。

甲癣是皮肤癣病中，较为难治的一种。往往在临床治愈后还可能复发。家庭主妇、炊事员及经常接触水的人较易感染。

甲癣需与其他皮肤病及全身性疾病引起甲改变的疾病相鉴别。例如银屑病的甲病、先天性厚甲症、先天性白甲症、湿疹、硬皮病、脊髓空洞症、雷诺氏病、连续性肢端皮炎、剥脱性皮炎等均可引起指甲的改变，这些甲病常累及数个指甲且常对称发生。

如何缓解症状

你可以尝试以下这些方法来缓解症状。

家庭处理措施

● **冷敷痛处**

立即往受伤的趾甲上弄冷水，浸泡在冷水里或用冰袋敷上 15 ~ 20 分钟。这样会减轻肿胀。

● **将它抬高**

将脚浸湿后抬高也会减轻痛苦。

● **戳个孔**

你可以通过让医生在趾甲上戳个小孔，来减轻由于趾甲下面的血液凝聚造成的痛苦压力和变色状况。这样做不会失去趾甲，但是如果已经去掉了趾甲的话，花上 3 ~4 个月的时间可以重新长好。

● **缠住脚趾**

用黏合胶带将脚趾甲安全小心地缠住，这样受伤的趾甲在运动的时候就不容易掉下来。

● **检查你的鞋子**

穿太紧的运动鞋跑步会把趾甲弄成黑色，为了特别保护，买那种有袜底放脚趾的跑鞋，在工作时可以穿带钢鞋尖的靴子来保护你的脚趾。

● **削甲法**

用刀片将患有甲癣的病甲轻轻削薄或刮薄（以不让其出血，也不使产生痛感为度），病甲长出来则再予削刮。同时，每日用癣药水、癣药膏外涂或用药液浸泡。

● **治疗甲癣**

30% 冰醋酸外涂或 10% 冰醋酸泡病甲，每日一次，持续 3 ~6 个月。涂药前应先将病甲刮薄，疗效更好。涂 30% 冰醋酸时应注意保护甲周的皮肤。

何时该去看医生

★ 趾甲变色扩散到周围的组织。

脚趾甲疼痛（Toenail Ache）

症状表现和引起症状的原因

脚趾甲疼痛一般是由于趾甲长入肉里面造成的，长入肉内的脚趾甲是不能自己随便处理的。指甲内长可能是脚趾疼痛最常见的原因，但是其他问题也可以造成趾尖疼痛的困扰。由于位置的关系，你的脚趾特别容易受伤，比如当脚被购物车撵过时，或是锤子从手中滑落，打到你的大脚趾。

另外，这里还有一些脚趾疼痛常见的原因。这几种严重的情况都需要经过医生的检查和治疗。趾甲松动分离：趾甲整个或是部分和甲床分离开来，这种情况在芭蕾舞者身上特别常见，这是因为他们经常施予极大的压力在脚趾尖上；甲沟炎：趾甲周围的皮肤发炎，大部分是因为不合脚的鞋子造成的；趾甲下血肿：指甲下出血，则是由扭伤或压伤引起的。

如何缓解症状

请你试试下面的方法。

家庭处理措施

● **浸泡**

将你的脚浸泡在加有2勺泻盐的一盆温水里，15~20分钟的时间就可以软化你的脚趾和皮肤。或者使用水、甜菜碱和非处方药物抗菌剂来解决（如果你有糖尿病就不要使用这种办法）。

● **搓动**

将脚浸泡在水里，小心地用手洗它，温柔地将坏的脚趾甲旁边的皮肤除去。如果这个方法太痛苦了，就要去看医生。

● **垫一下**

将内生的趾甲和皮肤分开以后，你可在趾甲和皮肤之间塞一小片棉花，放上几天直到新趾甲长出来，皮肤愈合为止。

● **轻柔地剪掉**

小心地用趾甲剪将趾甲清理一下，这是防止趾甲长进肉里的又一条办法，下面是具体的操作方法：将此处清洁了，用冰袋敷上5~10分钟使其麻木。用脚趾甲剪，修整长进肉里的趾甲部分，再用甜菜溶液来清洁整个地方。接下来的3天，每天用放有2勺泻盐的一盆温水来浸泡你的脚一次。如果趾甲发亮或发红感染，请你去看医生。

● **使用适当的趾甲剪**

为了避免复发，要正确地修剪你的趾甲。不要使用小的圆形的趾甲剪来修整你的脚趾甲，应该使用一副较大、较宽的趾甲剪，较大的趾甲剪容易将趾甲剪直。

● **直着修剪你的趾甲**

当你剪趾甲时，一定要直着修剪（如果你的趾甲相对较直），这样会防止趾甲慢慢变形，长进下面的皮肤。

● **试着缠一下**

用狭窄的条状黏合胶带粘在长入肉内的脚趾甲旁边，然后将皮肤拨开，裹上胶带以防止趾甲的边缘又伸进皮肤里，你可能需要试验一下。然后在局部使用少量的非处方的液体抗菌剂，每天换一次胶带，上点抗菌剂直到伤口愈合。

● **买合适的鞋子**

紧的鞋子会夹脚，导致趾甲长进肉里，确保你的鞋子有足够的空间来放你的脚趾。

● **泡脚**

将脚浸泡在温水中，会使趾甲周围的皮肤软化，减少发炎，另外可以加入非处方的抗细菌溶液型药物，比如碱式硝酸铝，也同样具有治疗的作用。浸完脚后慢慢擦干脚，然后在疼痛部位擦上抗菌软膏。

● **使用油脂**

可以在趾甲边涂抹婴儿油或橄榄油，这样可以使皮肤保持柔软，造成的压力和不舒服比较轻微，而且皮肤也较能顺应指甲的活动。

何时该去看医生

★ 脚趾周围的皮肤发红、肿胀、排放绿色或黄色的脓液。
★ 你患有糖尿病。

第十六章　精神状态异常

抑　郁（Depression）

症状表现和引起症状的原因

抑郁可能是任何一种疾病的前兆。也许你吃得不好，营养不足或是睡得不好，这都会导致心情烦闷。工作压力太大而没有足够休闲时间会导致心情持续低落，你就会有沮丧感。长时间的坏心情和压抑还会导致严重失眠甚至轻生的念头。

感染或细菌类疾病也会造成情绪低落，你也许没有明显的病状，例如像慢性鼻窦炎、牙齿感染等隐藏的感染并不明显，但却让你感到心情不爽。

贫血也会导致你说话时词不达意，废话连连，特别是伴有轻微头痛和感到虚弱的时候。女性经期时也会产生抑郁，特别是一些上了年纪的女性。

非活跃期的甲状腺机能失调也会产生抑郁，在这种情况下，你会有虚弱、嗜睡、长胖、畏寒、月经不调等症状。

如果你同时感到胸痛、呼吸不畅，那就是心脏和肺出了问题。肠道的异常，无论是肠道细菌还是肿瘤都会扰乱肠道运动并让你感到不快。当然，牙疼更是让人心烦的理由。

但是大多数情况下，抑郁更多地来自于精神上的压力，比如工作不顺心，压力过大，婚姻中的矛盾，子女的教育等。

如果你已经厌倦了自怜自爱，而且还担心可能存在的疾病，就请试试下面的方法吧。

如何缓解症状

家庭处理措施

● **自我调节措施**

不要给自己制定一些很难达到的目标，正确认识自己的现状，正视自己的病情，不要再担任一大堆职务，不要对很多事情大包大揽；可以将一件大的繁杂的工作分成若干小部分，根据事情轻重缓急，做些力所能及的事，切莫“逞能”，以免完不成工作而心灰意冷；尝试着多与人们接触和交往，不要自己独来独往；尽量多参加一些活动，尝试着做一些轻微的体育锻炼，看看电影、电视或听听音乐等。可以参加不同形式和内容的社会活动，如讲演、参观、访问等，但不要太多；不要急躁，对自己的症状不要着急，恢复需要时间；你在没有同家人商量之前，不要作出重大的决定，如调换工作、结婚或离婚等；不妨把自己的感受写出来，然后分析、认识它，哪些是消极的，然后想办法摆脱它。

● **保持快乐的心态**

快乐的心态能使人体神经系统的兴奋水平处于最佳状态，促进体内分泌出一些有益的激素、酶类和胆碱，把血液的流量、神经细胞的兴奋调节到最佳状态，提高机体的控病能力。除了要调整和保持良好的生活习惯外，不妨给自己开一张"快乐处方"。早上起床记着要在出门前对着镜子大声说："我很美，我是最棒的！"出门时别忘了在温暖的阳光下面带微笑。

● **积极参加运动**

每天适当参加一些力所能及的运动，比如快走、慢跑、散步、踢毽、体操等，坚持 1～2 个小时，可以排解阴霾的心情。如果有条件的话，建议你尝试一下冲浪运动，从冲浪板摔下来的经历，可能远超过四平八稳地站在冲浪板顺着海浪滑向陆地的经验。不过不管成功或失败，只要抱着冲浪板走进海水，所有的烦恼都抛之脑后，而且这种快乐之情往往持续好几天，感觉犹如站在世界的顶峰，会充满征服高山大海的兴奋和骄傲。

● **慎用镇静类药物**

正因为失眠是导致抑郁的罪魁祸首，所以不少人为了治失眠，就吃各种镇静药。据了解，超过八成的失眠人群存在药物依赖性，多数是靠镇静药物。不过，失眠是由心理、疾病、药物、环境、体质五大因素引起的，一味靠镇静药物，只能适得其反。为此，专家建议，失眠人群应到医院失眠专科门诊就诊，由掌握专业知识的医生进行针对性治疗，千万不要滥用镇静药物。

● **放轻松**

你也许只需在生活中注入些乐趣。想想上次度假是什么时候？上次为家人做些有意义的事是什么时候？你可以去浇浇花，散散步，去看看电影，享受一下快乐的事情。

不要忽视任何一个不舒服的环节，但同时也不要老往坏处想，吓倒了自己，许多时候只要人们有一些不清楚的症状，他们就会想到癌症之类很严重的疾病，其实，这些严重的疾病很少能导致抑郁。

● **增加矿物质**

铁可以振奋精神，如果你上了年纪，维生素 B_{12} 有助于你的血液流畅。由于缺少铁和维生素 B_{12} 而造成的贫血会预示更严重的问题，如出血、溃疡以及癌症。一定要向医生咨询一下你身体是否缺少这些元素。

● **芳香疗法**

芳香疗法可缓解精神疲劳而有助于睡眠。有益于抑郁症状改善的香精油有罗勒属植物、鼠尾草植物、茉莉、玫瑰和春黄菊。可把香精油放置于香薰炉中（2或3滴）、浴缸中（5或6滴）或在枕边（1或2滴）。

● **量体温**

发烧是体内某部位感染的征兆，如果受到了感染，服用一些消炎药。

● **全身检查**

让医生给你做个全身检查，告诉他任何不适的症状。

● **快乐记事簿**

即使你没有每天写日记的习惯也不要紧，只要准备个小本（最好是卡通一点的），记下每天的快乐心情和使你快乐的人物和地点，不开心的时候就拿出来看看，留住生活中美好的时光，千万不要将不愉快的情绪留到明天。

● **享受音乐**

辛苦工作后，利用短暂的休息时间，听听自己喜欢的音乐，好好地奖赏自己一番，陶醉在优美的音乐旋律中，就算是只有短短的10分钟，也能帮你减轻疲劳，带给你不可思议的美妙感受。

● **买鲜亮的衣服**

不是要让自己变成“月光族”，但是却可以在明亮的春天用鲜亮的色彩装扮自己，尤其是在不开心的时候，要挑选鲜艳的颜色，让衣服改变你的心情。

饮食调理

● **有助对抗抑郁的食物**

有时候，吃也是一种快乐！吃一些“快乐食物”，保证能让你快乐起来。

- ❖ **深水鱼：**有研究显示，全世界住在海边的人都比较快乐和健康。不仅因为大海让人神清气爽，最主要是他们常吃深海鱼。鱼油中的一种脂肪酸有抗忧郁作用，能阻断神经传导路径，增加血清素的分泌量，减轻心理焦虑。
- ❖ **香蕉：**香蕉含有一种称为生物碱的物质，可以振奋精神和提高信心。而且香蕉是色胺酸和维生素 B_6 的超级来源，这些都可以帮助大脑制造血清素，减少忧郁。
- ❖ **葡萄柚：**葡萄柚不但有浓郁的香味，更可以净化繁杂思绪，提神醒脑。至于葡萄柚所含的高量维生素C，不仅可以维持红细胞的浓度，使身体有抵抗力，而且也可以抗压力。
- ❖ **菠菜：**菠菜除含有大量铁质外，更有人体所需的叶酸。人体如果缺乏叶酸会导致精神疾病，包括抑郁症和老年痴呆等。研究也发现，无法摄取足够叶酸的人，不仅入睡困难，还容易产生健忘和焦虑等症状。
- ❖ **樱桃：**樱桃中有一种叫做花青素的物质，可以减少发炎，吃20粒樱桃比吃阿司匹林更有效。另有报道指出，长期面对电脑工作的人会有头痛、肌肉酸痛等毛病，也可以通过吃樱桃来改善状况。

- ❖ **南瓜**：南瓜能制造好心情，是因为它们富含维生素 B_6 和铁，这两种营养素能帮助身体所储存的血糖转变成葡萄糖，葡萄糖正是脑部唯一的燃料。
- ❖ **全麦面包**：吃复合性的碳水化合物的食物，比如全麦面包、苏打饼干，它们所含有的硒等微量矿物质能提高情绪，其作用和抗抑郁剂类似。

何时该去看医生

★ 持续 5 天词不达意。
★ 头痛头晕，总是昏昏欲睡。
★ 持续失眠 3 天以上。

医学小知识

抑郁症的 19 条报警信号

抑郁症是一种常见的情绪障碍性疾病，以心情显著而持久的低落为主要症状，并且伴有相应的思维、行为改变。

诊断抑郁症并不困难，但是病人的表现并不典型，作为核心的抑郁症状，往往隐藏于其他心理和躯体的症状中，含而不露，因而容易导致医生误诊、失治，甚至酿成严重后果。

应当警惕以下一些报警信号。

1. 人逢喜事而精神不爽。经常为了一些小事，甚至无端地感到苦闷、愁眉不展。
2. 对以往的爱好，甚至是嗜好，以及日常活动都失去兴趣，整天无精打采。
3. 生活变得懒散，不修边幅，随遇而安，不思进取。
4. 长期失眠，尤其以早醒为特征，持续数周甚至数月。
5. 思维反应变得迟钝，遇事难以决断。
6. 总是感到自卑，经常自责，对过去总是悔恨，对未来失去自信。
7. 善感多疑，总是怀疑自己有大病，虽然不断进行各种检查，但仍难释其疑。
8. 记忆力下降，常丢三落四。
9. 脾气变坏，急躁易怒，注意力难以集中。
10. 经常莫名其妙地感到心慌，惴惴不安。
11. 经常厌食、恶心、腹胀或腹泻，或出现胃痛等症状，但是检查时又无明显的器质性改变。

12. 有的病人无明显原因的食欲不振，体重下降。

13. 经常感到疲劳，精力不足，做事力不从心。

14. 精神淡漠，对周围一切都难发生兴趣，也不愿意说话，更不想做事。

15. 自感头痛、腰痛、身痛，而又查不出器质性的病因。

16. 社交活动明显减少，不愿与亲友来往，甚至闭门索居。

17. 对性生活失去兴趣。

18. 常常不由自主地感到空虚，自己觉得没有生存的价值和意义。

19. 常想到与死亡有关的话题。

以上19条，假若有一条特别严重，或数条同时出现，就很可能是抑郁症发作的征兆，一定要提高警惕。

多数抑郁症患者还伴有躯体症状，如睡眠障碍、疼痛、乏力、胃部不适、食欲欠佳、心慌气急，以及各个系统的症状。隐匿性抑郁症患者往往没有情绪低落等典型症状，却以躯体不适为主。其特点是症状虽多，却以头痛、失眠为主，尤其是容易早醒。此外，还有昼重夕轻的昼夜节律，以及春秋季节重而夏季轻的季节性规律，并多有焦虑情绪，女性病人月经期焦虑症状加重。

烦　躁（Restlessness）

症状表现和引起症状的原因

你不知道自己怎么了，最近突然变得神经质起来。配偶稍微说你两句你就光火不已；小小的堵车也能让你发一通脾气；同事善意的批评却招致你破口大骂，以至办公室内一连几天都鸦雀无声。奇怪之处在于你甚至不知道你的情绪为什么这么失控。

人人都会偶尔躁动，比如，青少年都会经历青春期的躁动，前一分钟还阴郁暴戾，过一会儿又阳光灿烂。父母们无须对此过度担心，因为这些孩子们就像六月的天气时阴时晴。

烦躁也可能是疾病的副产品。通常生病的人会变得易怒，却不明原因。烦躁易怒是很多病的征兆，如流感、风寒、经前综合征、疲劳、沮丧、焦虑、乱用药物后酗酒、压力、糖尿病、精神分裂症、早期老年性痴呆症、甲状腺疾病、心脏病突发或脑瘫。此外，它也可能是某些药物的副作用。

心理学研究表明，人体内有各种生物钟，并有各自的循环周期。如智力生物钟为33天一循环，情绪生物钟为28天一循环，体力生物钟为23天一循环等。所以人有时感觉情绪波动和心情烦躁是很正常的。虽然我们不能改变自己的生物节律，但可以通过自我调节缓解不良情绪，缩短情绪波动的时间，减少心情烦躁带来的不良影响。

如何缓解症状

引起烦躁的诱因有很多，如果反复或持续地发作应该引起你的注意。如果只是一时烦躁易怒或感到自己快要爆发时，请试试以下这些建议。

家庭处理措施

● **心理暗示法**

暗示是一种心理现象，有积极暗示和消极暗示之分。心情不佳时，如果对自己采取消极暗示，只会“雪上加霜”，更加烦躁；这时应该对自己采取积极暗示，告诫自己这是正常现象，乌云终会散尽，同时多回想一些以前经历过的美好情景和值得自豪的事情，就能缓解心理压力。人们常说的“阿 Q 精神胜利法”，从心理学角度看实际上就是一种积极的心理暗示，应该说这种方法在特定时期和场合是很有实际效果的。

● **思想交流法**

心理学研究表明，每个人都有同他人交流的欲望和需要。有些人不想让别人知道自己的心事，不愿意把心里的苦恼、委屈和悲伤说出来，这样不仅无助于问题的解决，而且会加重自己的烦躁，久而久之还可能产生心理障碍。正确的做法是找一位知心朋友交流、谈心，也可以上网找一位网友聊天，或者对着家里的宠物或某一件物品说话，倾诉自己的心事，以起到逐渐消除烦躁的效果。

● **运动释放法**

通过消耗体能来达到消除烦躁的目的。心情烦躁时，可以到操场上跑上几圈，打一场球，活动一下筋骨，或者对着远方吼上几声，高歌一曲，让自己全身放松。这些做法经实践证明很见效，也正好印证了“生命在于运动”这句名言。

● **确定原因**

如果你感到自己比平时易怒，想一想可能是什么原因造成的。确定原因可以帮助你认识到你的烦躁是暂时的，你只需要在这段时间内更耐心一点，在和周围人交往时格外小心一些就可以了。这样可以帮助你控制住自己，不至于做出或说出什么让你日后后悔的事或话。比如，知道了经期综合征会有两天烦躁易怒期，就可以帮助控制住自己的情绪。

● **转移注意力**

转移注意力就是把注意力集中在与你目前的感觉无关的事情上，使自己无暇进行灾难性的推测。调动你所有的感观去注意周围环境，试着做一些事情，让你的注意力可以从烦扰你的事情上转移。俗话说“手忙心不乱”，有些人只需让自己忙一点，比如散步、洗衣、写信、浇草坪。你需要做一些事来减轻自己的压力并消磨时间。15 分钟至一个小时，视你需要多长时间才能冷静下来，这样你就不会有过激反应了。

● **放松呼吸**

强力呼吸是导致忧虑症的主要嫌疑因素，它会令你头昏、紧张和沮丧。强力呼吸的主要问题并非呼吸过快，而是由于用胸上部代替隔膜呼吸引起的。深呼吸有助于放松，可平躺，一只手放在胸部，另一只手放在腹部，用鼻子呼吸，只让置于腹部的那只手自由起伏。当烦躁感袭来时，可进行类似的深呼吸，教会自己如何控制呼吸，集中注意力呼吸可有效应付烦躁。

● **告诉别人你的感受**

不要试图隐藏你的情绪，相反，应该警告你周围的人最近你的脾气很坏。当不告诉别人自己的感受时，就会引起麻烦。如果你不告诉别人你正烦躁，他们便会对你的行为十分困惑。你可以说："我想告诉你我今天不太对劲，所以如果我显得很烦躁易怒，请原谅我。"这会帮助人们了解你的处境，有利于缓和局势。

● **做个系统检查**

在你和别人发生冲突之前，应确保你的思想和行为还受自己的理性控制。你是否在想用一些夸大其辞的词语，如"永远"、"应当"、"必须"或"决不"？你是否更多的时候是在人身攻击对方，而非在解决问题上？你是否有报复对方的念头？你是否无法安静地好好坐着？你是否咆哮着用拳头猛捶桌面？你是否感到背部或颈部的肌肉紧绷？如果你有这类念头或类似感觉，那么现在的状态并不适合解决问题，如果你在这种时候和别人起冲突，那么只会把问题弄得更复杂或搞砸，而不是去解决它。

● **选择恰当时间**

如果有人的确惹毛了你，而你感到在此时谈相关问题会一发不可收拾，那么就另找一个时间，当你已经可以心平气地和别人讨论相关情况时再说。

● **多想想正面因素**

当你发现自己已经有了一些负面的想法，如"今天肯定过得一团糟"，试着用正面的积极的想法来取代它们。如果你早上起床时心情恶劣，那么将眼睛闭一会儿，想象这一天会过得很顺利很成功，从积极的方面自言自语，如"今天会有什么新的挑战呢？""今天我又学到什么呢？"在大脑中反复重复一些带正面色彩的词，如"沟通"、"加油"、"成功"，这样也会减弱你的烦躁感。

● **充分休息**

心情烦躁，有时候是人想多了。总是想到一些将来会发生的事情，这对一个人的心理就形成了压力。何必思考一些不可预测的事情呢？休息一段时间，充分地利用这一段时间做一些你想做的事，认为是对的就去做。要不就和知心的朋友说说话，心里自然就会好受一些。平时要经常给自己解压，有烦心事的时候不要钻牛角尖，往好处想。慢慢地心里的疙瘩就化开了。

● **吃东西**

吃自己特别喜欢的东西。很多人喜欢在郁闷的时候吃东西，这确实会有一定的作用，只是一次别吃得太多，免得过后又要为减肥发愁。

● **看电影**

看那种煽情的电影，让自己痛哭一场。或者是让你开怀大笑的喜剧，甚至有的人觉得恐怖电影更过瘾，毛骨悚然之余或许就忘了刚才为啥心烦。

● **在商场里购物**

如果你不是购物狂，倒可以试试买大堆的东西，包括平时喜欢又舍不得买的。此招尤对女性见效。

● **出去闲逛**

找一些风景优美的地方，但是不要去咖啡馆之类情人聚居的地方，免得触景伤情。

● **找朋友聊天**

邀请一堆好友一起说说笑笑，谈些大家喜欢的话题。

● **大哭一场**

最简单也最实用，最不伤害别人又不损害自己的方法就是把门关严，把头蒙在被子里大哭一场。哭够了，哭得实在没有眼泪了，就去做饭吃，开开心心看电视。

何时该去看医生

★ 烦躁持续超过一周，对你的工作表现造成了负面影响，也恶化了你和家人、朋友和同事的关系。
★ 不论在家还是工作时都一直感到处在压力下。
★ 同时你还伴有持续性头痛。

焦　虑（Anxiety）

症状表现和引起症状的原因

焦虑是人们预期到某种危险或痛苦境遇即将发生时的一种适应反应或为生物学的防御现象，是一种复杂的综合情绪。

当你面对考试，面临最后期限或者得为某重大事件做好心理准备时，如何才能摆脱神经质的紧张感呢？某种程度的紧张感或许是有益的，它会激励你振奋精神完成事情。但是当焦虑超过一定限度，感觉深陷于恐惧不安的怪圈无法自拔时，你便和焦虑挂上了钩。

焦虑是一种复杂的心理，它始于对某种事物的热烈期盼，形成于担心失去这些期待、希望。焦虑不只停留于内心活动，如烦躁、压抑、愁苦，还常外显为行为方式，表现为不能集中精神于工作、坐立不安、失眠或梦中惊醒等。短时期的焦虑，对身心、生活、工作无甚妨碍；长时间的焦虑，能使人面容憔悴，体重下降，甚至诱发疾病，给身心健康带来影响。如果一个人久陷焦虑情绪而不能自拔，内心便常常会被不安、恐惧、烦恼等体验所累，行为上就会出现退避、消沉、冷漠等情况。而且由于愿望的受阻，常常会懊悔、自我谴责，久而久之，便会导致精神变态，形成焦虑症，或称焦虑性神经症。

焦虑也可以是所有精神疾病的一种症状。病理性焦虑是一种控制不住，没有明确对象或内容的恐惧，其威胁与焦虑的程度很不相符。

如何缓解症状

焦虑虽然会让你坐卧不宁，但下面的一些方法你可以试试。

家庭处理措施

● **精神治疗**

安慰自己说这种症状通常在 5 ~ 10 分钟以后就会消失；提醒自己尽管可能感到害怕，但没有人曾因此死亡或发疯，告诉自己这会过去；控制感觉，告诉自己这只是一种感觉，缓慢呼吸，你会得到充足的氧气；每隔 1 ~ 2 分钟，对焦虑级别进行分级，将它们划分为 1 ~ 10 级，你会发现尽管水平有波动，但它在逐渐下降；做 10 个缓慢的，且用隔膜运动的深呼吸，再检查一下你的焦虑等级；集中注意力观察身边的事物，在头脑中描述一下房间、衣服、声音、气味；静静地待着，将注意力由体内转移到体外的事物。重复这些步骤直至症状消失。

● **增加自信**

自信是治愈神经性焦虑的必要前提。一些对自己没有自信心的人，对自己完成和应付事物的能力是怀疑的，夸大自己失败的可能性，从而忧虑、紧张和恐惧。因此，你必须首先自信，减少自卑感。应该相信自己每增加一次自信，焦虑程度就会降低一点，恢复自信，也就是最终驱逐焦虑。

● **自我放松**

如果当你感到焦虑不安时，可以运用自我意识放松的方法来进行调节，具体来说，就是有意识地在行为上表现得快活、轻松和自信。比如说，可以端坐不动，闭上双眼，然后开始向自己下达指令：头部放松、颈部放松，直至四肢、手指、脚趾放松。运用意识的力量使自己全身放松，处在一个放松和静的状态中，随着周身的放松，焦虑心理可以慢慢得到平缓。另外，还可以运用视觉放松法来消除焦虑，如闭上双眼，在脑海中创造一个优美恬静的环境，想象在大海岸边，波涛阵阵，鱼儿不断跃出水面，海鸥在天空飞翔，你光着脚丫，走在凉丝丝的海滩上，海风轻轻地拂着你的面颊……

● **自我反省**

有些神经性焦虑是由于患者对某些情绪体验或欲望进行压抑，压抑到潜意识中去了，但它并没有消失，仍潜伏于无意识中，因此便产生了病症。发病时你只知道痛苦焦虑，而不知其因。因此在此种情况下，你必须进行自我反省，把潜意识中引起痛苦的事情诉说出来。必要时可以发泄，发泄后症状一般可消失。

● **自我刺激**

焦虑发生时，有的人会胡思乱想，坐立不安，痛苦异常。此时，可采用自我刺激法，转移自己的注意力。如在胡思乱想时，找一本有趣的能吸引人的书读，或从事紧张的体力劳动，忘却痛苦的事情。这样就可以防止胡思乱想再产生其他病症，同时也可增强你的适应能力。

● **自我催眠**

焦虑者大多数有睡眠障碍，很难入睡或突然从梦中惊醒，此时你可以进行自我暗示催眠。如可以数数，或读一本最乏味的书等促使自己入睡。

● **要有一个良好的心态**

要乐天知命，知足常乐。不要老是追悔过去，埋怨自己当初这也不该，那也不该。其次是要保持心理稳定，要心宽，凡事想得开，不要轻易发脾气。

● **控制呼吸**

焦虑症发作时病人呼吸急促，这会导致二氧化碳减少，进一步加剧身体症状，如头晕、四肢刺痛。对于没有进行过呼吸训练的病人来说，简单的方法是用双手将一个没有漏洞的纸袋（不能用塑料袋）紧紧地套在自己的鼻子和嘴上，做深呼吸 10 次。此方法不仅有“急救”的作用，还能够降低你总的焦虑水平。另外，你还需要学习下面的呼吸法，它们对你也很有帮助。

● **腹式呼吸**

保持坐姿，身体后靠，不要驼背，五指并拢，双掌放于肚脐上。把你的肺想象成一个气球，用鼻子长长地吸一口气，把气球充满气，保持 2 秒钟。这时你看到你的手被“顶起”。再用嘴呼气，给气球“放气”，看你的手是否在慢慢回落。

● **慢呼吸**

学会腹式呼吸后，开始学计时，不让呼吸变快。你要用 4 秒钟的时间吸气，再用 4 秒钟的时间呼气。

控制呼吸的方法，必须每天坚持练习多次。在你练习的时候，它已经在帮助你降低对焦虑的易感度。更重要的是，如果不能达到不假思索地使用这种呼吸法，在焦虑发作时，是派不上用场的。

● **叫停**

一旦你感到有某种身体的不适（比如心跳加快、头晕），同时有某种不祥的预感时，立刻说“停止”。如果你曾经发作过焦虑症或正处于焦虑症发作时期，可以在手腕上套一个橡皮圈，在你说停止时，拉一下橡皮圈弹自己的手腕。

● **仰视**

研究证明，当人俯视时，会加重低落情绪，因此可仰视天花板。

● 沉肩

耸肩令人紧张，沉肩可消除紧张心理。

● 放慢思维

当忧虑迅速袭来时，缓慢地逐字逐句地思维。

● 改变嗓音

低缓、柔和的嗓音能令听众和自己放松和沉静。

● 活动身体

当感到焦虑感加剧时，可以跑跑步或跳跳舞。每天至少保持半小时的运动很有益。

● 面部运动

当你不再紧皱眉头，而是咧开嘴微笑时，大脑就会被喜悦的信息影响，从而摆脱忧虑感。

● 做旁观者

换一个角度，想象自己是个旁观者，正待在屋顶或墙壁上冷静观察某个紧张焦虑者（你自己）。

● 试试思考疗法

当焦虑并未消除时，去看临床医学专家，专家会帮助你改变思维，摒弃引发忧虑症的一些因素。这种治疗并不神秘和恐怖，你会学会各种不同的方法和技巧来理解并正视这些问题。

● 拒绝咖啡因

人忧虑时喝含咖啡因饮料无疑是火上浇油。

● 禁酒

酒精最初有镇静作用，但第二天会令人情绪更低落。

● 以毒攻毒

患忧虑症的普遍原因是你甘愿被忧虑困扰。整天毫无目的地烦恼，还不如每天留半小时时间专门静坐去体味忧伤，当忧伤袭来时，告诉自己说：“我正在体验忧伤呢，剩下的忧伤以后再说吧。”

可供选择的药物

● 药物治疗

抗焦虑药能稳定患者的情绪，有助于心理治疗，以苯二氮类最常用，如佳乐安定、舒乐安定。亦可选用具有抗抑郁和抗焦虑双重作用的抗抑郁药，如多虑平、麦普替林、太息定。惊恐发作时可静脉缓慢注射安定。但是抗焦虑药物有很多副作用，比如嗜睡、抑郁。长期服用甚至对某些内脏器官有损害。而且抗焦虑药物往往有成瘾性，一旦患者停止服用，几乎可以肯定，症状会重新出现。当病人是通过服药来降低焦虑症状，他们就会把自己症状的好转归结为药物的作用，而不是他们自己的改变。于是，当他们停止服药时，当然会觉得情境是不可控制的，于是会变得焦虑。

● **中医治疗**

中医提倡治疗与调理相结合，疏肝益肾健脾，宁心安神，调理气血，平衡阴阳；增强人体免疫力，改善人体生物节律，提高细胞活力，改善脑组织的营养状态，消除神经细胞因能量消耗而产生的功能紊乱，降低大脑皮层的病态兴奋性，加强内抑制，镇静，改善睡眠作用，调节机体的功能，辩证施治能达到标本兼治。

● **补充营养素**

① 维生素 B 群

维生素 B 群对神经系统的运作相当重要。可改善大脑功能、减轻焦虑、保护免疫系统。维生素 B 群及泛酸（维生素 B_6）每天 100 毫克

② 钙及镁

每天 2000 和 1000 毫克。服用箝合剂或乳酸钙。若对牛奶过敏，勿使用乳酸钙。

③ L－酪胺酸

每天 1000 毫克（白天及睡前各 500 毫克，空腹使用）。和 50 毫克维生素 B_6 及 500 毫克维生素 C 共用，以利吸收。它能纾解紧张，帮助睡眠。

④ 维生素 C 含生物类黄酮

每天 3000～10000 毫克。紧张会消耗肾上腺荷尔蒙（抗紧张）。维生素 C 是肾上腺功能必需的。

● **天然草药疗法**

可使用猫薄荷、洋甘菊、保哥果、玫瑰果实、迷迭香及香蜂草等天然药草泡茶饮用。

● **芳香疗法**

芳香疗法被认为对治疗焦虑也很有效。可试用薰衣草油、茉莉或蓝菊，在织物上滴上 1～2 滴，然后吸入或将这些油放入蒸汽吸入器或蒸汽浴缸中。也可以涂一滴在太阳穴处。

何时该去看医生

★ 发现自己为了消除焦虑而经常躲避某些场合、地点或人。

★ 长期伴有下列症状，如紧张、头疼、肌肉疼、肠道问题、气短、胸闷、胃部不适、头昏等。

★ 有恐慌感（短暂而莫名的强烈的恐惧或不适感）。

医学小知识

焦虑自我测评表

填表注意事项：下面有20条文字，请仔细阅读每一条，把意思弄明白，每一条文字后有4个方格，分别表示：没有或很少时间，小部分时间，相当多时间，绝大部分或全部时间，然后根据你最近一个星期的实际感觉，在适当的方格里画“√”。

症状	没有或几乎没有	少有	常有	几乎一直有
1. 觉得比平常容易紧张和着急	1	2	3	4
2. 无缘无故地感到害怕	1	2	3	4
3. 容易心里烦乱或觉得惊恐	1	2	3	4
4. 觉得可能要发疯	1	2	3	4
5. 觉得一切都很好，也不会发生什么不幸	4	3	2	1
6. 手脚发抖打战	1	2	3	4
7. 因为头痛、头颈痛和背痛而苦恼	1	2	3	4
8. 感觉容易衰弱和疲乏	1	2	3	4
9. 觉得心平气和，并且容易安静地坐着	4	3	2	1
10. 觉得心跳得很快	1	2	3	4
11. 因为一阵阵头晕而苦恼	1	2	3	4
12. 有晕倒发作，或觉得要晕倒似的	1	2	3	4
13. 吸气呼气都感到很容易	4	3	2	1
14. 手脚麻木和刺痛	1	2	3	4
15. 因为胃痛和消化不良而苦恼	1	2	3	4
16. 常常要小便	1	2	3	4
17. 手常常是干燥温暖的	4	3	2	1
18. 脸红发热	1	2	3	4
19. 容易入睡并且睡得很好	4	3	2	1
20. 做噩梦	1	2	3	4

说明：主要统计指标为总分。把20题的得分相加为初分，初分乘以1.25，四舍五入取整数，即得到标准分。焦虑评定的分界值为50分，分数越高，焦虑倾向越明显。

情绪波动（Mood Swings）

症状表现和引起症状的原因

一个情绪出现问题的人就像是坐过山车，一分钟前他是在下面，下一分钟他就在上面了，情绪波动非常强烈，突然而且难以控制。为一些小事而突发其火，大喊大叫，乱摔东西，这就是“情绪短路”的一种表现。用电短路会损坏电器，甚至酿成火灾；情绪短路，既伤害别人，也伤害自己，主要原因是自控与转移情绪的能力不强。

在交往上，常见到一些人的心情如春、夏的气候，大起大落，变化无常。比如在公园玩得很开心，可回家后，又觉得生活单调枯燥而心烦，唉声叹气；与亲戚朋友畅聚时热闹欢快，独自一人时又为了孤寂而愁眉苦脸；不仅使人感到难于相处，也令自己异常难受。这种不正常的表现，是“心理斜坡”在作怪。人的感情在受外界刺激的影响下，具有多重性和两极性。每一种情感具有不同的等级，还有着与之相对立的情感状态，如爱与恨，欢喜与忧愁等。“心理斜坡”不但使人情绪不稳，且会间接、直接地影响健康。

据专家研究，温度、湿度均对人的情绪有影响。气温在20℃～22℃的情况下，人心情舒畅；在18℃～20℃时人的工作效率最高。当环境温度超过34℃时，人不仅大汗淋漓，而且心情烦躁，易产生过激行为。气温过低时，人会委靡不振。当室温降到10℃以下时感到沉闷、情绪低落。气温低于4℃严重影响思维效率。

另外湿度、气压和风也对人的情绪有不同程度的影响。潮湿和阴雨天气使人情绪低落、抑郁，浓雾弥漫的阴天影响人的思维和敏捷度。

气压低会使人烦躁不安，尤其是神经官能症病人易出现情绪波动、失眠等症状；抑郁症病人病情会加重。低气压又是心脑血管疾病的诱发因素。

干热风使人反应迟钝，解决问题的能力降低；大风天气常使人出现头痛、心慌、胸闷、四肢无力等症状。

经前综合征（PMS）也可能会导致女性的情绪不稳定，它是一种由荷尔蒙失调而引发的情绪不安和身体不舒服的综合征，一般出现在中年女性身上。

如何缓解症状

慢性严重的情绪波动——慢性抑郁或悲伤都是心理不正常的表现，都是健康问题，都是身体疾病。事实上，有时情绪波动是由生理问题引发的如经前综合征。

家庭处理措施

● **针对经前综合征**

问问自己是不是经前综合征，对于经前综合征有很多种治疗方法。营养学家说钙、维生素 B、C 和维生素 E 都是很好的治疗处方，还有其他专家认为规则的运动如步行也很有作用，有些时候也可用些药物。

● 考虑药物

如果医生确诊你有情绪问题，他也许会给你开一些锂类药，碳酸锂可降低大部分人的情绪波动。锂治疗方法要依据个人而定，以确保血液中有充足的药物含量。因此医院总是先给你很大的药剂，以后逐渐减少，起先会有些副作用如疲乏、恶心、尿频和轻微手颤，但随着药剂的减少，这些症状就会消失。不要担心会上瘾，锂是不会让人上瘾的，可以安全地使用。

● 针对气候调节情绪

了解了温度对人情绪的影响之后，在不同温度环境下可以“对症下药”调节自己的情绪。首先要根据气象预报合理安排工作和休息，在外界温度过高或过低的时候尽量不要外出活动。对气象变化特别敏感的人要加强适应性锻炼，运动在一定程度上还可以缓解人们的心理压力，改善恶劣心情。在气候变化时要及时采取一些措施，如增减衣物或针对病情适当地服用某些药物。

● 重视自己的心理保健

要克服“情绪短路”和“心理斜坡”的不良反应，需重视自己的心理保健。正如古语所说：“心病还须心药医。”首先要自觉地消除思想上的偏差，人生不可能总是高潮，更不可能事事如意，谁都要在平凡日子中生活，少不了要碰到麻烦事。其关键是懂得放松自己，以平常心面对生活。只有这样，才能在不顺心时不致陷入烦恼的泥坑而不能自拔。只有善于保持良好的心理状态才能为自己营造出良好的生理状态，从而赢得“健康人生”。

● 勇敢面对生活

应该勇敢面对新生活，主动体验生活中的不同乐趣。既能在群体活动中感受快乐，又能在独自生活时创造充实。只有这样，才能在碰到不顺心的事或发生较大转换时，避免产生心理上的反差而诱发情绪短路或心理斜坡。

● 适当地“糊涂”

适当地“糊涂”是医治情绪病的良方。对人对事，只要不是原则问题，就大可“糊涂”待之。“糊涂”者指不事事计较谁是谁非，不去时时考虑个人得失，不去每每分析谁占了自己的便宜，不去常常思考自己有没有吃亏，尤其是老年人，由于有“长者尊严关”、“老年面子关”和不自觉而产生的“老子总是正确关”等，“海纳百川”的气量，就更显得难能可贵了。但是，必须具有大气量，才可能轻松地生活。宽容，应该成为老年人心理基础最重要的一条。

● 加强理智对情绪的调控作用

古语云“物极必反”，这就提醒我们，“乐极”与“气极”、“怒极”都不好，应该时刻注意保持适度的冷静和清醒，在欢乐顺心时，主动降温，避免激情过大，遇苦闷或情绪转入低谷时要换个积极的想法，事物都有多重性，受许多因素制约，要从利大于弊的一面去想，自能理清并脱离情绪困境。也可用“以反射反”的办法来调整自己。如静极就外出活动一下，闹极就避开冷一冷，闷极就找人说一说。

饮食调理

● 少吃高脂食物

食肉过多会情绪波动。低碳水化合物、高蛋白膳食可引起易激动、紧张或其他情绪变化，进而又渴求富含碳水化合物或脂肪的零食，因此不利于饮食控制。每日摄入100千卡热量的高碳水化合物及低蛋白膳食，食用7周后较少有对食物渴求，总的情绪比较好，体重明显减轻。由此看来，吃肉量要控制，不宜吃过高蛋白膳食。

● 青春期少女应注意补充铁剂

最常用和最方便的方法是饮食补铁。平时多吃些富含铁元素的食物，如动物的肝、肾、血、瘦肉，鸡蛋，海产品如鱼、虾、紫菜、海带、海蜇，黄豆制品，红枣，黑木耳等。多吃些含铁及维生素C的蔬菜，如芹菜、韭菜、萝卜叶等，其中所含维生素C有促进铁吸收的作用；使用铁锅烹调，可使食物中的铁增加10~19倍。同时，铁锅处于高温状态时，由于调料作用及铲、勺的搅拌，锅内表层无机铁微屑脱落，便于人体吸收；平时进食要多样化，不可偏食，更不要盲目节食；对明显缺铁的少女，应在医生指导下及时补充铁剂药物，如葡萄糖酸亚铁、硫酸亚铁、人造补血药等。同时服用维生素C或稀盐酸合剂，以促进铁的吸收。补铁前，大多数少女情绪波动、注意力不集中、无力、疲劳；补铁后，血中铁的含量恢复正常，疲乏、倦怠及其他症状消失。

何时该去看医生

★ 情绪无法控制。
★ 你时而欣喜若狂，时而情绪沮丧。
★ 睡眠程序被打乱，严重失眠。

幻 觉（Illusion）

症状表现和引起症状的原因

幻觉，是一种虚幻的表象，本来并不存在的某种事物，病人却感知它的存在。正常人偶尔也可出现幻觉，比如在焦虑地等待某人到来时，忽然听到敲门声，实际却没有人来。这种幻听的出现与期待的心理有密切关系，此外在受到突然强烈的刺激下亦可出现幻觉。正常人在殷切盼望、强烈期待、高度紧张情绪影响下，也可出现某种片段而瞬逝的幻觉，如一个母亲突然失去儿子，悲痛万分，有时幻听到儿子在同她讲话等。这种幻觉往往持续时间不会太长，随着心情的好转，适当地治疗，便会痊愈。

幻觉具有两个主要特点：第一，幻觉是一种感受，由于缺乏相应的现实刺激，所以客观检验结果证明这种感受是虚幻的，但就患者自身体验而言，却并不感到虚幻；第二，虽然幻觉源于主观体验，没有客观现实根源，但某些患者坚信其感受来自客观现实。

睡眠不足容易产生烦躁、激动、精神委靡和记忆力减退等精神神经症状，长期缺睡则会导致幻觉。幻觉和幻听是精神分裂症的主要症状，出现幻觉也可能有其生理方面的原因，比如酗酒和吸毒，也可能是因药品的副作用，还有可能是老年痴呆症、白内障、青光眼、周期性偏头痛、严重脱水、饥饿、高烧、肾衰、脑瘤引起的。

如何缓解症状

在你刚睡着或刚睡醒时如果产生幻觉是正常的，比如当你刚醒来时，可能将卫生间里挂着的一套衣服当成一个人。这是很正常的，不必因此去看医生。但如果在其他时候出现幻觉，就应该去看医生了。虽然幻觉和很多严重疾病有关，但医生可能在给你做完全身检查后开出很简单的治疗方法。为了协助医生诊疗，以下是你应该做的。

家庭处理措施

● **检查你的药箱**

我们大多都知道毒品如大麻和海洛因会致幻，但一些处方药和非处方药也有相同作用，比如抗组胺剂、抗抑郁剂、抗生素、镇静剂、类固醇、止痛及心血管类药品。将你最近在服用的药物（不论是处方药还是非处方药）列一个清单，向医师咨询你产生幻觉是否与此有关。

● **保证充足的睡眠**

休息不好是最容易导致出现幻觉的，当你连续熬夜后，很可能发现眼前的东西都虚幻缥缈起来，脚下发飘腾云驾雾的感觉表明你已严重神经衰弱，躺下睡觉是你最好的选择。

● **去看心理医生**

当幻觉出现时，主动转移注意力，丰富日常生活，通常幻觉是会消失的。如果自我调整无效，频繁出现幻觉，则应及时找医生进行心理咨询或治疗，尤其是刚刚经历大悲大喜的遭遇而出现幻觉时，心理治疗也许是最好的选择。

何时该去看医生

★ 只要不是在你刚睡醒或刚睡着时，任何时候出现幻觉都应当引起注意。

医学小知识

幻觉的临床表现

幻觉是感觉器官缺乏客观刺激时的知觉体验，并且与真正的知觉体验有相同的特征。幻觉是产生于外界（或躯体内部）的一种类似知觉的体验，而不像意象是内心的体验。幻觉是精神病患者最常见的症状之一，少数正常人也可体验到幻觉，特别是疲劳时。

类型	临床表现
听幻觉	临床是最常见，幻听内容是多种多样的，听到各种不同种类和不同性质的声音。如讲话声、歌唱声、无线电广播声。最多见的是言语性幻听，声音常比较清晰，能清楚地辨别是男是女，熟识的或陌生的以及明确地指出声音所在地点。说话的方式也不一致，有的是个别人的声音，有时几个人或一群人议论他。一般多为直接对病人讲话，有时是听到一些人在议论和评论病人的缺点和问题，谈话内容以斥责、讽刺、嘲笑甚至威胁、辱骂或命令性质的较多见。因而常常引起患者极度烦恼、愤怒和不安，甚至产生兴奋、激动或伤人。有时病人听到为他辩护，表示同情、赞扬的话，可以独自微笑或扬扬得意。有时幻听命令他做某种事时，如拒绝服药、进食、殴打别人，让他自杀或损伤自己身体的某一部分，这些命令往往患者遵照执行，因而产生危害个人及社会的行动，故应特别注意
视幻觉	幻视也较常见。内容可丰富多样，形象可清晰、鲜明和具体，但有时也比较模糊。幻视中所出现的形象可以从单调的光色到人物、景色、场面等。景象有时比实物大（视物显大性幻视），有时则又比实物小（视物显小性幻视）。按幻象是否活动或内容是否改变，可分为所谓的“稳定性幻觉”和“舞台样幻觉”两类，前者形象不活动，后者则像舞台和电影形象那样活动而多变
嗅幻觉	多见的是一些使患者不愉快的难闻气味，如腐烂食品、烧焦物品、化学药品的气味。幻嗅往往与其他的幻觉和妄想结合在一起，患者可表现为掩鼻动作或拒食
味幻觉	患者尝到食物中有某种特殊的或奇怪的味道，因而拒食，也常与其他幻觉和妄想结合在一起而出现
触幻觉	可以表现为触摸感、虫爬感、针刺感、触电感，也可有性接触感。前者可见于某些周围神经炎，某些物质中毒（例如可卡因）、精神分裂症等；后者（性幻觉）则主要见于精神分裂症、癔症

续表

类型	临床表现
内脏性幻觉	是固定于某个内脏或躯体的异常感觉。如感到某一内脏在扭转、断裂、穿孔或感到昆虫在器官内爬行等。这类幻觉常与疑病妄想、虚无妄想结合在一起。该症状多精神分裂症、更年期精神病和抑郁症
运动性幻觉	这是关于本体感受器如肌肉、肌腱、关节等运动位置的幻觉。如一位患者虽确知自己睡在床上，但有一种像在轿子里被抬着走的颠簸的感觉，有的患者虽沉默不语，但本人却感到自己的唇、舌在动，在讲话，此类幻觉称之为“言语运动性幻觉”
幻肢	截肢或残废的患者感到自己有该肢体的存在，否认自己有任何残缺或无肢体残缺的患者发现自己存在第三只手、第三条腿，称为幻肢症
假性幻觉	这类幻觉的特征为：（1）幻觉形象存在于患者主观空间之内（脑子里）；（2）幻觉不通过患者的感官而获得；（3）所感知的形象不够鲜明生动。例如，看到一个人的上半身或仅仅是人的头部而没有其他的躯体部分。尽管如此，患者并不感到奇怪，也不认为是不正常的。患者可以不用自己的眼睛就“看到”头脑里有一个人像，可以不通过耳朵而“听”到脑子里有人说话的声音。另外，患者知道这种幻觉是不真实的。这里值得说明的一点是，只是患者感到映像的来源有明确的空间定位，便不是假性幻觉，不管空间定位在什么地方
机能性幻觉	其临床特征是幻觉（通常是幻听）和现实刺激同时出现、共同存在而又共同消失，但二者并不融合在一起。例如，患者听到外界某个真实存在的声音的同时，又出现与此无关的言语性幻觉，当现实刺激作用中止后，幻觉也随之消失，引起机能性幻听的现实刺激的声音，一般多是单调的声音，如钟声、流水声、刮风声、雨声以及脚步声、鸟声、车轮滚动声等。在听到这些声音时所出现的言语性幻听，其内容一般较单调并较固定，主要多见于精神分裂症
反射性幻觉	是某一些感觉领域的刺激引起另一感觉领域的幻觉。例如，听到别人擤鼻涕的声音就感到胸痛，看到妻子锄地时，感到像锄自己的皮肤一样疼痛难忍，而将妻子痛打一顿。听到狗叫时，感到小腿剧痛，像被狗咬了一口一样
思维鸣响 思维回响 读心症	患者想到什么，就听到（幻听）说话声讲出他所想的东西，也就是幻听的内容就是患者当时所想的事，这就是思维鸣响。例如患者想喝水，即出现“喝水”！“喝水”！的声音，想看书即出现“看书去”的声音。思维回响是紧随自己思想之后出现的声音，且重复自己的思想内容。读心症是患者听到不属于自己的声音，读出自己的思想内容，患者感到自己的思想被人知道了

郁 闷（Gloominess）

症状表现和引起症状的原因

失去亲人的悲伤和痛苦都是人生的一部分，或者说一些个人的遭遇，像离婚或者失去工作都会使人很难受，在这种情况下感到压力其实是很正常的。如果你的自尊比较容易受到伤害，或者很容易被压力压倒的话，那么你就很可能患上了忧郁症。

“郁闷”心理是一种消极情绪体验，在这种情绪下一个人容易从认识上扭曲自己与现实的关系，头脑中会出现否定自己的消极暗示，甚至对客观事实颠倒黑白。对处境感到无能为力、无望、可怜、孤独自责，严重的会进入抑郁怪圈。

人们对某种情境的解释、思考、方法（认知结构）决定他们的情绪和行为反应。抑郁心理的产生是认知结构歪曲造成的。但一般人意识不到，因为认知结构背后有一种自动思想，它存在潜意识里不被人察觉，却受当前事件的触发，产生消极情绪和行为。要想转变歪曲的认知，我们必须找出这种想法，用积极、新的、建设性的思想代替，就能走出抑郁心理。

如何缓解症状

不论是什么原因引起的郁闷，这里有一些方法可以让你的心情好起来。

家庭处理措施

- **卸下罪恶感**

如果你的郁闷症是由于自己曾经做过的错事引起的，再怎么自责也是没有用的。最重要的是采取一些行动来克服罪恶感。

- **对自己宽容些**

不要在郁闷的时候作出任何重大的决定，比如说跳槽、结婚或者离婚，这些都应该在心情正常了之后经过慎重地考虑再作出决定。心情好转要花一些时间，别这么快地对自己要求太高。

- **检查你正在服用的药物**

降压药、治疗过敏的抗组胺剂和治疗哮喘的类固醇都会引起郁闷。导致体内内分泌腺的不足或过多，比如说甲状腺，也会使人郁闷。

- **考虑咨询心理医生**

一个好的心理医生能够针对个人问题提出很好的建议。他能够分析引起你郁闷的人际关系方面的原因，也可以提出一些办法来帮你改变和郁闷相随的不积极的思维和行动方式。

● **把消极想法写在纸上**

把头脑中的消极想法写在纸上，看它是否有道理？是否符合逻辑？然后用积极的思想代替它，把它从纸上消灭。消极思想包括缺乏根据的推理；以点代面的看法；对问题过度引申；对问题事件夸大和缩小；与自己进行消极性的联系，比如“他不喜欢我，别人也不会喜欢我”、“我到哪里都一样”、“我处处不如别人”、“这事情根本就解决不了了”、“我的前途没有希望了”、“事情全是我的错”等等。

● **用积极思想取代**

找出这些不合理的思想后，用理性批判它们荒谬和歪曲的推理，用积极思想取代它。比如人无完人各有所长；失败乃成功之母；世界上没有解决不了的问题；他不爱我，说明还没找到爱我的人；我要发挥我自己的特长和优势；命运掌握在我自己手里；我只要努力肯定会行；苦难是人生最好的老师；我要活出自我不在乎别人评价；我还没挖掘出我的潜力；事情虽然出了但不全怪我；允许自己犯错误；还有不如我的呢；不好的人终究是少数……

可以这样提醒自己：我这样判断没有根据；我有时候看问题确实偏激；我要接受现实；我要吸取教训；让别人看看，我绝不是弱者。

● **反复批评**

对不合理的思想要反复和自己辩论，反复批评就会动摇这种思想，最后铲除它，走出抑郁心理。

● **生活有规律**

规律生物钟，这样会有助于规律睡眠时间和作息时间。你将会有更多的事情要做，要提高自尊心，要使自己感觉轻松，但是如制订的计划很忙的话，那么重新做一个，因为你会压力过大的。

● **放弃早晨的提神茶**

早晨的那杯咖啡会让你双倍地增加郁闷，因为糖分和咖啡因是两大引起郁闷症的原因。很多人在戒了咖啡的4～5个早晨之后就感觉好多了。

● **戒酒**

在感觉郁闷的时候喝酒只会让你更郁闷，因此千万不要借酒消愁。

● **多做运动**

很多人发现运动可以很好地驱走郁闷，但是要在身体允许的范围内有计划地锻炼。

● **读书**

可以用一些好书来充实自己，尤其是一些优秀的励志类读物。

● **少看电视**

看电视是很有诱惑性的，而且和忧郁症也是密切相关。忧郁症的一个基本症状就是没精打采，缺乏兴趣，缺乏精力，过度地看电视会恶化忧郁症。

● 戒烟

吸烟也是引起忧郁症的另一个原因，但是如果心情正不好的时候，反而需要更多的烟来赶走忧郁。你应该去寻求专家的帮助，戒烟是一个漫长的过程，不要放弃。

● 采用芳香疗法

有研究表明，心情和气味之间有很大的直接联系。即使是一些潜在的气味也能改变脑电图。以下是 10 种对郁闷有效的香味，你可以购买相关的芳香精油使用。

葡萄柚：最有制怒作用，并可提高适当的紧张度。

茉莉：它的幽香可增强机体应付复杂环境的能力，消除引起精神和躯体方面的综合征。

橙子：最受白领的青睐。橙的香味可以提高工作效率，消除上班族在办公室压抑气氛中产生的紧张、不安全感。橙的芳香还能加快抑郁思绪的排除，增强对环境的应激能力。

康乃馨：康乃馨香可增强记忆，以利于更好地接受外部信息。

老鹳草：这种天竺葵属性的植物散发的气味能增强人的自信和意志，改变优柔寡断的作风。

姜：浓郁的姜味可提高应激能力，消除疲劳，增强毅力。

肉桂：肉桂迷幻般的香味使人乐观向上，体验无拘无束、轻松愉快的感觉。但是儿童和孕妇不宜闻此香味。

香柠檬：这种香味可使人免受外部环境造成的心理压力，化解忧思忧虑。

酸柠檬：具有轻微的精神振奋作用，减轻消沉和忧郁。

薰衣草：失眠症患者的“良药”，改善抑郁症和歇斯底里症，去除紧张，平肝熄火，抑制挑衅冲动。

可供选择的药物

● 换药

医生可能会开一些抗忧郁的药物，两种比较传统的药物是三环类抗抑郁药和单胺氧化酶抑制剂，还有两种抗忧郁的药物，百忧解和安非它酮，这两种药物没有服用传统药物带来的副作用。

● 服用维生素 B

一项新的研究表明，维生素 B、B_2、B_6 在老年人身上可以帮助三环类抗抑郁药更好地发挥作用。但是一定要遵医嘱，因为过量地摄入 B_6 会引起中毒。

何时该去看医生

★ 感觉伤心、焦虑或者空虚，而且这种感觉一直在心里。
★ 曾经想到自杀。
★ 曾经喜欢的事情或者活动都失去了魅力。
★ 不能入睡，睡得太多或者早上很早就醒了。
★ 总是很低落，不能集中精神，记忆力减退，优柔寡断。
★ 感觉很颓废，而且喝酒比以前要多了。
★ 经常不由自主地哭。

健　忘（Forgettery）

症状表现和引起症状的原因

当你从超市里出来的时候，却忘了车停在什么地方，这虽然让人很头疼但也很正常。每个人都会发现随着慢慢变老，会越来越难记住一些细节。一些老朋友的名字或者是自己喜欢的菜的配方，我们往往忘记的东西都是和时间地点有关的一些细节——就像当你需要眼镜或者钥匙的时候，却无论如何想不起来放到哪里了。事实上，这很正常。当然，如果你发展到经常忘了回家的路，或者是连家人都不认得了，那就大事不妙了，你可能患了早老性痴呆症，那就必须尽快就医。

健忘症，医学用语称之为暂时性记忆障碍。简单讲健忘症就是大脑的思考能力（检索能力）暂时出现了障碍。因此症状随着时间的发展会自然消失。而有时看起来与这种症状很相似的痴呆则是整个记忆力出现严重损伤所致。它们是两种截然不同的疾病。

健忘症的发病原因是多样的，其最主要的原因是年龄，最近健忘症发病率有低龄化趋势，但相对年轻人而言，40 岁以上的中老年更容易患健忘症。人的最佳记忆力出现在 20 岁前后，然后脑的机能开始渐渐衰退，25 岁前后记忆力开始正式下降，年龄越大记忆力越低，因此 20 多岁和 30 多岁的人被健忘症困扰也不是奇怪的事。此外，健忘症的发生还有其外部原因，持续的压力和紧张会使脑细胞产生疲劳，而使健忘症恶化。过度吸烟、饮酒、缺乏维生素等可以引起暂时性记忆力恶化。最近，专家也开始注意到，心理因素对健忘症的形成也有不容忽视的影响，到医院就诊的健忘症患者有很多有抑郁症症状。一旦人陷入抑郁症，就会固执地仅关注抑郁本身而对社会上的人和事情漠不关心，于是大脑的活动力低下，而诱发健忘症。其实，健忘症并不是可怕的疾病，但因为健忘而造成的忧郁、不安或自信心降低却可能带来更大的危害。

失眠也是导致健忘的诱因，如果你长期失眠，出现健忘的症状就很正常，治疗好失眠健忘也会跟着改善。另外，低血糖、血液循环不好、贫血、肿瘤、中风等也会影响你的记忆力。

如何缓解症状

如果健忘已经打扰生活了，这里有很多处理的办法。

家庭处理措施

● 慢慢地回忆

对于记忆力不如以前的事实，进行辩护或者掩饰是没有必要的。在遇到一群人的时候，问名字最好慢慢地来。年龄大的人有这个权力来使信息停留在脑子里，以帮助他们能够记住。

● 寻找线索

丢三落四是健忘的人常遇到的麻烦，当你记不得东西丢在何处时，不妨试着寻找一些线索，以帮助你回想。你可能想起当时正和妻子购物，你们曾一起去买过毛衣、鞋和食品，这样你顺着这个次序回头再去寻找，就比较容易找到答案。

● 发挥联想

联想对记忆的提高是一个很有用的办法。在记事情时，尽可能多联想与主题有关的其他事物，以帮助你打通记忆的通道。比如名字可以与长相联想，许多人可能觉得不易记忆的东西就是人名。记人名的诀窍在于将名字与人的外貌长相一起刻入脑海中，最好能找出那个人脸上的特征，以加深印象。同时，也可以找谐音，以帮助记忆。

● 固定存放

许多人在一生中，浪费大量的时间在找放错地方的物品，想要节省这无谓的浪费，将你容易乱放的小物品分门别类地归类存放在固定的地方，每次用完记住放回原处，这样你就不会为找不到东西而发愁了。

● 列一张清单

不论何时何地，只要可能，不妨将你怕忘记的事情列在纸上。因为人的短暂记忆容量有限，列张清单不仅可确保不忘记，也可保持头脑清晰，以应付更重要的事。

● 分门别类

当你手边没有纸笔时，只好将清单列在脑海中，但切勿杂乱无章地记忆，应试着分类。假设你要去超市买 10 样东西，你可能提醒自己，要买 3 种熟食、2 种蔬菜、1 种水果、4 种卫生用品等。

● 选择暗示

在你的周围都贴上你不想忘记的事情的暗示。选择已经做好记号的纸条的位置——化妆镜、冰箱门、大门的内侧。小便签是理想的备忘录。

● 重点提示

为帮助记忆，学生们常使用彩色笔在书上画各种重点线，有红、有黄、有绿。其实，最重要的还是在脑海中刻画纲要，将重点熟记，才不至于读过的都忘记。你可以将容易忘记的事大声对自己念出来，这也是加强记忆的好方法，有助于改善脑部功能营养素。

● 有备无患

比如说，在家里一个固定的地方来放自己的钥匙，然后在门外隐秘的地方再藏一把钥匙。如果由于把钱包从衣服口袋里转移到包里找不到的话，那也给钱包找一个固定的位置——一个漂亮的篮子可以把清空衣服的时候掏出来的东西都放在里面。

● 自言自语

可以通过自言自语来提高记忆力。有意识地做一些事情就可以记住想要记住的东西，因为你正在集中注意力，然后把事情有条理地组织——这个是记忆训练的基本方法。

● 做运动来提高记忆力

一项研究指出，有氧运动可能可以使短期记忆能力加强。每天步行和游泳能提高脑子里氧气的效率，促进葡萄糖的新陈代谢，这些在提高记忆力方面都有一定的作用。体育运动能调节和改善大脑的兴奋与抑制过程，能促进脑细胞代谢，使大脑功能得以充分发挥，延缓大脑老化。

● 多阅读，经常测验自己

如果你常苦于提笔忘字或用词不当、词不达意，可能需要加强词汇训练。不妨多阅读小说、报纸，尤其是古典文学著作，闲来无事时也可以翻翻词典以加强记忆。人们多半不知道自己的记忆力究竟如何？往往你以为自己已记住某些东西，其实不然，这情形最有可能发生在考试期间，你可能发现原先背熟的东西，突然从记忆中模糊或消逝。为了防止这种遗憾，不妨在考试前，先给自己一个小考，以测验自己的记忆状况。

● 勤于用脑

“用进废退”是生物界发展的一条普遍规律，大脑亦是如此。勤奋地工作和学习往往可以使人的记忆力保持良好的状态。对新事物要保持浓厚的兴趣，敢于挑战。中老年人经常看新闻、电视、电影，听音乐，特别是下象棋、围棋，可以使大脑精力集中，脑细胞会处于活跃状态，从而减缓衰老。此外，适当地有意识记一些东西，如喜欢的歌词，记日记等对记忆力也很有帮助。

● 克服郁闷

如果感觉到郁闷，懒洋洋的或者压力很大，那么是记忆力在捉弄你。虽然记忆力是受到情绪影响的，但是一旦郁闷和焦虑过去的话，那么那些失去的记忆还是会回来的。

● **学会放松**

在抱怨自己有健忘的年轻人中，有 1/3 都是因为太紧张了。尝试一些能放松自己的运动，比如瑜伽或者深呼吸。

● **保持良好情绪**

良好的情绪有利于神经系统与各器官、系统的协调统一，使机体的生理代谢处于最佳状态，从而反馈性地增强大脑细胞的活力，对提高记忆力颇有裨益。

● **养成良好的生活习惯**

大脑中一贯存在着管理时间的神经中枢，即所谓的生物钟，工作、学习、活动、娱乐以及饮食要有一定的规律，以免造成生物钟的紊乱、失调。尤其要保证睡眠的质量和时间，睡眠使脑细胞处于抑制状态，消耗的能量得到补充。

● **摸索一些适合自己的记忆方法**

对一定要记住的事情写在笔记本上或写在便条上，外出购物或出差时列一个单子，将必须处理的事情写在日历上……都是一些可取的记忆方法。另外，联想、归类都是一些良好的记忆习惯。

● **平心静气**

紧张及焦虑会阻碍记忆力，记忆时需要头脑清醒，焦虑会使人头脑不清。

● **小心药物及酒精**

许多东西都有促成健忘的可能性。经常饮酒狂欢或服用药物（如减肥药、高血压药物、抗组胺药），都是导致健忘的根源。给医生看你现在所服用的所有的处方和非处方药。

● **头部按摩**

按摩头部穴位可治疗各种疾病（间接地）。按揉印堂、太阳、百会各 1 ~2 分钟，得气为度；提拿双侧风池 1 ~2 分钟，得气为度；推抹双侧头侧线（从太阳穴经耳上发际到风池穴）10 ~20 次；按揉神门、心俞、气海、涌泉各 1 ~2 分钟，以得气为度。它们都可以用来治疗失眠健忘。

可供选择的药物

● **补充维生素 B 群**

包括维生素 B_1、B_6、B_2，维生素 B 群在维持记忆力上扮演一个重要的角色，尤其是胆碱及 B_6。维生素 C 及 E 也有助于改善脑部功能。

● **补充矿物质和氨基酸**

补充矿物质和氨基酸也非常重要，钙、铜、碘、铁、镁、锰、钾、锌，当然还包括卵磷脂，叶酸、烟碱酸、核酸等有助于大脑功能及血液循环。

● **药用植物**

科学家利用人参及小白鼠做实验，发现人参里有某些成分以改善小白鼠的学习能力及记忆力，洋茴香、蓝升麻、银杏（白果）萃取素、迷迭香、蜜蜂花粉等也均有助于提升脑部功能。

饮食调理

● 合理饮食可以增强记忆

造成记忆力低下的元凶是甜食和咸食，营养保健专家研究发现，一些有助于补脑健智的食品，并非昂贵难觅，而恰恰是廉价又普通之物，日常生活随处可见。如碱性食物和富含胆碱、维生素的坚果蔬菜等都是很好的健脑食物。

人脑中含有大量乙酰胆碱，记忆力减退的人大脑中乙酰胆碱的含量明显减少，老年人更是如此。补充乙酰胆碱是改善记忆力的有效方法之一。鱼、瘦肉、鸡蛋（特别是蛋黄）等都含有丰富的胆碱。

碱性食物对改善大脑功能有一定作用。豆腐、豌豆、油菜、芹菜、莲藕、牛奶、白菜、卷心菜、萝卜、土豆、葡萄等属碱性食物。新鲜蔬菜、水果，如青椒、金针菜（黄花）、荠菜、草莓、金橘、猕猴桃等，都含有丰富的维生素。银杏叶提取物可以提高大脑活力、注意力，对记忆力也有一定帮助。至于咖啡，它可以在短时间内使大脑兴奋，如果需要我们集中注意力、记忆力做事，可以事先喝一杯咖啡。

● 补充卵磷脂

卵磷脂能增强脑部活力，延续脑细胞老化，并且有护肝、降血脂、预防脑中风等作用。蛋黄、豆制品等含有丰富的卵磷脂，不妨适量进食。

● 补充含镁食品

镁能使核糖核酸进入脑内，而核糖核酸是维护大脑记忆的主要物质。豆类、荞麦、坚果类、麦芽等含有丰富的镁；有条件的话，可适当食用人参、枸杞、胡桃、桂圆、鳝鱼等补益食品。银杏叶提取物可以提高大脑活力、注意力，对记忆力也有一定帮助。

● 增强记忆力的保健药膳

❖ 胡桃仁大米粥

胡桃仁是补肾固精、滋养强壮的食品。它含有人体所需的多种维生素和微量元素，对人的大脑神经有益，是神经衰弱健忘之人的辅助治疗剂。凡健忘者，可坚持每天早、晚吃 1～2 个胡桃，也可经常用胡桃仁 30 克，同大米煮粥服食。

❖ 桂圆红枣粥

桂圆肉有益心脾、补气血、健脑作用。《开宝本草》中说它能“归脾而益智”。《本草纲目》认为桂圆肉“开胃益脾，补虚长智”。从现代医学研究发现，桂圆肉含有丰富的葡萄糖、蔗糖、维生素 A、维生素 B 类物质，这些物质能营养神经和脑组织，从而调整大脑皮层功能，改善甚至消除健忘并增强记忆力。所以，桂圆肉尤其适宜心脾两虚、气血不足的健忘者经常食用。可用桂圆肉、白糖各500克，拌匀，隔水炖至膏状，即为桂圆膏，早、晚各吃10～15克。也可用桂圆肉15克，同红枣3枚，粳米100克煮成稀粥食用。

❖ **莲子粥**

莲子为滋补性食品。《神农本草经》将它列为上品，认为它能“补中、养神、益气力、除百疾，久服轻身耐老”。宋《图经百草》还记载：“莲子捣碎和米做粥饭食，轻身益气，令人强健。”适宜健忘之人经常服用。可用莲子煮粥，也宜用莲子、红枣、白糖煨烂后服食。

❖ **大枣汤**

大枣能补气血、健脾胃，适宜心脾两虚、气血不足的健忘者食用。现代医学认为，大枣含有多种维生素，特别是维生素P的含量更是百果之冠，故大枣被人称为“天然的维生素丸”。不仅如此，大枣还含有较多量的并为造血不可缺少的矿物质——铁和磷。对于体质虚弱的健忘之人，可常用红枣煎汤喝，或煮熟后食用。

❖ **枸杞健脑羹**

民间多用于健忘症，用枸杞子30克，羊脑1副，加清水适量，隔水炖熟，调味服食；或用枸杞子10克，山药30克，猪脑1副，加水炖食；或用枸杞子20克，红枣6个，鸡蛋2只同煮，鸡蛋熟后去壳再煮15分钟，吃蛋饮汤，每天或隔天一次，适宜神经衰弱健忘者食用。

❖ **冬虫夏草汤**

冬虫夏草能补虚损、益精气，适宜肾虚健忘之人食用。民间对于肺肾阴虚之人的记忆力减退、头脑昏沉者，有用冬虫夏草4～5枚，鸡500克左右共炖。不能吃鸡者也可用瘦肉共炖，功效颇佳。

● 有益记忆的食品

❖ 核桃果仁内含丰富的不饱和脂肪酸、蛋白质、维生素等成分，可营养大脑，促进细胞的生长，延缓脑细胞的衰弱进程，提高思维能力。每次1～2个核桃，每日2次，生吃，可增强记忆，消除疲劳，使大脑功能恢复正常。

❖ 桑葚具有补血强壮、松弛神经和安定神经的作用。《滇南本草》云：“桑葚益肾脏而固精。”临床实践证明，对神经衰弱引起的健忘失眠者均宜。

❖ 柏子仁味甘而补，其气清香。“益脾胃，养心气，益智宁神”。用于劳欲过度、心血亏损、健忘恍惚，古代名方“柏子养心丸”就是以柏子仁为主药。所以，凡健忘之人均宜食用。

❖ 何首乌能补肾、养血，并有强壮神经的作用。卵磷脂在动物中枢神经系统中有着重要的作用，而何首乌中卵磷脂含量较多，这对大脑神经衰弱颇为有益。对健忘之人，宜经常用何首乌粉30克开水调服。

❖ 蜂蜜是一种滋补强壮的营养剂，含有维生素B_1、维生素B_2、维生素B_6、维生素D、维生素E以及铁、钙、铜、锰、磷、钾等多种微量元素，可与柏子仁一同炖服，有增强记忆力、改善健忘的效果。蜂王浆对神经衰弱健忘之人也颇适宜。

❖ 海带含有丰富的亚油酸、卵磷脂等营养成分，有健脑的功能，海带等藻类食物中的磺类物质，更是头脑中不可缺少的。

❖ 黄豆和沙丁鱼，被称为植物蛋白之王的大豆中所含的谷酰胺和沙丁鱼中的牛黄酸是大脑必需的蛋白质。将适量的黄豆洗净，与切成小块的沙丁鱼一起加水炖食或红烧，每天或隔天一次，有增强记忆、延缓脑细胞衰老的作用。

❖ 芝麻等油类食品，将芝麻捣烂，加入少量白糖冲开水吃，或买市售芝麻糊、芝麻饼干、芝麻酱等制品，早晚各吃 1 次，7 日为 1 疗程，5 ~ 6 个疗程后，可收到较好的效果。

❖ 南瓜味甘性平，有清心醒脑的功能，可治疗头晕、心烦、口渴等阴虚火旺病症。因此，神经衰弱、记忆减退的人，将南瓜做菜食，每日 1 次，疗程不限，有较好的治疗效果。

❖ 常食葵花子有一定的补脑健脑的作用。实践证明，喜食葵花子的人，不仅皮肤红润、细嫩，且脑子好用、记忆力强、言谈有条不紊、思维敏捷、反应较快。

❖ 胡萝卜中所含的蛋白质、氨基酸、糖、维生素 B_2、钙、磷、铜、镁等营养成分，是强身健脑的佳品。

家庭小验方

● 远志茶

健忘症用远志根，将远志根阴干，取 11 克，用 540 毫升水煎至 360 毫升服下，疗效好。

● 日本民间偏方

老年人的健忘症，取松针或松树叶泡茶，睡前代茶饮，有明显的疗效，这是日本的民间偏方。

● 蒜蜜

增加记忆力用蒜、芝麻、蜂蜜。取大蒜 1 头，捣烂，加芝麻和蜂蜜各 180 毫升，再捣调匀，置冷暗处 1 个月以上，每次半匙，冲 90 毫升热水服，有特效，但一天服药不得超过 2 次。

● 蛇肉汤

远志 3 克，石菖蒲 3 克，干蝮蛇肉 1 克，共研末，为 1 日剂量，浓煎服，对增加记忆力、治疗健忘症有特效。

何时该去看医生

★ 在一个比较熟悉的地方，可是突然不知道自己在什么地方了。

★ 记住现在是哪一年、几月份也很困难。

医学小知识

健忘症的自我诊断

认真回答以下问题可以检验你是否健忘。

1. 经常忘记电话号码或人的姓名。
2. 有时已经发生的事情，短时间内却无法回忆起细节。
3. 几天前听到的话都忘了。
4. 很久以前曾经能熟练进行的工作，现在重新学习起来有困难。
5. 反复进行的日常生活发生变化时，一时难以适应。
6. 配偶生日、结婚纪念日等重要的事情总是忘记。
7. 对同一个人经常重复相同的话。
8. 不管什么事做过就忘了。
9. 忘记约会。
10. 说话时突然忘了说的是什么。
11. 忘记吃药时间。
12. 买许多东西时总是漏掉一两件没买。
13. 忘记关煤气而把饭菜烧焦。
14. 反复提相同的问题。
15. 记不清某件事情是否做过。例如锁门、关电源。
16. 忘记应该带走或带来的东西。
17. 说话时突然不知如何表达。
18. 忘记把东西放在哪里。
19. 曾经去过的地方再去却找不到路。
20. 物品在经常被放置的地方找不到，却在想不到的地方找到了。

回答了以上问题，可以大体知道自己的健忘程度。

1. （符合0～5个）正常。偶尔有些琐事想不起来，这只是极轻微的记忆力减退，没必要浪费时间来担心这个问题。

2. （符合6～14个）轻微的健忘症。很多怀疑自己得了严重健忘症的人大多数处于这个阶段。轻微的健忘症多数人都有，不必有太大的心理压力，但应注意调整，戒烟酒，补充维生素。

3. （符合15～20个）严重的健忘症。应找专家问诊，寻找恰当方法治疗。

梦　游（Sleepwalking）

症状表现和引起症状的原因

梦游对于孩子和成人都是十分正常的现象。人们习惯说的梦游症，医学上称“睡行症”，是指一种在睡眠过程中尚未清醒而起床在室内或户外行走，或做一些简单活动的睡眠和清醒的混合状态。

这类患者一般表现为反复发作的睡眠中起床行走，持续时间为数分钟至半小时。发作时，梦游者在睡眠中突然眼睛凝视起来，但不看东西，然后下床在意识朦胧不清的情况下进行某种活动。下床行走时，周围虽漆黑一片，但患者一般不会碰到什么东西，而且还行走自如。据了解，梦游者眼睛是半开或全睁着的，走路姿势与平时一样，甚至他们还能进行一些复杂的活动。梦游是一种奇异的意识状态，患者似乎只活在自己的世界中与他人失去了联系。他们的情绪有时会波动很大，甚至说一大堆胡话，别人很难听懂。梦游时患者表情呆板，对他人的刺激基本上不作反应，也很难被强行唤醒。患者虽意识不清，但动作似乎有目的性似的，似乎在从事一项很有意义的工作。发作后多能自动回到床上继续睡觉。梦游通常出现在睡眠的前1/3段的深睡期，次晨醒来，对晚间发生的事茫然无知，完全遗忘。

事实上，梦游与做梦无关，因为根据脑波图的记录，梦游是在沉睡的阶段并非是快速眼动睡眠阶段，此阶段人是不会做梦的，因此梦游称为睡中行走可能更符合事实。关于梦游的原因，众说纷纭，至今仍无法确知。

估计可能有以下四方面：心理社会因素。部分儿童发生梦游症与心理社会因素相关。如日常生活规律紊乱，环境压力，焦虑不安及恐惧情绪；家庭关系不和，亲子关系欠佳，学习紧张及考试成绩不佳等与梦游症的发生有一定的关系。

睡眠过深。由于梦游症常常发生在睡眠的前1/3的深睡期，故各种使睡眠加深的因素，如白天过度劳累、连续几天熬夜引起睡眠不足、睡前服用安眠药物等，均可诱发梦游症的发生。

遗传因素。家系调查表明梦游症的患者其家族中有阳性家族史的较多，且单卵双生子的同病率较双卵双生子的同病率高6倍之多，说明该病与遗传因素有一定的关系。

发育因素。因该病多发生于儿童期，且随着年龄的增长而逐渐停止，表明梦游症可能与大脑皮质的发育延迟有关。

你能做的最好的事情，就是不要让梦游者伤害到自己。锁好窗户，关好地下室的门，在楼梯处安个门。你的孩子年龄增大后就不再梦游。然而梦游也可能在成年时才开始，家族史、饮酒、失眠等因素都能使人在梦乡中真实地漫步。

如何缓解症状

如果梦游者在青年时代和成年以后一直持续他们的夜间流浪，很大的可能性存在着精神问题，采取以下方法可以帮助梦游的家人。

家庭处理措施

- **支持性心理治疗**

梦游症多发生于生长发育期的 6 ~ 12 岁的孩子，在排除器质性因素的基础上，多与社会心理因素、生活节奏及生长发育因素有关。因此，应首先解除孩子的心理负担，家长应避免因孩子偶然出现梦游行为而引起焦虑紧张的情绪，以致使梦游症状加重。只要发作次数不多，一般无须治疗，但发作时应注意看护，防止意外事故发生。一般随着年龄的增长，孩子的梦游症状会逐渐减少，最终彻底缓解。

- **培养良好的睡眠习惯**

首先，合理安排作息时间，培养良好的睡眠习惯，日常生活规律，避免过度疲劳和高度的紧张状态，注意早睡早起，锻炼身体，使睡眠节律调整到最佳状态；其次，应注意睡眠环境的控制，睡前关好门窗，收藏好各种危险物品，以免梦游发作时外出走失，或引起伤害自己及他人的事件；第三，应注意不要在孩子面前谈论他的病情的严重性及梦游经过，以免增加孩子的紧张、焦虑及恐惧情绪。

- **家庭要给予他们一个温暖安全的生活环境**

避免不良心理刺激，家中要做必要的安全防范，如门窗加锁、房内不生火、不放危险物品。在梦游期间，一般不主张唤醒他，以免出现过分的反应。

- **不要惊醒他们**

叫醒他们是很困难的，如果叫醒他们，他们会大吃一惊并且不知道将要发生什么，只要将梦游者慢慢地安全地带到房间睡觉就好了。

- **试试催眠疗法**

催眠是一种很好的治疗办法，当睡觉时使用一些催眠疗法可以说服你的潜意识，让你的身体得到休息。

可供选择的药物

- **辅助药物治疗**

如果梦游一直持续或出现问题和危险，有时需要让医生开一些药。根据不同年龄辅以适当剂量的镇静安眠药物，如安定、眠尔通、利眠宁等。患者在医生的指导下，于临睡前口服丙咪嗪，也有较好的效果。

何时该去看医生

★ 梦游会制造混乱或者可能对你自己或他人造成伤害。
★ 梦游伴随有反复的脸部或手臂痉挛。
★ 成年人开始首次梦游。

做噩梦（Nightmare）

症状表现和引起症状的原因

每个人都会做噩梦。当一只大灰狼扑向你时你会因为害怕而惊醒，坐在床上，心怦怦地跳。如果你是个小孩子，你真的被吓坏了。当恐惧退去后，你便会想为什么会做这样的梦呢？你怎样才能不做这种恐怖的梦呢？其实，大多数情况下这只是你临睡前听妈妈读的小红帽的故事在捣乱。如果你是成年人，则可能是因为你的压力很大，或者是治血压的药正在起作用。

心理学家和睡眠专家至今仍在争论，到底梦是否反映了人情绪的波动。其实所有的哺乳动物都有梦，连猫都会做梦，但现在我们还不知道它想解决什么问题。

重压下的人最易做噩梦。噩梦就是睡着后焦虑的侵袭，是大脑在对白天压抑的事情的思考。其实，做梦是人在睡眠过程中产生的一种正常心理现象。一般情况下，人在睡眠时大脑神经细胞都处于抑制状态，这个抑制过程有时比较完全，有时不够完全。如果没有完全处于抑制状态，大脑皮层还有少数区域的神经细胞处于兴奋，人就会出现梦境。由于少数细胞的活动失去了觉醒状态时的整个大脑皮层的控制和调节，记忆中某些片段不受约束地活跃起来，可能就表现出与正常心理活动不同的千奇百怪的梦。此时，与语言和运动有关的神经细胞倘若也处于兴奋状态，那就不光会出现梦境，还会说梦话或发生梦游的现象。

国外有关的最新研究表明：人的一生大约有 1/3 的时间是在做梦。做噩梦与吉凶福祸没有直接联系，不要为此担忧。关于梦境的内容，一般认为主要是：其一，日有所思，夜有所梦。有的人喜欢看一些惊险、恐怖的影视录像或小说，这些刺激形成了记忆表象，一旦进入梦境就容易做与此有关的梦。其二，由于人的睡觉姿势不好，如趴着睡觉或手放在胸部压迫了心脏，容易做一些恐怖的噩梦。

还有人在身体有病的时候，如头痛发烧、心脏不好造成大脑缺氧或供血不足也会做噩梦。由于各人在睡梦中所受到的异常刺激的来源不一样，在大脑皮质构成的细胞活动“画面”也就各异，因而发生形形色色的“噩梦”。有经验的医生可以根据噩梦者不同的“画面”、“景象”进行分析，寻找到身体内部潜伏着某病变的部位和器官。一些专家认为，根据梦境预测将要发病的部位，性质和轻重程度，比医生对病症作出诊断提前几天、一个月，甚至一年。这样，便有可能在症状出现之前，对疾病作出早期诊断（当然，疾病最终的明确诊断要结合各种化验和仪器检查），早期治疗，从而减少病人在精神上受到的痛苦和物质上受到的损失。

如何缓解症状

那么怎样才能减少噩梦呢？

家庭处理措施

● **减少不良的刺激**

平时应多看一些健康有益、轻松愉快的影视录像或小说，少看或尽量不看易形成噩梦情景的影片或小说，避免不良的刺激在记忆中储存。睡前最好不要过度用脑，以免大脑皮层过度兴奋而引起梦境。

● **预防生理疾病**

有不少实验显示，人体内的生理性与病理性的刺激可能被编入梦境。人体有些轻微的炎症，在意识清醒的状态下，往往感受不到，而炎症引起的轻微刺激在睡眠时就可能导致噩梦产生。如有人在梦境中出现喉咙被人掐着，后来果然发现患有咽炎。

● **保持良好的心态**

睡觉前别看太多电视，泡泡脚，喝杯热牛奶，听一段轻快的音乐，最重要的还是让自己放松，把一切压力都抛开，告诉自己没有什么大不了。做梦是人白天生活的一个间接性反应状态，可能是近期你现实生活中遇到了不顺的事情心情没有得到合理的排解，使得自己的情绪很压抑造成总是做噩梦，应让自己保持良好的心态并平和地看待生活中的种种问题。

● **调整睡姿**

睡觉的时候尽量避免俯睡，手压在胸口睡，被子盖到鼻子。因为以上的睡法都影响人的正常呼吸，会使得心脏运作不当和脑部缺氧。当身体处于不适的状态便会思维紧张造成你做噩梦的现象，建议身体侧睡，将心脏所在的半边身体朝上。这样就可以保证睡眠时身体器官的正常运作。

● **安慰孩子**

告诉孩子一切都很好，那只不过是个不好的梦罢了。儿童会很难分清醒着和睡着的事实，因此检查床底下，看着衣柜，让他明白醒来后便会使坏人消失。

● **药物检查**

如果噩梦搅乱了你的心灵，原因可能出在你的药柜里。许多药会改变你梦的内容，梦的质量。对于抱怨噩梦太多的人，我们首先要搞清楚他们还在服用什么药。一些治高血压的药和几乎全部治帕金森病的药都会增加梦的活动，引起噩梦。如果你正在服用这些药并老做噩梦，请告诉医生以作诊断。

● **重写噩梦**

如果梦境很可怕，为什么不重写呢。如果你为噩梦不安，那么醒来后可以把结局给改掉。在梦的排演中，可以将噩梦的剧情反复想想，换一个比较好的结局。到了晚上，大脑记住了改掉的部分会把它们重新纳入梦境。

● **讨论你的恐惧**

因为噩梦可能是再现了你生活中潜在的、没有得到解决的情感矛盾，找个朋友或心理治疗专家和他谈谈那些噩梦是一个不错的选择。

● **夜晚的另一种恐惧**

当夜晚你（或者是你的孩子）发出让人心惊胆战的叫声，是因为噩梦吗？也许不是。噩梦经常与睡眠中的恐惧相混淆，但两者截然不同。

有睡眠恐惧的人不是在做梦，它是类似于梦游症，因为两者都发生在睡眠深阶段的无梦睡眠中。噩梦醒来你会记得大概的梦境，而有这种恐惧者不易叫醒，即便叫醒了也不记得是什么让他们害怕。睡眠中的恐惧只是小孩子成长的一部分，你能做的最好的事便是安抚他们，并帮他们恢复好睡觉的姿势。如果这种行为有潜在的危险，打扰了家中其他的成员，你可以用药物治疗或去找行为专家。

可供选择的药物

● **服用抗抑郁药**

如果你总是噩梦连连，医生会给你开些三环抗抑郁药来阻止噩梦的发生，但这只是噩梦严重影响了你睡眠时的一种选择。睡眠专家通常不赞成用这些药，因为它们影响睡眠的质量。

何时该去看医生

★ 噩梦频繁且恼人，让你不能入睡，或者睡得不踏实。

医学小知识

噩梦与疾病

近年来，科学家在探索“梦境”的奥秘中，惊奇地发现经常做奇特而惊险的噩梦常提示人体内存在着某些隐匿性疾病。

噩梦为何能预兆疾病呢？现代医学研究认为，疾病初起病理信号常很微弱，当人处在清醒状态时，由于自身的调节和抑制，以及外界各种强大刺激的干扰，这种微弱的病理信号难以传递至人的指挥系统。入睡后，外界影响和自身干扰均下降到最低限度，大脑指挥系统处于休息状态，但病理信号仍然照常传入，从而使大脑相应部位产生兴奋灶，出现各种与疾病部位和性质相同的噩梦。其实噩梦与疾病的关系，我国古代医学早就有所认识，只不过没有像现代医学那样上升到理论高度罢了。由此可见，重复出现的噩梦，往往是疾病的征兆。它对诊断疾病有着不可替代的参考价值。这种同一个情景常反复出现的梦，在医学上称为“预兆梦”。常见的“预兆梦”有：

出现的梦境	可能的疾病
经常梦见有人或怪物敲打你的头部，或向五官七孔内灌、挖什么	常提示患有大脑肿瘤或神经系统疾病
经常梦到耳旁喇叭高鸣，或子弹、箭镞从头部穿过	提示头部存在病变
经常梦见有人卡其喉咙，或在睡梦中觉得咽喉被鱼骨鲠住，时而又觉得有叉子插进喉咙	常提示咽喉部存在病变
经常梦见后面有人追逐，想叫而叫不出	常提示心脏冠状动脉供血不足
经常梦见身体歪斜或扭曲，并伴有窒息感，而后突然惊醒	是心绞痛的先兆
经常梦见从高处跌下，但终落不到地上便惊醒	常提示患有隐匿性心脏病
经常梦见自己被关在暗室中，梦中又感到呼吸困难，或常梦见胸部受压，身负千斤重担而远行	常提示肺部或呼吸道有病变存在
经常梦见自己与火打交道，如大火燎原，人受其灼	常提示患有高血压病
经常梦见自己与水打交道，如洪水泛滥，人淹其中	常提示肝胆系统出了毛病
经常做腾云驾雾、面貌狰狞的噩梦	常提示循环系统和消化系统存在病变
经常梦见有人从背后踢你一脚或刺你一刀而惊醒，醒后又感到被踢和刺的腰部疼痛	常提示腰部和肾脏有潜伏性病变
经常梦见自己吃腐烂食物，醒来时嘴里还总有某种苦涩味道，或梦中感觉非常饥饿，或腹中胀痛难受	常提示患有胃肠疾病
经常梦见想小便又难寻厕所，或梦见有性生活	常提示患有内分泌系统疾患
经常梦见自己的双腿或一条腿沉重如石，无法走动一步	常提示腿部存在病变
做了梦，清晨醒后记忆很清楚	说明神经衰弱或体质减弱

此外，国外一些研究梦与疾病的专家发现，不同的疾病，梦的出现时间不尽相同，如：

疾病	梦出现的时间
黄疸患者	在消化紊乱症状产生前1个月左右，常做与饮水、进食相关的梦
肺结核患者	在明显症状产生前1~2个月时多梦；高血压患者，在明显症状出现前2~3个月多梦
脑瘤患者	在发病的前1年出现多梦
常见病如流行性感冒、扁桃体炎、急性中毒、急性阑尾炎、支气管炎、休克性肺炎等	多在发病前一夜或数夜出现多梦，并且梦的内容常有相关性而非偶然的巧合

科学与探索

近年来，国外一些学者十分强调医生必须具备梦的知识，甚至认为梦不仅可以预告或预报某些疾病，且其发生之时日，也常与该病之潜伏期长短相一致。从生理学上看，人类大脑的组织中，被认为可能存在一种“预知机构”。前苏联在这方面作了专题性的初步研究。如在近代，列宁格勒神经病理学家克德金曾发现，有个建筑师每天梦见他设计建造的高楼摇摇欲坠，后来又梦见屋顶倒塌，石块飞舞砸在他的胸部。醒后胸部总感不适。后经心电图检查发现，他的心脏确实隐匿着早期病变。克德金对20000例噩梦者作了疾病分析后认为，这是早期诊断某些潜伏性疾病的妙法，通过分析可以及早知道人体隐患的部位或器官，以便防患于未然，或把疾病消灭在萌芽之中。从已知的中外有关研究资料来看，在睡眠中，来自病变部位的微弱信号与微弱信息，不断送入脑中有关部位，引起联想，浮寄于梦境之中。因此，梦的内容可成为发病前的一种客观反应。

多动症（Attention Deficit Disorder）

症状表现和引起症状的原因

孩子天性就是顽皮，如果他只是淘气，你大可不必在意。可是他如果淘得没了边，甚至让你的生活都无法继续，那你就应该引起重视了。通常，父母都是在忍无可忍时才会带孩子去看医生，他们实在不能再忍受孩子的所作所为。

男孩比女孩患ADHD的几率高5倍。这种病症甚至在孩子学走路时就会显现，一直能持续到成人时期。ADHD的成因尚无定论。但是在大脑里有一个位置叫额皮层，它和大脑的其他部分一同起作用控制人的行为和注意力，因而有些研究者怀疑是这一部分无法正常工作，导致了注意力缺陷多动性障碍。

随着社会的发展和科技的进步，国内外专家开始关注儿童多动症问题，欧美专家起步较早，并有许多重要突破（注）。一些专家认为，多动症儿童的一些症状主要是自控能力差，缺乏意志和毅力的高级神经活动类型，也就是个性或性格的问题。另一些专家则发现多动可能是一种感觉统合障碍，并进一步认识到儿童多动症发生的因素：轻微脑组织损害，剖腹产，遗传因素，脑内神经递质代谢异常，维生素缺乏，食物过敏，家庭环境不良及教育方法不当，环境污染，铅中毒，微量元素缺乏。另外，很多其他的因素也会引发孩子的多动症，包括听力或视力障碍、甲状腺疾病、学习有障碍、厌倦、沮丧、焦躁、精神疾病、药物的副作用等。如果你的孩子多动，最可能的原因是注意力缺陷多动性障碍（ADHD）。这种病症令孩子无法集中注意力，安静地坐着或服从指示。5%的孩子受此病症影响。

如何区别孩子是多动症还是只是好动呢？

注意力与兴趣的关系：多动症儿童无兴趣爱好，无论何时何地，不能较长时间地集中注意力，具有注意力缺损症状。而好动的孩子做他所喜欢的事能专心致志地去做，并讨厌别人的干涉和影响，他上课及做功课时表现不安宁，主要是因为对学习缺乏兴趣。

行动的目的性、计划性及系统性：好动的孩子的行动常具有一定目的，并有计划及安排。多功症孩子的行动常呈冲动式、杂乱，有始无终。

自制能力：好动的孩子在严肃的、陌生的环境中，有自我控制能力，安分守己不再胡乱吵闹。多动症孩子却无此能力，常被指责为“不识相”。

多动症的孩子如果不及时纠正，将影响学习成绩和社会的适应能力。对6岁以下的孩子大多数医生都不会将其诊断为多动症，因为几乎所有的学龄前儿童都或多或少有类似的症状。即使是再大一点的孩子，要确诊为多动症也具有一定的难度。医生在一定程度上要参考家长和老师的评价，而他们的评价也经常会存在分歧：一个多动症孩子也许在家里可以几个小时地沉迷于电子游戏，而在拼写课堂却无法坐稳10分钟。另外，多动症还可细分为三种情况：极度活跃型、粗心大意型和两者的结合型。而有一些多动症的孩子可能从来都不会出现极度活跃的状况。

如果你认为自己的孩子存在注意力方面的问题，最好向医生咨询，他们可以通过研究症状的细微之处来区别是多动症还是其他类型的精神紊乱等问题。

如何缓解症状

如果你怀疑自己的孩子得了多动症，去找一位儿科医生看一看，你会发现有许多病例是因为孩子患了近视或药物作用引起的。但即使诊断结果是 ADHD，仍然有帮助的办法。

一个患有 ADHD 的孩子如果接受了合适的治疗，效果还是不错的。他们可以在学校取得不错的成绩，很多人在成年后也干得不错。

家庭处理措施

● STNR 治疗方法

这是美国教授米里亚姆博士开创的针对 ADHD 儿童的行为治疗方法，欧戴尔博士和库克博士经过 30 多年的努力改进并在全世界推广，该课程可以明显减少或者完全消除与 ADHD（注意缺陷/多动障碍）相关的行为（见注）。

● 自我控制训练

这一训练的主要任务是通过一些简单、固定的自我命令让孩子学会自我行为控制。例如出一道简单的题目让孩子解答，要求孩子命令自己在回答之前完成以下三个动作：停——停止其他活动，保持安静；看——看清题目；听——听清要求，最后才开口回答。这一方法还可以用来控制孩子的一些冲动性行为。例如带孩子过马路时，要求在过马路之前完成停、看、听等一系列动作。由于在训练中，动作命令是来自于孩子内心，所以一旦动作定型，孩子的自制力就能大大提高。在进行自我控制训练中要注意训练顺序，任务内容应由简到繁，任务完成时间应由短到长，自我命令也应由少到多。

● 放松训练

用这一方法来治疗儿童的多动行为是近年来的一种新尝试，效果颇佳。由于多动孩子的身体各部位总是长时间处于紧张状态，如果能让他们的肌肉放松下来，多动现象就会有所好转。放松训练可采用一般的放松法，或使用在有关医生指导下的生物反馈法。训练时间要集中，可以一连几天，从早上一直训练到晚上，其间除了孩子吃饭、休息外，其余时间都按计划进行训练。在施行放松训练时，每小时放松 15 分钟，孩子一达到放松要求就给予物质奖励。其余 45 分钟可安排孩子感兴趣的游戏，但一到放松时间就必须结束游戏。

● 支持疗法

这一疗法单独使用效果并不明显，主要是与其他治疗相结合，用来帮助孩子解脱受挫折以后的情绪抑郁和由学习困难而导致的自尊心不足。在实施过程中，父母和教师要对孩子进行鼓励，帮助他们树立信心，一旦病情有所好转，就给予奖励。

● 矫枉过正法

这是对多动症孩子的不良行为采用一种非肉体惩罚的惩罚疗法。因为没有肉体上不适感，所以较少引起反感，容易取得合作。采用这种方法不但可以减少不良行为，而且可以帮助孩子建立起良好的行为习惯。方法之一是恢复原状性的矫枉过正法，此法要求孩子对于自己的不良行为给环境带来的不好后果亲自动手给予恢复原状，还要求比以前安排得更好一些。例如，一名多动症孩子用粉笔在家中墙上乱涂，母亲要求他先把墙上的污迹擦掉，然后把桌椅排好，抹干净，把粉笔收藏好。这样做，不仅使他认识错误，纠正错误，还能帮助他养成良好的行为习惯。此法与阳性强化合用，收效好。

● **静坐疗法**

多动症孩子，往往显得兴奋性过高，常因此出现“人来疯”或无法自拔的过度兴奋，以及由此产生一些不好的影响。为了避免产生过度兴奋的现象，父母不要为孩子提供兴奋性较高的游戏如打电子游戏机，看武打电视片等。应该多为孩子安排一些较文静的活动，如下棋、画图、制作航模、看书等。除此以外，家长还可安排时间，每天与孩子一起静坐2～3次。静坐的时间可从5分钟到15分钟，根据年龄及具体情况不同而作不同安排，还可根据情况在原有基础上增加时间。静坐的方法是父母与孩子面对面而坐，不言不语，不思不想，不东看西看，双手放在膝上，相对而坐，坚持得好，可给表扬。这对多动症的不宁行为的矫正很有帮助。但父母要有耐心和恒心。

● **感统训练**

感统训练是从美国、中国香港、中国台湾等地引进的一种特殊训练，用于有多动症及学习障碍的儿童。有理论证明，认为这两种疾病的孩子，常有协调不佳，共济失灵，感觉过分敏感，因此表现为四肢动作笨拙不灵，如系鞋带、扣纽扣等协调不好，跳绳、拍皮球时双脚双手配合失灵，注意力容易分散。实践证明，系统训练可以改善以上状态，帮助孩子减少多动，增强注意，提高学习能力。但感统训练需有特殊设备，固定场所，不是每位多动症孩子都有条件参加的，因此可以选择其中若干项目在家中进行训练。比如拍皮球、跳绳、踢毽子，伏在地上对着墙推球，沿着地上直线来回跳跃等。所有项目加起来共进行30分钟，每天一次，可以起到类似感统训练的作用（相关训练方法可参见《感觉统合游戏室》一书）。

● **明确疾病性质**

克服对孩子粗暴、冷淡、歧视的态度，做到相互协作，耐心而有计划地进行教育。儿童多动症是病态，不应歧视，不应打骂，以免加重孩子的精神创伤。

● **要求适当**

一开始对孩子的要求不能与一般孩子一样，只能要求将他们的行动控制在一定范围内，随后再慢慢提高要求。

● **满足孩子的活动需要**

对他们过多的精力要给予宣泄的机会。可指导他们参加跑步、踢球等有系统程式的体育训练，同时要劝止一些攻击性行为。

● **做到生活规律化**

家长、教师督促孩子遵守作息制度。在儿童吃饭、做作业时，家长要控制环境，不要主动去分散他们的注意力，以培养孩子一心不二用的好习惯。

● 奖励乖孩子

每当孩子表现好或完成一项要求时，就给他一颗星或加一分，这在激励孩子克服多动症状方面是很有效的。这种奖励可以变换或允许他多看一小时电视或吃一份比萨饼等。然而应当注意：要求的任务应在孩子的能力范围以内，而且奖励要及时，如果一个孩子连续 3 周都没有得到奖励，那么他就很难有动力继续管束自己。多鼓励孩子，给孩子减少压力。给孩子适当的鼓励和肯定，让他学会坚持。不要因为他不会数数、不会弹琴就把他说成“笨小孩”，不给孩子压力，让他轻松成长。

● 适时走开

患 ADHD 的孩子经常会大发脾气，处理这一问题的简单方法就是当孩子发脾气时走开。如果孩子跟着你进了另一房间，将自己锁在浴室或自己的卧室令他无法接近你。一旦孩子认识到自己乱发脾气时没有观众，脾气自然也就没了。这就传递给孩子一个信息：他有责任让自己冷静下来，而你也知道他确实能做到。

● 注意批评的方法

即使你的孩子没将一项任务做好或完成得不怎么样，仍试着表扬他。如果你的孩子在屡次提示之下花了 30 分钟才将鞋穿上，不要说：“看你穿鞋浪费了多少时间！”应当说：“不错，你终于把鞋穿上了，我就知道你能行，不过下次试试看能不能动作再快一点。”即使你觉得完全是你在手把手教他，也应当意识到他最终完成了这项任务。

● 慢一点，不要太快

许多患 ADHD 的孩子根本没有快慢地概念。如果你让一个患 ADHD 的孩子很快地走到房间的那头，再很慢地走回来，你会发现前后几乎没有差别。放松性锻炼，如深呼吸或瑜伽能有帮助（医生也许能向你介绍一些教小孩子瑜伽的人）。一些游戏，如“我说你做”，要求孩子注意听命令的时候做出相应的动作，从而可以教会他如何慢下来并集中注意力。

● 化整为零，各个击破

患 ADHD 的孩子，他们的注意力只能集中很短的时间，无法完成复杂指令。因此将任务分解为好几个小环节是很重要的。如果孩子要做 25 道数学题，让他每次做 5 道题，这样持续整晚直到他把作业全部做完。同样，当你给小孩子指示时，应当尽量简短，如果你的指令超过一句话，对这些孩子而言已经太长了。

● 帮助孩子集中注意力

着眼孩子喜欢的东西，和他一起游戏，调动孩子学习的兴趣，使他的注意时间加长。比如当孩子喜欢画画时，你应该给他充足的空间，甚至可以和他一起画。

● 充实孩子的生活内容

爸爸妈妈尽量把孩子的生活安排得丰富多彩，让他有机会宣泄过剩的精力。

比如让他参加适当运动，如平衡木、跳床等。

● 不要当着孩子面前吵架

父母关系不好也是引发多动症的原因之一，要给孩子一个好榜样，教给他冲动和吵闹不是解决问题的方法。

● 气功疗法

用气功疗法治疗儿童多动症，只能适用于小学高年级乃至初中年龄段的少年儿童，并且需要在气功师的具体指导下进行。气功由调身、调气、调心三项内容所组成，“三调”为气功的三大要素。气功方法分为静功、动功两大类，患者即通过练静功或动功，进行身、息、心自我调练，使全身心放松，从而达到治疗保健的目的。

可供选择的药物

● 慎重选择药物

医生可能会向你推荐药物联合治疗，包括抗抑郁药剂和兴奋剂如利它林（一些对成年人而言相当于兴奋剂的药物可以提高儿童的注意力，使他们不过分乱动）。

然而，这些药物都有副作用。有些较为轻微，仅表现为食欲不振或失眠。但在一些个别案例中，副作用会导致半面痉挛、心脏病或肝损伤，一定要让医生将用药后的所有可能的风险都告诉你。明智的方法是在确定服用这些强效药之前，多听听其他儿科医生或儿科精神病学专家的意见。

一旦孩子开始用药，视药效不同，在1～3周内应该就有起色。如果你在这段时间内发现服药出现副作用或没有疗效，就应当立刻停药或换药。

● 治疗多动症常用的中成药

治疗多动症常用的中成药包括传统古方及现代研制新药两种。

用于多动症的传统古方有：①知柏地黄丸、六味地黄丸、孔圣枕中丹，适用于肾阴不足、肝阳偏旺型多动症；②柏子养心丸，适用于心气虚型多动症；③归脾丸，适用于心脾气虚型多动症；④礞石滚痰丸，适用于湿热内蕴、痰火扰心型多动症；⑤血府逐瘀丸、生化汤丸，适用于心肝肾失调型多动症。

现代研制的新药有：①清阳多动宁胶囊，适用于肝肾阴虚所致儿童多动症之多动多语，冲动任性，烦急易怒等；②静灵口服液、小儿智力糖浆，适用于肾阴不足、肝阳偏旺型多动症；③清脑益智合剂，适用于先天不足、精血亏虚型多动症；④康益糖浆，适用于阴阳不调、心肾不足型多动症。

饮食调理

● 饮食疗法

近年来，研究表明，大量进食含有酪氨酸、水杨酸盐的食物以及进食加入调味品、人工色素和受铅污染的食物，均可使具有发生多动症遗传素质的儿童发生多动症，或者使多动症状加重。相反，多动症的孩子只要限止这类食物，症状可明显减轻，因此，多动症孩子的饮食，应注意以下几点。

- ❖ 应少食含酷氨酸的食物，如含酷氨酸的挂面、含酷氨酸的糕点以及乳类、乳制品等富含酷氨酸的食品等。
- ❖ 少食含甲基水杨酸的食物，如西红柿、苹果、橘子和杏等。饮食中不要加入辛辣的调味品，如胡椒之类，也不宜使用酒石黄色素，如贝类、橄榄等食物。
- ❖ 应多食含锌丰富的食物。因为锌是人体内的微量元素，与人体的生长发育密切有关。缺锌常使儿童食欲不振，发育迟缓，智力减退。研究发现，学习成绩优良的学生，大多数头发中锌含量较高。所以，常吃含锌丰富的食物，如蛋类、肝脏、豆类、花生等对提高智力有一定帮助。
- ❖ 应多食含铁丰富的食物。因为铁是造血的原料，缺铁会使大脑的功能紊乱，影响儿童的情绪，加重多动症状。因此多动症孩子，应多食含铁丰富的食物，如肝脏、禽血、瘦肉等。
- ❖ 应避免含铅食物。因为铅可使孩子视觉运动、记忆感觉、形象思维、行为等发生改变，出现多动，所以多动症孩子应少食含铅的皮蛋、贝类等食品。
- ❖ 应少食含铝食物。因为铝是一种威胁人体健康的金属。食铝过多可致智力减退，记忆力下降，食欲不振，消化不良。多动症孩子应少吃油条，因为制作油条需要在面粉中加入明矾，而明矾的化学成分为硫酸钾铝。因此，吃油条对小儿的智力发育不利。

● 绿茶有助治疗儿童多动症

近年来国际医学研究人员发现，一种来自绿茶的天然提取物“茶氨酸”能有效治疗儿童多动症，且无副作用。绿茶是世界“第一健康饮料”，绿茶含大量的“茶多酚”——一种黄酮类物质；研究表明绿茶还含1%～2%的“茶氨酸”，它有提高大脑皮层兴奋性、加快神经元之间的信号传递速度以及消除紧张不安等镇静效果。

何时该去看医生

★ 你的孩子过度活跃但注意力不集中，影响了他的学习或者总是惹恼他身边的人。

医学小知识

多动症的临床表现

注意障碍	孩子注意力难以集中，干什么事情总是半途而废，即使是做游戏也不例外。环境中的任何视听刺激都可分散他们的注意。孩子进小学后，在课堂上症状表现更为明显，坐在教室里总是东张西望，心不在焉，集中注意听讲的时间很短，他们无论是看连环画或看电视，都只能安坐片刻，便要站起来走动
活动过度	孩子往往从小活动量就大，有的甚至在胎儿期就特别好动。随着出生后身体机能的发展更显得不安分。学会了走就不喜欢再坐，学会了爬楼梯后就上下爬个不停。进幼儿园后，这些儿童也不能按正常要求的时间坐在小凳上。到了学校，大部分孩子因受制约而增加了对自己活动的限制，多动症孩子过度活动则更为明显。上课时他们小动作不断，甚至会站起来在教室里擅自走动。一放学便像利箭一般冲出学校。这样的儿童走路蹦蹦跳跳，到了家里翻箱倒柜，忙个不停，即使晚上睡觉也经常不停翻动身子，磨牙，说梦话。多动症儿童中约有一半会出现动作不协调，不能做系纽扣、系鞋带等精细动作，不会用剪刀。另外，还可能出现斜视、发音不清、常流口水等行为特征
感知觉障碍	表现为视运动障碍，空间位置知觉障碍，左右辨别不能，经常反穿鞋子，听觉综合困难及视听转换困难等
情绪和行为障碍	多动症孩子情绪不稳，极易冲动，对自己欲望的克制力很薄弱，一兴奋就手舞足蹈，忘乎所以，稍受挫折就发脾气、哭闹。他们在学校会经常主动与同学争吵或打架，行为冲动而不顾及后果，如不顾危险从高处跳下，想喝水时不顾杯子里的水是凉是烫，抓起就喝。这些冲动有时会导致一些灾难性的行为结果
社会适应不良	孩子常表现为个性倔犟，不愿受别人制约或排斥小伙伴，所以很难与其他同龄儿童相处，不得不常找比自己年龄小的儿童游戏
学习困难	虽然多动症儿童的智力大多正常或接近正常，但学习成绩却普遍很差。由于他们上课、做作业都不能集中注意力，情绪容易波动，这就严重影响了学习效果。感知觉方面的一些障碍也会导致一些学习困难，如视听转换障碍会使孩子阅读困难，而空间位置知觉障碍和左右辨别不能会使儿童在学习算术和一些算术符号时发生困难。写字、画画、手工等学习活动也会受到这些感知障碍的严重影响，留级生中多动症孩子占了相当的比例

儿童多动症自测

根据国际诊断标准，这类儿童必须有注意力涣散、冲动任性和活动过多三个特征。

注意力涣散

至少具备下列之中的3项：

1. 做事情往往有始无终。
2. 上课常常不听讲。
3. 注意力容易随环境转移。
4. 很难集中思想做功课和从事其他需要长时间集中注意的事情。
5. 很难坚持做某一种游戏或玩耍。

冲动任性

至少具备下列之中的3项：

1. 往往想到什么就做什么。
2. 过于频繁地从一种活动转移到另一种活动。
3. 不能有条不紊地做事情。
4. 需要他人予以督促照料。
5. 常在教室里突然大声叫喊。
6. 在游戏或集体活动中不能耐心地等待轮换。

活动过多

至少具备下列之中的两项：

1. 坐立不安。
2. 经常奔跑。
3. 难于待在教室座位上。
4. 躺在床上还常常扭动翻身。
5. 终日忙忙碌碌，没完没了。
6. 7岁以前开始出现多动现象。
7. 至少持续6个月以上。

在应用上述诊断标准时，应注意以下两点。

第一，在允许活动的场合，如下课时、放学后，不管孩子的活动多么厉害，也无诊断意义。只有在不该活动的场合，如上课时、做作业时，而他仍约束不住，始终动个不停，才有诊断意义。

第二，如只有活动过度，而无注意力涣散，不能诊断为多动症。相反，若注意力涣散明显，而无活动过度，才应考虑有多动症的可能，因为有的儿童属所谓“不伴多动的多动症”。在美国，从1979年起，根据多动症最为常见和突出的症状是注意力集中困难，已把“多动症”改称为“注意缺陷症”，并分为“注意缺陷伴多动”及“注意缺陷不伴多动”两种，后者也就是“不伴多动的多动症”。

注：

相关资料可参见英国儿童问题专家艾伦·特雷恩撰写的《ADHD》（中文版书名为《如何帮助多动的孩子》）和美国儿童医学专家南茜·E·欧戴尔博士和派翠西亚·A·库克博士撰写的《stop ADHD》（中文版书名为《如何帮助注意力缺陷的孩子》），以及台湾学者郑信雄撰写的《如何帮助学习困难的孩子》、《如何帮助情绪困扰的孩子》等书。

第十七章　全身症状

发　烧（Fever）

症状表现和引起症状的原因

首先，发烧是感染的一个早期警告。第二，说明你的身体正在积极抵抗病菌的入侵。发烧是我们身体对付致病微生物的一种防御措施。体温升高能使白细胞和抗体增生，吞噬细胞的活性加强，有利于病原体的清除。

人的正常体温在37.2℃左右。除非体温超过38.5℃（成年人）或39℃（儿童），否则无须太过紧张。发烧本身不是疾病，而是一种症状，它提醒你的身体可能有疾病出现了。在很多情况下，发烧都是由一些小病引起的，比如说感冒，流感。但是任何的感染都能引起发烧。

发热的病情有轻有重，轻的病情好转也较快。但有的病人在发热过程中，病情可能发展到严重的程度，甚至到达病危的地步。下面一些情况要引起警惕：高热持续不退（常因急性传染病引起）；高热突然下降到正常体温以下；卧床不起的发热；发热伴有异常消瘦；发热伴有呼吸困难；发热伴身上长疮；发热伴有尿量显著减少；发热时出现惊厥；发热病人神志不清；发热病人面色发青灰色、土黄色，等等。以上十种情况，常是病重的信号，应及时送医院救治。

儿童由于代谢旺盛，体温调节中枢尚未完善，当活动加强，哭闹后，体温可暂时升高，而老年人体温比成年人低。此外，人体的体温由于测量的部位不同而有差异。如肛内温度较口腔温度稍高，腋下温度较口腔温度稍低（相差0.3℃～0.5℃）。所有这些在测量时都是必须注意的。为了明确是否发烧，重复测量体温常常是必要的，特别是低热（38℃以下）更不能根据一次体温测量的结果作出诊断，需作长期观察。有人认为当腋温超过37.2℃，且持续一个月以上时，才能作为低热病人。

高烧时需立即就医，因为这表示体内的感染正在恶化。如果体温太高很容易造成脑部受损及脱水，尤其是高烧不退。

如何缓解症状

如果发烧超过了38.5℃就应该去看医生。但是如果低于它而且你也没有感觉很不舒服，建议让它自己退烧。这里有一些自己处理发烧的办法。

家庭处理措施

● 及时就医

当家里有发烧病人时，要及时送往医院诊治，医生会依据病人的表现、发烧的程度、体温的起伏状况、化验及 X 线检查等找出病因。

● 家庭护理

密切观察病情：定时测量体温、脉搏、呼吸，是观察的重要内容。体温的测量分为口腔、肛门、腋下三种方式。腋下测量，清洁卫生、方便安全，最适宜家庭应用。测量前要将水银柱甩到35℃以下，夹到腋下至少5分钟。正常体温应不超过37℃。每天要在清晨、中午、午后、晚上各测量一次，并将结果记录下来。发烧病人的脉搏会加快，一般而言，体温每上升1℃，脉搏增加10次，脉搏与体温不相称常揭示某些疾病。如伤寒病人相对脉缓；婴幼儿肺炎合并脓胸或中耳炎时，脉搏会达每分钟140~160次。近年来，由于儿童心肌炎的发病率有所增加，在测量体温时为患儿测脉搏对早期发现心肌炎有很大的帮助。测量脉搏多在手腕拇指侧的桡动脉，成年人每分钟正常值为60~90次，儿童随年龄增长而逐渐减慢。新生儿时最快。婴儿每分钟100~120次，1~3岁幼儿每分钟100次左右。在测量时如发现脉搏搏动不规律，就要马上告诉医生。呼吸频率成人正常值为每分钟16~20次，儿童则相对较快。

● 物理降温

如果体温达39℃以上，为防止脑神经受损可以采取以下几种方法给病人降温。酒精浴：用30%~50%的酒精或家中的60度白酒加等量白开水后，擦洗额头、手足、腋下和腹股沟等处；温水擦浴：用手巾浸温水为病人擦洗全身。擦时要注意保温，如有寒战、脉搏与呼吸改变要立即停止；冰袋敷头：将家庭冰箱中的冰块用塑料袋包好，外包一毛巾，敷在额头或枕后。

● 热敷

假使体温不是太高，可以采用热敷来退烧。用热的湿毛巾反复擦拭病人额头、四肢，使身体散热，直到退烧为止。但是，如果体温上升到39℃以上，切勿再使用热敷退烧，应以冷敷处理，以免体温继续升高。

● 按摩

可为病人揉按百会、印堂、太阳、风池、合谷、曲池等穴，既有利于降温，病人也会感到舒服一些。3岁以下的小儿按摩同成人不一样，穴位更是有很大区别。当孩子高烧不退时，可用拇指沿孩子的“天河水”穴推30次，它位于前臂掌面正中，从腕关节到肘关节处。此外，还可给孩子揉揉额头和下肢的足三里、涌泉穴。

● 泡澡

有时候，泡个温水澡是最舒服不过了，它同样也可以起到缓解发热的作用。把自己浸泡在微温的水里，水不要太热也不要太凉，让皮肤多接触水。当水从你身体上蒸发的时候，你的皮肤和皮下的血管也会降温，那么接下来的就是退烧了。如果有必要的话，一天可以洗两次。婴儿应以温水泡澡，或是以湿毛巾包住婴儿，每 15 分钟换一次。

● **用瓶子来降温**

拿两个瓶子，最好是医院输液用的瓶子，如果没有，用矿泉水瓶也行，灌上自来水，擦净瓶子外边的水分和污垢，将两个瓶子夹在发烧者的腋下，盖好被子，捂汗。当时会感到很凉，忍一下，逐渐地就会适应，慢慢习惯，不要很快拿出，如果发烧者的体温很高，一段时间后，瓶子中的水就不会像刚一夹上的时候那么凉了。可以酌情看看是否需要换水，再夹。

● **记录平常的体温**

要想准确判断你是否发烧，平时注意测量能帮助获得正常时的体温。想要测出一个人的体温，可以在你清醒的时候每 4 小时测一次体温再记录下来，保持 3 天。这样的记录应该能给你一个比较正常的体温浮动范围。

● **注意居室环境**

室内要保持空气新鲜，注意通风，防止烟尘污染。室温以 20℃ 左右为宜。通风时注意不要让风直接吹着病人。如果屋里干燥，应洒些水或使用加湿器。

● **保持清洁**

发烧病人出汗多，要勤换内衣。要常用淡盐水漱口，保持口腔卫生。早晚洗脸、洗脚时要注意保温。

● **注意穿衣适量**

如果你感到很热，则脱下过多的衣物，使体内的热气可以散发出来。但如果因此而使你打寒战，则说明衣物太少，应该增加，直到不冷为止。如果患者是小婴儿，则需特别注意，因为他们还不会表达自己的感受。其实，给小孩穿过多衣服或把他们置于酷热的场所，都可能引起发烧。同时，勿使室温过高，医生通常建议勿超过 20℃。让室内适度地透气，并保持柔和的光线，使病人放松心情。

● **注意事项**

便秘时，更易高烧，要特别注意，无法排便时，可按顺时针方向按摩腹部。发颤哆嗦是发烧的先兆。此时，最好不要让病人出汗，须保持暖和，安静休养。看其是否有发烧以外的症状，如脸色或皮肤有无异状，有没有不停呕吐或腹痛、头痛等。此外，还要注意大便和尿液是否正常。若有上述两种以上的症状，就要去医院就诊。

● **孩子发烧伴下列情况应送医院治疗**

注意孩子的精神状态。如果孩子发烧虽高，但精神尚好，服药退热后仍能笑能玩，与平时差不多，表明孩子病情不重，可以放心在家中调养；若孩子精神委靡、倦怠、表情淡漠，则提示病重，应赶快去医院。观察孩子面色。如果孩子面色如常或者潮红，可以安心在家中护理；若面色暗淡、发黄、发青、发紫，眼神发呆，则说明病情严重，应送医院；观察孩子有无剧烈、喷射性呕吐，如有说明有颅脑病变的可能，应去医院。查看皮肤有无出疹，若有则提示传染病或药物过敏。查看皮肤是否发紫、变凉，若存在则提示循环衰竭。这两种情况均需再去医院。观察孩子有无腹痛和脓血便，不让按揉的腹痛提示急腹症，脓血便提示痢疾等，也必须上医院。

● 孩子发烧的家庭护理

如果孩子仅有高热，没有上述各种合并症出现，尽管退烧缓慢，或者时有反复，也不必担心，应该耐心在家中治疗、护理。可采取如下措施：保持环境安静、舒适、湿润，室内定时通风，成人不要吸烟。发烧是机体对抗微生物入侵的保护性反应，有益于增强机体抵抗力，因此，38.5℃以下的体温不必服退烧药，只有体温超过38.5℃以上，才需采取退烧措施。病儿的衣服不宜穿得过多，被子不要盖得太厚，更不要“捂汗”，以免影响散热，使体温升得更高。要鼓励孩子多喝开水，多吃水果。发热后孩子食欲减退，可准备一些可口和易于消化的饭菜，选择孩子体温不高或吃药退烧的时机进食，但不要吃得太饱。保持大便通畅。

● 孩子发烧的禁忌

孩子发烧是常见的现象，但一些家长因采取以下不当措施，常影响病儿的正常治疗。

- ❖ **骤然降温**：有的父母一见孩子发烧，就赶快给患儿用退烧药，擅自加大或增加服用解热药的次数，以求尽快降温。其实，发烧是机体抵抗致病因子的一种生理反应。降温过快，常会掩盖病情，降低机体防御能力，还可能导致虚脱、胃出血等危险。服解热镇痛药过多，会引起一系列药物的副作用反应。
- ❖ **滥用抗生素**：发烧可由病毒、细菌感染引起，也可由中暑、失水等种种原因所致，一见发烧就盲目滥用抗生素，不仅治不了病，还会增加副作用，产生耐药性，给治疗带来困难。
- ❖ **频繁就医**：有的家长见患儿服药后仍发烧不退，就抱着孩子反复多次就医，甚至一天跑几家医院，结果用药都大同小异，或每个医生的治疗方法不同，这样，会引起一系列的不合理配搭。任何药物治病都有一个过程，频繁就医不仅劳民伤财，患儿还有可能感染新的疾病。

可供选择的药物

● 退烧药物

退烧药物通过扩张血管和出汗来蒸发散热，如常用的有：

1. 口服药：成人多用A·P·C，每次1～2片。小儿常用阿苯片，由医生根据孩子年龄决定用量。阿苯片主药含量小，不含咖啡因，是较安全的小儿退热药。

2. 注射剂：常用的有安痛定注射液和柴胡注射液等。

3. 栓剂：是一种安全的给药剂型，特别是对有恶心、呕吐、胃肠不适的人更为适宜，也常用于不配合服药的孩子。常用的有消炎痛栓和阿司匹林栓。孩子慎用阿司匹林栓。

4. 中药：常用的有紫雪丹、至宝丹等。

5. 静脉补液：静脉补液也是降温的有效措施。它可以补充因高热所丢失的水分和纠正电解质紊乱。在输液的过程中还可以同时给予抗生素等药物。

● 有针对性地选择药物

孩子在发热时精神状态好，大多为病毒感染；高热而精神状态差的，则很可能为细菌性感染。若属细菌感染，只要选准抗生素，治疗效果就会很好，若是病毒感染，目前尚无特效药，可以服用病毒灵、板蓝根冲剂、大青叶、金银花等。病毒感染的发热大多有一定规律，到一定时间就会自行下降，切不可因为发烧就眉毛胡子一把抓，什么药都一股脑用上。

● 适当服用止痛药

若感到非常不舒服，可服用止痛药。成人服用 2 片阿司匹林或 2 片扑热息痛，每 4 小时服用一次。扑热息痛的优点是较少人对它过敏。由于阿司匹林与扑热息痛的作用方式有些不同，因此你若觉得使用任何一种皆无法有效地控制发烧，不妨两种并用。每 6 小时服用 2 片阿司匹林及 2 片扑热息痛。服用这些药物时，需先经医生同意。

● 切勿让孩子服用阿司匹林

18 岁以下的青少年，千万不要服用阿司匹林。因为阿司匹林可能使发烧的儿童爆发雷氏症候群，这是一种致命性的神经疾病。儿童可以用扑热息痛代替。以每磅体重服用 5 ~7 毫克的方式，计算服用量，每 4 小时服用一次。记住，增加使用频率或超过适当剂量，都有危险，一定要在医生的指导下服用。

● 对服用的药物保持警惕性

因为对药物过敏也会引起发烧。比较有可能引起过敏的是抗生素，比如说，盘尼西林和降血压的药。即使是阿司匹林在少数人身上也会引起过敏。如果你怀疑药物反应引起发烧，那么你可以向医生询问要求换另一种药。

饮食调理

● 选择易消化的食物

在发烧时，胃肠消化能力会有所减退，应为病人做一些可口的、富有营养而又易消化的食物。比如牛奶、鸡蛋羹、新鲜水果、蔬菜、烂粥、面条、馄饨等。有些人认为发烧病人要忌口，不能沾荤，这是不对的。但食品也不要太油腻。为了开胃，可给病人做些爽口小菜。

● 多喝水

发烧病人要多饮水，以增加小便的排泄和汗腺的分泌，补充高热消耗的水分。可以多喝茶、果汁、运动型饮料、鸡汤或者牛肉汤。特别是一些运动型饮料，它可以帮助补充体内重要的矿物质。也可以多喝热的红糖水，或者葡萄糖，因为葡萄糖是人体代谢的最基础的物质，吸收快，可以在最短的时间内给身体补充能量。喝完盖好被子发汗，这样身体内的毒素和代谢废物就会随着汗液排出体外，就会退烧了。如果呕吐情形不严重，还可以吃冰块退烧。在制冰盒内倒入果汁，冻成冰块，还可在冰格内放入葡萄或草莓，这尤其受到发烧的孩子欢迎。

家庭小验方

● 发汗退烧

红糖适量，生姜片若干，最好再来点干辣椒（没有干辣椒也行）。把红糖和生姜（干辣椒）放进锅里煮开，直接用开水冲开也行，一口气喝半碗，一定要热的。喝完以后盖上厚厚的被子，把头也蒙上，美美地睡上一觉，睡醒就好了。特别提示：一定要把头蒙上，不要让热气散发掉，睡一会你就会觉得很热，开始出汗了，这个时候也不要掀开被子，或者透点凉气进来，一定要忍受住难耐的燥热，热得浑身是汗，等汗出完了烧也就退了。

● 大蒜治疗发烧、扁桃体炎

大蒜（生的），牙膏盖（越小越好），胶布。将大蒜碾成碎末，放入事先准备的牙膏盖内，将其扣在手背的合谷穴（大拇指和食指并拢，沿着缝隙向下的末端），用胶布固定，等到几个小时后会有刺痛感，取下后会有个水泡，小心不要让其感染，2 到 3 周会自然痊愈。此法能快速退烧，扁桃体炎不会再复发。

● 吃葱出汗退烧

葱常被人当作药用，它的辛辣会促使发汗，绿色部分虽然较有营养，但就药用而言是使用白色部分为佳。葱对于发烧、畏寒及感冒初期的症状极为有效，但不适用于发烧且又盗汗口渴的情况。煮成葱汤饮用，效果不错。取两根葱的白色部分切成细细的段，放入锅里，加入一勺豆酱，倒入适量的水均匀搅拌，直至沸腾，并趁热饮用。

● 糙米治疗发烧引起的身体酸痛

糙米中含有维生素 B 群，营养价值丰富。发烧时，糙米汤是极为适合的食品。高烧而食欲不振时，只想喝些清汤，营养是不够的，若能加糙米一起食用，就有足够的营养了。感冒初期，将少许生姜切丝加入汤里，可保持身体温暖，更具效果。用糙米 5 克（2 小勺），水 200 克（1 杯），盐少许。将糙米放平底锅中炒出香味，等到糙米稍微变色，就以中火慢慢地炒。出现微焦时放盐，再加水煮 15 分钟，即可食用。

● 发烧、口渴时喝莲藕汁

新鲜的莲藕汁对于治疗出血、咳嗽及发烧口喝效果显著。先把莲藕洗净，粉碎，用纱布过滤挤汁。若加入梨子汁，效果更好。可将莲藕汁及梨子汁各半混合成一杯饮用。

● 牛蒡种子治疗发烧咽痛

牛蒡的种子有解热的作用，汉药也称为牛蒡子、大力子，自古沿用至今。牛蒡子可在中药店里买到。煎10克的牛蒡子汁，当做漱口水使用，喉咙清爽，疼痛自然消除，即可退烧。此外，还可加入各3克的桔梗和甘草，效果更好。

● 菊花茶

菊花茶具有暖和身体的效果，对于畏寒颤抖的发烧也有疗效。摘取开花期的花，晒干放入茶叶滤网中，再注入热开水。一次的分量是干燥菊花5~7克即可。

● 用蒲公英治疗头疼、发烧

用蒲公英开花前的草治疗头疼、发烧效果很好。在6~8月时采其茎叶，阴干后，以10克的茎叶加400克的水，煎成半量，一日饮用两次。另外可搓揉其叶子，贴在太阳穴，可治疗头疼、发烧。

● 治疗感冒发烧口干的小偏方

❖ 生姜10克，葱白15克，白萝卜150克，红糖20克。水煎服，服后微出汗，即可明显减轻症状。解表散寒、温中化痰。主治感冒畏寒、咳嗽痰多。

❖ 紫苏叶10克，生姜10克，陈皮12克，红糖20克。水煎服。解表散风、燥湿化痰。主治感冒发烧、咳嗽痰多。

❖ 荆芥10克，紫苏叶10克，生姜15克，红糖20克。水煎服，每日两次。解表散风、理气宽胸。主治风寒感冒、头痛、咽痛。

❖ 金银花15克，竹叶9克，桑叶6克，甘蔗100克，白糖20克，白萝卜120克。水煎服。清热解毒、消炎止痛。主治感冒发烧、咽喉疼痛。

❖ 桑叶6克，白菊花10克，竹叶10克，薄荷6克，淡豆豉10克。水煎服。散风清热。主治风热感冒、发烧头痛。

● 有助退烧的花草茶

有些特别适合发烧时喝的药草茶，一种是将等量的干百里香、菩提花及洋甘菊混合。百里香有杀菌作用，洋甘菊减轻发炎，菩提花促进流汗。将1茶匙的上述混合物放入1杯沸水中，浸泡5分钟，过滤并趁热喝，一天数次。

何时该去看医生

★ 发烧超过38.5℃。

★ 发烧持续超过72小时。

★ 头疼得厉害或者脖子僵硬，你咳出了白色的痰或者小便的时候会疼。

★ 有心脏病史、糖尿病，或者别的慢性病。

★ 不到三个月的婴儿一旦发烧了，就一定要立即去看医生。

医学小知识

发热与可能的疾病

发热伴有的症状	可能的疾病
发热伴有咳嗽、咳痰、胸痛等症状	常见于呼吸系统疾病
发热伴有腹痛、腹泻、恶心、呕吐等症状	常见于消化系统疾病
发热伴有尿频、尿急、尿痛、腰酸等症状	常见于泌尿系统疾病
发热伴有淋巴结肿大，并有触痛的	可能是局部感染所致
发热伴有全身淋巴结肿大等症状	可能是结核病、血液病
发热伴有头痛、呕吐、昏迷等神志改变时	常见于中枢神经系统感染，如各种脑炎
发热时，出现皮疹	可能是麻疹、猩红热等出疹性传染病
发热时，皮肤出现黄疸	常见于肝胆疾病及败血病
发热时，出现皮肤瘀斑	流行性脑脊髓膜炎和血液病
发热时，伴有肝脾肿大	常见于疟疾、伤寒、急性血吸虫病等

发热的类型	可能的疾病
稽留热	高热常达39℃以上，持续数日或数周，每天变动范围在1℃以内。见于急性传染病，如伤寒、斑疹伤寒、大叶性肺炎等
弛张热	体温高低不一，每日变动范围可超过2℃。常见于化脓性疾患和风湿热
间歇热	体温突然升高，可达39℃以上，经几小时后恢复正常，再隔数小时或数日后又突然升高，如此反复发作。常见于疟疾等
消耗热	温度的变动范围比弛张热大，在3℃～5℃之间。多见于败血症、重症肺结核等
回归热（再发热）	体温突然升高达39℃以上，持续数日后降至正常，隔几天后又复发。常见于回归热
颠倒热	早晨体温较高，傍晚反而较低，与一般发热规律不同。常见于持久性败血症、肺结核等
不规则热（不整热）	体温变化无一定规律，持续时间也不定。常见于流感、支气管肺炎、肺结核、风湿热等

功能性低热

发烧通常是疾病的信号，但也有些发热不是因为疾病引起的。在现实生活中，我们常可发现，有的人即使不生病也会发热（指低热），在医学上称为“功能性低热”。对于功能性低热不伴感染者，一般无须抗感染药物治疗。若一出现低热，就乱求医，滥服药，对身体健康反而有弊无利。

低热的类型	产生的原因
情绪性低热	紧张、焦虑、烦躁、失眠等情绪变化，可能导致丘脑下部的产热和散热中枢功能暂时紊乱，表现为低热或体温下降
运动性低热	剧烈运动、重体力劳动、过度劳累后，体内产热增多，但散热相对缓慢，因而使体温高于正常。如5公里越野长跑，体温甚至可超过38℃
环境性低热	长期在热环境下工作，或婴幼儿衣着过多，也可导致体温明显高于正常。这种情况只要改换环境后，体温便很快恢复正常
手术后低热	胃、胆囊切除、剖腹产、输卵管结扎等大小手术后1~2天，体温会升高，如创口没有感染，一般不会超过38℃，这是机体对创伤的反应，一般维持3~5天
排卵期低热	成年女子常在两次月经之间，或下次月经来潮前14天左右开始排卵。排卵后的体温较排卵前要高0.3℃~0.5℃，直到月经前1~2天才恢复正常
妊娠期低热	有些妇女在怀孕一月后，体温会比怀孕前增加0.5℃左右，维持时间长短不一，个别直到分娩后才消失，这被认为是与体内孕激素的代谢和分泌有关

发冷（Ague）

症状表现和引起症状的原因

发冷常常是要发烧的一个前兆，当病毒或者细菌入侵到体内的时候，体内的白细胞就会发出一种蛋白质，它会给大脑体温控制中心发出信号。为了抵抗这种感染，这个中心会开始通过收缩血管让你发抖来提高体温。当你打战的时候增加了肌肉的活动，也就产生了热量，同时血管的压缩也会防止热量的流失。

当你发颤时，你的皮肤可能会感觉到冷，但是当血液从皮肤流到体内深处的时候，身体中心部分的体温确实升高了。大多数的发冷在发烧严重之前要持续

15 分钟以上。

感冒病毒或者别的一些病毒会引起发冷，如果发冷很严重以至于你全身都发抖了，那么可能是炎症已经侵袭你的全身了。如果你是在热带旅行的话，很可能会是疟疾。

据医学家介绍，有 54% 的女性会有发冷的现象，也就是说每两个女性中就有一个患有发冷症，可见这种病症的比例有多大。实际上，每到入秋至冬季期间，总有大批的女性患者到医院看手、脚冰冷，以及腰寒等疾病。

如何缓解症状

这里有一些能让你舒服的办法。

家庭处理措施

● **多喝水多休息**

对付病菌的办法和对付发冷一样，一定要保证水的摄入量，也要多休息。

● **采取一些冷却措施**

在发冷的时候用一条毯子裹起来，不一会儿你就会发烧了。这个时候你就泡在和自己体温一样温度的水中，再用一块毛巾擦身上，这样会扩张你的血管，随着水慢慢地蒸发，你就会凉快下来。

● **避免用酒精擦身体**

医生建议，如果不是高烧不退，别用酒精擦身体，这样会很快地降温，但是会增加你的不舒服。你并不需要这么快降温，如果你发冷的话，用酒精擦身体会让皮肤感觉更冷的。

● **别喝酒**

在发冷的时候，你可能会想要喝酒，但是别喝。酒精会影响到你的神经，还会遮盖更多的你必须警惕的症状。当发烧时，喝酒可能会让你在洗澡的时候晕倒。

● **看医生**

如果发冷和发烧一直持续的话，医生就应该检查一下你是否还有别的症状了，比如说咳嗽和疼痛。如果你还有呼吸系统的症状的话，那么医生就可能会取你唾液的样本来测试一下。

● **穴位疗法治疗手脚发冷**

在手背手腕上，顺着小指下来有个穴位，叫做阳池穴。阳池穴是支配全身血液循环及荷尔蒙分泌的重要穴位。只要刺激这个穴位，便可迅速畅通血液循环，平衡荷尔蒙分泌，暖和身体，进而消除发冷症。刺激阳池穴，最好是慢慢地进行，时间要长，力度要缓。最好是两手齐用，先以一只手的中指按压另一手的阳池穴，再换过来用另一只手的中指按压这只手上的阳池穴。这种姿势可以自然地使力量由中指传到阳池穴内，还用不着别人帮忙。

消除发冷症除了按摩阳池穴外，还可以将关冲、命门两穴以及“手心”配合起来加以刺激，更能收到好的效果。手脚发冷的女性，一般只要坚持刺激阳池穴，便可不为冬天的来临而发愁。

何时该去看医生

★ 如果孩子发冷、易怒、昏昏欲睡，一定要立即去看医生，这可能是急诊的一个前兆。
★ 冷得厉害，直到你的牙齿都打架了。
★ 发冷超过一个小时，或者不停地复发。
★ 这里或者那里老不舒服。
★ 有会危及到免疫系统的病，比如说糖尿病。
★ 正在口服类固醇，或者在接受对癌症的治疗。

医学小知识

下肢发冷与可能的疾病

天冷时，尤其是停止活动的时候，下肢特别是脚部便会感到寒冷，这是因为人的下肢距心脏最远，局部血流相对缓慢的原因，若为了行走方便，穿着较少，就会感到寒冷。但有的人即使气温并不太低，鞋的保暖作用也很好，仍感下肢寒冷、麻木，甚至夏季也不例外，这种异常的下肢发冷，往往是某种疾病的一种报警信号。所以一定要到医院检查一下到底是什么原因造成的，切莫大意。引起下肢发冷的疾病常见的有以下几种。

症状	可能的疾病
发病初期，大多表现为受寒后感到足部发冷、麻木、疼痛；走路时小腿酸胀、乏力。若病情逐渐加重，可表现为间歇性跛行（走几步之后就感觉下肢无力），患肢发凉、怕冷、麻木、疼痛加剧，尤以夜间为甚，严重者有肢端溃疡和坏死脱落	血栓闭塞性脉管炎，此病是周围血管的慢性闭塞性病变，主要累及四肢的中小动脉，以下肢更为多见，多发生于男性青壮年
早期症状为患肢发冷、麻木感，以及间歇性跛行，随后可见患肢皮肤苍白、触觉减退、温度减低、肌肉萎缩、趾甲增厚变形等，病变晚期可出现坏疽，且较为广泛。因本病是全身动脉粥样硬化疾患的表现形式之一，常大中动脉受累，两下肢同时发病，因此老年人、高血压及高血脂、糖尿病患者等，如发现上述症状，尤应警惕该病的发生	闭塞性动脉硬化

续表

症状	可能的疾病
下肢发冷，并伴有下肢酸软、麻木、疼痛，同时有间歇性跛行。检查可见，从股动脉开始，动脉搏动减弱或消失，血压测不出或明显降低，上肢血压增高，腹部或腰背部可听到收缩期杂音。活动期，可见发热、苍白、红细胞沉降率增快、白细胞计数增多、丙种球蛋白增高、白蛋白降低等，可有结节性红斑等	多发性大动脉炎（无脉症），本病为少见病，多见于女性，约有20%是由于动脉炎波及下肢大动脉，导致下肢缺血缺氧
手指等四肢对称性指端阵发性发白、紫绀，然后潮红和疼痛，通常因寒冷刺激或情绪激动而诱发。多发生于女性，发病年龄多在20～30岁，在寒冷季节中发作较频，起病缓慢，一般在受寒后，尤其是与冷水接触后发作，故冬季多发，无坏疽	肢端动脉痉挛症，又称雷诺氏病，是一种血管神经功能紊乱而引起的肢体末端小动脉痉挛性疾病
如果是幼年时发病，则为呆小病，身体发育与智力发育严重滞后。成年时期发病，则为黏液性水肿，智力减退、皮肤苍白而粗糙、四肢冷、有凹陷性水肿，伴有脉率缓慢、心动过缓等。实验室检查，有中度贫血，呈低血色素或大红细胞型，基础代谢率在20%以下，最低可达45%	甲状腺机能减退症，这是由甲状腺素分泌不足而引起的病变
一些神经衰弱患者，由于植物神经功能紊乱，也可出现持续性下肢寒冷感。不过，尚有心悸、气短、多汗、腹胀、头痛、易疲劳、失眠、躯体不适等症状，而在体格检查时又常常无异常现象。有些癔病患者也可由于言语暗示引起双下肢寒冷感，暗示疗法对此可收到立竿见影的疗效	神经系统疾患

恶　心（Nausea）

症状表现和引起症状的原因

恶心是一种可以引起呕吐冲动的胃内不适感，常为呕吐的前驱感觉，但也可单独出现，主要表现为上腹部的特殊不适感，常伴有头晕、流涎、脉搏缓慢、血压降低等迷走神经兴奋症状。

引起恶心、呕吐的原因很多，如消化系统感染性疾病：食物中毒、急性胃肠炎、病毒性肝炎；内脏疼痛性疾病：急性肠梗阻、胰腺炎、胆囊炎、腹膜炎；中枢神经系统疾病：脑炎、脑膜炎、高血压脑病；药物引起：化疗药物、洋地黄类药物、某些抗生素如红霉素；晕动症：晕车晕船的人发作时可出现恶心、呕吐；神经性呕吐：有些人从儿童期或学生时代就开始发病，可有家庭史，女性多见；其他：急性青光眼、美尼尔氏症、妊娠呕吐、消化不良等。

偏头痛、情感压力或难闻的气味都会引起恶心。心脏病、一些癌症、胃或肝部的问题也会引起恶心。

如何缓解症状

如果你有严重的持续的恶心症状，要马上看医生。但对于一般性的、日常性的想吐的感觉，我们可以采取一些方法。

家庭处理措施

● **慢慢做深呼吸**

紧张会加剧导致恶心的荷尔蒙的分泌，为了减少紧张，可以做慢慢地深呼吸，特别是你觉得快要呕吐时，深呼吸还可以平复腹部的收缩。

● **尽量呕吐**

如果你想吐，不要压抑这种感觉。如果你感冒了或是有什么地方不舒服，最好的方法是吐个够。

● **用温盐水漱口**

呕吐时，口腔的感觉最糟，你的咽喉会肿痛，此时一杯淡的温盐水会给你很大帮助。它不仅能清洁口腔，还能缓解和消除咽喉的肿痛。

● **指压按摩**

在拇指与食指相连的合谷穴，用力地快速压揉按摩数分钟。左、右手皆可。使用同样的压力及动作，用拇指压第二及第三脚趾之间的内庭穴。可以明显缓解恶心呕吐的症状。

● **治疗药物引起的恶心、呕吐**

药物治疗后引起恶心、呕吐，则可停药数日，待胃肠症状缓解后继续使用；或可先减半应用，并多饮水，降低药物在胃肠中的浓度，而减轻刺激；也可饭后服用，这样食物能保护胃黏膜；用胃黏膜保护剂，如硫糖铝制品和抗酸制剂。如上述方法无效，可试用少食多餐法，即把每日 3 餐改为每日 6 餐，使胃中总有食物存在，从而减少药物对胃的直接刺激。也可用多潘立酮（吗叮啉）、甲氧氯普胺（胃复安）等胃肠动力药，来减轻症状。如再严重，则要停药，可做胃镜检查了解损害程度。

● **检查药品**

大量服用三环抗抑郁类药会导致恶心。如果你在服用这类药，并且正经历莫名其妙的恶心感，告诉医生看看是否是这些药的原因。

● **提前吃药**

如果蔚蓝的大海让你呕吐不止，可以买一些晕船药来缓解不舒服的感觉，你需要提前至少一小时吃下。医生也会给你开些天仙子碱片，这些药的副作用就是让你想睡觉。

● **甲板散步**

限制的空间会恶化病情，因此到甲板上走走，但注意要站在船的中心，因为那里不会有坡度感。

● **眼睛平视**

在船上时，要注意将眼睛与水平线保持一致，在车上要盯着前方。

● **按腰部**

这个按点在腰的正中，腰和下腹分界线三指宽下便是，你可以买一个有弹性的压指按摩带，这样就可以向穴位不停地施加压力。指压按摩会更见效果，需要你使劲地揉擦穴位。

● **下蹲行气治恶心**

两膝弯曲、蹲下，将双手交叉斜插在左右边肋骨下的部分，一边吐气，再快速地把指尖移开，照这种方法做 10 次以上，胃的不快感会减少。有时恶心者会吐很苦的胃液，如果早上起床后有这种现象的话，也可以用上述简单利落的方法轻而易举地解决。

● **插肋按摩治恶心**

平常胃郁闷而食欲不振，对胃中恶心感觉苦恼的人，不妨在洗澡时将双手交叉斜插在左右边肋骨下按摩治疗，肥胖的人很难将手指插到肋骨处，但不必勉强，只要顺其自然即可。

● **生姜治晕船晕车**

科学研究发现，生姜在治晕船晕车时功效显著，而且毫无副作用。在出发前 15 分钟服下 3 ~ 4 片 400 毫克的生姜片，并且在路途中每隔 4 个小时服用一次便可。

● **穴位贴姜治晕车**

可以将姜片贴在肚脐及手腕内关穴上，外面用活血止痛膏固定，此家庭疗法经广泛试用，对晕车带来的恶心有极佳的疗效。

可供选择的药物

● **使用维生素 B_6**

研究表明，女性一天服用三次维生素 B_6，每次 25 毫克，持续三天便可减轻严重的恶心感，但是维生素 B_6 只对严重的病人有用，却不适合中度恶心者。问问医生你是否可以服用维生素 B_6（孕妇不管服用什么药物或营养品都要先征求医生的意见）。

饮食调理

● 吃些东西

这也许是你最不想做的事情，但你必须得做。在开始感到恶心时吃些清淡的东西，可以控制胃部混乱的节奏。可以吃一点薄饼和烤面包，但不要涂黄油，脂肪多的食物给胃部的压力很大，增加恶心感。

● 喝点茶水

喝点茶和水，但不要喝啤酒。你也可以尝试一下甜味饮料，如苹果汁，软饮料因为含糖可以规律胃部的节奏，但是饮料不要太凉，而且一次不能喝得太多，冷饮或碳水化合物会加剧胃部的不舒服，最好不要喝牛奶。

● 喝点可乐

假使症状不严重，喝点可口可乐糖浆，颇有帮助。这种不含碳酸的糖浆，含有浓缩的碳水化合物，可能有助于安定胃部。事实上，任何软性饮料的浓缩液或甚至不加味的纯糖浆，皆可能有效。成人的剂量为 1～2 汤匙（室温），小孩则 1～2 茶匙。

● 吃早餐防孕吐

晨起的恶心（有时一天都会有）通常是出现在怀孕初期，三个月后症状便会消失。起床前吃些薄饼或清淡的食物可以阻止恶心。一天多吃几餐也会帮助缓解恶心的症状。

家庭小验方

● 喝生姜茶

制成粉的生姜可以治愈甚至需要住院治疗的呕吐和恶心，许多怀孕的妇女也受益匪浅。研究人员发现姜能吸收胃酸，阻止恶心。放一勺生姜粉末在茶里，每隔 4 小时喝一次即可。

● 红萝卜粗茶治恶心

如果出现胃郁闷恶心症，可用红萝卜两根，研磨后加入酱油粗茶（泡粗梗的茶叶里加酱油），即时服下，对想呕吐者有效。

● 治疗胃冷恶心（进食即想吐）

用白豆蔻仁 3 枚捣细，温酒送服。几次以后，即可见效。取白豆蔻仁细嚼亦可止吐。

● 治疗湿热反胃小偏方

❖ 鲜芦根 30 克，广藿香 10 克，白糖适量。先将鲜芦根和广霍香加水适量煎煮，取汁，兑入白糖，调味即可。每日 1 剂，分 1～2 次温服，连服 2 天。有化湿、清热止呕的功效。脾胃虚寒者不宜服食。

❖ 生姜 5 克切丝，苏叶 3 克放入茶杯内，开水冲泡，浸泡 5～10 分钟后，加入红糖搅匀，趁热服用。治风寒感冒、恶心呕吐、胃痛腹胀。

- ❖ 姜 15 克，陈皮 10 克，水煎服，治恶心呕吐和妊娠恶心。
- ❖ 竹茹、蒲公英各 30 克，白糖适量，前两味加水适量煎煮，取汁兑白糖调味即可。每日 1 剂，代茶分次饮用。有清热消炎、降逆止呕的功效。
- ❖ 薏苡仁、粳米各 30 克。先将薏苡仁洗净加水煮烂，再加粳米煮成粥。每日 1 次，连服 2 ~ 3 天。有清热祛湿止呕的功效。

何时该去看医生

★ 持续两天多的恶心或经常发生恶心。
★ 怀孕后恶心得吃不下喝不了。

医学小知识

呕吐与可能的疾病

（一）观察呕吐和恶心的关系

恶心和呕吐可单独或同时发生，从恶心与呕吐的关系上，大致可判断引起呕吐的疾病的性质。

呕吐时是否伴有恶心	可能的疾病
呕吐突然发生，没有恶心的先兆，而且常伴有明显头痛，且呕吐往往于头痛剧烈时出现	常见于血管神经性头痛、脑震荡、脑溢血、脑炎、脑膜炎及脑肿瘤等
呕吐伴有恶心，呕吐后恶心能得到暂时缓解	常见于胃炎、溃疡病、胃穿孔、胃癌、肠梗阻、腹膜炎等

（二）观察呕吐发生的时间

发生的时间	可能的疾病
如果食物尚未到达胃内就发生呕吐	多为食道的疾病，如食管癌、食管贲门失弛缓症
食后即有恶心、呕吐，伴腹痛、腹胀者	常见于急性胃肠炎、阿米巴痢疾等
呕吐发生于饭后 2 ~ 3 小时	可见于胃炎、胃溃疡和胃癌
呕吐发生于饭后 4 ~ 6 小时	可见于十二指肠溃疡
呕吐发生在夜间，且量多有发酵味者	常见于幽门梗阻、胃及十二指肠溃疡、胃癌
常于清晨发生	妊娠呕吐

（三）观察呕吐时的状态

呕吐时的状态	可能的疾病
呕吐而不费力，进食即吐，吐出量不多，常因嗅到不愉快的气味或看到厌恶的食物而引起	属于神经官能症范畴
呕吐呈喷射状	常见于脑炎、脑膜炎等颅内压增高的病人
呕吐时呈满口而出状态	常见于肠梗阻

（四）观察呕吐物的数量

呕吐物的数量	可能的疾病
大量的呕吐	见于幽门梗阻
少量的呕吐	见于胃神经官能症及妊娠呕吐

（五）观察呕吐物的性质

呕吐物的性质	可能的疾病
呕吐物有酸臭味及隔日的食物	见于幽门梗阻
食后即吐而无酸味	多数为食管梗阻
呕吐物含有鲜血	应该想到胃、十二指肠溃疡及胃癌的可能
呕吐物为黄绿色的胆汁	可能是十二指肠梗阻
呕吐物含有粪便	见于肠梗阻晚期，如带有粪臭味，见于小肠梗阻
呕吐物为枣黑色液体	见于急性胃扩张

（六）观察呕吐时伴随的症状

呕吐时伴随的症状	可能的疾病
呕吐（进食甚至饮水后即吐），伴有发烧、咳嗽	常见于伤风感冒
剧烈呕吐（呈喷射状），伴高热、头痛、颈强硬	常见于脑炎、脑膜炎
呕吐伴有高血压的老人，没有头部外伤史的人。如发生剧烈头痛且进行性加重	应考虑颅内出血或感染
经常头痛，头痛剧烈时突然发生喷射性呕吐，并有视力减退或短时间内视物不清	疑为脑瘤
恶心、呕吐，伴有剧烈的眼痛、头痛、眼部显著充血发红、瞳孔扩大	应警惕青光眼

续表

呕吐时伴随的症状	可能的疾病
由剧烈头晕引起呕吐，感到四周东西似在旋转，耳中有轰鸣声	常见于前庭器官疾病，如美尼尔症、脑供血不足等
食后即恶心、呕吐，且多伴腹痛、腹泻	常见于急性胃肠炎、急性阑尾炎、急性菌痢及阿米巴痢疾等
突然持续性腹钝痛，呕吐早期吐出物有胆汁，后有肠内容物，恶臭并发热	为急性弥漫性腹膜炎
呕吐伴有上腹剧烈疼痛与发热，且在发病前有暴饮暴食史	应疑为急、慢性胰腺炎
呕吐伴发热、黄疸、阵发性腹部绞痛或持续性剧痛，疼痛多在饱餐或进食油腻食物后急骤发作，且向右肩背放射	可能是急性胆囊炎或结石症
呕吐伴阵发性剧烈腹痛，大便秘结	应考虑肠梗阻
呕吐伴黄疸，全身无力、食欲不振、腹胀、肝区痛	应考虑传染性肝炎
呕吐伴昏迷	应考虑尿毒症、糖尿病酮中毒、肝昏迷等
病毒感染后持续恶心、呕吐，兴奋多动与疲乏交替	可能是 Reye's 综合征（一种典型发生在儿童的神经源异常，可发生于上消化道感染或水痘后，尤其在治疗中用过阿司匹林者）
恶心伴有气短、胸痛的出现	可能是心脏病发作
呕吐伴皮肤苍白、出汗、血压下降等自主神经（植物神经）失调症状	多见于休克
已婚妇女月经突然停止将近 2 个月后呕吐	妊娠呕吐

疲 劳（Fatigue）

症状表现和引起症状的原因

疲劳是一种信号，它提醒你，你的机体已经超过正常负荷，应该进行调整和休息。消耗体力最普遍的因素经常和个人的生活方式有关。不好的饮食习惯、肥胖、缺乏运动和休息、吸烟、酗酒，这些都会给身体带来负担。压力、郁闷的心情也会不断地累积，直到它们消耗你的体力。有时候没有补充充足的水分也是一个原因。

事实上，任何的小病，就算是数周之后痊愈了，也会让你筋疲力尽，比如滤过性病毒感染的单核血球增多症、肝炎和流感。如果你患有爱迪生病或者甲状腺活性不足时，你也会有荷尔蒙的混乱。贫血、低血糖、低血压也会让你很虚弱。

慢性疲劳综合征是新发现的一种危险的现代疾病，它是一组以慢性持久或反复发作的脑力和体力疲劳、睡眠质量差（如失眠多梦）、记忆力减退、脱发白发、认知功能下降及一些躯体症状（如腰酸背痛、头晕头痛等）等为特征的临床症候群。

慢性疲劳综合征以长期疲劳为主要特征，并伴有慢性咽炎、淋巴结肿大、头痛、肌肉及关节痛等临床表现。该病始发于20～50岁年龄段，女性多见，以文化程度高、上进心强的人多见。这些人事业上要拼搏，生活上有负荷，经常处于紧张状态之中，常有一种说不出理由的不安感觉，于是就常常感到疲劳。

任何一种疲劳都需要恢复，尤其是过度的疲劳更是如此。有资料表明，人过30岁以后，体力处于下降趋势，由于身体对疲劳的调节作用差，不能及时恢复疲劳，天长日久，就会使肌体的抵抗力和免疫力下降，使某些潜伏在重要器官里的慢性疾病急性发作，从而损害健康。

一般来讲，正常的人经过一轮疲劳后，休息一宿就可恢复充沛精力。如果你隔天起身，还是觉得十分疲倦，并且持续一段时间，这种状态就是“慢性疲劳症”。大部分的人不把这种症状视为病症，而掉以轻心，其实这会影响个人的学业、工作和日常生活，严重的长期性疲劳，可能会成为其他病症的征兆。这种强烈的疲劳感如果持续半年或更长，便会出现轻微发烧、咽喉痛、淋巴结肿大、集中力降低、全身无力等。其实，身体长期处于疲劳状态，会造成体内荷尔蒙代谢失调、神经系统调节功能异常、免疫力降低，同时也会引起肩膀酸痛、头痛等自律神经失调症状，感染疾病的概率也提高。

疲劳症状强烈的人，较一般人患上呼吸、消化系统、循环器官等各种感染症的机会也增加许多。患有血管、心脏等疾病的人，如果平时操劳过度，可能导致猝死。除了工作或运动过度外，一些病症也会带来慢性疲劳症，这包括恶性肿瘤、肾脏、肝脏等疾病，甲状腺机能不足等。酗酒者和服用药物所引起的副作用，以及压力、忧郁症患者等，也会出现慢性疲劳症。

要治疗此病，就得先找出病源，而长时间休养可取得最佳疗效，适度运动也对病情有帮助，运动可舒缓压力和减轻疲劳，因为运动可活动筋骨，使平时较少活动的肌肉得以松弛，对于消除局部疲劳有效果。

有部分医学界人士认为，慢性疲劳症跟免疫力有关，一个人的免疫力增强，患上慢性疲劳症的概率相对减低，所以平时多注意增强免疫力，可避免慢性疲劳症来袭。要预防积劳成疾，必须在发现不妥时，给予适当的治疗。疲劳症如果跟心理和精神因素有关，就应接受心理辅导，配合医生的安定剂和抗忧郁药物等治疗。

此外，疲劳也是一些慢性疾病和严重疾病的早期症状，如再生障碍性贫血、糖尿病、多发性硬化症、抑郁症、肝癌等，对于病毒性肝炎、慢性肾炎、肺结核、淋巴网状细胞瘤（霍奇金病）等疾病，疲劳也都是比较典型的早期症状之一。

总之，一旦身体出现原因不明的持续性的疲惫不堪，而且在无重体力劳动或者在增加休息时间也不易恢复的情况下，就要尽早去医院进行全面系统的身体检查，以便早期诊断疾病，早期治疗。

如何缓解症状

多休息，睡眠不足和生活不规律都能够消耗体力。我们可以试试以下方法来缓解疲劳。

家庭处理措施

● 常用消除疲劳法

睡眠：它是消除疲劳恢复体力的关键。运动者每天应保证 8 ~9 个小时的睡眠，使机体处于完全放松状态。

按摩：可在运动结束后或晚上睡觉前进行，以揉为主，交替使用按压、扣掐等手法。

整理运动：如伸手、弯腰等，动作要缓慢、放松，使身体恢复。

温水浴：能刺激血管扩张，促进新陈代谢和血液循环，起到消除疲劳的作用。温水浴的温度宜在 40℃左右，每次 15 ~20 分钟。

心理放松：良好的心情有助于解除疲劳。

● 制订一个锻炼计划

人常说越睡越懒，温和的锻炼，即使是 10 分钟的慢走，也能够完全提供能量。有氧运动能够帮助驱逐疲劳保持体力。也就是说一周至少要保持 3 次 20 分钟的运动，比如说快走、游泳、跑步或者骑车。医生建议，在你的锻炼计划中加入一些伸展的或者是增加体力的练习。

● 使自己高兴起来

多干一些能愉悦心情的活动，比如说听音乐、看电影，这些对于疲劳都是很有用的。对自己好一些，去度假，或买一些自己喜欢的东西。

● **善于安排生活**

很多人的生活充满了任务、压力、负担和责任。那么好的解决办法就是把它细分来征服它，可以把你的负担分成很多的小的负担，再各个击破。

● **看医生**

如果疲劳已经持续两周或者更长，那么你就要去看医生了，让医生来判断你是否有别的疾病。治疗一般包括抗生素、情绪兴奋剂，或者一些别的治疗方法。

● **注意观察你的药物**

疲劳是很多药物产生的副作用。列出所有你正在服用的药物，包括处方药和非处方药，给医生看。如果必要的话，医生会给你一些合适的建议。

● **治疗出游疲劳**

节日里出游容易得“旅游疲劳症”，主要是玩乐过度、睡眠不足造成的，游客有时会出现呼吸困难、出冷汗、食欲不振、口渴等症状。一旦发生这种情况，应及时停下休息，给疲劳者吃点糖、喝些热茶或淡盐水均可，淡盐水为 1 克盐加 100 毫升水。

为了预防途中疲劳，使积蓄在体内的乳酸完全氧化，可以适当吃点醋，也可多吃些含柠檬酸的橘子、话梅，含苹果酸的梨子、苹果、樱桃，含琥珀酸的枇杷等水果和饮料。其次是休息时尽量活动一下腰腿，有旅伴者可以互相做按摩、推拿以放松肌肉。临睡时洗个热水澡可消除疲劳。

此外，睡眠时还可以将脚垫高些，以利于下肢血液循环，促进疲劳的消除。睡眠前多喝些水，补充体内的水分不足。

● **按摩肾脏治疗慢性疲劳症**

可以每天按摩肾脏，松松地握拳按摩下背部 3～5 分钟。温水浸过你的背部时是做这一工作的最佳时机。

● **指压疗法**

按压列缺穴，可以增强免疫力及肺功能。穴位在前臂桡侧，腕部皱痕上两横指宽，紧紧压住并持续 1 分钟，然后在另一侧胳膊上重复一次。

按压气海，可以增加机体能量储备，这一点在脐下三横指，耻骨中间。用你的食指逐渐深压，直至有抵抗感。并持续 1 分钟。

为减轻肌肉疼痛，可以用右手的拇指按压左手合谷穴 1 分钟。它位于左手拇指和食指之间，然后在右手上重复。如果怀孕了就不要应用。

按压足三里，可以增强免疫力和全身活力。穴位在髌骨下 4 指宽骨外侧，你可以通过屈足有一块肌肉隆起来核实该点。用拇指按压一分钟。

● **身心治疗**

精神紧张可以使慢性疲劳综合征的相关疲劳更加严重，还可以使你的免疫系统更加虚弱，这样你从疾病中康复会更加困难。各种放松技术如：默念、生物反馈以及指导下想象，对减轻这种精神压力均有利。

饮食调理

● 合理营养消除疲劳

不要饮用过多的清凉饮料，如冷水，果汁等。要选用易消化的食品。动物性蛋白质可吃鸡蛋、香肠、鱼等。蔬菜也是理想食品。为补充盐分，可喝含盐的美味汤汁或吃咸味的蜜饯等。多吃水果，可作维生素的来源，又可调节胃口。可用牛奶、奶粉、猪肝之类的食物，补充维生素和铁质、矿物质。增加点心、冰淇淋、巧克力等食品。在机体疲劳困怠、食欲显著减退的情况下，主食可改吃面条、麦片粥之类易消化的食品。

● 多喝水

疲劳经常是由于脱水引起的。每天尽量喝 6 ~ 8 杯水。

家庭食疗方

● 天门冬萝卜汤

天门冬 15 克，萝卜 300 克，火腿 150 克，葱花 5 克，精盐 3 克，味精、胡椒粉各 1 克，鸡汤 500 毫升。将天门冬切成 2 ~ 3 毫米厚的片，用水约 2 杯，以中火煎至 1 杯量时，用布过滤、留汁备用；火腿切成长条形薄片；萝卜切丝。锅内放鸡汤 500 毫升，将火腿肉先下锅煮，煮沸后将萝卜丝放入，并将煎好的天门冬药汁加入，盖锅煮沸后，加精盐调味，再略煮片刻即可。食前加葱花、胡椒粉、味精调味，佐餐食。能止咳祛痰，消食轻身，抗疲劳。常食能增强呼吸系统功能，增强精力，消除疲劳。

● 苁蓉鲜鱼汤

鲜鱼肉 400 克，肉苁蓉 15 克，白菜、胡萝卜、粉丝、豆腐、酱油、料酒、味精、胡椒粉各适量。将鲜鱼肉切薄片，肉苁蓉、胡萝卜切成小薄片备用。锅内加水，放入酱油、料酒、精盐、味精，将鱼片、肉苁蓉、白菜、豆腐、粉丝等一同放入煮熟，再加入胡椒粉调味即成，食鱼肉、饮汤。补肾强精，消除疲劳，调节人体功能。适用于肾精不足，性功能减退等症。

● 鲜莲银耳汤

干银耳 10 克，鲜莲子 30 克，鸡汤 1500 毫升，料酒、精盐、白糖、味精各适量。把银耳发好，放一大碗内，加鸡汤 1500 毫升蒸 1 小时左右，待银耳完全蒸透取出，鸡汤留置待用。将鲜莲子剥去青皮和一层嫩白膜，切掉两头，捅去心，用水余后仍用开水浸泡（鲜莲子略带脆性，不要泡得很烂）；再烧开鸡汤，加入料酒、精盐、味精、白糖，将银耳、莲子装在碗内，注入鸡汤即可。吃莲子、银耳，喝汤，每日 1 次。滋阴润肺，补脾安神。适用于心烦失眠，干咳痰少，口干咽干，食少乏力等症。

● 丁香火锅

丁香6克，蛤蜊肉200克，鱼丸100克，墨鱼2条，虾仁100克，鸡汤4碗，粉丝、芹菜、冻豆腐、葱、精盐、味精、葡萄酒各适量。将蛤蜊肉、虾仁洗净，备用；鱼丸切片；墨鱼除去腹内杂物，洗净后在开水锅里速烫1遍，然后切成二片；粉丝用热水泡软，切成几段；芹菜切成十段，冻豆腐切成小块，葱切小段。将以上各料先各放一半入锅，汤也加入一半，并可加入适量葡萄酒及少量精盐，旺火烧5~6分钟后，即可趁热吃，边吃边加。丁香具有强烈的芳香气味，有兴奋强身作用。当身体疲劳时，食用丁香火锅能使人精神振奋，增强全身活力，消除疲劳。

● 杞汁滋补饮

鲜枸杞叶100克，苹果200克，胡萝卜150克，蜂蜜15克，冷开水150毫升。将鲜枸杞叶、苹果、胡萝卜洗净切片，同放入搅汁机内，加冷开水制成汁，加入蜂蜜调匀即可。每日1剂，可长期饮用。强身壮阳，美颜，抗疲劳。枸杞叶味甘性平，能补肾益精，清热明目止渴。在工作过于劳累及运动过量时饮用，能消除困倦疲劳，恢复元气，增强体质。

● 刺五加五味茶

刺五加15克，五味子6克。将刺五加、五味子同置茶杯内，冲入沸水，加盖焖15分钟即可。当茶饮，随冲随饮，每日1剂。补肾强志，养心安神。适用于腰膝酸痛，神疲乏力，失眠健忘，注意力难以集中等症。现代研究发现，刺五加含有五加苷、左旋芝麻素、多糖等。有较好的抗衰老、抗疲劳及强壮作用。能增强体力或智力，提高工作效率，并具有调节神经系统功用。此茶配以具有养心益智的五味子，有较好的益智强心，养心安神的功效。

● 蜜醋健身茶

食醋15克，蜂蜜8克，姜汁2克。将食醋、蜂蜜、姜汁倒入杯中混匀，冲入5倍量凉开水，搅拌均匀后即饮，每日1剂。可以滋润皮肤，软化血管，降低血压，增进食欲，消除疲劳。

何时该去看医生

★ 感觉昏昏沉沉或者浑身乏力超过两周。

★ 伴随着肌肉疼痛、反胃、发烧、郁闷或者心情不稳定。

医学小知识

疲劳与相关疾病表现

疾病	表现的症状
心肌梗死	临床资料表明，疲乏是心肌梗死的先兆症状之一。表现为无其他原因可解释的疲倦、精力不足、情绪不稳定以及胸闷、心悸、头痛等症状
再生障碍性贫血	再生障碍性贫血为骨髓造血功能低下或衰竭所致的一种贫血。症状主要是全身乏力，易疲乏，并有头晕、呼吸困难等，呈进行性加重。若贻误治疗时机，可发生严重的出血和感染而危及生命
糖尿病	初期无明显症状。疲乏怠惰、精神委靡是糖尿病值得重视的警告信号，它还常伴有典型的“三多一少”——多饮、多食、多尿，但体重却减少
多发性硬化症	该病最常见的症状之一是疲劳。每一个患者的主诉都是极度疲劳，好像耗尽了精力，并伴有夜间肌肉痉挛而影响睡眠
原发性肝癌	发病隐匿而缓慢，早期除消化道症状外，值得重视的信号是四肢无力，疲惫不已，可伴有进行性消瘦和右上腹肝区疼痛
抑郁症	这是一种发病率较高的心理疾病。该病主要症状为情感抑郁，但身体上最明显的症状却是周身无力、疲劳、失眠、食欲不振，面部更是显得疲乏不堪、精神委靡、缺乏生气

眩　晕（Vertigo）

症状表现和引起症状的原因

正常情况下，人们在日常生活中，眼、内耳、肌肉、大脑和神经会相互协调，保持身体平衡。你习以为常，几乎想不到去体验这种完美的和谐，一旦失去，你就会感受到平衡问题了。很多疾病令人有眩晕感，包括耳疾、过敏症、肌无力、眼疾、关节炎和中风等。

眩晕，是指突然发生的外界景物及自身在旋转的错觉（头晕称为一般性眩晕，但头晕只有站立不稳，而无旋转运动的感觉），严重时还伴有恶心、呕吐的现象。

眩晕只是一个症状，并非独立疾病。但此症状既普遍又多发，其发病机制较复杂。一般来讲，眩晕是自觉的平衡感觉障碍或自身定向的感觉障碍。这些障碍，主要是机体接受的感觉刺激传入前庭神经和小脑所产生的反射，而外界的感觉刺激又主要通过内耳迷路的半规管及耳后、视网膜和眼肌的感受器、头颈和下肢肌肉、关节感受器，传入小脑和皮层下中枢、前庭核、后长束、红核等而产生不经意识的协调反应。所以，眩晕多由上述组织有病变引起。

此外，眩晕还常因低血压、低血糖，以及颅底骨折、脑震荡后遗症、主动脉狭窄、脑血管痉挛、听觉神经瘤、小脑肿瘤等引起。

总之，偶尔发生一两次眩晕，可不必紧张（查一查是否体位改变或神经衰弱等所致）。如果经常发生，便应去医院查找原因，进行治疗。如非器质性疾病引起的眩晕，在平时多吃些新鲜蔬菜或水果，少吃动物脂肪和胆固醇高的菜肴，改变体位时速度缓慢，经常参加体育锻炼就可减少眩晕的发生。

如何缓解症状

很多时候，只要稍加调整，你就能摆脱平衡失控的烦恼。

家庭处理措施

● **深呼吸**

当眩晕发生时，你可以坐下，闭上双眼，低下头，然后做深呼吸。这样可以帮你恢复正常。

● **勿快速转头**

平时应注意避免极快速地移动头部或变换姿势，以免引发眩晕。

● **做头部练习**

一般来说，姿势性眩晕不需要治疗，几秒钟内就会自行缓解。如果当你转头时症状严重，应找医生检查。而转头锻炼可以使你逐渐适应而不再眩晕，练习要循序渐进。

● **检查药品**

有些药品的副作用使人平衡失控。请医生检查一下你所服用的处方或非处方药，他可能推荐你服用其他替代药品。

● **散步疗法**

一些人因肌肉无力而无法保持平衡。他们知道如何保持平衡，但力量不够。因此，利于心血管的体育锻炼，如：有氧运动、散步或骑健身车，对于那些希望找回平衡感的人特别重要（尤其是老年人）。

● **锻炼**

长期锻炼可调节身体平衡系统并帮助自行恢复。你必须尝试边运动边保持平衡的一些锻炼，例如，网球这样的球类运动很不错，它可以培养手眼协调能力，迫使你将注意力集中到移动的物体上。

● **练习在软物上行走**

行走的物体表面越软，就越难保持身体平衡。在海绵垫、厚地毯或床垫上练习行走，你能学会调整双脚位置保持站立，这样在各种物体表面行走时会感觉更稳。训练时，应该有人在一旁监护以防摔跤。

● **营造安全的港湾**

家会给你安全感，特别是对于平衡失控的人而言。地面太光滑很危险，因此零散的地毯要移走，并避免在磨光了的地板上行走。有必要备好起夜的灯，并确保楼梯有扶手。淋浴时要睁眼保持身体平衡。

饮食调理

● **注意饮食**

一些食品或食品添加剂会引起过敏，造成平衡失控。比如有的人对味精特别敏感，会呼吸困难，有时也使人走不稳。如果你怀疑平衡失控是由食物过敏引起的，必须禁食这类食品并向医生咨询。

● **禁酒**

酒精会使人的内耳产生类似宇航员在太空中的失重感。如果你经常饮酒或酗酒，会出现平衡失控，因此，最简单的办法是远离酒精。

● **远离咖啡**

咖啡使血管收缩并减少脑部供血。平衡失调症患者少喝咖啡，半品脱装的一两杯咖啡还行，五六杯绝对不可以。

家庭小验方

● **防眩晕茶**

绿豆皮、扁豆皮各 10 克，茶叶 5 克。将绿豆皮、扁豆皮炒黄，与茶叶一起，开水冲沏即可，每日代茶饮。此方清热化湿，适用于头晕、目眩等症。

● **金雀花瘦肉汤**

金雀花 50 克，瘦猪肉 100 克，精盐适量。将猪肉洗净，切小块，同金雀花加水适量及精盐，炖煮至猪肉熟烂即成。三餐随意食猪肉，饮汤。适用于眩晕、头痛等症。

何时该去看医生

★ 听力出现异常，出现耳鸣。
★ 双耳一直有堵塞感。
★ 感觉恶心或失去平衡而跌倒。

医学小知识

眩晕与可能的疾病

症状	可能的疾病
患者感到自身及周围环境有旋转的感觉	多见于内耳迷路和脑部疾病
无外物及自身旋转的感觉，只有站立不稳	多见于心血管系统疾病
中年人有突发性眩晕，并是旋转性，且伴有耳鸣、恶心、呕吐、面色苍白、出冷汗	应考虑美尼尔症[注1]
老年人阵发性眩晕、耳鸣、头颈转动时发作	应考虑椎基底动脉供血不足[注2]或颈椎病
眩晕伴有恶心呕吐、眼球震颤	应考虑耳源性眩晕
眩晕伴有许多说不清楚的症状	提示可能为癔病和神经衰弱
情绪激动时头晕加重	提示可能为高血压及动脉硬化
眩晕伴有口吐白沫、抽搐等	常见于癫痫
中耳炎病人出现阵发性眩晕	应注意进一步检查有无迷路炎症等
患者有使用耳毒性药史，当出现高音调耳鸣、眩晕时	提示可能为药物中毒，如庆大霉素、链霉素等
患者长期生活在嘈杂的环境中	耳源性眩晕可能性最大
眩晕是在坐船或乘车时发生	前庭功能障碍的可能性最大
体位突然改变后出现眩晕，稍过片刻后眩晕又有好转	这是体位性眩晕。其原因是因为突然改变体位，使血液一下子来不及流向脑部，发生一时性脑贫血，以致出现眩晕、眼冒金星等症

［注1］美尼尔症：多见于中年妇女。眩晕的特点是突然发作，睁眼时感觉天旋地转，闭眼则感自身在旋转，转动头部时加剧，常伴有耳鸣、耳聋、恶心呕吐等症状。每次发作多为数分钟至几小时，长的可数天甚至数周。该症往往有复发病史，病变发生在管理人体平衡的内耳部位，并由内耳淋巴液代谢失调而引起。

［注2］椎基底动脉供血不足：椎动脉通过颈椎横突孔进入颅脑，在颅腔的延髓与脑桥交界处合并成基底动脉，基底动脉发出一支内听动脉，供给内耳血液。当某些原因，如颈椎病、动脉内膜炎、血管舒缩功能障碍等，引起内耳供血不足时，就会发生眩晕，并可伴有恶心呕吐、耳鸣、头痛、视觉障碍等症状。眩晕的特点是发作时，持续数分钟，往往不超过10～15分钟，且会反复发作，病情严重者可有旋转、浮动、摇摆的感觉。

水 肿（Edema）

症状表现和引起症状的原因

水肿，又称为浮肿，是临床上常见的一种症状。水肿的发生与渗透压有关。正常情况下，在毛细血管动脉端，毛细血管压高于血浆胶体渗透压，液体从血管中渗出，形成组织液。在毛细血管静脉端，毛细血管压低于血浆胶体渗透压，组织液又回流到血管中。如果这种平衡失调，则水分将过多地滞留在组织间隙而形成水肿。

水肿是你的身体保留有较通常数量更多的水分。正常情况下，你的身体细胞浸泡在水里。在细胞里有水，细胞周围也有一定的水分，细胞里和周围的水分是通过荷尔蒙、钠和肾调节的。比如，当由于吃了含盐多的食物而在体内有太多的钠时，你的血液变得含有较多盐，需要从细胞里抽出水分来稀释，于是口渴促使你喝更多的水。类固醇药物也会导致水肿。

有些人的身体没有明显的原因也会保持水分，这种膨胀会周期性的发作和消失，可能与荷尔蒙的波动有关。在女性中，它通常会在月经前一周发作。在这个时候，雌激素波动会引发醛甾酮的产生。这种荷尔蒙使得肾保持水分，往往在胸部和腹部聚集。有些女性在这时会增加几磅重。其他女性仅仅经历一下水分分配的转换，不会增重。水肿也会在过了更年期的女性中发作，她们的雌激素代替了荷尔蒙。

在怀孕晚期，孕妇由于下腔静脉受压，血液回流受阻，在妊娠后期，足踝部常常出现体位性浮肿，经过休息后消失。如果休息后浮肿仍不消失，或浮肿较重又无其他异常时，称为妊娠水肿。

在多数情况下，水肿还会发出更严重的信号。如果皮肤一直肿胀或者当你戳皮肤时有凹痕，你的心脏、肾、肝脏或甲状腺可能会有问题。

如何缓解症状

如果你经常肿胀，下面的方法会减轻症状。

家庭处理措施

● **淋巴循环运动法**

水肿族的手臂通常是因为血液循环及代谢不畅，淋巴阻塞，或者长期姿势不良造成的。检查你的日常餐单，是否爱吃盐分高的食物，睡前喝水过多呢？通常办公室的电脑族和不爱运动的女生，最容易成为水肿族。

要收紧上胳膊，先按摩淋巴腺，使手部积存的水分与代谢废物流失，让臂部瘦下来。按摩的基本法则，是从手腕刺激到手臂根部，不要太过用力，以轻柔摩擦程度的力道进行即可。另外，手肘亦是淋巴管集中的部位，必须用心保养。

动作一：坐在椅子上，左手轻轻握拳，在右手外侧以敲击的方式，从手腕一直刺激到手臂根部。换手臂敲击，两边各刺激3～5次。

动作二：用左手抓住右臂外侧，从手腕一直到手臂根部，以抓紧、放松的方式缓慢往上刺激，换手臂，两边各握3～5次。

动作三：将左手的拇指贴于右手肘的内侧，轻轻按压约10秒。然后换另一只手。手肘内侧淋巴丰富，轻压可以促进停滞的淋巴液流通。

动作四：取一条干燥柔软的毛巾放在肩口，经由胳膊外侧缓缓往手背擦拭过去，再由手掌通过胳膊内侧，往腋下擦拭上去。这个简易毛巾循环不同于以上的手部按摩，它更注重手臂的"气的循环"，以毛巾来摩擦可以使停滞的手臂能量变得通畅，加速新陈代谢，有效消除浮肿和脂肪。

● 让你的脚呼吸

行走、骑自行车和网球这些活动，能帮助抽出聚集在你的腿部和脚踝处的水分。

● 让腿部卸载

如果你的小腿肿胀，每天抬抬腿几分钟。躺倒在地板上，朝着墙壁，让腿抬高，臀部尽可能接近墙壁。你的腿应该接触墙，并伸成宽宽的"V"形，轻松呼吸，保持这种姿势5分钟。如果你怀孕了，侧躺着，脚放在堆叠的枕头上就可以了。

● 避免长时间端坐

长时间端坐会阻碍下肢的血液循环，尤其是长时间跷着二郎腿。工作或乘车超过一个小时，应起身活动一下你的双腿。

● 保证充足的睡眠

休息不好的一个明显特征就是眼圈发黑和浮肿，所以保证充足的睡眠是预防浮肿的重要条件。

● 冷、热敷

用冷水和热毛巾交替洗你的脸，会使你的脸显得较有精神，并能减轻或消除你的黑眼圈和浮肿。你也可以用热水泡脚来减轻足部的肿胀。

● 多运动

每天运动30～60分钟，每周还可以进行2次热水浴或蒸气浴，同时要避免情绪紧张。

● 检查你的药物

给医生列出目前你正在服用的所有药物的清单，包括处方药和非处方药，问一下是否需要换用适当的药物。比如，在荷尔蒙置换疗法中转用低剂量的雌激素，可以缓解水肿。如果你正在使用类固醇，一定要让医生指导使用的方法。

可供选择的药物

● 服用利尿剂

如果你采用这些方法后仍然有肿胀现象，你需要检查血压，做肾和肝脏的功能测试。如果测试的结果表明是由高血压造成的，你需要使用利尿剂，比如氢氯噻。这些药物迫使你的肾将水分和钠从组织抽吸到尿液里，这样会减少血液量和降低压力。最初，这些药物可以很容易的每天排放出2磅或更多的液体，但这种效果会随着时间推移而消失。然而，利尿剂具有潜在的副作用，需要紧密监控和慎用。

● 不要使用药店买的利尿剂

如果经期前的肿胀折磨你，一些非处方药会减轻月经痛，宣称也会消除经期前的肿胀。一些产品中含有咖啡因，它跟利尿剂一样起作用。然而咖啡因的副作用是会促使胸部疼痛，所以不要使用药店买的利尿剂。

● 谨慎使用维生素 B_6

每天服用250毫克的维生素 B_6 有助于减少经期前的肿胀，这些营养素也会减少由于更年期使用荷尔蒙置换疗法所导致的液体积聚的现象。然而，使用高剂量的维生素 B_6 有时会中毒，应该在医生的监督下服用。向医生询问一下补充维生素 B_6 是否适合你。

● 试用钙

每天补充钙，可以帮助四分之三的女性减轻经期前的肿胀现象。最好是每天早餐和晚餐前服用500毫克的口嚼药片，每天两次。向医生询问一下这样补充钙对你是否有帮助。

饮食调理

● 少吃盐

水肿病人在饮食上应注意低盐饮食，必要时短期忌盐。因为盐吃多了，体内钠离子浓度增高，影响电解质平衡，是形成水肿的重要因素。另外钠离子本身也会滞留水分，因此肾脏病人在水肿时，必须忌盐。有关专家建议，即使进食盐分，也应是低盐。在忌盐过程中可采用糖、醋来调味，但要慎用无盐酱油。

● 选择高蛋白质食品

水肿病人要注意选择生理价值高的蛋白质食品。因机体不断从尿中流失蛋白质，必须从饮食中给予必要的补充。一般来说，血浆蛋白低于正常时，可增加一些高蛋白食品，如鸡、鸭、鱼、蛋类；当血中非尿氮（尿素、尿酸、肌酐等）增高时，则必须选食低蛋白食物，但可喝些鱼汤、鸭汤。水肿病人还可多吃些豆制品，如豆腐皮、豆腐、豆浆等。

● 不同症状病人的饮食忌宜

病人伴有高血压时，可选食有降压作用的玉米、燕麦、茄子、芹菜、金针菜等，倘并发血尿，则宜选食荠菜、马兰头、藕等。还要注意不要食用刺激性食物，尤其是酒、咖啡、辣椒等。水肿并出现尿量少的情况，患者除服药外，可选择具有消水肿作用的食物：冬瓜、西瓜、赤小豆、丝瓜、芋艿、黑鱼、鲤鱼、鲫鱼。

● 孕妇妊娠水肿的食疗

❖ 冬瓜有利尿消肿、祛暑解闷、解毒化痰、生津止渴之功效。对妊娠水肿及各种原因引起的水肿、肝炎、肾炎、支气管炎的食疗效果好。取鲜冬瓜500克，活鲤鱼1条，加水煮成冬瓜鲜鱼汤，味道鲜美，可治妊娠水肿及小便短赤。

❖ 西瓜瓤多汁甜，有“瓜果之王”的美称。它富含水分、果糖、维生素C、钾盐、苹果酸、氨基酸、胡萝卜素等营养成分，具有清热解毒、利尿消肿的作用。

❖ 鸭肉性平和而不热，脂肪高而不腻。它富含蛋白质、脂肪、铁、钾、糖等多种营养素，有清热凉血、祛病健身之功效。不同品种的鸭肉，食疗作用不同。其中青头鸭肉通利小便，补肾固本，常吃可利尿消肿，对于各种水肿，尤其是妊娠水肿有很好的治疗作用。有慢性肾炎病史的孕妇常吃，可有效地保护肾脏。

❖ 猪腰花，是猪的肾脏的俗称，它有滋肾利水的作用，适宜孕妇偶尔食用以滋补肾脏。但注意在食用动物肾脏之前，一定要将肾上腺割除干净。

❖ 荸荠性甘味寒，有清心泻火、润肺凉肝、消食化痰、利尿明目之功效。孕妇常吃荸荠，可以防治妊娠水肿，妊娠期间并发的急、慢性肾炎，妊娠合并肝炎等疾患。

❖ 荸荠加海带适量煮汤，被称为“二仙饮”，可以防治妊娠期间的缺碘、妊娠水肿、妊娠高血压及痔疮便血等症。

❖ 取荸荠、鲜藕、白萝卜各200克，洗净切片煎水同服，每日一剂，可以治疗妊娠水肿。将荸荠榨汁当茶饮，可治疗咽喉炎、舌炎及声音嘶哑。

家庭小验方

● 赤小豆鲫鱼汤治疗水肿

赤小豆50克，鲫鱼一条，葱、姜、胡椒适量，煮汤，每日服食一次。赤小豆有健脾养胃、利水除湿、通气排脓、清热解毒和补血的功能，特别适合各种特发性水肿病人的食疗。鲫鱼具有健脾、利水、消肿的作用，也是水肿患者的食疗佳品。若在煮汤时加入陈皮、草果各6克，效果会更好。赤小豆鲫鱼汤不仅仅适合肾病综合征引起的水肿患者食用，也适合因心脏、肝脏等疾病引起的水肿，以及妇女更年期水肿、妊娠水肿患者服食。

● 治疗水肿的验方

取黄芪30克、冬瓜皮30克、酸枣皮30克、生姜皮10克、大枣5枚，上述药先用武火烧沸后改用文火煮20分钟，取药液200毫升，每日一剂，分2次服用，连服数剂。此方可益气健脾，利水消肿，适用于慢性肾炎水肿、营养不良性水肿、心脏性水肿。

● **红糖西瓜脆饼**

西瓜皮、红糖少许。将西瓜皮去掉绿色的外皮和红色的瓜肉，只剩白色部分，切成小块撒上少许红糖，放入冰箱冷藏。大约1小时后，甜丝丝的红糖瓜皮脆饼就可以吃了。西瓜皮是非常好的排水利尿食物，能够清热消水肿，制作极其简便，最适合夏天食用。

● **红豆薏仁汤**

红豆、薏仁、水。将红豆洗净泡水，大约半小时后红豆变软，捞出跟薏仁一起加水炖汤，煮至松软即可。红豆与薏仁都能够帮助身体排出多余水分，但因为薏仁偏凉性，不适宜单独长期食用，配合温性的红豆，对身体就不会造成负担。

● **黑豆治浮肿**

黑豆500克，凉水5升，煮开后，加入白酒5升，再用文火煎煮成3升，乘温日服1次，3次服完。可治浮肿。

● **大蒜西瓜治水肿**

取80克大蒜、一只重约2000克的西瓜，用尖刀在西瓜上挖一个三角洞，将大蒜去皮后塞入洞内，再用挖出的瓜皮堵住洞口。洞口向上，隔水蒸熟，趁热服大蒜和瓜瓤，可消水肿。

● **生鱼治浮肿**

把150克左右的生鱼洗净放在容器里，再加30克北芪、300克冷开水，加盖后隔水蒸2小时，加调味品食用，亦可佐餐。蒸时加2枚红枣，可减除生鱼腥味。对肾炎水肿、营养不良性水肿有一定疗效。

● **赤豆西瓜皮冬瓜皮治水肿**

赤豆、西瓜皮、冬瓜皮各30克，加水煎服，每日1剂，可治水肿。

● **花生红枣赤豆治水肿**

将40克花生米、10枚去核红枣、40克赤豆一起煎汤服食，适用于虚性水肿、营养不良性水肿。

● **青蛙冬瓜治小儿水肿**

取1只青蛙，去脏洗净，加60克去皮冬瓜煎汤，饮汤食肉，可治小儿水肿。

● **冬瓜皮治水肿**

取60～90克干冬瓜皮，鲜品加倍，煎汤饮服，每日3次，能消除肾脏病、心脏病和肝硬化造成的水肿。

另见“皮肤水肿”。

何时该去看医生

★ 你的肢体或腹部肿胀有一周了，而且当你用手戳皮肤时会凹陷下去。
★ 如果你怀孕，你的腿部或其他地方突然肿胀，立即去看医生。

口　渴（Thirst）

症状表现和引起症状的原因

炎热的夏季，出汗会让你觉得口渴，呕吐、腹泻、高烧、太阳暴晒或吃得太咸都会口渴。利尿剂或类固醇药物也会使你的身体脱水而感觉口渴。

口渴表示你的体内缺乏水分，如果不补水，你会感觉疲劳、虚弱和头痛。随着身体继续脱水，你会感到头晕和其他严重的症状。

口渴有时并不一定表示脱水，如果不管你喝多少水还是一直口渴，并伴有不知足的食欲、频繁地撒尿，则可能是糖尿病发作的迹象。这是最常见的疾病，它的目标人群是40多岁的人。问题出在身体内有太多的血糖（葡萄糖），身体试图通过从细胞里攫取一些水分来稀释累积在血液中的糖。

口渴的原因很多，如果中枢系统出了问题，也会老觉得渴，实际上不缺水，也没有出现口干的现象，但是中枢神经反映出来就是口渴要喝水。还有是免疫性的疾病——干燥综合征，不仅只是口渴，还包括各种黏膜的干燥，比如说眼睑结膜的干燥，如果你有不舒服的地方，不要自己去判断疾病，到医院去检查。

有些人在脑损伤或神经外科手术后也会口渴。患者往往在一天，甚至一小时之内就能致命，非常危险。尿崩症患者每天要喝10升，乃至20升水。这是因为患者体内缺少所谓“限制排尿激素”的缘故。当家中有脑损伤或神经外科手术后的患者，家属就更应细心照顾。因为发病急，出现上述症状后应即刻前去看神经科医生。

患有甲状腺亢进的人经常会感到口渴，激素过剩甚至会导致患者牙齿脱落、浑身骨头疼、快速疲倦、肌肉乏力、急剧消瘦，从骨头中流失的钙甚至能将尿染成白色。一旦出现上述症状，应尽快请内分泌专家诊治。控制甲亢，平衡代谢才能缓解口渴症状。

患有肾病的人也会经常出现口渴的症状。这是因为肾已经丧失保持水分的能力，因此需要大量的水。肾病有多种，其中肾盂肾炎、血管球性肾炎、肾积水等都会引起口渴。在排尿量减少和出现浮肿时，患者仍然会感到口渴。这种情况下出现的口渴证明其肾功能不全。一定要及早到肾病门诊进行对症治疗，不能用大量饮水来解决肾病引起的口渴。

很多人都有过这样的感觉，有时吃药后，就会感到口干舌燥，这是用药不当引起的口渴，因为有些药物使用不当可以导致机体水与电解质失衡。另外，就是某种特殊的药物引起的口渴。如服用降压药就会引起口干，这是因为有些降压药减少口腔腺体的分泌的缘故。有些患者采取大量饮水的方法，但是往往不能解决问题，且大量喝水对高血压患者还有害。这时应咨询医生，同时更换利尿药或减压药。

如何缓解症状

口渴是应当注意的警告信号，下面是一些指导方法。

家庭处理措施

- **在口渴之前喝水**

不要总是口渴才喝水。随着你变老，你的口渴感会变得迟钝。每小时喝半杯水会控制住脱水。如果你流汗，或空气较热和干燥时需要喝多点水。许多医生建议每天喝 8 杯水。

- **让你的尿成为你的指南**

为了避免脱水，你需要喝足够的水使尿液保持清澈，而不是苍白或暗黄色的。清澈的尿意味着你的身体含有充足的水分。

- **无论到哪里都要喝水**

使用视觉提醒物的方法帮助你记住要喝水。比如，在电冰箱中央放上一瓶水，在桌上和车上放上一瓶水。

- **在运动前、运动过程中和运动后都要喝水**

在运动过程当中，在意识到口渴之前你就损失了 4 斤水分了。为了安全起见，在运动前 15 分钟你需要喝半杯水，然后在运动当中每 15 分钟喝一次水。如果在运动中感到虚弱、疲劳，停下来并喝几杯水。

- **喝一些运动饮料**

当运动超过两个小时，你的汗液会带走大量水分和矿物质（也被称为电解液，帮助传送神经信号到肌肉里）。光喝水不足以补充这些微粒，你最好喝些运动饮料。它们包含盐分，可以帮助保留住水分、电解液，比如钾、葡萄糖、碳水化合物会加快吸收并提供能量（如果你患有糖尿病或高血压或在使用利尿剂，在使用运动饮料之前咨询一下医生）。

- **不能用果汁代替水**

绝对不能用酒、果汁、咖啡和茶等来完全代替普通的淡水，因为饮用淡水的生理作用与饮用饮料中所含水的生理作用不同，某些饮料如咖啡和茶，其中含有脱水的成分，这些成分会刺激中枢神经系统，同时对肾脏产生强烈的利尿作用。如果用酒、果汁、咖啡和茶等来完全代替普通淡水，我们身体可能还是会处于缺水状态。

● **检查你的药物**

你可能认为是利尿剂或类固醇使得你口渴，减少剂量会减轻症状。

● **让医生给你做血液测试**

糖尿病不是自己可以治疗的疾病。如果你的血液里含有很高数量的葡萄糖，你需要和医生一起来控制血糖。

● **养成良好的生活习惯**

干燥综合征患者唾液分泌减少，易发生龋齿及其他口腔感染如化脓性腮腺炎、口腔溃疡等，因此应注意口腔卫生，养成饭后漱口或刷牙的习惯，并定期做口腔检查。经常用液体湿润口腔是缓解口腔干燥的简便方法，咀嚼口香糖或无糖糖果有刺激唾液腺分泌的作用。注意自己的日常饮食起居，停止吸烟、饮酒及进食辛辣食品，以防止口干加重；眼干明显者不要长时间使用电脑，经常做眼保健操；夏季和秋冬干燥季节外出可戴防护眼镜。

家庭小验方

● **治疗口渴的食疗方**

❖ 鲜生地 60 克，粳米 200 克，煮粥食用（适用于肾阴不足者）。
❖ 元参 15 克，桔梗、甘草各 6 克。代茶饮（适用于肺阴不足者）。
❖ 黄芩 10 克，大黄 3 克。代茶饮（适用于胃热伤津者）。
❖ 山楂 30 克，冰糖 10 克。代茶饮（适用于血瘀者）。
❖ 乌梅、胖大海各 10 克，麦冬 12 克。代茶饮。
❖ 绿茶 3 克，沙参 10 克，代茶饮（适用于各型口渴患者）。

何时该去看医生

★ 你经历着严重的口渴、食欲增加和尿频。
★ 你的皮肤、嘴唇或嘴巴过分干燥。
★ 你也感觉虚弱或疲劳。

贪食（Gluttony）

症状表现和引起症状的原因

有时，习惯可以成为一种烦恼。患上贪食症者会狂饮作乐，在食欲上毫无节制，一次可以吃上几千卡路里的食物，然后他们不得不设法呕吐出来或吃泻药。这种情况经常发生在节食失败后自暴自弃者中。一段时间后，这样的习惯便成了上瘾的行为，停止不了。

所谓贪食症并非是普通的贪吃。作为一种进食行为的异常改变，贪食症应具有以下一些特点：病人的摄食欲望或行为常呈发作型，一旦产生了进食欲望便难以克制和抵抗，每次进食量都较大；病人担心自己发胖，故常常在进食后自行催吐，也有服用泻药或增加运动量等来消除暴食后引起的发胖；上述的暴食现象每星期至少发作 2 次，且至少已连续出现 3 个月以上。并且经常性地过分担心自己的体型和体重。只有符合这些特点，才能诊断为贪食症。

贪食症多发生于青少年或成年早期，以女性为多，男性病人仅为女性的 1/10 左右。贪食症的发生大多存有一定的诱发因素，如人际关系不佳、长期情绪烦躁抑郁，或对自己偏胖的形体感到不满，以致采取出格的节食措施，在饥饿难挨时又不加控制地转为暴食。有时暴食后暂时缓解焦躁烦闷的情绪，故一出现烦躁情绪，他们便会一头钻入食物堆中，以此来排遣恶劣情绪。贪食症病人最初对自己的暴食行为感到害羞，因而在暴食时常常背着他人，在公众场合则尽量克制，而到了后期，这点控制能力完全丧失。催吐是他们控制体重增加的最常用方法，在暴食后立即用手或其他物品刺激咽喉部，吐尽胃中食物，有的则用导泻剂及时排泄。由于长期采用这些不当的消食手段，不少病人可出现电解质代谢紊乱、胃肠道和心血管并发症。贪食症常常与神经性厌食同时出现。

其实，有些试图放弃上瘾行为如吸烟的人，常常发现他们也是个暴饮暴食者。这就是习惯，因为他们已经习惯手和嘴不闲着，于是不吸烟便吃东西，或者他们已经用食物来抵御没有尼古丁的痛苦。用食物作为安慰品也是患抑郁症者暴食的原因。有时暴饮暴食不是意识引起的而是大脑，缺少脑部化学血清素者会渴求碳水化合物。在一些极少情况下，下丘脑受到损伤或有瘤的人吃饭时会没有饱的感觉。

腺体出现问题也会引起暴食，例如甲状腺会加速新陈代谢，增加饥饿感，没得到治疗的糖尿病会带走体内燃料，使得胃口加大。

有些药物也会加大胃口导致暴食。用来消炎的强的松是有名的引起贪食的药物，抗生素、抗抑郁药和止痛药都同样会引起这样的问题。

如何缓解症状

因为饥饿而狂吃的人，与一次吃上几千卡路里食物后又设法呕吐出来的人是不同的。如果你发现自己是因为习惯而吃却不是饥饿，下列几项可以帮助你。但是如果你觉得自己是在心理上对食物产生了异样，那么请立即看医生。如果胃口加大，食欲很强但体重却在下降，你的胰腺可能出了问题，请尽快看医生。

家庭处理措施

● **住院治疗**

多数病人要住院治疗，严重者需强制入院。贪食症的病人由于时常催吐及服用泻剂等，容易造成并发症，如损伤牙齿或唇部、食道炎、唾腺肿胀、直肠出血、骨质疏松、脱水、电解质不平衡及心律不齐等，并常合并有酗酒或滥用药物的习惯，而其延续时间可长达数个月至数年不等。此病应立即找医生医治，否则后果严重。

● **心理治疗**

最多采用的是行为治疗中的厌恶疗法或阳性强化法，制定与控制也含有联系厌恶刺激（如被约束、电针刺激等）或奖励方法（精神或药物奖励、与家人来往、自由活动等），视患者临床症状变化程度逐级治疗。另外心理治疗则鼓励患者接受其体重和身材，找出情绪压力的来源，并强调正确的饮食观念。

● **躯体支持治疗**

规定患者进食量，尽量减少或制止呕吐行为，禁用导泻药物。水电解质代谢紊乱者予以对症处理。营养差者予营养支持治疗，必要时可用鼻饲。个别难治病例，可应用胰岛素治疗。

● **运动抑制**

有规律的运动是最好的天然食物抑制剂，但是间歇无规律的运动则达不到同样的结果，一天 5 到 7 次的运动才可称为有规律的运动。

可供选择的药物

● **药物治疗**

较常采用两类药物，抗精神病药物和抗抑郁剂，前者最多采用舒必利，后者视患者躯体承受情况尽量选择不良反应少的药物，如氟西汀、氯米帕明。

● **放弃减肥药**

药店里可买到的减肥药效果是很小的。即使有效果，那也是暂时的，后来你会越来越胖，而且还会引起血压和心律等问题。

● **检查药品**

如果服用一些药物后，胃口开始变化，那么请咨询医生，他可能会给你开一些更好的药。

饮食调理

● **饮食治疗**

饮食治疗的重点在于养成一日三餐、营养均衡的饮食习惯。避免在两餐之间吃零食或高脂、高糖的食物。此外应多吃高纤维食品，能帮助食物通过消化系统，以减轻对泻剂的依赖及维持饱足感。养成记录饮食的习惯，并且运用食物热量换算技巧，以及适度运动来维持理想体重。可采取个人或团体咨询方式，鼓励其接受自己的体重和身材，不要长期陷入减肥的挣扎中，并找出情绪压力的来源。提醒病人催吐并不等于减重，并且强调正确的饮食观念，再长期追踪评估其饮食态度。

● **吃富含纤维类食物**

食物纤维可以很快满足胃口让你饱上一阵子，所以你可以多吃纤维类食物，如谷物、水果和蔬菜。

● **学习新的饮食习惯**

如果看电视或看书时都在不停地吃，你最好要改变吃的地点和所吃的食物。在屋子里设计一块专门用来吃饭的地方，吃完饭后才离开，这样就会减少环境对胃口的影响。

何时该去看医生

★ 你从来就没有吃饱的感觉。
★ 为了不会吃得太多，你吃泻药或迫使自己呕吐。
★ 吃得很多但却变瘦了。
★ 慢慢地患上抑郁症。

体重增加（Gain Weight）

症状表现和引起症状的原因

当体重每天有一到两斤的波动是正常的，但是体重（实际上是脂肪）稳定地增加就不正常了。体重增加的最常见的原因是摄取了过多的脂肪，而且运动太少。那些体重超出理想状况 50 或 100 斤的严重过度肥胖者会有新陈代谢的转变，使身体偏向于储存卡路里，从而产生脂肪。随着年龄的增加，新陈代谢逐渐减慢，也会使身体容易增重。

那些停止吸烟的人通常会增重，因为尼古丁不再人为的刺激体内的新陈代谢，他们开始吃东西而不是抽烟。限制饮食过后也会增重，当你限制太多的卡路里，你的身体变得饥饿而且使得新陈代谢减慢。当又开始吃东西的时候，它很难完全恢复到正常情况，因而使你更容易增重。

一些医疗问题也会引发体重增加。不活跃的甲状腺，尽管不是增重的原因，但会减慢新陈代谢，所有卡路里更容易储存转变为脂肪。患有糖尿病的病人开始使用胰岛素也有体重增加。在极少数情况下，身体内过量的胰岛素或氢化可的松引起的荷尔蒙干扰也会导致体重增加。

由于副作用，一些药物会刺激食欲，减缓新陈代谢或使储存的卡路里更容易转变为脂肪。服用避孕药丸或雌激素置换疗法可能会使体重有大约 5 斤的增加。任何糖（肾上腺）皮质激素，比如治疗关节炎的强的松也会导致体重增加的问题。盐酸阿米替林（一种抗抑郁药）是一种导致体重增加的有威胁的药物。抗癫痫药、治焦虑药、治精神分裂症（许多治疗影响心情和情绪）也会导致体重增加。

实际上，精神健康本身会影响体重。然而许多消沉的人会抑制食欲和失重，一些人因食欲增加而增重。不是所有的体重增加都归结于身体储存额外的脂肪，也可能是由于肾、肝脏或心脏疾病引起的水肿。在水肿后你会很容易的增加5或10斤重量。

如何缓解症状

家庭处理措施

● **检查你的体重**

并不是所有的体重增加都是有问题的，只要你的体重没有超出正常的范围，稍微增加一点体重并无大碍，一般来说，成人的体重有一个通用的计算公式：标准体重（千克）＝（身高－100）（厘米）×0.9，你可以根据这个公式计算出你的标准体重，波动范围在10%以内都属于正常体重。如果超出正常范围才需要减肥。

● **运动**

为了燃烧脂肪，你必须运动。可以一天步行2～3公里，每公里的行走的速度为25分钟，或者可以做15分钟增氧健身操，接着进行15分钟的举重。如果25分钟的路程对你来说太激烈了，开始时可以慢一点。如果必要的话，绕着街区行走半个小时。顺便说一下，运动有助于对付思想消沉，可以避免饮食过度。运动能够帮助人们处理压力，运动可能帮助缓和一天工作的疲劳，并且减轻某些工作的忧虑，同时你应该持续检查体重。

● **锻炼肌肉**

有越多的肌肉，你的新陈代谢率就越高，在休息时就能燃烧掉更多的卡路里。让医生推荐一些适合你身体健康的增强抵抗力的运动。

● **按摩经络穴位**

人体的膀胱经是一条重要的排毒通道，其中的会阳、殷门、委中、至阴等穴都是驱除体内淤毒的重要穴位。肥胖不仅是因为体内脂肪的堆积，也是因为体内的废物和毒素排除不畅的一个标志，所以经常敲打膀胱经可以祛淤消肿、减肥排毒。

饮食调理

● **限制热量**

饮食要有规律，暴饮暴食肯定会有害健康，每顿饭吃个八分饱，体重自然不会超标。尤其是高热量的食品如糖、巧克力、汉堡包、酒、饮料等，尽量少吃。

● **多吃高纤维食物**

多吃粗粮和蔬菜等富含植物纤维的食物，对排除肠道内的废物、脂肪和毒素非常有效。

● **减少脂肪**

身体摄入少量的脂肪是必需的，但过量摄入就会造成负担，因此尽量少吃黄油、肥肉、油炸食品等富含脂肪的食物。

● **养成合理的饮食习惯**

研究表明，合成脂肪的胰岛素每天傍晚分泌量最高，清晨最少，而且人一天的热量消耗也是白天高夜晚低，因此，胖人早饭可以多吃一点，晚餐应该尽量少吃，并且吃饭时也要尽量细嚼慢咽，这样才有利于食物消化。

● **有效的减肥食品**

生姜、山楂、冬瓜、蘑菇、茶叶、酸奶、醋、海带、鱼、黄瓜、西红柿等都是很好的减肥食品，蔬菜、水果、杂粮等也都是减肥期间很好的替代物。

● **减肥小偏方**

❖ **冬瓜汤**

用半斤冬瓜洗净切块，连皮煎汤，喝汤吃瓜肉。冬瓜有利水消肿的功效，常吃可以减肥轻身。

❖ **玉米须茶**

用干玉米须 30 克加水 400 毫升，烧开当茶服，玉米须可以利尿消肿，减少体内胆固醇的积累。

何时该去看医生

★ 突然体重增加，或服用新的药物后体重开始增加。
★ 失眠或感觉虚弱和消沉。
★ 晚上多尿或有心脏问题和胸痛的病史。

体重减轻（Lose Weight）

症状表现和引起症状的原因

因为工作的性质、运动的方式、食物的质量不同，一个人的体重有几公斤的增加或减少是正常的。但这里所说的体重减轻是没有原因的体重不断下降，如在过去 10 个星期中减轻了大约 5 公斤，而且胃口不好，就要留意，需要让医生检查一下。尤其是对疯狂减肥一族的你可能在节食成功的同时患上了严重的疾病。除非你真正的改变了生活方式，采取了营养的、低脂肪的饮食，坚持正常的锻炼和身体的运动，而且体重也是逐渐地慢慢地减轻。

许多健康问题会导致突然的、反常的体重减轻。一种最常见的没有食欲的疾病是慢性的感染（艾滋病和肺结核是两种导致食欲最坏的疾病）。一些腺体（如甲状腺）的疾病会使人变得饥饿，而且会体重减轻。

糖尿病破坏了身体调节血糖的能力，体重会很快地减轻。一些老年人的疾病

（帕金森病和老年痴呆症）会减轻体重，患老年痴呆症的人会忘掉吃饭。老年人的身体正在变老，新陈代谢减慢，味觉变得麻木而且食欲下降。

心理的疾病也会影响食欲。一些思想消沉的人对饮食不感兴趣，导致体重减轻。厌食症（一种心理紊乱的疾病）使病人吃得很少，因为他们身体感觉扭曲，也会导致迅速的、过度的体重减轻。

如何缓解症状

迅速的体重减轻也许不是可以通过饮食能够解决的问题，它很可能是一种严重疾病的症状，而且需要去看医生，医生可能会给你一些建议。

家庭处理措施

● **去看医生**

如果医生诊断是甲状腺机能亢进，会用口服药或放射性药物治疗，也有少数病人需要手术治疗。

● **治疗肺结核**

医生要验血、做 X 线胸部检查。如诊断是肺结核，可以用抗生素治疗。如果患的是抗药的肺结核就难于治疗。你必须坚持治疗，需要持续数月。

● **治疗肾**

医生会用药物、手术或一剂放射性碘来治疗过于活跃的肾，这样会损害部分腺体。治疗后，你必须使用治肾药丸，它会提供正常数量的肾荷尔蒙。

● **治疗糖尿病**

如果你怀疑是糖尿病，就要去医院验小便、验血。诊断确是糖尿病后，医生先要病人在饮食方面做适当调节，如无效，可能用口服药控制病人的血糖和尿糖，如再无效，病人就要经常注射胰岛素来治疗。你还需要通过饮食、运动来调节。

● **治疗抑郁症**

医生会根据病情的轻重，决定用心理治疗或药物（抗抑郁药）治疗。病人在两三个星期内可以恢复正常情绪，但也有些病人要住院治疗。

● **早期发现癌症**

越早觉察到癌症，治愈的可能就越大。治疗方法可能会包括手术、放射或化学疗法。

何时该去看医生

★ 你没有减肥但体重却明显减轻。

★ 体重突然减少 5 公斤重。

医学小知识

体重减轻与可能的疾病

症状	可能的疾病
食欲增加，有下列症状的两项以上：怕热，出汗多，虚弱，无故疲倦，容易激动，眼球突出	甲状腺机能亢进
食欲正常，体重减轻，可是没有任何其他症状	吃得太少，吃进去食物的能量不够体能的消耗，因此体重下降
怀孕初期，体重减轻	在怀孕初期因生理上的变化，食欲不振，同时由于呕吐，体重会下降。3 个月后会上升
食欲增加，有下列症状的一种以上：小便的次数增多，小便的量增多，经常口干，体重减轻，无故疲倦，创口不易愈合	糖尿病是体内糖代谢失调引起的疾病，体内葡萄糖不能利用为供给人体活动所需的能源，经由小便排出，消耗营养，使体重下降
食欲不振，有下列症状的一种以上：时而便秘，时而腹泻，时有腹痛并非由于要大便，便中有血	胃肠道的疾病使体重减轻。可能是肠炎、肠溃疡，或许是癌症的可疑症状
食欲不振，有下列症状的两种以上：夜间盗汗，时有微热，身体虚弱，不断咳嗽，痰中带血	肺结核，慢性肺部感染疾病
食欲不振，情绪不好，并有下列症状的两项以上：时常头痛，不易入睡，无力，对性生活失去兴趣，阳痿。病人起初只是对一切事物缺乏热忱，身体无力，睡眠不好，醒得过早，然后症状渐渐发展，病情严重的病人可能有被迫害感，不安的有罪感。最严重的病人可能有自杀倾向	抑郁症

出汗过多（Desudation）

症状表现和引起症状的原因

几乎所有的汗都是由于热、湿度、压力或者焦虑引起的，那是身体调节体温的方式。大多数过度出汗者仅仅是因为有遗传性的易出汗的体质，那不是医学的问题，只是他们的汗腺太发达。出汗是一种十分正常的青春期、经期、绝经期和其他荷尔蒙改变时的副作用。身体的运动、热和辛辣的食物、酒精和情绪紧张都很容易引起出汗增多。

而异常的多汗有几种情况：多汗伴有心跳、食欲亢进、兴奋、易怒、失眠、怕热、突眼等，多为甲状腺功能亢进；多汗伴有寒战、高热、昏迷、臭汗等，多为败血症或急性热病等；多汗伴头晕乏力、饥饿感明显者，为低血糖引起；多汗伴发热、反应迟钝、食欲不振、腹胀、脾肿大、相对缓脉、玫瑰糠疹，多为伤寒病；服用某些药物后突然出汗，为药物作用而致。接触或服用某些毒药，如有机磷农药、铅、汞、砷等，均可在中毒后多汗；平素稍微一动就出汗，不是患肥胖症就是体质虚弱之故；有些青年人爱出汗，这是因青春期自主神经功能失调而致；有些人房事后出汗，原因可能与房事过频、身体疲劳有关，还有一个主要原因，就是与身体的自主神经功能亢进的程度有关。

感染也会导致出很多的汗，普通的感冒或较严重的身体内的紊乱，都会产生经常性的或间歇性的发烧，出汗是身体驱散发烧热量的方式。引发发烧性出汗的疾病包括霍吉金氏病、肺结核、甲状腺过于活跃、心脏病、癌症、肺炎、疟疾、肝病和肾病。

另外，某些女性月经期的激素平衡变化可导致出汗增加，不必为此担心。如因其他疾病服用过阿司匹林并导致出汗，请去医院向医生咨询。人工合成布料常会引起出汗的明显增加，因为它们既不吸收水分，还阻止了皮肤散发水分，所以尽可能常穿棉布或毛料质地的衣物。此外，务必穿宽松一些的衣物，有利于空气流通，使汗液尽快蒸发。

如何缓解症状

如果你不想大汗淋漓，下面是医生推荐的一些可以保持干爽的治疗办法。

家庭处理措施

● 穿得凉爽点

穿轻的、松软的、天然纺织品，比如用棉来吸收汗液，并能使凉爽的空气钻进来，使温暖的空气从身体排出去。人造纤维，比如人造丝、尼龙和聚酯都不能吸汗或通风。

● **擦些酒精**

擦点酒精会压缩毛孔，可以在几个小时内阻止流汗。这种方法只能偶尔使用，因为过度擦酒精会引起更加严重的皮肤干燥和刺激。

● **撒一点爽身粉**

有时只是喷洒一些粉末，比如婴儿爽身粉、玉米淀粉、烘焙苏打就可以了，它不会防止淌汗，但会吸收许多水分，使你感觉干爽。

● **浸凉水**

浸泡在凉水里会暂时抑制住流汗。将有影响的部位在凉水里浸泡 30 分钟，会使毛孔收缩，足以在 3 小时内不会流汗。

● **电离子透入疗法**

用自来水及直流电作电离子透入疗法，适用于手足多汗症。在有问题的地方使用弱的电流压缩汗排泄管，从而使汗能够得到控制。在医生的指导下，这种设备可以在家里使用。还有一种类似的设备叫做 drionic 电子仪器，无须用药，使用的是更弱的电流。这些未经医生开处方可以买到的设备不是太有效，但是也值得一试。

● **手术**

如果所有的办法都失败了，而且你需要解除此症，那么和医生讨论一下三种可能的手术。一种是交感神经切除术，切除与汗腺相连的神经；第二种需要从感染区去除腺体本身；第三种是排毒，通过一根小管子从皮肤组织外部吸取腺体。这三种手术都有风险，包括留有伤疤和神经损害，在多数情况下，两年之内淌汗的症状还会复发。

可供选择的药物

● **治疗情绪紧张的药物**

对经常精神紧张、情绪激动的患者，可选用谷维素、溴剂、地西伴等内服。

● **抑制出汗的药物**

抗胆碱药物如阿托品、颠茄、普鲁本辛等内服，有暂时减少汗液分泌的效果。局部外用收敛性药物，如 10% 戊二醛溶液、2% ~4% 甲醛溶液，腋部多汗者可外搽 20% 氯化铝的乙醇溶液，连续 7 天掌跖多汗症的患者还可用 5% 明矾溶液或复方硫酸铜溶液浸泡。

饮食调理

● **避免吃热的、辛辣的食物**

少吃这些会使胃发热的食物，身体就会减少出汗。

● **少喝酒**

酒精会使皮肤里的血管膨胀，增加身体的热量。烟草也会增加身体的肾上腺素水平，两者都会使你汗淌得更多。

家庭小验方

● **治疗多汗验方**

❖ 浮小麦30克（装干净小布袋内），羊肚50克（洗净切块）。将两者加水适量，慢火煮至烂熟，捞去布袋，调味，食肚饮汤，一天内分次吃完，连用5~10天。本方健脾益气固表止汗，适用于表虚不固所致出汗。

❖ 黑豆30克，桂圆肉10克，红枣30克。均洗净后放在沙锅内，加水适量，用文火煨一小时左右，一天内分2次吃完。连吃15天为一个疗程。本方调和营卫，适用于营卫失调所致的出汗。

❖ 人参9克，炮附子6克，艾骨15克，煅牡蛎12克。水煎服，一日一剂，分2次服。本方益气固阳固脱，适用于突然大汗淋漓，或汗出如油者。

何时该去看医生

★ 在屋里很冷时你还在不断地出汗。
★ 汗水影响了你的工作或个人生活。
★ 持续或反复地高烧、晕眩或心跳加速。
★ 汗水有颜色，在皮肤上表现很明显或导致皮肤受刺激。

医学小知识

出汗与可能的疾病

症状	可能的疾病
无汗	无汗又称“汗闭”，是指汗腺分泌减少或机体不产生汗液，局部或全身少汗或完全不出汗。患者常感到某些部位或全身皮肤异常干燥，终年不见汗液。此症多因继发于某些全身疾病或皮肤病（如鱼鳞病、银屑病、硬皮病等）而引起，极少数病人是先天性异常所致。此外，亦有因药物而引起的，如抗胆碱药物（阿托品、山莨菪碱）及交感神经阻滞剂等
盗汗	盗汗指熟睡中出汗，醒后汗止方察觉，真像有人把汗盗走一样，故名为盗汗。中医认为，阴虚的人多有盗汗现象，如果伴有乏力、咳嗽、胸痛、食欲减退、月经不调、发烧、咯血等，多为肺结核。这主要是因为交感神经受到结核杆菌毒素的作用而过度兴奋所致。此外，手术后的病人、产妇、人工流产后，由于失血、体虚和一时性自主神经（植物神经）功能紊乱，造成汗孔开合失常，汗液外泄，也可出现盗汗，这些都属正常，不能认为是疾病

续表

症状	可能的疾病
自汗	自汗指经常汗出不止，活动后更甚，常伴有神疲乏力、气短畏寒等症，中医认为系气虚卫阳不固所致。重病患者在恢复中，由于体质极度虚弱，常在安静状态下出现自汗
多汗	多汗这里有几种情况：（1）多汗伴有心跳、食欲亢进、兴奋、易怒、失眠、怕热、突眼等，多为甲状腺功能亢进。（2）多汗伴有寒战、高热、昏迷、臭汗等，此多为败血症或急性热病等。（3）多汗伴有头晕乏力、饥饿感明显者，为低血糖引起。（4）多汗伴有发热、反应迟钝、食欲不振、腹胀、脾肿大、相对缓脉、玫瑰糠疹，多为伤寒病。（5）服用某些药物后突然出汗，为药物作用而致。接触或服用某些毒药，如有机磷农药、铅、汞、砷等，均可在中毒后多汗。（6）平素稍微一动就出汗，不是患肥胖症就是体质虚弱之故。（7）有些青年人爱出汗，这是因青春期自主神经功能失调而致。（8）有些人房事后出汗，尤以下身部分（包括双下肢）出汗较显著。可能与房事过频、身体疲劳进行房事有关，还有一个主要原因，就是与身体的自主神经功能亢进的程度有关
大汗	大汗，又叫脱汗，指汗液淋漓不止。大汗可见于夏季，内热太盛，或服用发汗药过量时。遇此情况，应分别原因加以处理，同时要补充大量含盐饮料，以免发生虚脱。重症病人大汗不止，中医称为出“绝汗”，应密切观察，防止意外
冷汗	人的情绪受到刺激或精神过于紧张，如过度兴奋、惊吓引起的心慌、面色苍白、四肢发冷等，常会出“冷汗”。冷汗还可见于急性心力衰竭、心肌梗死及垂危病人发生休克等情况，在出冷汗的时候，患者面色苍白、脉细弱而数
额汗	单纯性额头出汗，称为额汗，如果没有其他症状，则不属病态；假若重病患者突然额汗不止，多预示着病情的恶化，应提高警惕。突然间出现一侧额头部出汗，此多为动脉瘤或胸腔囊肿，是由瘤或囊肿刺激交感神经所致
胸汗	指胸前两乳部位局部多汗，而其他部位汗少或无汗。胸汗多因忧、思、惊、恐、过分伤及心脾所致，以至心不主血、脾不统血。胸汗也可见于心肺功能异常者
手汗	掌心流汗是我们古代的祖先从事狩猎的遗迹，而现在大部分的都市人很少有这种现象。如有手汗，或是脾胃虚热、体质亏损所致，或是遇事过于紧张的缘故
偏汗	偏汗又叫左右半身汗或上下半身汗，是指突然间半身出汗。中医认为，这多因气血偏虚、挟湿痰阻滞经络所致。这种出汗部位奇特的现象，常是中风的先兆，应高度警惕，及时采取措施，以防不测

续表

症状	可能的疾病
黄汗	黄汗，顾名思义，指汗液呈黄色。出汗后冷水浴身，湿邪入内，或寒湿郁于肌表，导致汗液宣泄失常，汗中尿素含量增多都会出现黄汗。如汗呈黄色，并带有一种特殊腥味，则常见于肝硬化
臭汗	臭汗指汗有臭味。大腿、胸部、腋下和乳房下方，出汗一多，不易蒸发而有臭味，这是正常的。但臭汗如狐骚气味，并呈乳白色、黏稠状，则是狐臭症。狐臭是分布于腋窝等处的大汗腺分泌异常所致。另有一种臭汗应予注意，即汗中带尿臭，且皮肤上还形成结晶，这是尿毒症的表现之一
香汗	香汗指汗带有芳香味，常见于糖尿病出现酮症酸中毒时
黏汗	汗出黏腻，发稠发热，系重感冒或其他病症高烧，服用解热退烧药后的一种病汗。此种汗表明身有湿热不清
血汗	汗液淡红，如洗肉水样。中医认为，凡气血、阴阳偏盛或偏衰，肝火旺盛和阳衰不能固表者每致汗液变红。现代医学认为和内分泌功能紊乱有一定关系
鼻汗	在情绪激动、精神紧张、工作劳累、讲话过多时排汗，汗液自鼻梁及鼻翼两侧渗出，缓缓淌下，汗珠晶莹可见。病变见于肺气宣萧失常，多见于肺虚病人
额汗	汗出局限于头额部，甚至汗如蒸笼热气，脏腑内伤均可引起头额汗
半边头汗	整个头部以鼻中分成两半，一半头出汗另一半头滴汗皆无。此系因大病后夫妻同房，阴阳双亏而寒阻经络百会穴所致
半边身汗	指半边身体多汗，而另半身体无汗或汗出甚微。多因气血不足内阻经络所致，常见于青年人高血压脑病、肾性高血症、中风、半身不遂、截瘫等患者
劳心汗	是指心窝部和两乳房中间部位多汗，而其他部位无汗或汗出甚微，多因忧、思、惊、恐过分而伤及心脾所致，以致心不主血、脾不统血而胸汗津津。常见于劳心过度的知识分子
手足汗	中医认为脾主四肢，凡脾胃湿热内蒸不宣、血虚、阳亏、中阳不足，均可导致手足多汗。严重的无论寒暑，手足汗均多
会阴汗	汗出局限于会阴和外生殖器部位，凡湿热下注、肾阳虚衰，均可导致会阴部有异味汗出
焦味汗	汗出津津，绵绵不断，散发出一股焦煳或燃煤味儿。重者焦煳味儿很浓，可刺激周围人打喷嚏、流清涕。此症局限于青年男性，系因手淫过频，或经常梦遗滑精，又不注意清洗会阴所致

盗　汗（Night Sweat）

症状表现和引起症状的原因

出夜汗经常是由一些无害身体健康的原因引起的，如房间太暖，被子太多，做了噩梦或是你吃了什么东西。对一些正在绝经的妇女来说，出夜汗是非常正常的事。如果你在白天就容易出汗，那么夜里也会出汗的。情感和压力也会引起流汗，而且会把这些感觉带入到睡眠里，噩梦、梦游和窒息都会引起出夜汗。经常的夜汗通常是因为身体在与引起发热的疾病在抗争，一些普通疾病引起的发热如轻度感染、流感、受凉等。出夜汗也可能与一些比较严重的疾病有关，如肺结核、肝炎、免疫系统失调、甲状腺机能失调、白血病、肠道疾病和心脏病。

根据盗汗病人的临床表现，可分为轻型、中型和重型三种。轻型盗汗的病人，多数在入睡已深，或在清晨5时许或在醒觉前1～2小时汗液易出，汗出量较少，仅在醒后觉得全身或身体某些部位稍有汗湿，醒后则无汗液再度泄出。一般不伴有不舒适的感觉；中型盗汗的病人，多数入睡后不久汗液即可泄出，甚则可使睡装湿透，醒后汗即止，揩拭身上的汗液后，再入睡即不再出汗。这种类型的盗汗，病人常有烘热感，热后汗出，醒后有时出现口干咽燥的感觉；重型盗汗的病人，汗液极易泄出。入睡后不久或刚闭上眼即将入睡时，即有汗液大量涌出，汗出后即可惊醒，醒后汗液即可霎时收敛。再入睡可再次汗出。出汗量大，汗液常带有淡咸味，或汗出同时混有汗臭。有个别重症病人能使被褥湿透，被褥较薄或用席子时，汗液可在床板上印出汗迹。这些病人常伴有明显的烘热感，心情也表现得烦躁，汗后口干舌燥，喜欢凉水。平时可伴有低热或潮热，五心烦热，颧红，头晕，消瘦，疲乏不堪，尿色深，尿量少，大便干燥。轻型与中型盗汗，对身体损伤不会太大，但重型盗汗病人，时间久了常会使病情恶化，向“脱症”发展，严重威胁健康。

如何缓解症状

频繁地出夜汗是不正常的，不可轻视。下列事项是你需要考虑到的。

家庭处理措施

● **睡前不要运动**

睡前不要做重的体力活动，否则就会增加体内温度，从而引发后半夜的出汗。同时也避免睡前冲热水澡，泡热水浴。

● **记睡眠日志**

如果找不出夜里出汗的原因，建议你记录下有关睡眠的活动，记下睡前的有关事项，比如你穿的是什么或室温是多少。醒来时，记下所记得夜里发生的任何事，你的感觉是怎样的，床的条件怎样等。同时也要记录下你每天的活动，所吃的食物以及压力等。这样持续几个星期，就可以给医生找到病因提供一个很好的提示。

● 刮痧治疗盗汗

头部：全息穴区——额旁1带（右侧）、额顶带后三分之一。

背部：督脉——大椎至至阳。膀胱经——双侧肺俞至心俞。奇穴——与大椎至至阳平行的双侧夹脊穴。

胸部：任脉——膻中。

上肢：心经——双侧阴惜。

下肢：脾经——双侧三阴交。肾经——双侧复溜。

● 脐疗法治疗盗汗

运用脐疗的方法治疗盗汗，在古今医学文献中介绍得很多，并且有着非常显著的疗效，在临床实践中，也经常用脐疗的方法治疗盗汗，实践证明疗效显著，尤其是对小儿盗汗症，收效更为满意。下面介绍几则治盗汗的脐疗方：

❖ **五砂散：** 五倍子5份，辰砂1份。共研细末，贮瓶备用。用时取药散0.5～1克，用温水调成糊状，于患者临睡前敷于肚脐，外以纱布覆盖，胶布固定。翌日晨起时取下，如无效可重复使用，一般连用3天即可奏效。本方适用于各种证型的盗汗，对因肺结核引起的盗汗，也有比较显著的疗效。

❖ **五味敷剂：** 五倍子、赤石脂、没食子、煅龙骨、煅牡蛎各20克，辰砂1克。共研细末，贮瓶备用。于临睡前取药粉1克，用凉开水、食醋各半调匀，敷入脐中，纱布覆盖，胶布固定，翌晨去掉。每日一次，3～5天为一疗程。本方无毒性，无副作用，具有较强的敛汗功能，各型盗汗均可使用。

以上两方，均安全有效，盗汗者不妨一试。

● 加强锻炼

在药物治疗的同时，应加强必要的体育锻炼，养成有规律的生活习惯，注意劳逸结合。

● 孩子盗汗的护理

护理工作是十分重要的。孩子盗汗以后，要及时用干毛巾擦干皮肤，及时换衣服，要动作轻快，避免孩子受凉感冒。注意及时补充水分和盐分。可以补充口服补液盐，或白开水加点食盐、糖，糖可以促进水和盐的吸收。被褥也要经常晾晒，日光的作用不仅在于加热干燥，还有消毒杀菌的作用。此外，对易于盗汗的孩子，应进行有计划的体质锻炼，如日光浴、冷水浴等，以增强体质，提高适应能力。体质增强了，盗汗随之而止，这将胜过任何灵丹妙药。

● 注意卫生

患者的被褥、铺板、睡衣等，应经常拆洗或晾晒，以保持干燥，并应经常洗澡，以减少汗液对皮肤的刺激。

● **避免发生褥疮**

重症盗汗且长期卧床的病人，家属应特别注意加强护理，避免发生褥疮。还要注意观察病人的面色、神志、出汗量大小，如有特殊改变要及时向医生报告。

● **降低室内温度**

在条件允许时，适当调节一下居住环境的温度与湿度，如阴虚血热者的居住环境就应稍偏凉一些等。考虑是否盖了太多的被子，房间的温度是否太高了。如果有空调和电风扇，降低室内温度，以便让自己凉快起来。

● **涂止汗露**

在白天很喜欢淌汗而且夜晚也止不住汗的人，他们可以在睡前用些止汗露，擦些酒精或拍些粉。

可供选择的药物

● **补充雌激素**

因为绝经期的女性体内雌激素的下降，使一半以上的绝经期女性都会有出夜汗的现象。要解决这种情况，让医生给你开些雌激素和其他一些荷尔蒙药。

● **服用阿司匹林**

查查体温。如果正在发烧，可以在白天或睡前服用阿司匹林。但是这样会使你流更多的汗，可是却能让体内的感染彻底消除。

饮食调理

● **注意饮食**

在饮食方面，要摸索出与自己病症有利或有弊的饮食宜忌规律，进行最适合自己的食疗调养。如属阴虚、血热及阴虚火旺的病人，应禁食辛辣动火食物，切勿饮酒，并多食一些育阴清热的新鲜蔬菜等，以使汗腺的分泌功能恢复正常。

● **多喝水**

不管在什么时候流汗都需要补充大量的水。建议在室温下每天至少 8 杯水，以便平衡体内温度，睡前要喝一杯水。冲凉也会降低体内温度，防止夜里出汗。

● **不要吃夜宵**

避免胃里装满食物后就上床睡觉。夜宵会整夜在胃里，让你不舒服并且出汗。辛辣的食物和热饮也会导致出汗。

● **夜里不要喝酒**

在后半夜里抽烟喝酒或喝咖啡会加快脉搏跳动，增加血压，提高体温。这些即便不会带来大汗淋漓，也会让你睡得不舒服。

● 食疗药膳

❖ 龙眼人参饮

取龙眼肉30克、人参6克、冰糖30克。先将龙眼肉洗净，人参切薄片，然后与冰糖共放碗内，加水适量，置蒸锅内蒸一小时左右，取出后待凉即可食用，一天内分2次吃完，每天一剂，适宜于气虚盗汗者。

❖ 银耳红枣汤

取银耳30克、红枣20克、冰糖适量。先将银耳用温水泡发，除去蒂头，洗净后撕成小块。红枣洗净撕开。二味药共入锅内加水适量，用小火慢煨至银耳、红枣烂熟，放入冰糖溶化调匀，即可出锅食用，每剂分2次食完，适宜于阴虚盗汗者。

❖ 参苓粥

取人参10克、白茯苓20克、生姜10克、粳米100克，食盐、味精适量。先将人参、茯苓、生姜加适量水煎熬后，去渣取汁待用，然后将粳米淘洗干净，下入药汁内用小火煮粥。煮至粥熟时加入食盐、味精调匀，空腹分2次食用，每天一剂，适宜于气虚盗汗者。

❖ 黑豆浮麦汤

取黑豆50克、浮小麦30克、莲米15克、红枣10枚、冰糖30克。先将黑豆、浮小麦分别淘洗干净，共放锅内加水适量，用小火煮至黑豆熟透，去渣取汁，然后用上述药汁煮洗净的莲米和红枣，煮至莲米烂熟时放入冰糖溶化，起锅后即可食用。每天一剂，分2次吃完，适宜于阴虚盗汗者。

❖ 黄芪二蜜饮

黄芪30克，糯稻根30克，麻黄根15克，蜂蜜30克。将上述三味药同放入锅内，加水3碗煎煮，煮至1碗时，捞去药渣，加入蜂蜜溶化后分2次饮用，每日一剂，适宜于气虚盗汗者。

❖ 百合莲子饮

百合20克，莲子30克，冰糖30克。先将百合、莲子洗净，放锅内加适量水，用小火慢慢炖至百合、莲子烂熟，加入冰糖溶化后即可食用，每天一次，连服数天，适宜于阴虚盗汗者。

❖ 百合粥

百合20克，粳米50克，白糖少许。将百合洗净与米同煮，待熟时加入白糖再煮10分钟，即可食用。润肺止汗，适用于肺热汗多。

❖ 黄蓍粥

黄蓍20克，粳米50克，白糖适量。将黄蓍煎汁，用汁煮米为粥，放入白糖调味温服。固表止汗，用于表虚自汗。

❖ 浮小麦饮

浮小麦15克，红糖适量。熬浮小麦汁100毫升，加红糖调味。益气固表止汗。适用于小儿夜间盗汗或白天睡着出汗等症。

❖ **参归腰子**

人参 10 克，当归 8 克，猪腰子 1 个，姜、葱、盐适量。将参、归切薄片，腰子去肾盂切碎，与姜、葱、盐同放于盆内，加水适量，煮烂食之。补虚敛汗。主治病后虚弱而致的自汗或盗汗。

❖ **泥鳅汤**

泥鳅 90 克，食油适量。用热水洗去泥鳅身上黏液，剖腹取内脏，再用清水洗净，滤去水分，用适量油煎至焦黄，再加水一碗煮熟可服。每天 1 次（幼儿可分次饮汤不吃鱼）。连服 3 天。主治多汗、自汗、盗汗等症。

何时该去看医生

★ 即使室内温度很低，你也会出汗而且还成了规律。
★ 同时伴有发热、乏力、不舒服和身体的疼痛。
★ 出现睡眠问题，如梦游、做噩梦、窒息或失眠。

肿 块（Tumour）

症状表现和引起症状的原因

如果你的身体出现肿块，并不表示就会有癌症。大多数皮下的肿块都不是致癌的，一般多是无害的，但这需要医生的诊断。肿块通常情况下只是囊肿、脓肿、良性瘤和脂肪瘤（无害的脂肪堆积）。肿块可出现在身体的任何部位，但经常出现在乳房、手臂、腿和背上。

脂肪瘤是比较常见的肿块，好发于肩、背、臀部及大腿内侧，头部发病也常见。位于皮下组织内的脂肪瘤大小不一，大多呈扁圆形或分叶状，分界清楚；边界分不清者要提防恶性脂肪瘤的可能。肿块质软有弹性（注意与较大的囊肿区别），有的可有假性波动感。肿块不与表皮粘连，皮肤表面完全正常，基部较广泛。检查时以手紧压脂肪瘤基部，可见分叶形态。皮肤可出现"橘皮"状。肿瘤发展缓慢，大多对机体无严重不良影响，恶性病变者甚少。

此外另有一类多发性圆形或卵圆形结节状脂肪瘤，常见于四肢、腰、腹部皮下。肿块大小及数目不定，较一般脂肪瘤略硬，压迫时疼痛，因而称为痛性脂肪瘤或多发性脂肪瘤。

囊肿是一种良性肿块，它可以长在人体表面，也可以长在内脏里，其内容物的性质是液态的。一般来说，常见的囊肿有"肾囊肿"、"肝囊肿"、"单纯性的卵巢囊肿"和"巧克力囊肿"。肾囊肿又分为单纯的孤立性肾囊肿和多囊肾。巧克力囊肿又叫"卵巢子宫内膜异位症"，也就是说，这是子宫内膜"跑"到了卵巢组织内部，并和子宫同步出现周期性出血，这些陈旧血液，日积月累变成了巧克力样的颜色，故叫巧克力囊肿。皮脂腺囊肿好发于头皮和颜面部，其次是躯干部。由于其深浅不一，内容物多少不同，因而其体积大小不等且差距很大，小的如米粒大小，大的如鸡蛋大小。皮脂腺囊肿多为单发，偶见多发，形状为圆形，硬度中等或有弹性，高出皮面，一般在1毫米内，表面光滑，推动时感到与表面相连但与基底无粘连，无波动感。皮肤颜色可能正常，也可能为淡蓝色，增大过快时，表面皮肤可发亮。有时在皮肤表面有开口，可从此挤出白色豆腐渣样内容物。

乳腺小叶增生是妇女最常见的乳房肿块，多见于25～45岁女性，常见为单侧或双侧乳房胀痛或触痛。大多数患者具有周期性疼痛的特点，月经前期发生或加重，月经后减轻或消失。乳房肿块常为多发性，单侧或双侧性，且大小、质地亦常随月经呈周期性变化，月经前期肿块增大，质地较硬，月经后肿块缩小，质韧而不硬。扪查时可触及肿块呈节结构，大小不一，与周围组织界限不清，多有触痛，与皮肤和深部组织无粘连，可被推动，腋窝淋巴结不肿大。

而乳腺癌的主要表现是早期乳房上长有肿块，大多数病人无疼痛的感觉，只有不足1/3的病人觉得有些刺痛或钝痛，但又不很明显。大约有60%的肿块长在乳房的外上方，形状为圆形和不规则形。早期癌组织没有浸润，肿块尚可以移动。另外，非哺乳期的妇女，忽然出现乳头流水（乳样、血样、水样液体），乳头回缩等都为乳癌的常有表现。当癌肿位于乳头下方或更接近乳头时，早期即可引起乳头回缩；位于乳腺深层的晚期乳癌因其侵累乳腺大导管及周围淋巴管，大导管硬化、变短牵拉乳头回缩。这种癌性有乳头回缩与先天性发育不良，乳头内陷不同，后者可以将乳头拉出而前者是固定的。

但由于乳腺癌的肿块在很多方面都与乳腺良性肿瘤十分相似，因此，单凭触及到肿块来确定它的性质，是不确切的，必须到医院检查。

良性肿瘤往往膨胀性或外生性生长，通常生长缓慢，边界清晰，常有包膜，质地与色泽接近正常组织。

肿块如果生长迅速，如果数周增加一倍（黑色素瘤），或向周边扩大膨胀或溃破出血，则必须引起警惕，尽快去看医生，因为这可能是恶性肿瘤。

即使性质相同的肿块，早发现早治疗与晚发现晚治疗其结果也截然相反。炎性肿块，若不重视可以酿成大祸，而凶顽的恶性癌性肿块，如果早诊断早治疗，也可安然无恙。

如何缓解症状

发现肿块不要惊慌，建议你尽快去检查一下。下面是你要注意的：

家庭处理措施

● **多加观察**

脂肪瘤是常见的肿块，大多数情况下无须治疗，只要多加观察即可。除非受到了感染，不过这种情况很少发生。脂肪瘤可以手术切除，但有时会复发继续出现。因此让医生检查一下看是否可以做手术。

● 抽掉脓肿

如果肿块是囊肿或是脓肿，医生可能会建议将它切除，这只需要简单的操作。医生会切开一个小口，让里面的液体流出，然后将这个地方包扎一下就完成了。

● 了解你的身体

按时地自检，是较早发现胸部和睾丸肿块的好方法。妇女要在经期过后的5到7天内检查她们的乳房，如果是绝经期的妇女则应该在每月规定的时间里检测，男性至少也应每月检查一次睾丸以防肿块发生。如果你不知如何检测，问问医生。

● 治疗

让医生检查任何新的肿块或是那些改变颜色、改变大小肿块的原因，是为了确定是否有癌症的迹象。如果有，越早治疗康复的机会就越大。当然治疗也要依据很多因素如癌症种类、大小、地方以及向周围扩散的情况而定。

● 避免吸烟

吸烟是人们所熟知的致癌因素，与30%的癌症有关。烟焦油中含有多种致癌物质和促癌物质，如多环芳香烃、酚类、亚硝胺等，当烟草燃烧的烟雾被吸入时，焦油颗粒便附着在支气管黏膜上，经长期慢性刺激，可诱发癌变。吸烟主要引起肺、咽、喉及食管部癌肿，在许多其他部位也可使其发生肿瘤的危险性增高。

● 防晒

目前已经知道造成皮肤癌的最大主凶是紫外线，因此防晒工作是非常重要的事。许多人都以为防晒工作是为了防止黑斑，只有爱漂亮的女生才要做，其实最早皮肤科医师推广防晒工作是为了防止皮肤癌的发生，尤其是在紫外线强的地区，更应该加强这方面的工作。

饮食调理

● 补充全面的营养

在日常膳食中，应确保脂肪、蛋白质、碳水化合物、维生素、矿物质和优质水六大营养素的全面、均衡的供给。这是最基本的饮食预防肿瘤措施；应经常食用新鲜蔬菜、各种水果、蜂蜜、花粉、蜂王浆、香菇、木耳、银耳、醋饮料等，以利于提高细胞的免疫功能；每天重视适当食用优质蛋白质，如乳类、蛋类、豆制品、鱼、海藻类、芝麻、花生、核桃、松子、葵花子等食品，有利于产生抗体，增强免疫力。

● 戒酒

尽量少喝酒，一些西方国家研究证明，有饮酒习惯的妇女比不饮酒的妇女易发生乳腺癌。

● 补充营养素

补充有益的营养素和避免不良的饮食习惯是防癌和康复的根本之道。有助于治疗肿瘤的营养素如β－胡萝卜素、维生素B、C和E、麸氨基硫、必需脂肪酸、DHEA、医疗用菌类、硒、辅酶Q_{10}等都具有增强免疫力和预防癌症的功效。维生素与补充品应该每日与三餐一起服用，维生素E应该餐前服用。

● 多喝蔬菜汁

常喝甜菜汁（根部及顶部做成的）、胡萝卜汁（含β－胡萝卜素）、芦笋汁。将新鲜甘蓝及胡萝卜做成混合菜汁，效果极佳。葡萄汁、樱桃汁及所有深色的果汁，包括黑醋栗汁，都是非常好的营养果汁，新鲜的苹果汁也有益处。果汁在早晨饮用最佳，蔬菜汁则在下午饮用最佳。

● 多吃洋葱和大蒜

洋葱和蒜头是极佳的保健食品。每天吃10粒生的杏仁，它们含丰富的laetrile，还是一种抗癌剂。可以多吃芽苗菜，比如萝卜苗、豆苗，最好是生吃，或只需用开水稍微烫一下即可。

● 多吃生萝卜

"干扰素"是人体自身白细胞所产生的一种糖蛋白，具有抑制癌细胞快速分裂的作用。但是，人体内产生的干扰素很少，所以科学家们研制出"干扰素诱生剂"一类药物，激发和诱导人体自身制造出更多的干扰素。在日常的膳食中，也有一些能够诱生干扰素的食物，其中效果最佳的，首推白萝卜。研究证明，从萝卜中可以分离出干扰素诱生剂的活性成分——双链核糖核酸，对食管癌、胃癌、鼻咽癌和宫颈癌的癌细胞，均有明显的抑制作用。由于这种活性成分不耐热，所以应该生吃萝卜。

● 多吃花椰菜可预防前列腺癌

吃十字花科的蔬菜，如花椰菜可降低男性患前列腺癌的危险。尽管吃十字花科的蔬菜对降低前列腺癌的作用更显著，但是研究也显示，吃各种蔬菜可能都会降低患前列腺癌的危险。

● 天然药草

可使用下列植物：灵芝、西洋参、黄芪、当归、川芎、蒲公英、菊花植物、红苜蓿。黄芪、人参等中药可以激发和诱导人体自身制造出更多的干扰素，可以预防癌症或治疗癌症。

何时该去看医生

★ 任何肿块或肿块的变异，都应去看医生。

医学小知识

怎样自己检查乳房肿块

（1）脱去上衣，两臂自然下垂，对镜观察双乳头是否对称，有无异常；

（2）两臂上举抱头，再观察双乳是否对称，有无肿块或皮肤陷窝；

（3）仰卧，肩下垫一扁枕头，将手指伸直，平着触摸乳腺各区域（切勿用手捏乳腺，因为此时可将正常乳腺组织误认为肿块）；

（4）顺序检查乳腺各区后，再将手伸入腋窝顶部（此时该臂宜下垂），同样用伸直的手指，摸查腋下有无肿大的淋巴结；

（5）检查乳晕区（用指压），观察乳头有无液体流出。

睾丸癌的自我检查

在温水浴（淋浴或盆浴）后，当阴囊表皮放松时，比较容易触摸到硬块。用双手的手指检查两边睾丸，用拇指与其他手指轻轻搓揉，看看是否有任何硬块或小团。如果发现可疑硬块，立即看医生。

如果出现下列症状，要马上去看医生。睾丸有硬块、睾丸肿大、阴囊加厚、阴囊内的体液突然增多、睾丸或阴囊疼痛不适、下腹或鼠蹊部微痛、乳房变大或变软。

皮肤癌的自我检查

首先，您应该常常检查脸部，手背及前臂，有无不正常的肿块。因为最容易造成皮肤癌发生的原因是紫外线的伤害，因此长期日晒的人在曝晒部位都是皮肤癌最常见的发生位置，包括基底细胞癌、鳞状细胞癌及黑色素瘤都会发生。

第二，是常常检查手掌及脚掌的黑痣。因为在东方人大部分的恶性黑色素瘤都是发生在手部及脚部。因此如果发现手掌及脚掌的黑痣有不正常快速地长大，一定要尽速就医。

其次，是要注意长期无法愈合的溃疡伤口，这些溃疡可能转变为鳞状细胞癌。尤其是家中的老人家，因年纪大了，脚部的血液循环往往较差，如果有小腿或脚踝或脚趾的伤口，往往愈合较慢，发现有超过一个月无法愈合的伤口，应该请医生诊治。

第三，是如果有特殊病史的人，如曾接受过长期放射线照射的病人，在照射部位出现皮肤癌的机会较高。此外是曾经喝含砷地下水的居民，如乌脚病流行地区，在慢性砷中毒后，约 10～20 年后皮肤会慢慢出现多发性皮肤癌，包括基底细胞癌、鳞状细胞癌及波文氏症（鳞状细胞癌的前期癌）。有这些病史的人应该特别注意自己的皮肤状况。

最后，是注意自己的痣。痣长得特别多，或是有奇怪形状的痣，或是家里曾经有人得过皮肤癌的人，应该特别注意自己痣的情况。

痣的简易辨别方法

痣是否为良性或恶性的一个简易判别方式为 ABCDE 辨别法，方式如下：

Asymmetry：对称，一个良性的痣往往上下左右对称，上下不对称或左右不对称的痣可能有问题。

Border：边缘，一个良性的痣往往边缘很规则且圆滑，边缘不规则或有凸出不圆滑的痣可能有问题。

Color：颜色，一个良性的痣往往颜色很均匀，颜色深浅不一的痣可能有问题。

Diameter：大小，太大的痣出现恶性变化的机会较大，一般认为直径大于 6～7 厘米的痣需要特别注意。一些一出生就有的大片的胎记痣，由于面积往往较大，也要特别注意。

Elevation：隆起，有些痣的细胞在出生时就存在，会随着长高长大而成长。有些痣的细胞会在 10～30 岁中间才慢慢分化，因此后来陆续长痣是正常的情况。但是快速长大及快速隆起的痣要特别小心，最好请皮肤科医师为您检查。

麻 木（Anaesthesia）

症状表现和引起症状的原因

许多情况下，手臂和腿部的刺痛麻木表示你暂时压抑了神经，改变姿势后，神经也就恢复了。随着年龄的增长，身体麻木也很常见，因为年纪大了以后，身体恢复健康的速度也减慢了，因此老年人的神经受压后相比于年轻人来说，麻木的可能性更大。

另外一种原因是人们由于害怕和焦急而强力呼吸造成的。虽然这种麻木是无害的，但医生强调，没有任何原因的麻木都可能预示着一种严重的疾病。引起麻木最严重的原因是血液循环不顺畅、风湿性关节炎、多种硬化症和腕管综合征

（按压手腕神经时手和手指会麻木）。

麻木也预示着即将来临的中风或瞬间局部缺血症（TIA），TIA 即类似中风的会引起暂时性瘫痪或视力模糊。如果得不到及时合适的治疗，TIA 会导致中风，造成永久性身体或神经损坏。

引起手脚麻木的原因一般有以下四个方面：一是患有糖尿病的人会出现手脚麻木。只要身体任何部位经常出现麻木、酸痛、肿胀，就要及时检查血糖，老年人尤其要注意；二是药物或化学制剂引起的麻木。如感冒或拉肚子时，服用了黄连素或痢特灵后，会引起手脚麻木。在含有氢、砷、二硫化碳等环境中待时间长了，也会出现手脚麻木；三是神经炎引起的麻木。神经炎最常见的病症即手脚麻木、肌肉萎缩、四肢无力。如果拉肚子或感冒达半个月之久，就会引起神经炎；四是四肢分散性地出现麻木。四肢不是同时出现麻木，而是分散出现，这种情况就是局部神经受到了刺激，如醉酒后的中风、昏迷引起对头部神经刺激、老年人拄拐棍对手神经的刺激、颈椎病引起的上肢麻木、腰椎肩神经刺激导致的腿麻木等。

手脚麻木不能对症治疗，而是要对病因治疗。不管是什么原因引起的手脚麻木，都应该首先到医院神经内科进行检查，判断神经有无损害，受过何种刺激。若是神经方面的问题，还需要做肌电图检查，进一步确认神经受损程度、范围、性质等。如果是其他原因引起的手脚麻木，则再转到其他相关科室治疗。神经损伤引起的手脚麻木，要根据神经损伤的程度、范围、性质来选择是采用药物治疗还是手术治疗。药物治疗通常配合针灸、理疗同时进行，促使其快速恢复。手术治疗则是通过手术引开受压迫神经，以达到解除神经受压迫、刺激的目的。病情治愈程度，主要取决于神经病变原因和性质。如果是周围神经（除脑、脊髓以外的神经）损伤，一般恢复的时间比较长。

如何缓解症状

即使麻木只是维持几分钟，你也不能轻视它。如果突然感到麻木并且感到身体任何一部分无力，而且也没有合理的理由来解释，那么请立即看医生。

家庭处理措施

● 运动

规则的运动如散步、跑步和游泳会加快血液循环，可以减少因坐立、睡眠或站立太久而形成的麻木。但要仔细选择运动项目，像骑自行车这项运动，因为有大量的坐立动作所以可能会产生腹股沟的麻木，建议要选择和宜的运动。

● 戒烟

吸烟会损坏血液循环，造成手、手臂、脚趾和腿的麻木。

● 别把钱包塞在裤兜里

如果腿有麻木的现象，可能是你在后裤兜里装了厚厚的钱包或其他的东西。在后口袋里放钱包会给坐骨神经造成压力，从而传至屁股再到大腿。解决的办法就是把它放在另一个地方。

● 休息

如果你做大量的重复性工作，如打字、织毛衣、打针或拉锯，你可能会有腕管综合征。如果每30～60分钟休息一会儿，转动一下手腕，就可以预防这种病。

● 摇头晃脑治疗手臂麻木

有些中老年人，常常会感到手臂麻木，这是由于颈椎部的骨节增生引起的。只要经常进行颈部活动，摇摇头，晃晃脑，手臂麻木便可得到缓解或者治愈。

具体做法是：取坐位或站位，让颈部先向左转几圈，再向右转几圈，然后低头抬头活动几下，再左右晃动几下。开始时动作要轻柔些，速度要慢些，摇晃次数也应少些。

在活动时如感到头晕，应停下来做几次深呼吸，待头脑恢复正常后再继续做。在初做的1～2周内，每次活动10分钟左右就可以了，以后可逐渐增加到30分钟。在做摇头晃脑动作时，有时会听到颈椎部有响动，这是正常现象。每天早晚各做一次，一般经过一个月后，手臂麻木便可消失，但愈后仍应坚持活动，以巩固疗效。不过，患有重度高血压者不适宜做此锻炼，以防引起不测。

家庭小验方

● 治疗四肢麻木药膳

黑木耳、核桃仁、蜂蜜各120克。将木耳洗净泡发软，与核桃仁、蜂蜜捣成泥，放碗内上锅蒸熟，分四次吃完，可祛风活血，治四肢麻木症。孕妇禁用。

● 鲜天麻炖猪脑

鲜天麻150～200克，猪脑100克，枸杞子15克，精盐2克，胡椒粉2克，肉汤适量。将天麻切片，洗净猪脑，去掉脑膜，枸杞子洗净。将天麻、猪脑、枸杞子、盐同入锅内，注入肉汤适量，共煮炖至熟，用胡椒粉调味即可。直接食用。对肢体麻木、眩晕、腰酸、头痛、神经衰弱等患者久服有一定的辅助作用。高胆固醇血症及冠心病患者忌用。

● 鲜天麻焖鸡块

鲜天麻150～200克，笋鸡1500克，水发冬菇50克，鸡汤500毫升，料酒6克，精盐6克，味精2克，白糖15克，淀粉15克，葱5克，姜5克，植物油75克。天麻洗净切成薄片，放小碗内上屉蒸熟（约10分钟）。将鸡去骨切成3厘米见方的块，用油汆一下。将葱、姜用油煸出香味，加入鸡汤和料酒、精盐、白糖、味精，再倒入鸡块用小火焖40分钟。加入天麻片、水发冬菇再焖5分钟左右，用淀粉勾芡即成。直接食用。对于肢体麻木、神经衰弱、失眠、高血压引起的眩晕头痛、神经性偏头痛等，均有滋补食疗作用。

何时该去看医生

★ 任何时候没有原因的麻木，特别是伴有影响到头、视力或整个半边身子的症状，需要立即就医。

医学小知识

肢体麻木与可能的疾病

症状	可能的疾病
多见于50岁以上的中老年人，多半有高血压病、糖尿病或动脉硬化症病史。特点是突然半身无力而麻木。有的半身麻木及无力，仅数分钟就好转了。不少人相隔数小时或一两天后就会来一个大中风。因此，中老年人突然出现半身麻木和无力，则要警惕出现中风，应及时就医	中风先兆
四肢的末端麻木，就像戴了手套或穿了袜子后那样感觉减退。这种疾病多由缺乏维生素 B_1，或由药物及重金属中毒所致。经过适当的治疗，一般2~6个月即可痊愈。但是，手指麻木的现象，如果持续过久或症状加重，则不应麻痹大意。因为老年人出现一侧大拇指麻木感觉，往往是脑中风的预兆。应到医院查查血压、血脂、血糖与眼底（最好请神经科医师详细查一下），以防患于未然	末梢神经病变
当脊椎有炎症、肿瘤或外伤等情况时，可以表现为一侧肢体麻木而另一侧肢体无力，或者表现为身体下半截麻木无力	脊髓病
如果是神经根型的颈椎病，可以出现一侧上肢或双侧上肢的麻木（主要是拇指、食指、中指或无名指、小指的麻木）。经过牵引、理疗等处理，症状会减轻或消失	颈椎病
出现下肢麻木并伴有大腿后侧疼痛	腰椎间盘突出症
大腿外侧麻木	股外侧皮神经炎

抽　搐（Tic）

症状表现和引起症状的原因

抽筋是抽搐的俗称，是大脑功能暂时紊乱的一种表现。人体肌肉的运动是受大脑控制的，当管理肌肉运动的大脑有关细胞暂时过度兴奋时，就会发生不能自控的肌肉运动，可局限于某群肌肉或身体一侧，或波及全身，即抽筋。

引起抽搐的原因有许多，如高热、癫痫、破伤风、狂犬病、缺钙等都可引起抽筋，这属全身性的，还有局部性的如腓肠肌（俗称小腿肚子）痉挛，常由于急剧运动或工作疲劳或胫部剧烈扭拧引起，往往在躺下或睡觉时出现。

多数抽搐仅仅是身体的活动，像头部猛地一动、耸肩、眨眼、鼻子抖动和牙齿磨响。尽管成年人会发生抽搐，但多数在大约 6 岁时就开始了。许多医生估计大约 10% 以上的孩子都可能患抽搐，在接近青春期时更加严重，到成年时逐渐平息下来。在成年人当中，多数抽搐持续不到一年。

在极少数情况下，抽搐会持续很久并有其他更加严重的活动，比如跳动、手臂乱戳或不断地触摸。另外，一些人还会有声音的抽搐，他们非故意地尖叫、啸叫或说些重复的语句。这些都是 Tourette 综合征的迹象，它是最严重的抽搐，通常会在 21 岁之前发生。患有 Tourette 综合征的人会感到学习无能为力和活动过度。然而，在 1 万人中大约只有 2 人会患此种病症。其他一些抽搐的原因包括甲状腺疾病、精神分裂症、癫痫、大脑损伤和滥用刺激药品。

研究者怀疑许多抽搐有遗传的原因，因为 30% 到 50% 的患有抽搐的人至少有一个家庭成员会如此。还有证据表明，患有抽搐的人大脑中化学物质多巴胺的水平不正常。然而，有 15% 的孩子患有暂时的或短暂的抽搐。这些短暂的抽搐，并不都是遗传的，在有压力或焦虑时会增加发生的次数。

如何缓解症状

多数患有短暂的抽搐的人最终症状会消除，短暂的抽搐会在一年内消失。一些药物比如氟哌丁苯可以帮助控制短暂的抽搐，但许多医生不愿开这些药，因为有一些可能有副作用，比如困倦、颤抖和沮丧。医生通常会避免用药物治疗，除非患者再也无法忍受抽搐的折磨。

那么，发生抽搐时我们该怎么办呢？你可以试一试下面的方法。

家庭处理措施

● 应急方法

一旦发生全身性突然抽筋，应镇静止痉，同时马上找医生。一般抽筋不会立即危害生命，所以不必过分惊慌。

1. 立即将患者平放于床上，头偏向一侧并略向后仰，颈部稍抬高，将患者领带、皮带、腰带等松解，注意不要让患者跌落地上。

2. 迅速清除口、鼻、咽喉分泌物与呕吐物，以保证呼吸道通畅与防止舌根后倒，为防止牙齿咬伤舌头，应以纱布或布条包绕的压舌板或筷子放于上下牙齿之间。并以手指掐压人中穴位及合谷穴位，以上要求必须在几秒钟内迅速完成。

3. 防止患者在剧烈抽搐时与周围硬物碰撞致伤，但绝不可用强力把抽搐的肢体压住，以免引起骨折。

3. 抽搐时减少对患者的任何刺激，一切动作要轻，保持安静，避免强光刺激。

4. 观察抽搐发作的持续时间、间隔时间，注意神志及瞳孔的变化，并及时与医生联系。

5. 抽搐后应让患者安静休息，室内光线保持偏暗、安静。

● 小腿抽筋的应急处理

1. 急剧运动时腓肠肌突然觉得疼痛、抽筋时，要马上捉紧脚拇趾，慢慢地伸直腿部，待疼痛消失时进行按摩。

2. 如果半夜出现腓肠肌抽筋时，可以利用墙壁压挡脚趾，将腿部用力伸直，直到疼痛、抽筋缓解，然后进行按摩。

● 游泳时抽筋的处理

1. 手指、手掌抽筋。将手握成拳头，然后用力张开，又迅速握拳，如此反复进行，并用力向手背侧摆动手掌。

2. 上臂抽筋。将手握成拳头并尽量屈肘，然后再用力伸开，如此反复进行。

3. 小腿或脚趾抽筋。用抽筋小腿对侧的手，握住抽筋腿的脚趾，用力向上拉，同时用同侧的手掌压在抽筋小腿的膝盖上，帮助小腿伸直。

4. 大腿抽筋。弯曲抽筋的大腿，与身体成直角，并弯屈膝关节，然后用两手抱着小腿，用力使它贴在大腿上，并做震荡动作，随即向前伸直，如此反复进行。

● 抽搐的预防

针对病因，积极治疗原发病。例如癫痫病人需按医嘱服药，如果突然停药，即使是1～2天，都会导致癫痫抽筋的发作。又如小儿高热易抽筋，及时退热可预防抽筋；破伤风病可引起抽筋，所以要打破伤风疫苗预防破伤风病；狂犬病会引起抽筋，预防狗咬伤很重要，万一被狗咬伤，要立即到医院诊治；对患狂犬病的家畜应立即杀死；缺钙会引起抽筋，所以小孩要补足钙（多吃含钙食物，必要时服葡萄糖酸钙、钙片等），同时要多晒太阳，服食鱼肝油等。

预防腓肠肌抽筋，要在剧烈运动前或游泳前做足准备运动、热身运动。为防止晚上睡觉时该处抽筋，白天勿过度疲劳，晚上勿使腿部受凉。

● 针灸疗法

针灸是治疗本症的有效急救法，病人发作时取人中、合谷、太冲、涌泉、三阴交、足三里等穴，强刺激，不留针以急救。病人缓解后可取耳穴交感、神门、脑点、心，埋针治疗。

● 记日记

如果你注意到抽搐的发生，开始记日记。这样会帮助你回答医生问的问题，从而查清原因和决定治疗方法。什么时候开始的？持续多久了？涉及到身体的哪些部位？

● 多运动

许多人在锻炼时好像抽搐的症状改善了不少，任何锻炼包括游泳、跑步和行走都是有帮助的，但你应该一周做 3 次，每次至少 10 分钟。

● 给头部提供滋养

压力处理办法比如瑜伽、深呼吸和放松技巧，都可以帮助一些人减轻抽搐严重的症状。

● 不要吃得太甜

许多家长说咖啡因和精制糖会使孩子的抽搐更严重，建议远离精制糖和含有咖啡因的饮料。

家庭小验方

● 治疗抽搐的小验方

❖ 全虫、僵蚕、琥珀各等份。共为细末，每服 2 克，日服 2 次（适用于风痰阻络者）。

❖ 蜈蚣 2 条。为末冲服。日服 1～2 次。

❖ 地龙、天麻、僵蚕各 12 克。水煎服（此方适用于各类型抽搐患者）。

何时该去看医生

★ 任何扰乱你的生活，给你带来痛苦或持续 3 个月以上的抽搐都应当去看医生。

刺　痛（Sting）

症状表现和引起症状的原因

在多数情况下，刺痛是无害的。刺痛通常会在你压迫了神经或压住动脉，减少了血液流进到手臂或大腿时发生。当你变换一下身体的位置，减轻压力，刺痛就会很快消失。但是刺痛也会是其他问题的症状，比如焦虑、脊椎骨盘突出、血液循环不畅、糖尿病、心脏病、中风、关节炎、多种硬化症、腕骨综合征或瘤。

胸部出现针扎样、烧灼样的刺痛，有时向肩背部放射，经常在活动后出现，安静下来就能缓解，可能是心绞痛发作。由于冠状动脉被阻塞，因心脏供血不足而发生心绞痛。心绞痛经常来去无踪，在跑步、爬楼梯时突然袭来，半分钟之内又转瞬即逝。但切不可麻痹大意，这是严重心脏病的征兆。第一次怀疑心绞痛时，尽快给患者咀嚼一片阿司匹林，陪他去医院看急诊。阿司匹林能阻止致命的血液凝结。冠心病有时非常危险，千万不要延误。如果医生已经确诊了是冠心病，你要在他的上衣口袋、皮包这些随手可及的地方都放上硝酸甘油，以备不时之需。

如何缓解症状

无可觉察的原因导致的刺痛需要去看医生，如果医生怀疑你的刺痛是某种疾病的症状，他可能会给你做全面的神经和体格方面的检查，也许会检测血样看是否是糖尿病导致了此问题。

如果仅仅是你的手臂或大腿无知觉，没有必要去看医生。下面的方法应当有效：

家庭处理措施

- **按摩**

推拿刺痛处的肌肉，通常会促进血液流动或减轻被卡住的神经的压力，使刺痛感很快消失。

- **多活动**

移动一下你失去知觉的手臂或大腿，可以帮助血液流进来，从而消除刺痛感。如果每隔一小时四处走一走或经常变换身体的位置，会防止刺痛的发生。通过四处走动，你会减少可能卡住神经或动脉的情况。

- **使身体松弛**

一些穿紧身裤或系紧身腰带的人会感到大腿刺痛。松开腰带或穿得舒服些，有必要的话适当地减肥。

- **挺直**

患有刺痛的原因之一是脖子或背部有椎间盘突出的问题。一直低垂着脖子或背部，可能会刺激椎间盘的神经。保持良好的身体姿势，站直，不要跌坐在椅子上。

何时该去看医生

★ 你感到刺痛，而且会在坐下、咳嗽或打喷嚏时疼痛得更厉害。

★ 任何影响到整个身体的侧面，或伴随有肌肉虚弱的刺痛，都需要立即去看医生。

淋巴肿大（Lymph Tumescence）

症状表现和引起症状的原因

在你的全身分布有500多条淋巴腺，它们是白细胞的聚集处，当白细胞与入侵的细菌作战时，腺体就会肿胀。腺体也是身体排泄系统的一部分，它可以排出免疫系统抵抗感染时产生的垃圾。淋巴汇成更大的淋巴结，分布在身体的几个区域，包括腋窝、腹股沟和下颌，这些淋巴结有时会肿胀，这是对身体较远部位发生的感染作出的反应，比如足部感染，可能导致腹股沟部位的淋巴腺肿胀。

淋巴结柔软、有弹性可以滑动，直径不到1/4英寸，当腺体肿胀时，它们全变大变硬，一触即痛。脖子上的腺体特别容易肿胀，这是对感冒或上呼吸道感染的正常反应，身体超过30%的淋巴腺都集中在锁骨上方的脖子咽喉处。甲状腺肿大一般是由病毒性咽喉炎或由细菌感染引起的，比如脓毒性咽喉炎、鼻窦感染、中耳炎或皮肤感染，牙病及被猫抓伤引起的感染也会导致腺体肿大。另一些可能性较小，但更易引起颈部腺体肿大的病因是单核细胞增多症、肺结核、梅毒及某些癌症。

常见淋巴结肿大的原因有许多：

细菌感染：如口腔、扁桃体、面部等处的急性炎症，常引起下颌淋巴结的肿大，这种淋巴结的质地较软，可活动，一般可随炎症的消失而逐渐恢复正常；

病毒感染：麻疹、传染性单核细胞增多症也都可引起淋巴结肿大。风疹也常引起枕后淋巴结肿大；

淋巴结结核：以颈部淋巴结肿大为多见。有的会破溃，有的则不破溃，在临床上有时与淋巴瘤难于鉴别。确诊方法是多次、多部位地做淋巴结穿刺、涂片和病理检查，并找出结核的原发病灶；

淋巴结转移瘤：这种淋巴结很硬、无压痛、不活动，临床上胃癌、食道癌患者，可经常在锁骨上触摸到小的淋巴结。而乳腺癌患者要经常触摸腋下沐巴结，以判断肿瘤是否转移；

白血病：该病的淋巴结肿大是全身性的，以颈部、腋下、腹股沟最明显，除淋巴结肿大的症状外，临床表现特点是病人有贫血、持续发热、血象、骨髓象出现大量幼稚细胞；

淋巴瘤：淋巴结肿大以颈部多见，淋巴瘤是原发于淋巴结或淋巴组织的肿瘤。因此尚有一些淋巴结以外的病变，如扁桃体、鼻咽部、肠道、脾脏等处的损害。

此外，淋巴结的肿大还可见于红斑狼疮等结缔组织疾病、过敏反应性疾病及蚊虫的咬伤等。所以，对淋巴结肿大，应有一个基本的了解，并及时请医生诊治。

如何缓解症状

既然腺体肿大主要由感染引起，解决问题的关键在于治愈潜在的感染。以下是你应该做的。

家庭处理措施

- **热敷**

治疗感染时，可以用一条热浴巾或热敷垫敷在肿胀处以消除疼痛，一日 3 ~ 4 次，每次 15 分钟。

- **查出链球菌**

治疗脓毒性咽喉炎很重要，因为如果放任不管，它会导致风湿热（一种可能损害心脏的病），因此，如果在腺体肿大的同时你还患有长期的咽喉炎就该去看医生了。医生会从你的咽喉部提取一些细胞样品做细菌培养，如果确实感染了链球菌，医生会开抗生素类药来治疗感染。

- **查查有无其他感染**

头皮上、太阳穴或脸上的皮肤感染和鼻窦感染及中耳炎一样，会令腺体肿大，医生会用抗生素类处方药治疗这些感染。

- **做化验**

如果腺体肿大的病因不明，医生会让你多来复查几次或做进一步的化验，除了验血及 X 光检查，医生也许会用一种称为针吸活检的方法，在淋巴结处提取一些组织样品。在局部皮肤被麻醉后，将一根针穿入腺体中，提取一些细胞供化验之用。

- **透视**

医生也许会用透视来帮助确诊腺体肿大的原因，如果针吸活检的情况不乐观，那么你的整个淋巴结都可能被手术切除。如果发现你得了很罕见的淋巴结恶性肿瘤，就需要使用抗癌药物。

何时该去看医生

★ 当感染治愈后，你的腺体仍然肿大持续超过两周。

★ 全身都有腺体肿大的症状。

★ 你的腺体肿大，但最近并没有得过感冒、鼻窦炎、耳道炎或上呼吸道感染。

★ 腺体肿大成硬块状，位置固定。

★ 除了甲状腺肿大，还伴有发热、吞咽困难、慢性咽喉炎或呼吸困难，尤其是在吸烟或喝酒时，症状更明显。

★ 甲状腺一侧比另一侧更加肿大。

腹股沟包块（Groin Tumour）

症状表现和引起症状的原因

这里说的包块不是一种硬块，它是软的，而且往往当你按压它或平躺时，它会缩回去，如果你有包块，那么一般出现在腹股沟处或大腿根部，它很可能是疝气。

疝气就是腹壁上有一个缺损，也就是在腹壁里面有窟窿，上面有皮肤，当腹压增高的时候比如大便、咳嗽、活动的时候，肠子就会从缺损处突出来，而平卧后肠子就回去了。因此患者一开始腹壁出现一个不该有的包块，而且平卧后消失，这种情况几乎可以肯定就是疝气。疝气是老年人的一个多发疾病，中老年人里面得疝气的非常多。造成疝气的原因有腹壁强度降低和腹内压力增高两个因素。老年人常患有慢性支气管炎、前列腺增生肥大、习惯性便秘等疾病；长期的慢性咳嗽、排尿困难、排便费力，致使腹腔内压力增高，排挤、压迫腹内脏器向腹壁薄弱的区域移位。另外，因心肺疾病、肝脏疾病引起的腹水，也会缓慢引起腹压升高。老年人腹壁肌肉、肌腱退变，强度减低，加上肥胖或长期患病卧床等因素，极易导致腹壁肌肉萎缩而患疝气。

手术是治愈成人腹股沟疝唯一可靠的方法。必须进行手术的另一个重要的原因还有就是这个包块会越来越大，一是影响美观，再就是确实严重影响生活质量。

另外，腹股沟包块也可能是增大的淋巴结，如果你的淋巴结增大并伴有低烧或疲乏无力等症状，就要尽快去看医生，因为那可能是表示你的身体局部有炎症或肿瘤。

如何缓解症状

治疗疝气的方法很直接。以下一些信息可供你作出明智的治疗选择。

家庭处理措施

- **考虑手术**

绝大多数医生都会建议手术，用疝带只是权宜之计。想治好疝气，唯一最有保障的方法是手术。在很多病例中，疝气手术作为门诊手术可以在不到一小时内结束，而且手术后很快就可以回家。你可以在 2 ~4 天内恢复工作及进行大多数的正常活动。疝气手术是个小手术，它可以防止疝气的并发症。

- **疝气无创植入疗法**

将一种与人体组织完全兼容的“高分子生物蛋白”，直接准确介入到疝管内闭合疝管和疝环口，取得与疝修补术或疝片修补术相同的效果。该疗法简便易行，不开刀，不需住院。且费用较低。

● **小心疝带**

疝带是一种由弹性材料或帆布垫制成，用以防止包块突出的医疗用品。如果疝囊变大，疝带反而会阻碍血液循环，让治疗复杂化。

● **疝气愈后的注意事项**

疝气治愈后应尽量避免重体力劳动。如装卸、搬运、蹬三轮车。重体力劳动都应谨慎对待，当遇到打喷嚏、咳嗽、便秘、呐喊时都应该事先用手按住曾患过疝气的部位，从而有效缓解腹腔脏器对疝环部位的冲击，避免疝气复发。幼儿疝气患者愈后应尽量避免和减少哭闹。

可供选择的药物

● **口服药物**

能缓解疝气导致的腹胀、腹痛、便秘等症状，从而使疝气症状减轻；不足之处是无法控制疝气脱出，更无法彻底治愈疝气。常用中成药有疝气内消丸、桔核丸、补中益气丸等。或用肉桂研末醋调，纱布包敷脐部等。

● **“外敷药加压渗透”疗法**

能迅速阻止疝的凸出，从而能有效阻止疝气发展、缓解疝气导致的腹胀、腹痛、便秘等症状。缺点是外敷药优劣难辨，用法不易准确掌握。需要有专业的指导方能发挥预期疗效。以上两种疗法临床上常配合使用，优势互补。

饮食调理

● **食疗药膳**

❖ 葱衣（系葱白的外衣）90 克，稍加水煮，1 次吃完，连服 7 次。本方用于治疗疝气，具有解肌散寒之功效。

❖ 用茴香 15 克，先煎后取其汁，加入粳米 100 克，煮成稀粥。每天分两次食之。有行气止痛功效。适用小肠疝气治疗。

❖ 小茴香 9 克和无花果 2 个，煎熬成汤，每日服两次，治疗疝气病，有温中散寒功效。

❖ 补骨脂 50 克，盐炒研末，加入黑芝麻 25 克，每次服 9 克，每日 2 次。

❖ 用荔枝核 30 克，先煎后取其汁，掺入粳米 50 克同煮成粥，经常食之，用于疝气治疗，有理气止痛功效。

❖ 蒜头皮 20 克，熬水，每日服用数次。蒜头皮即粘贴蒜肉之衣，约 1000 克的蒜头，可剥皮 20 克。本方适用于小儿疝气治疗。

❖ 生姜 15 克、当归 15 克、羊肉 100 克，同煮熟，吃肉饮汤，每日 1 次。本方用于疝气治疗，可治疗寒疝，具有补血活血、解气止痛之功效。

❖ 红皮蒜 2 只、橘核 50 克、金橘 2 个、白糖 50 克，蒜去皮，同其他三味用水 2 碗，煮成 1 碗，顿服。本方用于疝气治疗，主治疝气异常疼痛。

- ❖ 鲜生姜适量，洗净，捣烂绞取其汁，去渣，将汁贮于碗内，阴囊浸入姜汁内片刻即成。本方用于疝气治疗，具有散寒之功效。
- ❖ 羊睾丸、鸡蛋各4个，水煮后吃蛋喝汤，每日1剂，连服数日。
- ❖ 全蝎一个研末，装入鸡蛋孔内蒸熟食之，用于疝气治疗。

家庭小验方

● 牡蛎粉治小儿疝气

用牡蛎粉调成糊，涂在阴囊上，一天涂一次到好为止。

● 乌鸡蛋治小儿疝气

乌鸡蛋一个，用食醋搅拌匀后，把一块生铁烧红，用它把醋蛋滚烫熟，趁热吃下后盖被休息，最好出点汗。每天吃一个（最好晚上吃），7天为一疗程，一疗程即见效。

● 粗食盐治疗小肠疝气

粗食盐（大青盐）半斤炒热后，加入花椒粒20粒和葱白2根，用布包好，敷患处至盐凉，一日一次，最好睡前用，连用4～5天有特效。另外把葱白的外皮60～90克煮汤吃。

● 外治自疗法

- ❖ 肉桂10克，研末醋调，纱布包后敷脐部。用于疝气治疗，有提升中气之功效。
- ❖ 吴萸、川楝子、小茴香各10克，烘干研末，醋调成膏，纱布包裹，敷脐部。用于疝气治疗。

何时该去看医生

★ 任何包块都应加以注意，并进行治疗。

多　毛（Pilous）

症状表现和引起症状的原因

东方女性一般体毛较少，但由于个体家族差异，体毛多少也有不同。多毛症者面部、腋下、阴毛比正常人粗、长、浓密，常为病理性。

有些女人（及男人）天生体毛就比别人多，如果你是一个女性，却突然在原先只有毫毛的地方长出了黑须，这就意味着可能荷尔蒙分泌失调。内分泌失调是很自然的，当女性进入更年期时，她们脸上、颈上及腹部的毛发会变得浓密。在更年期，卵巢的荷尔蒙雌激素水平降低，雌激素是起抑制雄激素的作用。正是雄激素让男性进入青春期后发生种种变化，包括脸上长出胡须。虽然雄激素是男性荷尔蒙的一种，但女性体内也会产生一些雄激素。当女性体内的雌激素水平下降时，原本就有的雄激素就会开始发挥作用，最常见的反应是上唇的毫毛变重。

除了更年期，还有一些其他因素会影响雄激素水平并引起多毛症状。饮食不平衡的年轻女性会破坏体内的荷尔蒙平衡以至排卵停止，雄激素水平上升。这些女性可能会在上唇长出绒须，或在身体的其他部位长出硬毛。另外，一些药物如类固醇和控制高血压的药，也会增高雄激素水平。

绝大多数多毛的女孩并非病态，对身体健康、婚后生育也无影响。如果想使局部毛发暂时脱落或减少，可在医生指导下应用脱毛剂，如脱毛霜等，但只能暂时去掉毛发，不能根治。

现在激光技术也被应用于脱毛，但需到正规医院的皮肤科请医生实施。激光脱毛可达到永久脱毛的目的。

对于病理性多毛症应当予以治疗。病态性多毛症是指除了面部、胸部、下腹部及大腿都有浓重的毛发外，还有额角发际后缩、秃顶、喉结突出、声音低粗、肌肉发达，以及月经不调、闭经、阴蒂肥大等男性化征象。病理性多毛比较常见于多囊性卵巢综合征和肾上腺病变。

多囊卵巢综合征。由于 LH/FSH 比例失调，卵巢雌激素形成障碍而使雄激素水平增高，这种病人常伴有月经不调和闭经不孕。其次是卵巢男性细胞肿瘤，肿瘤细胞分泌雄激素过高引起多毛；特发性多毛。这是最多见的原因，10% ~50%的病人有家族史，10% ~20%伴男性化体征；肾上腺皮质增生症。由于皮质细胞过多分泌雄激素而引起，常发生在青春期后；垂体性肿瘤。肿瘤细胞分泌过多的促肾上腺皮质激素刺激肾上腺引起，但这种病引起多毛较少见；神经性多毛。在高度紧张、极度忧伤后体毛增多，发病机制尚不十分清楚。

凡怀疑自己属于病态性多毛者，应该到医院接受检查，一旦确诊，应在医生指导下进行治疗。据统计，病理性多毛症仅占多毛症总数的5%。所以，绝大多数多毛的姑娘不必过于忧虑和紧张。

如何缓解症状

即使你已经开始长出多余恼人的毛发，仍有可能让身体重新变得光滑。以下是你该如何去做：

家庭处理措施

- **针对原因进行治疗**

多毛症患者在治疗前一定要先查清产生多毛症的原因，针对原因进行治疗，不属于多毛症的毛发增多，或是属于家族性的体质性的多毛，可不必处理。对多囊卵巢患者可做促排卵等治疗；月经失调者则调整月经；内分泌失调者，根据内分泌测定结果结合临床针对性治疗；患有卵巢、肾上腺或垂体肿瘤者应该切除肿瘤。

有些患者不管多毛症的原因是什么，爱美心切，盲目采用各种脱毛霜脱毛，或采用电解脱毛，这是不妥当的，化学性脱毛有时会损伤皮肤，机械性脱毛不损坏毛囊，但毛发仍然会生长。

● **检查你在服用的药品**

如果你正在服用类固醇或控制血压类药，问问医生能否用一些其他药品，替代那些可能产生多毛副作用的药品。

● **使用脱毛剂**

女性使用脱毛剂脱去上唇绒须的方法已经有很多年了。在你使用某种脱毛剂脱去上唇绒须之前，应当先将它在手臂上抹上少许，以确认它不会对皮肤造成刺激。不要用它来脱眉毛。

● **剃毛发**

剃须不会令毛发长得更快更硬。然而仍有许多女性因为害怕会留下胡茬而不敢刮脸。不论你刮哪里（脸、胳膊或腿），如果想刮得很光滑，先用香皂、婴儿油或剃须膏在那里涂抹出泡沫，好让毛发变软。然后，用一把锋利的剃刀，逆毛发生长方向剃去毛发，清洗后涂上润肤露。

● **粘去毛发**

如果要去除胳膊、腿及脚趾上的毛发，你可以用蜡粘法，和剃须及其他脱毛制品比较起来，蜡粘法的效果更光滑，保持时间也更长。当热蜡变硬后，在揭去蜡的同时它会将粘附的毛发也拔出来。冷蜡是将蜡铺在小片的纸上，最适合用于小片的软毛区域。

● **用化学制剂灼去毛发**

可以用化学脱毛剂去除身上任何地方的毛发，但不要用在乳房及眼睛附近。使用这种脱毛剂后长出的毛发较为细软，但其中的化学成分可能对皮肤造成刺激。先在一小块皮肤上试用一下，如果皮肤没有发红，再大面积使用，并且用软布轻轻擦去脱落的毛发，然后用冷毛巾将皮肤上残留的脱毛剂擦净，以防刺激。

● **用辐射线照射**

想要永久地去除那些多余的毛发，电解疗法是唯一的方法。从针尖射出的电流可以摧毁毛囊。想要彻底摆脱它们，需要好几个电解疗程。除非给你做电疗的人技术极其高超，否则电解疗法往往会留下疤痕或非常疼痛。

可供选择的药物

● **让医生开乙烯雌酚**

如果你仍然来月经，医生可以给你开乙烯雌酚，它通过抑制雄激素从而防止长出多余的毛发。

● **继续服用避孕药**

口服避孕药也是一种选择，它可以抑制卵巢排出的雄激素总量，从而抑制多余毛发的生长。

- **采用荷尔蒙替代疗法**

如果你已经过了更年期，向医生咨询一下荷尔蒙替代疗法（HRT）。HRT可以治疗雌激素与雄激素的失调，从而抑制多余毛发生长。

家庭小验方

- **薄荷茶治疗女性多毛症**

土耳其的科学家发现，每天饮用两杯荷兰薄荷茶对女性多毛症有积极的治疗作用。每日饮用薄荷茶可以控制雄性激素的分泌，达到缓解症状的作用。此外，荷兰薄荷茶已被证实对感冒、鼻炎、咳嗽、消化不良及恶心呕吐等均有疗效。值得注意的是，虽然荷兰薄荷茶作为草药可以控制某些症状，但大剂量使用也会造成中毒现象。

何时该去看医生

★ 当你的脸上、颈上或身上突然长出了又黑又粗的毛。
★ 同时发生停经或声音变粗。

手足发凉（Extremity Algidity）

症状表现和引起症状的原因

当你拿着一听冻罐头或走进一家开着空调的电影院时，手指会突然变得冰冷、苍白而且麻木。或者洗碗时踩在有些凉的厨房瓷砖上时，脚会敏感到冻僵。但有时温度并不是真正的原因。因为有一些人，情绪波动便会让他们的手足冰凉。

严格来讲，手足冰凉只是一种症状，很多原因都会引起这种现象，只要针对原因进行调理，情况很快会得到改善，人们不需要太过担心。手足冰凉这种症状，青年女性最为多见，高发年龄是十六七岁至三十四五岁之间。所谓手足冰冷，是指每逢天气变化、转凉、受刺激时人体出现的手足不温、冰冻的现象。严重时手脚皮肤颜色转变成青紫，冻伤。

据估计2%到6%的人手脚对低温和情绪波动会有过于敏感的反应。医生们称这种情况为雷诺氏综合征，以发现该症的法国医生的姓氏命名。雷诺氏病人在温度突降或心理压力上升时，末梢毛细血管会痉挛导致血液无法循环。手指和脚趾会白得没有一丝血色，然后会变得青紫、麻木，摸上去冰冷。当手脚趾重新变暖后，会因血液恢复流通而变成深红色，并且会微颤，伴有刺痛感。这一过程会持续几分钟到几个小时不等。

75%普通型雷诺氏综合征患者是40岁以下的女性。医生们也不知道原因何在。这可能和女性荷尔蒙有关，因为它会影响血管。在许多病例中，只会出现变色、麻木和刺痛，轻重则因人而异。这个问题往往会因为更年期的到来而得到戏剧性的改善。

二型雷诺氏症（不太常见但更严重）患者往往是年逾 40 岁的女性和男性。对血管有影响的一些因素往往会诱发此类疾病，包括吸烟、高血压药和一些疾病如风湿性关节炎、狼疮（一种免疫系统方面的疾病）和动脉硬化。另外一些需要弯曲手腕或震颤型的工作，如打字和操作震动的强力钻头都会增加患二型雷诺氏综合征的可能。

如何缓解症状

这里有一些如何保持手指和脚趾暖和舒服的小提示。

家庭处理措施

● **将手泡入温水中**

如果干的活会使你接触到凉物，每隔一段时间就将手浸在温水中会让你舒服一些，这样会保持血管的扩张。

● **像风车一样旋转手臂**

快速地 360 度旋转手臂 1～2 分钟，可以帮助血液涌向指尖，有利于缓解血管痉挛。在旋转时，要保持手肘、手腕和手指在同一直线上。

● **穿宽松多层的衣服**

接触冷藏罐头会触发雷诺氏综合征，因为它会令末梢的血液倒流。穿多层的宽松的衣物，因为它们的保暖性好，利于保持体温。至于最里层的内衣，涤棉的比纯棉或全毛的更合适，因为它不会因吸汗而使人发冷。

● **天冷时护住头部**

55% 的热能是从头部散失的，即使户外只有些许降温，也要戴上帽子。

● **戴连指手套**

不要戴分指手套。手指在一起会感到更加暖和，所以连指手套比分指手套更有利于保护手指。隔热连指手套是最好的选择。

● **在寒冷天气带上取暖器**

如果你要在户外待一段时间，比如坐在寒冷的露天体育馆里，带上化学取暖器。这些小小的制热袋囊可以在体育用品商店买到，你可以放在口袋、手套、靴子或鞋子里。

● **买个健身环**

抓握健身环可以让血液流向双手，从而使手指不再冰冷。

● **处理冰冻食物时戴上烤箱半截手套**

在翻找冷柜时戴上半截手套。用隔热杯或用餐巾纸包裹杯子，也可以保护你的手指避免受凉。

● **在瓷砖上铺上垫子**

你可以考虑在需要站很长时间的瓷砖地或光板地上，铺上有内置取暖螺线的垫子。

● **提高卧室温度**

在睡眠时新陈代谢会变慢，所以保持体温是很重要的。在睡觉时穿上袜子甚至戴上连指手套，可以在寒冷的夜晚让你更加暖和。

● **锻炼大动脉**

首先，确认你锻炼的房间温度适宜，既不太冷又不太热。将手泡在一个装满热水的隔热容器里静坐5分钟，然后将手包裹在毛巾里走到一个比较冷的地方，比如走廊或阳台。现在，将手拿出来，然后再走回房间里把手泡2～5分钟。每两天重复这一过程3～6次，总共50次。在进行这种浸泡疗程后，双手暴露在冷空气里时手温也能一直比周围温度高7度。这一效果能保持两年或更长。

● **生活调节**

容易出现手足冰凉的人应该在日常的生活里注意调节。保持精神的和缓，调整心态，不要紧张，这对缓解症状很有帮助。秋冬季节或者在空调房中，必须注意保暖避寒，减少寒冷的直接刺激，平时多用热水泡脚，既能使身体暖和，又能舒缓疲劳神经。

● **手脚保暖**

老年人活动少，抗寒能力差，如有手脚冰凉症，脚部保暖更重要。首先，要积极参加体育活动，使足部保持良好的血液循环和一定的温度。其次，要选择合适的鞋袜，如棉鞋和毛巾袜，暖和又舒适，鞋内最好放鞋垫，并经常更换，以保持鞋内干燥，坚持每天睡前用热水洗脚以助入睡。

● **打太极拳**

打太极拳能让全身各个部位运动起来，促进血液循环。如果只是手凉，打太极拳时上肢和手的活动要稍大一点；如是脚凉，打拳时架势要放低一点，这样可使下肢和脚用力稍大，让血往下走。打拳时要注意配合呼吸。

● **自我按摩**

按摩的部位有：心俞穴（左右肩胛骨中间，脊梁骨和两侧大筋的部位），逆时针方向和顺时针方向各按揉18次。如自己够不着这个部位，可请别人帮忙。肾俞穴（两边腰眼）每一侧各左转18次、右转18次。

按揉气冲穴，再按气冲穴（大腿根内侧）的下边有一条动脉。先按揉气冲穴，然后按揉跳动的动脉一松一按，交替进行，一直揉到腿脚有热感为止。此法俗称“放血法”，对促进腿部血液循环很有益处。

揉搓涌泉穴，以感觉到热为度，再搓揉脚趾，特别是大脚趾后二节长有几根毫毛的地方（叫“三毛穴”），要多揉搓，最后稍用力捏三五下。以上按摩方法，每晚睡前按摩一次即可。

● **保健操改善手足冰凉**

头枕在较硬的枕头上，身体仰卧于硬床上，两手和双腿尽量垂直向上举起。手指伸直，掌心相对，双脚并拢，脚心向上。保持这个姿势，双手与双脚同时做轻微的抖动，每次练习1～2分钟，每天早晚各一次。对脉管炎、静脉曲张及手足发凉、麻木、皲裂等都有疗效。

● **用312锻炼法缓解手足冰凉**

手足冰凉是指经常感到手脚发冷。有研究表明，末梢循环不好就会导致手足发冷。经常做312经络锻炼能够促进血液循环，缓解手足冰凉的症状。

方法：指压内关、合谷、足三里各120下，每天早、晚各一次；做两腿下蹲运动，每次50次，每天早、晚各1次；做腹式呼吸5分钟，每天早、晚各1次。

辅助按摩：经常搓手或双手在各个方向互相敲击，或用搓热的双手按摩耳朵和脸颊等部位，能促进血液循环，缓解头部冰凉；临睡前，先用热水泡脚约30分钟后，按揉双脚足心涌泉穴120次；用双手掌揉搓命门穴和左、右肾俞穴各100次，可缓解脚部冰凉。

饮食调理

● **多吃温热食物**

在日常的饮食中，手足冰凉者可以适当地食用一些促进血液循环的温热食物，如羊肉加当归炖汤，吃肉喝汤，既可养血又可散寒，还可常吃些狗肉、麻雀肉等温补之品。温热食物多具有助阳、温经散寒、活血通络等作用。喝热饮，如热奶、热茶、热果汁等，可选用桃、杏、桂圆、荔枝甘平偏温水果或蜜饯类食物。菜肴可进食羊肉、狗肉、牛肉、鹿肉、水产品等温性食物，冷荤及寒性水果如梨、荸荠等不宜食用。

● **抿一小口热苹果汁**

当温度突降时，热果汁可以帮助提高你自身的热力，因为糖分能立刻转化成热能。然而，天冷时不应该喝热咖啡，因为其中含有的咖啡因会令血管收缩，进一步阻碍血液循环。不要饮用含酒精的热饮品，酒精会使血管扩张，使人感到暖和，但血管扩张后会散热更快，很快你就会冻得发抖。

● **吃点鱼**

有研究者认为，血管痉挛会令血液一时无法流向手指和脚趾，而鱼肝油会减少这种痛苦的血管痉挛，从而减轻一型雷诺氏综合征。每天吃一些沙丁鱼、鲑鱼或金枪鱼也能使你的手指不再冰冷。

● **食疗药膳**

❖ **海参羊肉汤**

海参30克、淡菜30克、羊肉120克、葱2根、姜5片、大枣3枚、酒半杯、盐2小匙。先将羊肉洗净，用热水汆过后切片，海参洗净泥沙，切成小段，淡菜若为干品可先用黄酒浸泡2小时。煮时将羊肉、海参、淡菜放入锅中，加调料同煮数小时，至肉酥汤浓，即可食用。

❖ **当归煮鸡蛋**

当归10克、鸡蛋2枚、白糖适量。当归煎水去渣，打入鸡蛋煮熟，放白糖即成。可在早晨空腹食用。

❖ **黄芪补气饮**

黄芪6克，沸水冲泡代茶频饮。

❖ **当归黄芪补血鸡**

当归10克、黄芪50克、枸杞子10克、鸡腿一只，盐、米酒各适量。将鸡腿切小块，氽烫后去血水。鸡腿、药材加清水放入锅内，用大火煮开后，转小火煮至鸡腿熟烂。加盐、酒调味即可。适用症状：妊娠贫血。改善血虚引起的手足冰凉，增强造血功能。

何时该去看医生

★ 这种不适已经影响到了你的活动。
★ 你的手指长期红肿或关节肿胀。
★ 手指或脚趾疼痛。

医学小知识

手足发凉与可能的疾病

可能的疾病	症状
糖尿病	如糖尿病并发“周围神经病变”，导致神经末梢循环不良可引起四肢发凉。特点是：手足（尤其是关节部位）冰冷、麻木、麻刺，有腓肠肌触痛。同时，四肢可出现以钝性、烧灼性、刺痛等为主的疼痛
血栓闭塞性脉管炎	病变主要是肢体中小动脉及浅表静脉的慢性炎症，逐渐可发展为血栓，致使患肢血管血流不畅。受冷后感到脚部麻木、冰凉或疼痛，走路时小腿酸痛或抽搐，有的会出现跛行。严重者会导致肢端溃疡或坏疽
闭塞性动脉硬化症	主要是下肢动脉血管硬化，表现为肢端发凉、疼痛与跛行，严重者可引起脚趾溃疡与坏疽。患者常可伴有其他部位（如眼底动脉、脑动脉、冠状动脉等）的动脉硬化，一般发病年龄偏大

续表

可能的疾病	症状
雷诺氏病	一种周围血管疾病，女青年比较多见。发作时呈对称性肢端小动脉阵发性痉挛，可出现肢端冰凉、苍白、发绀，以及麻木或针刺等异常感觉。严重者可引起肢体营养障碍或溃疡。一般冬季症状较其他季节更明显
心血管疾病	手脚冰凉与心血管病也有关系。患者出现血液量减少，血红素及红血球偏低，或者血管梗阻时，可能导致手足发凉，同时可伴有心累、头晕、心动过缓、心律不齐等症状
其他疾病	甲状腺功能低下、无脉症（大动脉炎）、贫血、低血压、风湿性关节炎等患者，以及女性在经期和产期，由于体虚也常会引起手足冰凉。对这类手足冰凉患者，治疗上应以治疗原发病为主，同时也可配合使用中药、饮食及按摩等疗法治疗

失　眠（Insomnia）

症状表现和引起症状的原因

失眠是一种常见病。诊断是否失眠不以每天睡几个小时为准，而是以醒来以后的精力是否充沛，反应是否敏捷，有没有再现睡意为标准。对失眠患者来说，晚上是忍受痛苦，而非休息享受。失眠得不到及时正确治疗会迁延病情，影响健康和工作或造成服用安眠药成瘾，给日后的治疗增加困难。

失眠是一种表现症状，引起失眠的原因有多种。有的因工作变动、外出旅行、环境不适等会造成的一时性失眠，只要消除了这些一时性的失眠因素，就可以自愈，一般不必服药治疗。只有那些每周失眠三次以上，持续时间超过一个多月，且引起明显的苦恼，并影响社交活动和职业功能者才需要专门治疗。

每个人都会偶尔度过几个不眠之夜，但每晚都睡不着觉又是另一回事了。慢性病痛如关节炎会让你一夜无眠；和配偶打架会让你整晚无法入睡，而工作上遇到的麻烦则令你辗转反侧。作息时间改变使你的生物钟颠倒也会引起失眠。而时差也会妨碍你的正常睡眠。

失眠通常因为伤痛或情绪不稳定导致难以入睡，那几个睡不着的夜晚形成的习惯导致了日后的长期问题：白天打盹晚上睡不着，半夜躺在床上看电视或是在凌晨两点打开冰箱找东西吃，在你意识到之前，你已经养成了做这些事的习惯，也就是说你患上了习惯性失眠。

慢性失眠患者有的由于睡眠浅，有的由于频繁觉醒，而总的来说，还是由于警觉性较高，分不清醒和睡的界限。几乎毫无例外，对入睡困难和睡眠时间不足，存在不同程度的夸大。最多的慢性失眠是“心理生理性失眠”，即由于长期精神紧张引起的失眠，而失眠后产生的紧张焦虑心情又进一步加重了失眠，用事实引导患者走出这种认识和情绪上的误区，对患者失眠症状的改善，十分有帮助。个别患者可以极度夸大其失眠症状，服药也毫无效果，但 PSG（多导睡眠图）检查结果可以完全或基本正常，称为“假性失眠”，在向患者指明并被患者接受后，可以不药而愈。

如何缓解症状

不能指望一个晚上睡得好就能让你形成良好的睡眠习惯。它只能逐渐好转，不可能一夜之间就全好了。

家庭处理措施

● **首先建立信心**

对生活中偶尔遇到的失眠，不必过分忧虑，相信自己的身体自然会调节适应。人的身心弹性很大，连续 200 小时不睡者，仍能保持身心功能正常，一两夜失眠自不会造成任何困难。偶尔失眠后，如不担心失眠的痛苦，到困倦时自然就会睡眠。失眠之后愈担心会再次失眠，到夜晚就愈难入睡。

● **安排规律生活**

避免失眠的最有效方法，是使生活起居规律化，养成定时入寝与定时起床的习惯，从而建立自己的生理时钟。有时因必要而晚睡，早晨仍然按时起床；遇有周末假期，避免多睡懒觉；睡眠不能贮储，睡多了无用。

● **保持适度运动**

每天保持半小时至一小时的运动，以活动身体各部器官。睡眠前应尽量避免剧烈运动，有人想借睡前剧烈运动，使身体疲倦以便入睡，这是错误的想法。

● **睡前放松心情**

睡前半小时内避免过分劳心或劳力的工作。即使明天要参加考试，也绝不带着思考中的难题上床。临睡前听听轻音乐，有助于睡眠。

● **设计安静卧房**

卧室要保持安静，空气要清洁，室温要适宜，环境要优雅、整齐；白天睡眠时，卧室要有较厚的窗帘，保证卧室内无光、安静；床铺要舒适，被褥要清洁，厚薄要适当，不要太热或太冷。尽量使卧房隔离噪声，而且养成关灯睡觉的习惯。

● **使睡床单纯化**

养成睡床只供睡眠用的习惯，不在床上看书，不在床上打电话，不在床上看电视。因为在床上进行其他活动时，常常破坏了自己定时睡眠的习惯。

● **合适的睡姿**

睡眠姿势当然以舒适为宜，且可因人而异。但睡眠以侧卧为佳，这种睡眠姿势有利于全身放松，睡得安稳。

● **避免恋床**

无睡意时不上床，晨醒后或夜眠醒后入睡困难时，尽量避免久卧床上，特别不要在床上思考问题。目的都是为了避免“卧床”与“不眠”形成条件反射。

● **保持正常的醒眠节律**

白天保持正常的精神和体力活动，适当进行光照，增强人际交往，即便是因失眠而瞌睡，但除常规午睡外，也要强打精神从事活动，均有利于减轻失眠或改善睡眠。

● **形成良好的睡眠习惯**

睡眠健康小窍门的清单，包括：只在卧室里睡觉或做爱；不论晚上几点睡觉每天早上在固定时间起床；不要睡午觉；在下午五六点钟锻炼；不要饿着肚子上床。但大多数想治好失眠的人接过这份清单后，挨个试上一两天后就放弃了，然后又回到旧习的老路上。他们认定这些方法不起作用，但事实上你应当进行这些方法，而且还应该耐心一点。

● **洗个热水澡**

在临睡前洗个热水澡、漩涡浴，可以放松肌肉，让你浑身暖和从而睡个好觉。

● **最大限度的放松**

轻声温和的谈话或揉捏肌肉的按摩可以令你放松，就不会因为过度紧张而无法入眠。瑜伽和放松性训练也有同样效果。

● **晒晒太阳**

光线治疗可以帮你重新调整生物钟。特别是由于飞行时差或加班工作而引起的失眠尤其有效。在清晨的阳光下步行半个小时，它会对身体发出“现在是白天，应该精神些”的信号，到晚上就会睡得更好。

● **按摩**

按摩有助于促进机体放松和更好入睡，当你无法入睡时，不妨请你的伴侣或家人给你做个全身按摩，缓解一下肌肉和精神的紧张，也许你很快就能酣然入睡。

● **克服失眠的心理调适方法**

保持乐观、知足常乐的良好心态。对社会竞争、个人得失等有充分的认识，避免因挫折导致心理失衡；建立有规律的一日生活制度，保持人的正常睡—醒节律；创造有利于入睡的条件反射机制。如睡前半小时洗热水澡、泡脚、喝杯牛奶等，只要长期坚持，就会建立起“入睡条件反射”；白天适度的体育锻炼，有助于晚上的入睡；养成良好的睡眠卫生习惯，如保持卧室清洁、安静、远离噪声、避开光线刺激等；避免睡觉前喝茶、饮酒等；自我调节、自我暗示。可玩一些放松的活动，也可反复计数等，有时稍一放松，反而能加快入睡；限制白天睡眠时间，除老年人白天可适当午睡或打盹片刻外，应避免午睡或打盹，否则会减少晚上的睡意及睡眠时间；另外，对于部分较重的患者，应在医生指导下，短期、适量地配用安眠药或小剂量抗焦虑、抑郁剂。这样可能会取得更快、更好的治疗效果。

● **先有思想准备**

若因出差在外，不适应环境而致失眠时，应先有思想准备，主动调适，有备无患，不致因紧张担心睡不好。同时还可采用以上助眠之法，则可避免失眠。

● **闭目入静法**

上床之后，先合上双眼，然后把眼睛微微张开一条缝，保持与外界有些接触，虽然精神活动仍在运作，然而交感神经活动的张力已大大下降，诱导人体渐渐进入睡意蒙眬状态。

● **鸣天鼓法**

上床后，仰卧闭目，左掌掩左耳，右掌掩右耳，用指头弹击后脑勺，使之听到呼呼的响声。弹击的次数到自觉微累为止。停止弹击后，头慢慢靠近睡枕，便会很快入睡了。

● **睡眠诱导**

聆听平淡而有节律的音响，例如：火车运行声、蟋蟀叫、滴水声以及春雨淅沥淅沥声音的磁带，或音乐催眠音带，有助睡眠，还可以此建立诱导睡眠的条件反射。

● **失败后的做法**

如以上建议不能生效，建议你仍保持定时上床的习惯。如实在无法入睡，起床做一些最不令人烦心的活动，此时不宜使身心过劳。当你感到困倦时，再回去睡。如想用伏地挺身之类的活动，企图使自己由疲惫而睡眠，效果将是适得其反。

可供选择的药物

● **正确使用安眠药物**

当前通用的各种安定类安眠药，总的说来，比较安全，但久用后仍可发生蓄积作用、耐药性、依赖性和停药后的种种戒断反应，因此应严格掌握适应证和用药方法。安眠药主要是用于一过性失眠（临时用 1 ~2 次）或短期失眠（不超过 2 ~3 周），对慢性失眠患者，主要用于一些特殊情况下，如躯体不适、精神一时焦虑不安，次日有要事需要处理等。并应根据失眠的具体表现，使用起效快但持续时间短的短效药物，或起效慢但持续时间长的长效药物，或使用中效药物，也应交替使用一些并非同一类型的药物。

● 不要依赖药片

医生都不太愿意开镇静剂，除非是患者遭受了极大的心理创伤，如丧偶的情况下。即使是这样，也只做短期治疗之用。不适当的停用安眠药反而会引起失眠，那么就和用药的初衷背道而驰了。药物的兴奋作用、不良副作用、撤药反应以及药物的镇静作用，导致白日瞌睡而影响夜间入睡等，均可干扰睡眠，应尽量避免。

饮食调理

● 睡前饮食适度

睡前如有需要，可适度进食；牛奶、面包、饼干之类食物，有助于睡眠。过饱对睡眠不利；而咖啡、可乐、茶等带有刺激性的饮料，尤不利于睡眠。

● 饮酒不利睡眠

不少人对酒产生误解，误认为饮酒有助于睡眠。固然，酒后容易入睡，但因酒所诱导的睡眠不易持久。酒气一消，容易清醒，醒后就很难入睡。而且酗酒者容易导致更严重的窒息性失眠。

● 不要半夜吃东西，也不要抽烟

如果你在半夜醒来也绝不要点一根烟，或去厨房找吃的。如果你把世界上睡得最好的人连续 5 晚叫醒，让他们吃一个三明治或点支烟，那么从第 6 晚开始，他们就会在半夜自动醒来，而且以后也一直都是如此。一旦你上床，到早晨醒来之前，都绝不该吃东西或抽烟。

● 卧床前后尽量放松精神和躯体活动

如食不过饱和不进刺激性饮料和食物，睡前避免高度集中精神的工作和文体活动，代之以做体操、打太极拳和温水沐浴等。

● 饮热牛奶法

睡前饮一杯加糖的热牛奶，据研究表明，能增加人体胰岛素的分泌，增加氨酸进入脑细胞，促使人脑分泌睡眠的血清素；同时牛奶中含有微量吗啡样式物质，具有镇定安神作用，从而促使人体安稳入睡。

● 吃一些水果

若疲劳而难以入睡者，不妨食用苹果、香蕉、橘、橙、梨等一类水果。因为，这类水果的芳香味，对神经系统有镇静作用；水果中的糖分，能使大脑皮质抑制而易进入睡眠状态。

● 补充铜和铁

研究显示，有多数的妇女缺乏铜和铁，这可能导致失眠。不妨作毛发分析，以检查是否缺乏这些矿物质。

● 芳香疗法

洋甘菊、薰衣草、橙花油、玫瑰及印度大麻的香味，都有使人放松的作用。将几滴这类精油滴在浴盆中或放在熏香炉中，深呼吸吸入香味，将有助于改善症状。

● 促进睡眠的饮食

平日注意摄取具有补心安神、促进睡眠作用的食物，如：核桃、百合、桂圆、莲子、红枣、小麦、鸡蛋黄、羊奶、蜂蜜、猪心、猪肝、牛肝、阿胶、灵芝、西洋参、紫河车（胎盘）、归参炖母鸡、地黄鸡等。日常膳食应以清淡宜消化者为主，如豆类、奶类、谷类、蛋类、鱼类、冬瓜、菠菜、苹果、橘子等。

● 饮食忌宜

晚餐不可过饱，睡前不宜进食，不宜大量饮水，避免因胃肠的刺激而兴奋大脑皮质，或夜尿增多而入睡困难。饮食宜清淡，以平补为主，使自己保持比较安定的情绪。少吃油腻、煎炸熏烤食品，避免吃辛辣有刺激性的温燥食品，如浓茶、咖啡，忌食胡椒、葱、蒜、辣椒等刺激性食物。

● 食疗药膳

❖ 莲心茶

莲心两克，生甘草 3 克。开水冲泡，如茶饮。每日饮数次。适用于心火上炎，烦躁不眠。

❖ 百合粥

生百合 100 克，粳米 100 克，洗净，加水 1000 毫升，煮至米烂，日服两次。适用于心阴不足之虚烦不眠（口干、干咳）。

❖ 酸枣仁粥

酸枣仁 50 克，捣碎，浓煎取汁。用粳米 100 克，加水煮粥，煮至半熟时，加入酸枣仁汁同煮，至粥成，趁热服食，可根据个人口味加糖。适用于心脾两虚，惊悸健忘，失眠多梦。

❖ 五味子膏

五味子 250 克，洗净，加水浸泡半日，煮烂去渣，加蜂蜜收膏。每服 20 毫升，日服两次。适用于各种类型的神经衰弱失眠（转氨酶高者效果更佳）。

❖ 核桃茯苓粥

核桃仁 50 克，茯苓 20 克，黑芝麻 30 克，粳米 100 克。先将核桃仁用热水浸泡，与茯苓分别研碎。粳米洗净，加茯苓与水适量，置沙锅中煮沸后，小火焖煮 30 分钟，放入核桃仁，再煮 30 分钟，加少许精盐及麻油调味。分早晚 2 次用。

❖ 枣仁龙眼粥

炒酸枣仁 20 克，龙眼肉 10 克，枸杞子 10 克，红枣 6 枚，粳米 100 克。先把上述原料分别洗干净，置沙锅于中火把粳米煮开 15 分钟。再加酸枣仁、龙眼肉、枸杞子、大枣（去核）煮成粥。晨起空腹及晚上睡前各服一次。

❖ 生地黄粥

生地 30 克，炒枣仁 30 克，水煎去渣，加小米适量煮粥，早晚空腹食之。该方适于阴虚火旺所致的不眠者。

❖ **黄连阿胶汤**

黄连5克，生白芍10克，煎水100毫升，去渣，兑入烊化的阿胶汁30毫升，候温，取新鲜鸡蛋两枚，去蛋清，将蛋黄入药汁搅拌，于每晚临睡前顿服。适用于阴虚火旺、虚烦失眠，或热病、失血后阴虚阳亢失眠。

❖ **桑葚核桃膏**

桑葚子1000克（或干品500克），核桃仁150克、切至豆粒大小。桑葚子水煎2次，每次30分钟，合并煮液，小火浓缩至稠厚状。加入核桃仁和炼蜜适量，至沸搅匀，装瓶备用。早晚各服1汤勺，开水冲服，日2次。该方适于肾虚不眠兼阴虚便秘患者。

❖ **玫瑰花烤羊心**

鲜玫瑰花50克（或干品15克），羊心50克，精盐适量。将玫瑰花置于锅内，加入精盐、水，小火煮沸10分钟，滤煎液备用。羊心洗净切成小块，穿在烤签上，蘸玫瑰盐水如烤羊肉串样烤之嫩熟即可食用。该方补心安神，可治疗心血不足所致的失眠。

❖ **人参酒**

西洋参50克，白酒500毫升，浸泡15天，滤出服用。每服10～20毫升，每日两次。该酒益气安神，对气虚所致的失眠有效。

❖ **桂圆酒**

桂圆肉200克，白酒1000毫升，浸泡15天，滤出服用。每服30毫升，每日两次。该酒温补心脾，安神益智，对虚劳衰弱、失眠健忘、惊悸等症有效。

家庭小验方

● 治愈失眠小偏方

❖ 食醋一汤匙，倒入一杯冷开水中饮之，可以催眠入睡，并睡得香甜。

❖ 经常失眠者，用莲子、龙眼、百合配秫米（粟米）熬粥，有令人入睡的疗效。

❖ 心虚、多汗、失眠者，用猪心一个切开，装入党参、当归各25g，同蒸熟，去药，吃猪心并喝汤，有良效。

❖ 因高血压或怔忡不安的失眠者，用芭蕉根50g，猪瘦肉100g，同煮服用，能催眠入睡。

❖ 神经衰弱的失眠患者，可取莴笋浆液一汤匙，溶于一杯水中。由于这种乳白汁液具有镇静安神功能，所以有一定的催眠疗效。

❖ 临睡前吃苹果一个。或在床头柜上放上一个剥开皮或切开的柑橘，让失眠者吸闻其芳香气味，可以镇静中枢神经，帮助入睡。

❖ 小麦60克（去壳），大枣15枚，甘草30克，加水四碗煎成一碗，临睡前服下。

❖ 食用鲜百合50克，加蜂蜜1～2匙拌合和蒸熟，临睡前食用。

- ❖ 核桃仁 10 克、黑芝麻 10 克，桑叶 60 克，共搅成泥状，加白糖少许，睡前服。
- ❖ 鲜花生叶 15 克、赤小豆 30 克、蜂蜜 2 汤匙，水煎服，临睡前喝汤吃渣。

何时该去看医生

★ 你已有好几周几乎整夜都无法睡着了。
★ 害怕上床睡觉，因为你担心自己无法睡着。
★ 白天累得要死，无法集中精神或正常工作。
★ 必须依赖酒精或药物才能入睡。

嗜　睡（Hypersomnia）

症状表现和引起症状的原因

值夜班、熬夜和周末的派对都会打乱我们的生物钟，嗜睡可以反映出一个人的睡眠质量。一般来说睡眠不足通过补足睡眠即可缓解，然而，如果你尽管补了缺少的睡眠，却仍然整日里昏昏欲睡，那就要找找原因了，通常情况下有下列几种可能：

睡眠窒息症——很多人，特别是睡觉时打鼾的人，如果他们白天感到昏昏欲睡，则可能会是睡眠窒息症。因为打鼾是由于呼吸管道部分阻塞，导致呼吸时发出噪声。假如呼吸管道过于狭窄，或由于舌头底部向后移，阻塞呼吸管道，便会导致呼吸暂时停止，亦即是睡眠窒息的症状。这样的事情一个晚上可能发生好多次，把你从深度睡眠中弄醒。有慢性睡眠窒息症的人也容易患高血压、心脏病和中风。和睡眠窒息症相伴的嗜睡症，常会导致工伤事故或者交通事故。

嗜睡症———种过度的白天睡眠或睡眠发作。主要特点是：白天睡眠过多或睡眠发作，睡眠发作不能用睡眠时间不足来解释，清醒时达到完全觉醒状态的过渡时间延长；每天出现这种睡眠障碍，持续 1 个月以上或反复睡眠发作，引起明显的苦恼或影响工作或家庭生活。嗜睡症的发病多与心理因素有关。

发作性睡病很难确诊，它的最初症状通常是白天时感到很严重的睡意，有很多原因都能引起白天睡意过多这种症状，所以通常需要好几年才能确诊病人的确患有这种疾病。

典型的发作性睡病具有以下四大症状：

白天睡意过多——这是嗜睡症最为明显的症状。

猝倒——这是指在完全清醒的状态下突然失去肌肉张力，从而引起了头部或身体在没有丧失意识的情况下发生瘫痪，它可以持续几秒钟或几分钟。轻微症状表现为说话含糊不清、口吃、眼皮下垂或手指无力拿不住东西。严重的猝倒会引起膝盖弯折，使人虚脱。大笑、兴奋或生气是引起猝倒的典型性原因，肌肉的突然放松可能是大脑突然进入睡眠的结果。猝倒并不十分常见，有嗜睡病的患者中有猝倒现象的不到一半。

睡眠瘫痪——这种症状当人入睡或要醒来时暂时不能运动，它只持续几分钟。和猝倒类似，睡眠瘫痪可能也与睡眠和清醒状态之间的过渡不充分有关。

催眠性幻觉——是指精神、梦境般的影像，通常很恐怖，常见于入睡时或发生睡眠瘫痪前。

对于青少年或刚成年的人来说，这些症状在此之前并无病例，通常是突然发生的。患有嗜睡的人会抱怨容易感到疲劳以及工作、学习和社交关系的表现不佳。白天过度的睡意会使人丧失应有的能力，记忆力下降，因此大大降低生活质量，而且嗜睡引起的视觉障碍可能更使人感到不安。

一半以上患有嗜睡的人都会同时发生记忆力下降或记忆中断，这是由闯入清醒状态的“微睡眠”引起的。在这些阶段中，嗜睡患者当行走或驾车时会不知所措、胡说或胡写、放错东西或撞上东西，代表性的是他们在这些阶段中不能控制自己的行为，而且事后记不清发生的事。

一旦出现嗜睡现象，就不容易消除。大多数情况下可以通过治疗、有规律的小睡和良好的睡眠习惯成功地控制解决这些嗜睡症状。

目前没有预防嗜睡的方法。避免能带来嗜睡现象的条件，可能会有助于减少发生嗜睡的频率。如果你有嗜睡现象而且症状不能用药物来控制住，你应该避免驾车、戒烟以避免受伤。

另外，病毒、过敏和疾病也可能影响睡眠。这其中最普遍的原因就是感冒和流感。酒精也能让人神志不清昏昏欲睡，或者习惯吸烟或者吸毒的人没有咖啡因也会这样。

如何缓解症状

这里有一些赶走昏昏欲睡的感觉的方法。

家庭处理措施

● **避免吸烟和饮酒**

经常发生嗜睡的人如果要开车或者从事的工作就是司机的话，要注意避免吸烟和饮酒，这些都容易引起嗜睡。如果症状严重，就应该尽量不开车，减少发生危险的可能性。

● **提高睡眠质量**

你需要多睡觉。那么多少才算足够了呢？这个因人而异，但是对于大多数人来说，8 个小时或者更多一些就足够了。如果不及时地补觉，缺觉会不断累积。医生建议，每天至少要多睡一个小时来弥补，一般一到两天就可以补回来。一旦决定了自己最理想的睡眠方式，那么就每天都遵守，保持每天都同一时间上床，保持相同时间的睡眠。

● 小睡

在感觉到昏昏欲睡的时候，打盹是弥补睡眠重新振奋的最好方法。午睡 45 分钟比较好。对于那些有嗜睡病的人打盹特别的有效。

● 使用鼻腔正压气呼吸机

如果你患有睡眠窒息症，最有效的方法是使用鼻腔正压气呼吸机，因为这种病主要是气管被阻塞。仪器是一个鼻罩加打气机，打气机将空气加压，经鼻罩打进患者呼吸道。情况较轻微的，可以在睡觉时戴牙箍，令下颌尽量向前。病人还可以侧身睡觉，减轻舌头后退的情况。但这些方法，就好像戴眼镜一样，不能根治疾病。

● 手术

如果你的睡眠窒息症很严重，也许可以考虑请医生施行一个小手术，目前这种手术在国内大医院都能施行。手术主要是去掉引起呼吸道狭窄的病因包括扁桃体肥大、鼻窦炎、腺样体增生等，当气道阻塞的问题解决后，打呼噜也就好了。

● 控制体重

肥胖是产生嗜睡的重要原因。如果你的体重超标，就要从健康减肥和控制体重入手。临床研究证明，有相当一部分嗜睡患者在成功减肥之后，都减轻甚至彻底消除了这种症状。

● 顺其自然

嗜睡患者如果白天实在无法抑制自己想睡觉的欲望，可以顺其自然，在白天有规律地安排时间小睡一段或几段。只要形成规律，不影响正常生活，就不要把嗜睡当成病来看。

● 注意患者的心理问题

如果你的亲朋好友中有嗜睡患者，对于他们的心理问题也同样不能忽视。不要把嗜睡的人看成是懒惰、不能发挥自己能力的人，要让他们感觉到别人对他们的支持，只有这样，才对缓解嗜睡有好处。

● 保持活跃

如果长时间开车或者看书的话，也会感觉昏昏欲睡。持续地做一些活跃的繁忙的活动，比如说行走、说话，这样就会打破想睡觉的欲望。

● 多些亮光

明亮的光线或者是在太阳下行走，可能会减少一些困倦。光线对中枢神经系统可能有刺激的作用，能够重新调整生物钟，抑制一种荷尔蒙的生成。

● 做一些刺激性的活动

洗个热水澡、到室外吹吹风、喧闹的音乐或者一些刺激神经的活动，可以使精神活跃。

可供选择的药物

● 药物治疗

严重的嗜睡也可以通过药物如服用莫达非尼（Modafinil）、甲苯盐（Ritalin和其他品牌名）或右旋安非他命（Dexedrine）来控制。猝倒和睡眠瘫痪可用三环抗抑郁剂和羟基丁钠盐来治疗。不过服用药物一定要有医生的诊断处方，需要严格控制。

● 检查服用的药物

把最近正在服用的药物列出来给医生看。医生也许能够给你一些建议。

饮食调理

● 白天喝点咖啡

咖啡因是一种很好的振奋剂。早上喝一到两杯咖啡，中午再喝一杯就足够了。但是如果过量的话，比嗜睡还要更糟。

● 合理安排晚餐

晚餐什么时候吃、吃多少是影响睡眠的重要因素。研究证明，如果一个人想在晚上 10 点钟睡觉，三餐的比例最好为4：4：2，这样既能保证活动时能量的供给，又能在睡眠中让胃肠得到休息。总的来说，晚餐不宜过饱，对睡眠最有利。

另外，晚饭最好安排在睡前 4 小时左右。吃饱就睡会让废气滞留，影响睡眠。神经衰弱的人晚餐应吃单一味道的食物，不要五味混着吃，食物的冷热要均匀。养成良好的饮食习惯，有助于睡眠。

● 避免容易导致失眠的食物

很多人都知道，含咖啡因食物会刺激神经系统，还具有一定的利尿作用，是导致失眠的常见原因。其实，除此以外，晚餐吃辛辣食物也是影响睡眠的重要原因。辣椒、大蒜、洋葱等会造成胃中有灼烧感和消化不良，进而影响睡眠。油腻的食物吃了后会加重肠、胃、肝、胆和胰的工作负担，刺激神经中枢，让它一直处于工作状态，也会导致失眠。还有些食物在消化过程中会产生较多的气体，从而产生腹胀感，妨碍正常睡眠，如豆类、大白菜、洋葱、玉米、香蕉等。

● 睡前吃一点有助睡眠的食物

牛奶、大枣、蜂蜜、醋和核桃都是有助于睡眠的食物：牛奶中含有两种催眠物质：一种是色氨酸，能促进大脑神经细胞分泌出使人昏昏欲睡的神经递质——五羟色胺；大枣中含有丰富的蛋白质、维生素 C、钙、磷、铁等营养成分，有补脾安神的作用。晚饭后用大枣煮汤喝，能加快入睡时间；中医认为，蜂蜜有补中益气、安五脏、合百药的功效，要想睡得好，临睡前喝一杯蜂蜜水可以起到一定的作用；醋中含有多种氨基酸和有机酸，消除疲劳的作用非常明显，也可以帮助睡眠。在临床上，核桃被证明可以改善睡眠质量，因此常用来治疗神经衰弱、失眠、健忘、多梦等症状。具体吃法是配以黑芝麻，捣成糊状，睡前服用 15 克，效果非常明显。

何时该去看医生

★ 虽然每天都保证充足的睡眠，但还是觉得很困。
★ 嗜睡已经影响到你，让你或他人处于危险之中，比如说开车的时候。
★ 在睡觉的时候，打呼噜或者经常醒。

黄　疸（Jaundice）

症状表现和引起症状的原因

有好多的原因会令肤色微微变黄，比如吃了太多胡萝卜。只有真正的黄疸会令你的皮肤和眼白变成黄色，甚至令尿液变成深茶色或酱油色。

黄疸是身体出现了肝炎或胆管阻塞向你发出的警报。正常情况下，胆囊会通过胆管将深色的胆汁源源不断地输送到肝脏，帮助消化脂肪。有时，一块胆石（一个胆固醇的硬块）或一个瘤阻塞了胆管，迫使胆汁只能流向血管，然后，胆汁所固有的深色素就开始在皮肤和眼白上显现。这就好比原本只应输送到内脏的染液却在全身循环起来，通过让你的皮肤、眼睛、尿液带色表现出来。与此同时，你有可能还会感到腹痛。

根据发病机理，黄疸可分为以下三个类型。

溶血性黄疸：由于红细胞在短时间内大量破坏，释放的胆红素大大超过肝细胞的处理能力而出现黄疸。血清中胆红素的增高以间接胆红素为主。如新生儿黄疸、恶性疟疾或因输血不当引起的黄疸，都属于这一类。后者可有寒战、发热、头痛、肌肉酸痛、恶心呕吐等症状，尿呈酱油色，有血红蛋白尿，但尿中无胆红素。

肝细胞性黄疸：由于肝细胞广泛损害，处理胆红素的能力下降，结果造成间接胆红素在血中堆积；同时由于胆汁排泄受阻，致使血流中直接胆红素也增加。由于血中间接、直接胆红素均增加，尿中胆红素、尿胆原也都增加。肝炎、肝硬化引起的黄疸属于这类。

阻塞性黄疸：胆汁排泄发生梗阻（可因肝内或肝外病变所致，常见为胆道梗阻），胆中的直接胆红素返流入血而出现黄疸。在临床上可检测到血清中直接胆红素含量增加，尿中胆红素阳性而尿胆原却减少或消失。由于胆红素等胆类物质在体内潴留，可引起皮肤瘙痒与心动过缓。胆石症、肿瘤等压迫胆道导致的黄疸属于这类。

约有50%～75%的正常新生儿在出生后2～3天可出现黄疸，即皮肤和白眼球黄染，特别在4～6天最明显，以后逐渐消退，在10～14天内完全消退。小儿精神、食欲均正常，这是正常生理现象，叫“新生儿生理性黄疸”。

另外，还有部分黄疸是病理性的。一般出现较早，多在出生后 24 小时内出现，并很快加重。有的在生理性黄疸消退后重又出现，严重时尿液也可呈黄色。如孩子精神委靡、哭声无力、或不吃奶甚至昏睡不醒或烦躁不安、尖叫、抽搐等。这些都是黄疸严重的表现。

生理性黄疸不用治疗即可消退。病理性黄疸大多均可经中西医结合治愈。少数患儿可引起神经系统后遗症甚至死亡。为了及早发现和治疗病理性黄疸，父母应注意观察黄疸的出现，在出生后 1 周内尤其生后 3 天，应该每天将孩子抱到自然光线下，观察孩子的皮肤是否发黄。如果发现孩子的皮肤呈金黄色，眼泪、尿液均发黄，甚至出现反应差、嗜睡、拒乳等表现，应尽早到医院治疗。

如何缓解症状

虽然黄疸本身并不会直接威胁你的健康，但它却是一些疾病的信号。

家庭处理措施

● **检查**

如果医生怀疑你患了肝炎，他会要求你在患病期间采纳低脂肪、高碳水化合物的食谱。如果排除了肝炎的可能性，医生会为你进行一系列检查诊断，以发现是什么阻滞了胆汁，令其无法顺利地流向肝脏。如果是胆结石或肿瘤，就必须通过手术摘除。

● **家庭护理**

卧床休息，给予低脂肪、高蛋白、高热量、富含维生素、易消化的饮食，戒除烟酒。如合并有肝性脑病的患者，应限制或禁止蛋白饮食。

可供选择的药物

● **保肝及利胆药物治疗**

肌苷能促进受损的肝细胞恢复，肝泰乐能促进肝细胞再生，益肝灵可保护肝细胞膜免受毒物损伤，门冬氨酸钾镁能加速肝细胞内三核酸循环，辅酶 A、三磷酸腺若能促进机体能量代谢，均有利于肝功能的改善，使血中胆红素水平下降，可酌情使用。

● **用激素治疗**

激素可降低毒素对机体的损害，并抑制单核吞噬细胞系统，减少胆红素的生成，抑制黄疸的进展。临床上常用强的松龙，每天 20 ~ 30 毫克。

● **补充血浆白蛋白**

白蛋白可与血中非结合胆红素结合，形成结合胆红素，降低非结合胆红素对机体的损害。

● 肝酶诱导剂

能加强肝细胞内与胆红素代谢有关的酶的活性，促进胆红素的代谢和排泄，常用苯巴比妥等。

饮食调理

● 补充营养

应吃营养价值高的牛奶、蛋、果汁、冰淇淋等食品，每次的次数要多。营养不足时，应使用点滴，饮食中的糖分可以多一些，但味道不要太浓。应注意防止体内蛋白质的消耗。黄疸消退后，食欲就增加了，应吃高蛋白质、高热量饮食，而且在质和量方面都要充分。为了使有病的肝脏尽快恢复机能，你需要大量的营养。

● 对黄疸有宜食物

- **玉米须**：无论是溶血性黄疸，或是胆囊炎、胆结石引起的阻塞性黄疸，或是肝炎引起的黄疸，均颇适宜。每日用干玉米须60～100克，煎水代茶饮。
- **金花菜**：俗称母鸡头，原名苜蓿。每次用其根25～50克，煎水喝，1日2～3次，有清湿热，退黄疸功能，适宜阳黄者食用。
- **西瓜**：阳黄之人小便发黄，宜多吃西瓜，或每日2～3次，每次饮西瓜汁1碗。西瓜能清热解毒，利小便。
- **冬瓜**：能利尿、清热、解毒，适宜阳黄之人服食。可用鲜冬瓜，不限量，随意煨汤喝。
- **茭白**：适宜湿热黄疸者服食，能解热毒、利二便。可用鲜茭白30～60克，水煎服。
- **田螺**：能清热、利水。其性大凉，故适宜湿热黄疸者服食。民间有用大田螺10～20个，养于清水中漂去泥，捶碎田螺壳，取螺肉加入黄酒小半杯，拌和，再加清水炖熟，饮其汤，每日1次。
- **螺蛳**：适宜湿热黄疸者食用，有清热、利水、退黄的效果。
- **蚬肉**：能清热、利湿、解毒，适宜湿热黄疸之人服食。可用新鲜蚬肉煨汤喝。
- **蛤蜊**：性寒，利水。所以，用蛤蜊肉熬汤喝，适宜湿热黄疸之人。
- **泥鳅**：民间有食用泥鳅炖豆腐来治疗黄疸湿热小便不利的经验。取活泥鳅放清水中养1天，然后放入100℃干燥箱内烘干，取出研粉，每服10克，每日3次。
- **鲤鱼**：功能利水，适宜阳黄或阴黄者服食。

● 食疗药膳

- **黄豆白菜方**

  黄豆60克，白菜45克。2味煎汤服用。清热、润肝、消炎、除黄。主治急性黄疸型肝炎。

❖ **陈皮红枣汤**

陈皮50克，红枣10枚。水煎，加少量白糖代茶喝。清热解毒，保肝退黄。主治急性肝炎。

❖ **茄子大米粥**

紫茄子1000克，大米150克。将茄子洗净，切碎，同大米共煮粥。可服数日。清热、祛湿。主治黄疸型肝炎。

❖ **牡蛎肉玉米须汤**

取鲜牡蛎肉100克，玉米须150克。先将玉米须洗净，切成小段，放入纱布袋中，扎紧袋口，备用。再将鲜牡蛎肉洗净，用快刀斜剖成片，与玉米须药袋同放入沙锅，加清水适量，快火煮沸，然后改用小火煨煮。待牡蛎肉熟烂后，取出药袋，滤尽药汁，加葱花、姜末、精盐、味精各少许，拌匀，再煨煮至沸即成。此汤分两次服食，有清热退黄之功效。

❖ **蒲公英稠米汤**

取鲜蒲公英500克，稠米汤200毫升。将鲜蒲公英捣烂后，用洁净纱布包裹，绞压取汁，兑入米汤中，搅拌均匀。早晚两次分服；或当饮料，分数次饮用。可清热解毒，消退黄疸。

❖ **芦笋玉米须粥**

取芦笋50克，玉米须200克，薏苡仁50克，粳米50克。先将鲜芦笋、玉米须洗净，与薏苡仁、粳米同放入沙锅，快火煮沸后，改用小火煨煮30分钟，粥黏稠即成。早晚两次分服，食粥，嚼服薏苡仁、芦笋。此粥具有清热利湿，健脾退黄的作用。

❖ **茵陈蛋汤**

取茵陈100克，加适量水，浓煎取汁300毫升，打入鸡蛋两个，加醋20毫升搅匀，煮沸食用。每日一次，可清热利湿退黄。

❖ **田螺黄酒汤**

大田螺10~20只，黄酒半小杯。田螺洗净取出螺肉加入黄酒拌和炖熟，饮汤。每日1次。主治湿热黄疸（阳黄），小便不利。

❖ **葱白车前粥**

葱白30克，新鲜车前草叶45克，粳米适量。将葱白、鲜车前草叶洗净切碎，水煎去渣，放入粳米煮为稀粥，早晚各服1次。主治阳黄，证见身黄橘色，目睛亦黄，发热口渴，溲如茶色，呕恶纳差，腹胀胁痛，便秘，苔黄腻，脉弦数。

家庭小验方

● 脐疗法

茵陈60克，附子、干姜各30克。共研细末炒热，填满脐孔，取剩余部分布包裹于脐上，外用布包扎固定。每天换药1次。病愈停药。

干姜、白芥子各适量。共研细末，贮瓶备用。每取药末适量加温开水调如膏状敷脐孔，上盖纱布，胶布固定，口中觉有辣味时除去。每天 1 次，10 次为一疗程。主治身目俱黄，黄色晦暗，或如烔熏，纳少脘闷，腹胀便溏，神疲畏寒，口淡不渴，舌淡，苔腻，脉孺缓。

● **猪胆酒**

猪胆 1 个，白酒适量。将新鲜猪胆汁，冲入 1 杯白酒内，每日 3 次，每次空心温饮 1 ~2 口。每日 1 个猪胆，5 日为一个疗程。主治阳黄。

● **淡竹叶酒**

淡竹叶 30 克，白酒 500 毫升。淡竹叶洗净剪短，放入纱布袋扎紧口入酒浸泡，密封 3 天即成。酌量饮服。主治黄疸，小便黄赤不利。

● **绿茶醋饮**

绿茶 1 ~3 克、食醋 15 毫升。同置杯中加开水 300 毫升浸泡 5 分钟，分 3 次服，日服 1 剂。主治黄疸。

何时该去看医生

★ 你的皮肤和眼白变成黄色。

燥 热（Dryandhot）

症状表现和引起症状的原因

大多数女性都能顺利度过更年期，只有一些小小的不适的感觉。她们的燥热只需不时扇扇风就能解决。然而对于有些女性而言，这一时期就像在大火炉边猛烤火一样难受。

不论燥热表现为面部微红还是感到热焰汹涌，都是正常的。燥热是对体内荷尔蒙雌激素水平下降的自然反应，在女性进入更年期后会很自然地发生。

虽然不是所有的女性都会感到燥热，但也超过半数。因为有些人的雌激素分泌是逐步下降的，几乎不会引起燥热。而另一些女性，她们的卵巢突然停止分泌雌激素，在完全闭经之前，月经会时停时续好几次。对她们而言，燥热感会真的像巨浪来袭一般。

如果你正受燥热之苦，就会对以下描述感同身受。首先你会有预兆，感到什么奇怪的事情就要发生。然后体内体温忽然降低，相应的，你的皮肤会出汗散热，使皮肤温度能和你的体温保持平衡。你可能会连续燥热，大多数发生在夜间，而当你真正醒了之后，它又会自然停止。然后你会感到热、出汗，最后会感到很冷，仿佛必须裹紧毛毯取暖。睡眠过程经常因此被打断。

更年期燥热的情况在有些女性可长达10年左右，但医生们也发现通过调节体内的激素会改善这种症状，但最安全的方法还是靠自我调节与家人的理解与关心。如果情况严重，也可以尝试服一些药物，不过这必须在医生的指导下进行，不可随便乱用那些含有雌激素的补品和药物。

如何缓解症状

要降低因燥热引起的不适，还是有很多方法的。

家庭处理措施

● **寻找诱因**

潮热多是间歇发作，且有因人而异的诱因。更年期妇女日常应注意自己的活动、饮食、环境、情绪等方面的变化，必要时也可记日记。有些妇女就在这个过程中发现了诱发潮热的行为模式，因此也就找到了对症克服潮热出现的方法。

● **衣服增减**

在公开场合潮热发作往往使人感到难堪。因此，更年期妇女不妨穿多层衣服，以便在潮热发作时随时增减。

● **运动调理**

有规律的体育锻炼可以促进血液循环，增强身体的耐热性，排汗快也有助于增强对气温的适应和调节能力，对于减轻身体潮热等反应效果明显。

● **放松身心**

当潮热出现时，应注意稳定情绪，可采用放松和沉思方式，想象自己身处于凉快的地方，也可以喝一杯凉水等，对于缓解潮热亦有作用。在热流开始上冲时做深长呼吸有一定的作用：尽力排尽肺中的气体，然后扩张膈肌，深吸气，保持稳定的节奏。这样在流汗之前，往往已经制伏了潮热。

● **深呼吸**

一项最近的研究表明，进行了缓和的深呼吸锻炼的女性，她们的燥热减少了50%。参与这项研究活动的女性每两周进行8次，每次锻炼一个小时。让医生给你推荐一位深呼吸放松运动方面的专家。

● **穿棉质的衣服**

因为它不会粘在身上，所以会让你感到凉快。当燥热时，就用一把小扇子扇扇。衣服穿分层的，这样你可以很容易地根据情况脱衣或增衣。

● **戒掉坏习惯**

医生们已经注意到，吸烟者和酗酒者的相关症状比其他人更为严重。和医生谈谈，让他帮助你戒掉这些坏习惯。

可供选择的药物

● **补充雌激素**

如果你的燥热持续，可以尝试荷尔蒙替代疗法（HRT），虽然HRT未必对所有人都有显著疗效，但无疑它能舒缓燥热带来的痛苦。雌激素分为片剂、透皮斑贴，阴道乳膏及可通过手术植入腹下皮肤的颗粒。患有乳腺癌而无法服用雌激素的女性，一些处方类血压药可以缓解症状。

饮食调理

● **多吃豆制品**

在饮食中补充大豆蛋白，能够促进激素的分泌，有助于缓解潮热，更年期妇女可多吃一些黄豆或豆制品。豆制品含有天然的雌激素化合物，有利于缓解燥热症状。在饮食中增加大豆、豆腐和其他豆制品的比重，这些食物的另一个好处在于它们的低脂肪含量。女性更年期忌吃辣椒、花椒、丁香、茴香、胡椒、芥末、榨菜、葱蒜、香烟等刺激性食品；忌喝可可、咖啡、浓茶、白酒等兴奋性饮料。忌食肥肉和各种蛋黄、鱼子、猪脑、羊脑等高脂肪、高胆固醇食物。

● **少喝咖啡**

每天喝很多咖啡会加重燥热症状。不要喝过量的咖啡，任何化学类兴奋剂如咖啡因都会升高血压，加快心律，引起燥热。

● **避免烟酒**

酒精和尼古丁的刺激，会造成血压和精神方面的异常变化，故更年期妇女不宜饮酒、吸烟，咖啡、茶等也应少饮。

● **食疗药膳**

❖ **甘麦饮**

小麦30克，红枣10枚，甘草10克，水煎。每日早晚各服1次。适用于绝经前后伴有潮热出汗、烦躁心悸、忧郁易怒、面色无华者。

❖ **枸杞肉丝冬笋**

枸杞、冬笋各30克，瘦猪肉100克，猪油、食盐、味精、酱油、淀粉各适量。炒锅放入猪油烧热，投入肉丝和笋丝炒至熟，放入其他佐料即成。每日1次。适用于头目昏眩、心烦易怒、经血量多、面色晦暗、手足心热等。

❖ **生地黄精粥**

生地、制黄精、粳米各30克，先将2味水煎去渣取汁，用药汁煮粳米粥食之。每日1次。适应症同上。

何时该去看医生

★ 你的燥热很严重或频繁，以至于感到疲劳、沮丧或情绪波动。

★ 燥热影响了你的睡眠。

发　抖（Dither）

症状表现和引起症状的原因

颤抖是由于肌肉无意识地收缩导致的摇动。它们会在身体的任何部位发生，但通常会影响脖子、手臂或手。多数人由于处于压力下、极端疲劳、饮用过量的咖啡因或服用药物过敏会有明显的颤抖。

一些人有复发的、严重的颤抖。最常见的原因是帕金森病和遗传的颤抖。虽然遗传性的颤抖很麻烦，但不会让你的健康有危险。其他长期颤抖的原因包括酒精过度、多发性硬化症、瘤、中风、甲状腺过分活跃和肝豆状核变性（Wilson，一种稀有的遗传疾病，会分裂体内铜的新陈代谢）。

发抖是人体内部环境控制系统的一项功能。眼睛的后面有一块负责控制体温的微小脑组织，称为下丘脑。发抖就是下丘脑使身体保持恒温的一种方法，在身体变冷时发抖能够使身体释放出能量（与此相反，当身体变热时发抖能使人出汗）。

人发烧的时候，下丘脑发出的信号会使身体进一步发热，从而试图杀死有害的病菌。下面说明该过程是如何进行的：身体使靠近皮肤的皮下血管收缩，同时其他血管舒张，让血液流向感染部位。血液因此远离了外部表层皮肤，这样你就会感觉到冷。为了补充热量，甲状腺就会开始收缩肌肉，从而导致发抖。

如果人受到惊吓，也可能会发抖。举例来说，当你看完夜场电影回家的时候，突然有人从一条小巷中走出来，你可能会受到惊吓。你的大脑就会向全身释放出肾上腺素，让你准备进行搏斗，或者逃离现场。不论是哪一种反应，你的身体都处于高度紧张状态。身体处于惊恐状态下的表现很像身体寒冷时的状态，你的血液从皮肤表层流走，这将使你发抖。在紧急情况下，血液从皮肤表层流走还有一个明显的好处，那就是即使你受了伤，也不会流太多的血。

如何缓解症状

患有颤抖的人需要药物治疗，有时甚至是外科手术治疗。医生会给你开些药物来控制颤抖。但不管你是否在用药，有几种办法可以减轻颤抖的症状。

家庭处理措施

- **减轻压力**

如果你感觉紧张或有压力，要找些方法来放松，这样会减轻颤抖。生物反馈训练，向前的肌肉放松练习和其他的减压技巧都有帮助。生物反馈涉及到使用监控帮助减缓肌肉的压力，让医生建议一下让谁来给你们训练。

- **少喝咖啡**

咖啡因会增加颤抖的症状，每天限制自己只喝两杯 8 盎司的咖啡或茶。

● **充分休息**

规则的充分的休息可以使颤抖有所缓解。设定一个合理的就寝时间，每天试图得到相同数量的睡眠。多数人每晚需要至少 7 至 8 小时的睡眠。

● **检查你的药柜**

无处方的感冒和过敏药物、治哮喘症的药物也会导致一些人颤抖。给你的药物列个清单，问一下医生或药剂师，是否是这些药物导致了颤抖的问题。

● **试用特殊的餐具**

特制的重一些的筷子、汤勺会吃起来容易些。你也可以考虑使用定做的碟子，在碟子的一边有一英寸的壁，这个壁可以防止食物滑出来而且容易取到食物。

● **克服**

在你将要做事之前，试图坐在椅子上，手放在边上，手掌向下抓住座位和椅子扶手。然后保持肘坚硬，轻柔地用手推椅子一至两分钟。保持这种姿势会使你的肌肉疲劳，也会使你的颤抖减轻一些。

何时该去看医生

★ 你持续颤抖，而且变得越发频繁，越发混乱。

动作笨拙（Heavy - Footed）

症状表现和引起症状的原因

作为一个正常人，一天一两次动作笨拙是很正常的。在某一天你可能会打破一个杯子或者撞到门上。如果发现比平常的时候动作要笨拙一些，可能这只是疲劳、焦虑表现出来的一个症状。不过这也有可能是中风、各种硬化症和肿瘤的症状。

手笨也是某些疾病的症状。如果出现手笨拙，同时伴有说话不清、吞咽困难和呛咳等症状，则有可能是患了构音障碍笨手综合征。

判断手是否笨拙，主要看两个方面：一是手的力气是否正常，二是手的动作是否协调。如果手提不起重物，就是无力而导致的手笨拙；如果手的力气基本正常，但不能完成划火柴、点烟等动作，或者无法用手准确指自己的鼻尖等，就是动作不协调导致的手笨拙。

脑梗死、脑出血、脑炎等都有可能会引起手的笨拙。因此，老年人一旦出现构音障碍笨手综合征，要及时就诊，不可拖延。

如何缓解症状

如果动作笨拙的次数突然增加了很多，就应该赶紧去看医生。医生可以给你很多的简单易行且见效快的治疗方法。

家庭处理措施

● 小睡一下

在劳累的时候，你的动作会变得更加笨拙。如果知道是因为自己缺觉才这样的，那么你现在应该做的第一件事，就是去休息一下。

● 放松

一些压力很大或者老是很焦虑的人，动作容易变得笨拙。一些缓解压力的办法，比如说沉思，对你可能会有帮助。

● 运动

一些需要手眼协调的运动能够提高反应速度，使人变得灵活起来。像网球、乒乓球之类的运动，对协调手眼的配合就尤其的好。其实只需要每天练习两次，每次一两分钟就可以见到效果。

● 别太在意

那些发现自己变笨拙的人，会变得更加容易出错。事实上，他们只是因为生活中某些原因偶尔动作变得笨拙一些，比如说压力、疲劳。可是他们却把这个看得很严重。这个是没有必要的。

● 设想最糟糕的情况

闭上眼睛，想象自己在一个全是瓷器或者玻璃制品的房间里。再想象你是世界上最鲁莽的人，把里面所有的东西都给打破了。很多人每天生活得小心翼翼，想象那些最糟糕的状况可以使你从笨拙的状态中摆脱出来。医生建议，一天可以练习 5 ~ 10 分钟。

● 利用动物来帮忙

你能想到的最敏捷的动物是什么？印度豹？还是鹰？想象自己就是那种动物。感觉你自己像它一样，感觉到自己身体的每一块肌肉的配合，感觉在自己奔跑的时候风吹在脸上，或者用最完美的声音最自然的方式大吼一声。在你因为某一次的笨拙而情绪低下时，就可以花 5 ~ 10 分钟想象一下。

何时该去看医生

★ 莫名其妙地突然变得笨拙了。

★ 看东西很困难。

★ 手或腿麻木、抽筋或者失去知觉。

第十八章 其他问题

外伤出血（Traumatism Bleeding）

症状表现和引起症状的原因

几乎每个人都体验过这样的场景，可能是厨房里的餐刀、卫生间里的剃刀或者是车间的刀刃不小心割伤了皮肤，鲜血淋漓。但是大量流血并非都意味着伤害极大。

人的面部和头部密密麻麻分布有大量毛细血管，因此剃刀创伤或头皮上的细微伤口都可能导致较大的出血。

小的创伤渗血通常会自动或经简单处理后止住。如果流血比正常时间长，可能因为你最近服用了止痛药阿司匹林，它有抗凝血功能。事实上，不少脑溢血患者服用阿司匹林来预防非正常血液凝块，以保持血流稀薄通畅，其弊端是这样做也会使小的创口出血不止，一片阿司匹林的干扰作用可持续两周。

外伤中几乎都伴有出血。从出血的部位可分为内出血与外出血。内出血都比较严重，需要送医院紧急处理，我们这里仅介绍体表的外出血。对于出血，首先要判断出血的性质。毛细血管出血。出血缓慢，出血量少。如擦破伤，一般会由于血液凝固而自然地止血。处理时可先用清水洗去伤口上的泥土，如无泥土可直接涂上红汞水（红药水），再用消毒纱布包扎，或暴露干燥、形成痂而自愈。动脉出血，特别是较大的动脉，血流猛急，呈喷射状，一般在外伤时多见。急救方法是就地止血，一般在受伤动脉的近心端，采用指压止血法或止血带止血法进行止血。止血时应行动快，止血彻底，防止失血过多。静脉出血，一般是将受伤静脉的远心端压住而止血。动脉出血或静脉出血经过止血处理后，都应尽快送医院进行治疗。

四肢或手指出血，应该马上用一块干净的纱布或较宽的干净布条将伤口紧紧地包扎住，如有条件，最好洒一些云南白药在伤口上再包扎；如果是鼻子出血，可以把头抑起，用手指紧压住出血一侧的鼻根部，一直到不出血为止。如果有干净棉球，可以把棉球塞进鼻孔里压迫止血。另外，可以用冷水浇在后脑部，这样会使血管收缩，从而达到止血的目的。

在服用华法令助凝剂和维生素 C 期间发生割伤或创伤，也会大量失血。

引起血流不止的其他因素还包括：荷尔蒙分泌失调、传染病、溃疡、胃炎等引起的体内血管损伤。

如何缓解症状

对于严重失血、流血不止的现象，应该请医生来诊断。这样做也有利于预防由失血过多引起的缺铁性贫血症。出血是创伤后主要并发症之一，成年人出血量超过800～1000毫升就可引起休克，危及生命。因此，止血是抢救出血伤员的一项重要措施，它对挽救伤员生命具有特殊意义。

家庭处理措施

● **一般止血法**

针对小的创口出血。需用生理盐水冲洗消毒患部，然后覆盖多层消毒纱布用绷带扎紧包扎。注意：如果患部有较多毛发，在处理时应剪、剃去毛发。

● **指压止血法**

只适用于头面颈部及四肢的动脉出血急救，注意压迫时间不能过长。头顶部出血：在伤侧耳前，对准下颌耳屏上前方1.5厘米处，用拇指压迫颞浅动脉；头颈部出血：四个手指并拢对准颈部胸锁乳突肌中段内侧，将颈总动脉压向颈椎。注意不能同时压迫两侧颈总动脉，以免造成脑缺血坏死。压迫时间也不能太久，以免造成危险；上臂出血：一手抬高患肢，另一手四个手指对准上臂中段内侧压迫肱动脉；手掌出血：将患肢抬高，用两手拇指分别压迫手腕部的尺、桡动脉；大腿出血：在腹股沟中稍下方，用双手拇指向后用力压股动脉；足部出血：用两手拇指分别压迫足背动脉和内踝与跟腱之间的颈后动脉。

● **压迫止血**

医生用杀菌后的纱布，塞进伤口，用以压迫。若纱布的装填方法很正确的话，可以止住出血。假如没有消毒纱布时，也尽可能用清洁的布来取代。使用干净的布直接压住创口，适合于任何一种出血症状。压迫可密封破裂的血管，加快自然凝血速度，但是任何时候都不要移开止血物，移动会干扰自然凝血机制。如果血从布里渗出，只需要加块新的按在被浸透的那块上面继续压迫。

● **止血带的使用法**

上述的指压法，不能够长时间施行，但若把手放开，血还会继续流出。在接受医生治疗之前，最好先用止血带止血。这种方法是在伤口血管距心脏较近的部位，用手帕或橡皮管绑住，再用棒子加以扭紧，即可止血。但是止血带如果继续使用两个小时以上，被绑住的部位血液因无法循环，会使组织坏死。因此每隔20至40分钟，必须松开一次。

● **屈肢加垫止血法**

当前臂或小腿出血时，可在肘窝、膝窝内放以纱布垫、棉花团或毛巾、衣服等物品，屈曲关节，用三角巾作8字型固定。但骨折或关节脱位者不能使用。

● **橡皮止血带止血**

常用的止血带是80～90厘米左右长的橡皮管。方法是：掌心向上，止血带一端由虎口拿住，一手拉紧，绕肢体 2 圈，中、食两指将止血带的末端夹住，顺着肢体用力拉下，压住“余头”，以免滑脱。注意使用止血带要加垫，不要直接扎在皮肤上。每隔 45 分钟放松止血带 2～3 分钟，松时慢慢用指压法代替。

● **绞紧止血法**

把三角巾折成带形，打一个活结，取一根小棒穿在带子外侧绞紧，将绞紧后的小棒插在活结小圈内固定。

● **填塞止血法**

将消毒的纱布、棉垫、急救包填塞、压迫在创口内，外用绷带、三角巾包扎，松紧度以达到止血为宜。

● **被刀割伤的止血法**

被小刀、菜刀等尖锐的利器割伤或刺伤时，乍看之下，好象伤势很严重。血会一直流，但其实不必担心，虽然看到血会令人慌张，但应保持沉着。割伤出血时，如果伤口不干净，要用清洁的水来冲洗。另外，为了保护伤口，要裹上纱布。如果血液是慢慢渗出，就把纱布稍微包厚一点，并在伤处扎紧绷带。然后把患部置于比心脏高的部位，即可止血。若是这样做还不能止血时，或是血液大量喷涌而出，就要赶快请救护车来。在救护车到来以前，采用前面介绍的指压止血法或止血带止血。

● **包扎**

血止住 10 分钟以后，可拿掉止血布，用肥皂清洗伤口，敷上少量抗菌膏，用密封的胶带包扎。

● **深呼吸**

面对流血，特别是大量流血场景，会使很多人惊慌失措，做几次缓慢的深呼吸可缓解恐慌心理，也有助于更快地止血。

● **防止化脓**

伤口化脓时，不但不易治愈，而且治愈后也会很难看，可于止血后，用双氧水在伤口周围消毒，伤口处则没有必要涂抹。至于红汞，还是不要使用为宜。此外，伤口里进了异物，为了避免化脓，自己还是不要随便取出较好，应请医生帮忙。胶布、纱布、绷带，最好都不要直接贴在伤口上面。

● **手术前禁用阿司匹林**

去看牙医或做手术之前的 8～10 天内都不要服用阿司匹林，同样也包括维生素 E 和其他抗凝剂。如果需要止痛，可服用退热净，它不会妨碍凝血。

● **备用止血笔**

那些易发脑溢血的人群必须服用抗凝剂类药，对于他们，即使是剃刀划伤或流鼻血这样的小问题也会引起没完没了的出血，止血笔可帮助他们。这种白色笔杆中的有效成分可收敛血管，收缩皮肤，帮助小创口凝血愈合。

● 小心使用尖锐物品

服用抗凝剂期间，如果使用锋利的器具，最好备好急救包和粘贴绷带。为预防起见，在使用剪刀类锋利器具时可戴上防护手套，当然，戴手套切菜未免太过夸张了。总之，使用锋利物品时不能太鲁莽，例如使用剃刀时要不慌不忙，特别是当清洁颚骨或踝骨这样易于划伤的部位时。

家庭小验方

● 刀伤出血止血偏方

用马兰根，多少均可，洗净炒干成黄色，研成细面，调香油，外贴即可。

● 生姜止血

如果切菜时不小心弄伤了手，把生姜捣烂敷在伤口流血处，范围以敷满伤口为宜，止血效果甚佳。

● 荷豆香瓜饮

鲜荷叶一两、香薷半两、白扁豆半两、冬瓜皮半两、蜂蜜适量。将上述四项材料切细加水 8～12 杯，放入电饭锅中，外锅加水一杯，煮至开关跳起，略冷，滤去渣，加入适量的蜂蜜，放入冰箱中，冰凉后即可饮用。夏日日晒后，血管易扩张，一旦受伤容易导致出血。本饮料具有凉血、降低血流速，而达止血之作用。另外，上班族因运动量少，久坐办公桌，易造成淤滞不通，荷叶具有祛淤止血，清热解暑，配合白扁豆之利尿，香薷之解热、抗菌及冬瓜皮之清凉，此荷豆香瓜饮，若再加入两片含丰富维生素 C 的柠檬片，风味更佳。

● 用鲜茄子治疗内痔或大便出血

鲜茄子 1～2 个，洗净置碗中，加油盐少许，隔水蒸熟服食。

● 治疗鼻出血偏方

❖ 取桑白皮 60 克，放入 500 毫升水内煮沸后，用温火再煮 20 分钟，取去药渣，喝药水，每日约喝 5～6 次。量不限，轻者 1 日即止，重者 3～4 天可愈。
❖ 当鼻子出血时，患者只要用两只手的中指头，互相一钩，10 秒钟之内即可止血。不会使用自己双手互钩的幼儿，成人可用自己的两个指钩住幼儿左右中指，也同样可在 10 秒钟内止血。
❖ 头发适量烧成灰，然后卷一个小纸筒，将灰吹入鼻孔内，患者立即能止血，止血率达 98% 以上。
❖ 藕节、芦根等量，一起切碎，煎一碗水一次喝下，一日二次，连用 5 日，清热止血。

何时该去看医生

★ 受伤后出血严重且血流不止。
★ 如果血流喷涌不止，应去看急诊。

愈合问题（Concrescence）

症状表现和引起症状的原因

通常身体在受伤之后会自动修复伤处。但是当愈伤的进程比蜗牛爬还慢时，你就该怀疑到身体可能出了问题。

正常愈合情况下，伤口恢复会经过三个阶段。阶段一：白细胞和血小板聚集到伤口处修复伤口防止感染；阶段二：这些血小板会释放一种叫做生长素的蛋白质刺激新组织的生成；在最后一阶段，新组织被身体接纳并逐渐长成熟。然而，在任何阶段都可能有很多事情出错。

有六个因素对伤口愈合至关重要。愈伤依赖于良好的血液流通；适当的营养很关键；要控制或将那些会妨碍组织再生的药物或疾病的影响降到最低；伤口必须清洁干净，避免接触异物；必须要避免感染；必须保护伤口不再受外伤或恶化。这些因素中的任何一个出了问题都会影响愈合过程。

在这些因素中，最重要的可能就是保持足够的血液流通了。为什么？因为血液将氧气输送给伤口。氧气可以活跃身体里的白细胞，使其杀死伤口里的感染性细菌。胶原质是一种帮助组织重生的关键的蛋白质，氧气在胶原质的储存方面扮演着非常重要的角色。

另一些因素也会起作用。年龄就是其一，老年人的皮肤不如年轻人的皮肤愈合得快。另外，肿胀或经放射线治疗的皮肤也不易恢复。结痂虽然能保护伤口不接触外界，但也会减缓新皮组织的生长。潮湿的伤口要比干燥的伤口恢复得快得多。

伤口恢复缓慢或发炎是很多疾病的特征。比如，糖尿病和动脉静脉血管循环方面的疾病会在下肢引起溃烂。这些病情会令血液循环变差，从而进一步阻碍伤口愈合。另外一些疾病会让人“免疫系统瘫痪”，也就是说，它们阻碍免疫系统去做治愈工作，比如镰刀状红细胞缺损、贫血、血友病和任何其他损害血液凝固或血红细胞和血小板形成过程的疾病，还有结核病、癌症和艾滋病都会影响伤口的愈合。

如何缓解症状

和古老的谚语不同，时间并不能治愈一切伤口，是免疫系统在治愈伤口。如果没有良好的愈伤环境，你的恢复就相当缓慢。以下就是该如何做才能加快愈合的过程。

家庭处理措施

● **保持伤口清洁**

这是最重要的！每天用温水和无刺激性的肥皂彻底清洗伤口一次，只有在伤口又变脏时才多做清洗。尽量清除伤口上任何脏物和异物，如果自己做不到，就让医生来做。

● **不要接触空气**

建议用绷带保持伤口处湿润，绷带还可以隔绝脏物和细菌。不过一定要确保伤口清洁，绷带卫生安全，并且常换绷带。

● **小心照顾伤口**

如果你拿伤口不当回事，经常揭开伤口或摩擦、烫伤、接触化学制剂、擦伤或碰撞伤口的话，它是不会愈合的。要温柔地对待它。

● **热敷**

直接热敷——通过取暖垫，装满热水的瓶子，暖和的衣服或一个热水澡——会有利于血液流向伤处。注意不要烫伤自己，比你的体温高一点就可以了。可以每天几次，每次热敷伤处 15 到 20 分钟。

● **注意你的处方**

许多药物会降低你的免疫系统功能。向医生咨询一下，你是否应当停用某些药物或用其他药物代替。

● **进行大量锻炼**

锻炼有利于你的血液流通。不过，运动的时候一定要注意，不要让你努力治愈的伤口再受外伤。

● **停止吸烟**

吸烟会降低血液输送到伤口处的氧气含量。香烟中的尼古丁也是一种会损害细胞修复组织能力的有害物质。

● **远离不利于伤口愈合的药品**

你在伤口上用的东西越少，它就越舒服。反复使用杀菌剂，会在杀死细菌的同时也杀死新生组织。如果你必须要用它们，只能在初次清洁伤口时使用。如果伤口疼痛，不要使用麻醉剂，它会令伤口恶化。如果需要，你可以服用阿司匹林或其他止痛药。

● **当心痂痕**

可以去除结的痂，特别是有脓在下面堆积的时候。但不要把它们撕去！每天将小的结痂处在热水里泡几次再包起来，它们就会软化后自行脱落。想去除大面积的痂就要去看医生了。

可供选择的药物

● **用抗生素治疗感染**

如果你的伤口流脓，那很可能是感染了，你就需要口服抗生素。你还可以在伤处涂一些抗生素软膏，它们对治疗感染有一定用处，但它们的主要用处是保持创面湿润以及防止沾染外界细菌。

● **慢性创伤可用生长素治疗**

一些慢性创伤可以用生长素治疗。医生们现在已经可以用生长素治疗因糖尿病引起的伤口不愈及受损的血液循环，他们从患者自身的血液中提取后直接应用于患处，提高新细胞和组织的生长速度。

饮食调理

● **补充营养素**

一些维生素、矿物质和营养物对恢复过程很有帮助。

❖ **锌**：锌可与维生素 C 结合，参与体内胶原蛋白的合成，增加抵抗力，促进伤口愈合。含锌的食品有玉米、黄豆、萝卜、蘑菇、坚果、动物肝脏、木耳、海带、海鲜、蛋、肉类、全谷类、坚果类。

❖ **维生素 E**：维生素 E 可维持动物生殖机能、促进伤口愈合。维生素 E 及维生素 C 合并使用，二者会相辅相成、增强作用。含维生素 E 的食品有谷类、绿叶蔬菜、蛋黄、坚果类、肉及乳制品。

❖ **葡萄糖**：糖是人体主要的供能者，供给充足的能量是伤口愈合不可缺少的。在伤口愈合期可多吃含糖丰富的水果，既增加糖分，又能摄取足量的维生素。

❖ **蛋白质**：蛋白质能促进伤口愈合，减少感染机会。含蛋白质丰富的食物有各种瘦肉、牛奶、蛋类等。

❖ **维生素 A**：能够促进伤口愈合。它主要存在于胡萝卜、西红柿等食物中。

❖ **维生素 C**：可以促使伤口愈合。存在于各种蔬菜、水果中，主要是青菜、辣椒、菠菜、西红柿、橙子、红枣、猕猴桃、柑橘和柚子等。

● **应避免的食物**

注意，腐乳、葱、辣椒、韭菜等食物容易引发感染，不利于伤口愈合，愈伤期间最好不要吃。

家庭小验方

● **鱼肝油敷涂伤口**

鱼肝油含有维生素 A 和维生素 D，能促进新肉芽、新皮肤的生长，具有生长肌肉、愈合伤口的良好疗效。敷用的方法非常简单：只要用 3% 过氧化氢溶液（双氧水）消毒以后（如伤口已溃烂要做彻底排脓清创处理），用鱼肝油敷涂伤口表面，再用消毒绷带包扎后数日即可见效。为更好地使伤口愈合，可多吃些富含维生素 A 和维生素 D 的食品，如鱼油、乳类、蛋黄、胡萝卜、动物肝脏等。

● **蜂蜜涂擦伤口**

将蜂蜜直接涂擦在皮肤或伤口上，有消炎、止痛、止血、减轻水肿、促进伤口愈合的作用。

● 芦荟汁液促进伤口愈合

芦荟肥厚的叶片中含有丰富的胶黏液体，这种胶黏液体具有防治溃疡、促进伤口愈合、刺激细胞生长和止血的作用。将去皮浸泡处理过的芦荟叶肉捣碎敷在伤口上，可以帮助伤口愈合。

● 丝瓜叶泥敷伤口

丝瓜叶捣成泥敷在患处，对伤口的愈合也很有效。

何时该去看医生

★ 伤口发炎、变色或流脓。
★ 伤口变大，变严重。
★ 切伤或割伤四周都不愈合。
★ 腿伤或关节肿胀愈合得很慢。

寄生虫（Helminth）

症状表现和引起症状的原因

寄生虫多发生在小孩子身上，主要寄生于肠胃消化道里。寄生虫的种类包括条虫（带虫）、线虫、钩虫、针虫或圆虫。它们引起食欲不振、体重下降、下痢、贫血、结肠病、肛门瘙痒。大量寄生虫也会导致吸收不良，使患者缺乏营养。

中医对寄生虫能引起疾病称为“虫积”，主要是由于饮食不卫生所致，一般来说，蛔虫寄生于肠道，严重时会经常腹痛，而且孩子常表现出烦躁、营养不良的症状，脸上有时还会出现白色的蛔虫斑；钩虫病常表现为面黄肌瘦、喜欢食异物；蛲虫感染的话会时常感到肛门、会阴瘙痒，并可在这些部位直接找到白色细小线状蛲虫，孩子在晚上症状表现尤为突出；绦虫病症状较轻，常因粪便中发现白色带状或虫节片而就医；血吸虫病因其肝脾肿大，血行不畅，而致腹水形成大肚子。

如何缓解症状

寄生虫并不可怕，你可以很容易地将它们除掉。下面是你该怎么做。

家庭处理措施

● 去医院检查

如果你怀疑自己或孩子感染了寄生虫，你首先要做的就是收集感染了寄生虫的大便，将它放在一个塑料袋或其他密封的容器里，将它带给医生分析。这样会准确地告诉医生是哪种寄生虫，你该需要哪种方法来治疗。

通常可以用适当的治寄生虫的药物来治疗。比如，苯酰苯并咪唑基氨基甲酸甲酯，市场上一种治疗寄生虫的最有效的药物，在多数情况下一粒药片即可清除，不过为了保证万无一失，你可以服 3 天的药物，通常就会没事了。

● **将蛲虫粘出来**

如果你认为看见了或感觉到蛲虫但不确信，你可以用胶布设置一个蛲虫陷阱，将蛲虫粘出来。上床前，将胶带粘在靠近肛门的臀部上。当蛲虫爬出来产卵时，卵或蛲虫都可能粘在胶带上。早上，收起胶带，把它带给医生加以分析。对于抱怨晚上他们的屁股有东西蠕动的孩子，这是一个不错的办法。

● **用热水洗床单**

如果你和你的孩子正在治疗蛲虫，立即用热水洗你的床单和枕巾，来杀死可能会附着在床单上的蛲虫卵。蛲虫是很容易传染的，床单上的卵可以从一个人传到另一个人。

● **勤洗手**

弄了污物然后不洗手就吃午餐也会有蠕虫，你可能会将蠕虫带到自己的身体里。当孩子在外面活动时，指甲里也会有蠕虫卵和幼虫，告诫孩子玩过沙堆的手指不要放进嘴巴里。

● **穿上鞋子**

因为一些被叫做蛔虫的蠕虫实际上会穿进到皮肤里，当走在土壤或草地上时最好穿上鞋子。

● **注意个人卫生**

个人卫生至关重要。避免小孩赤足踏泥，饭前便后要洗手，而且要避免小孩抓挠肛门，这样会将虫卵传至别处。

● **注意饮食卫生**

洗菜和切菜的工具要生、熟分开，切了生肉的菜板和刀具不可以再切熟食，否则很容易感染寄生虫。只吃煮熟了的肉，如果在烹饪时肉里面的幼虫没被杀死的话，一些寄生在猪、牛和鱼、贝身上的寄生虫也会进到你的身体里。

可供选择的药物

● **可用结肠剂控制**

寄生虫猖獗时，可用高量结肠剂控制。每周 2 次，进行 4 周。

● **补充营养素**

蒜头精胶囊：用餐时 2 粒，每天 3 次。可在小孩的鞋内塞新鲜蒜头，以经由皮肤吸收。

家庭小验方

● 寄生虫病的治疗验方

用狼毒研细，取一钱，加糖一块，临睡时空腹服，水送下。次早即有虫排出。

● 杀肠寄生虫验方

用槟榔十多枚，研为末，先以水二升半煮槟榔皮至一升，调末一匙，空腹服。经一天，有虫排出，如未排尽，可再次服药。

● 干湿虫疥验方

用狼毒（不拘多少）捣烂，以猪油调搽患处。睡时勿以被蒙头，恐药气伤脸。

● 治蛲虫验方

用楝实在苦酒中浸一夜，棉裹好，塞入肛门内。一天换两次。

● 驱虫药膳

❖ 榴根猪肉

红石榴根皮、瘦猪肉各30克。将红石榴根皮与瘦猪肉同放在沙锅中炖至熟烂即可。吃猪肉，喝汤。连服3日。功效驱虫补虚。

❖ 槟榔粥

槟榔10～15克，粳米50～100克。先把槟榔片煎汁去渣后，加入粳米一同煮粥。空腹顿食，2～3日为1疗程。功效消积、下气、驱虫。适用于食积气滞，脘腹胀痛，大便不爽，泻痢后重，以及多种寄生虫病。注意：槟榔粥适合短暂服用，不宜久服。对体质虚衰，脾胃薄弱的病人不宜选用。

❖ 糖蜜南瓜子

新鲜南瓜子150～200克，冰糖50克或蜂蜜30克。将新鲜南瓜子剥取南瓜子仁100克左右，放入研钵内，加入冷开水少许，研烂如糊状，加上冰糖或蜂蜜一同拌匀即可。空腹顿服，每日分2次。适用于小儿蛔虫病，也可用于小儿绦虫病。

❖ 姜蜜

生姜60～100克，蜂蜜适量。取新鲜生姜，洗净后捣烂取汁，去渣，然后加入蜂蜜于生姜汁中，共成60克姜蜜糖。1～4岁服30～40克，5～9岁服50克，10～13岁服50～60克。温中、散寒、止痛。适用于小儿蛔虫性肠梗阻。对其他类型肠梗阻不宜选用。

❖ 糖醋马齿苋

鲜马齿苋200～250克，食醋30克，白糖适量。马齿苋洗净后，煎取浓汁250克，去渣，加入食醋、白糖适量，调匀后即可。以上为1日量，1次或分作2次空腹温热饮用，连服3天。适用于小儿钩虫病。一年四季均可采用。

● 驱钩虫茶

马齿苋2000克，醋1000毫升，面粉炒熟。将马卤苋晒干研粉，过60目筛，加入醋和面粉拌匀，压制成茶块，每块30克。每日1次，临睡前开水冲泡代茶饮。功效解毒、杀虫。适用于钩虫病。

● 炒使君子

使君子250粒，去壳取仁，放入锅内，炒至香脆备用。每日6～15粒，分3次于饭前半小时吃。杀虫、消积、健脾。适用于小儿蛲虫病，也可用于小儿蛔虫病。

● 大黄粉蜜糊

生大黄15克，粳米粉15克，蜂蜜60克，温开水150克。先把大黄晒干后研成细粉；再把米粉放入小铁锅内，用小火炒至微黄色，然后取出，晾凉，最后把大黄粉、米粉及蜂蜜一同放入茶杯内，加入温开水150克，调匀成糊状即可。每小时服1次，每次15克，全量约12次服完。通便驱虫。适用于小儿蛔虫性肠梗阻。此方只适用于蛔虫性肠梗阻，对其他类型肠梗阻不宜选用。

● 花椒油

花椒10～12克，麻油100～200克。先把麻油放入锅内煎熬，见锅内有烟雾后即可放入花椒继续煎熬，至微焦后即捞出弃去花椒，待花椒油微温时即可饮用。以上为1次量，趁花椒油温热时1次顿服。杀虫通便。适用于小儿蛔虫性肠梗阻。

● 炒香榧

香榧子250～500克。将榧子仁微炒至外表褐黑，内仁黄黑，发出焦香味为度。每日吃香榧子肉10～15克，连吃15～30天。消积杀虫。适用于小儿钩虫病。

● 香油蒜泥治蛲虫

取独蒜头3～5个，香油少许。将独蒜头捣烂如泥，加入香油少许，拌成泥浆状，取适量纱布包裹成小包，在睡时塞入肛门处。蛲虫闻香后钻入蒜泥中，即可杀灭。每晚用1次。成人连用4～6晚，小儿连用3晚，即可治愈。

何时该去看医生

★ 当你在大便或床单上看见蠕虫或蠕虫卵时就应去看医生。